女子肌力訓練
解剖精解

女子肌力訓練
解剖精解

Frédéric Delavier 著
施威銘研究室 譯

女子肌力訓練解剖精解

從運動生理學出發 精準鍛鍊肌群

Guide des mouvements de musculation pour la femme

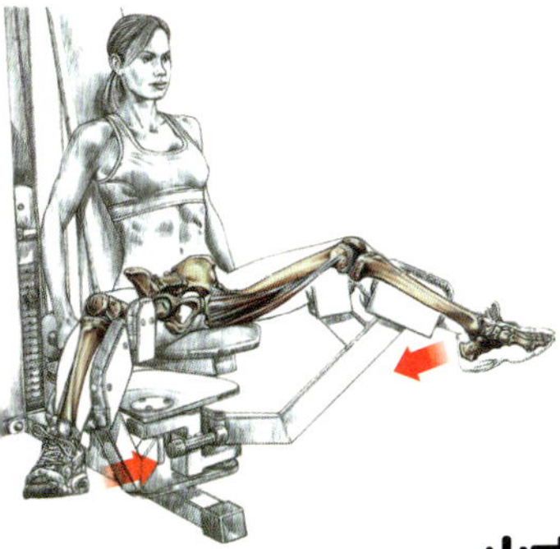

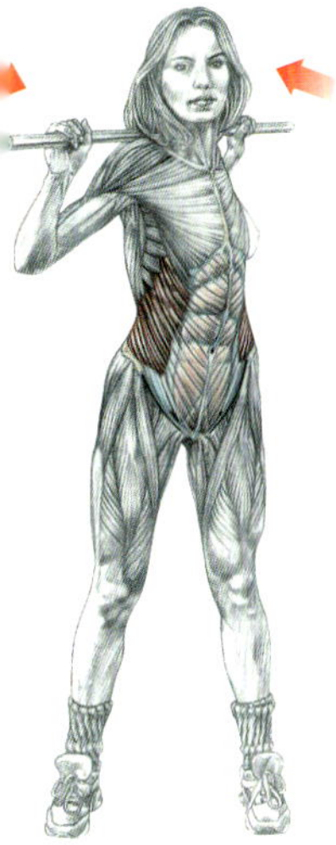

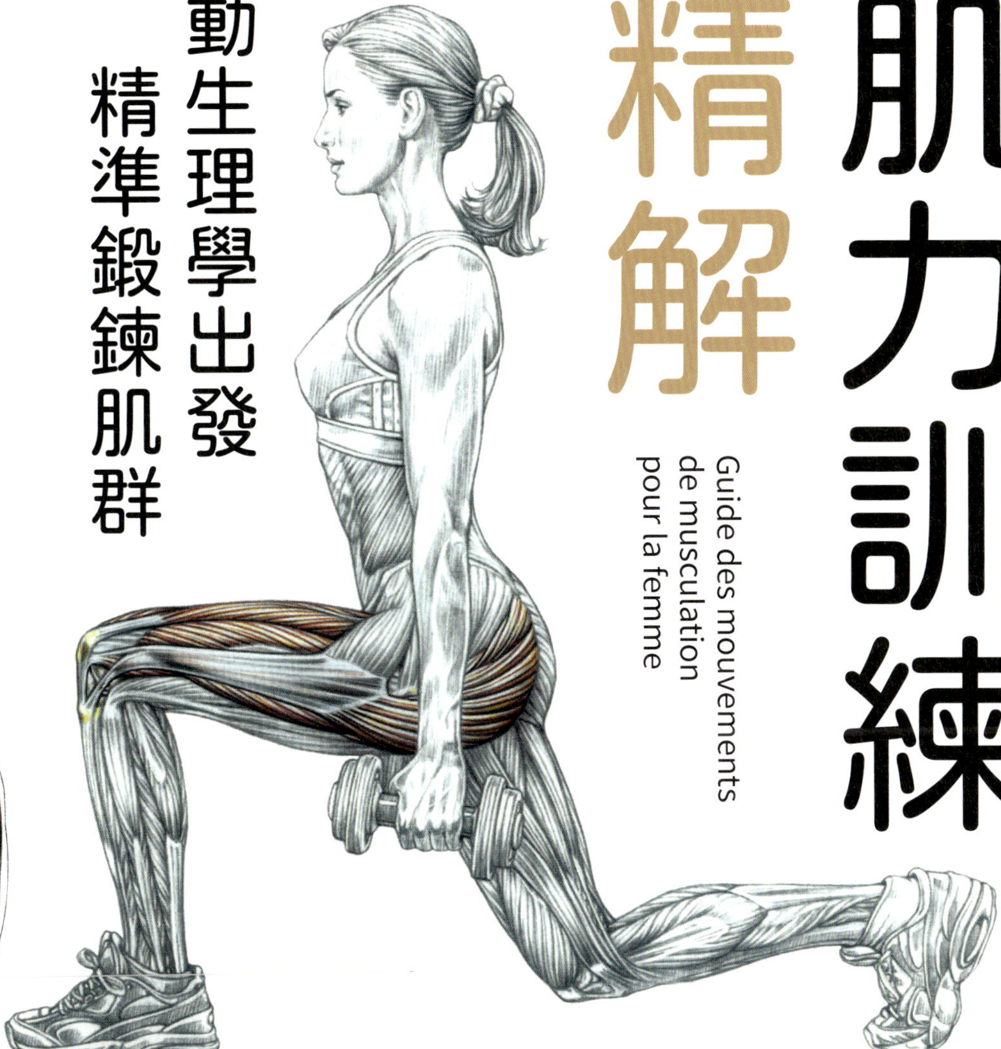

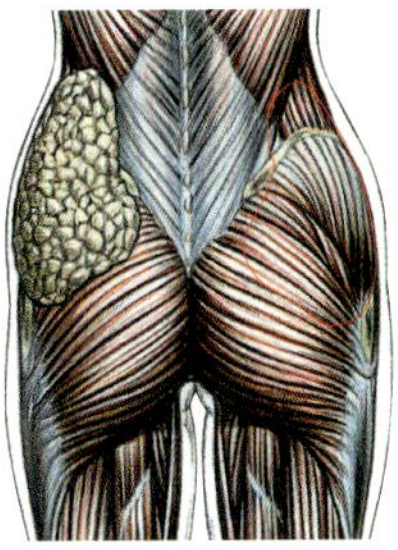

專業解剖插圖 × 女性專屬訓練指南

◎ 結合肌力訓練與伸展，打造完美體態
◎ 適合運動員、教練及相關領域專業人士

旗標 FLAG

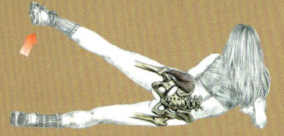

正面深層與淺層肌肉示意圖

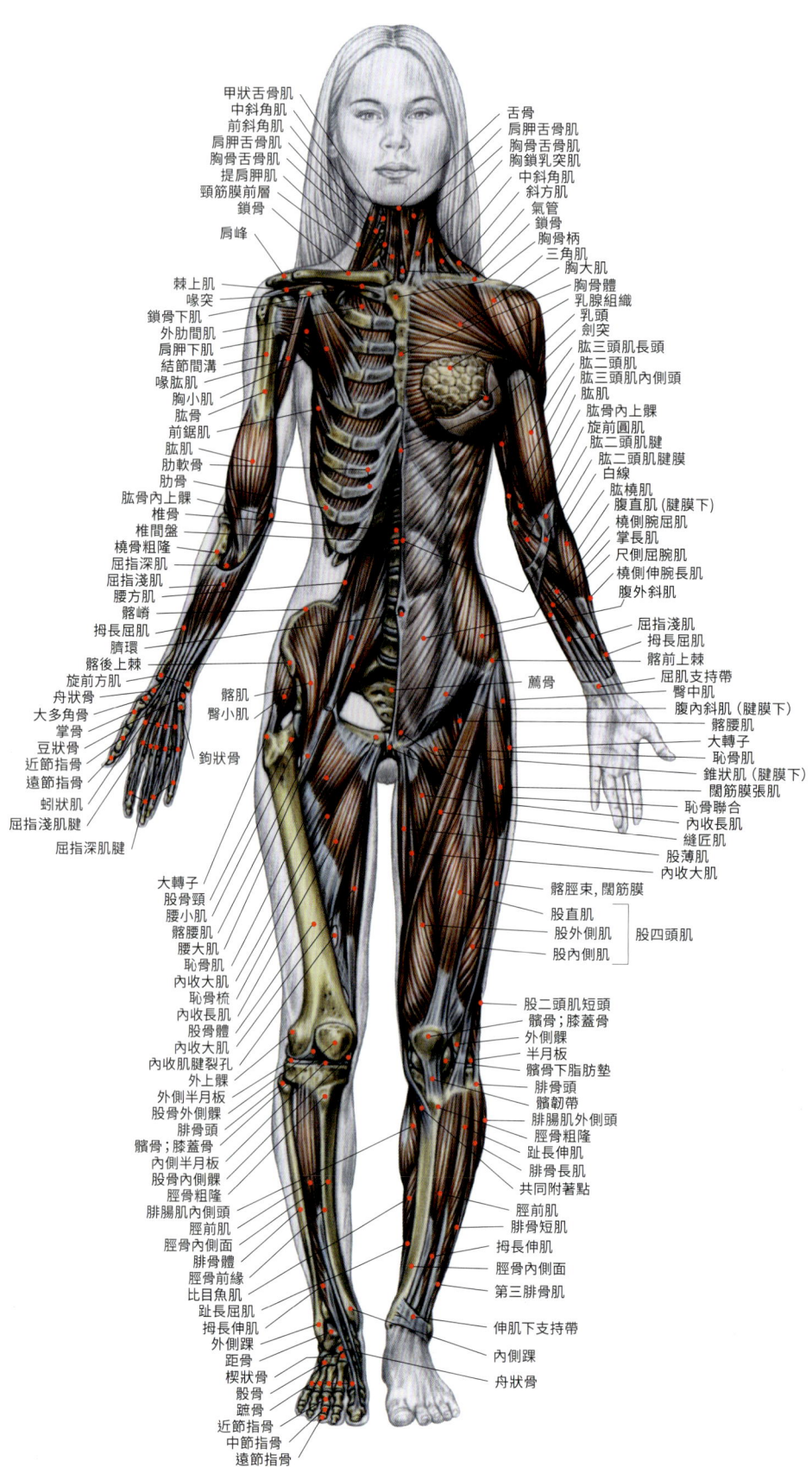

背面深層與淺層肌肉示意圖

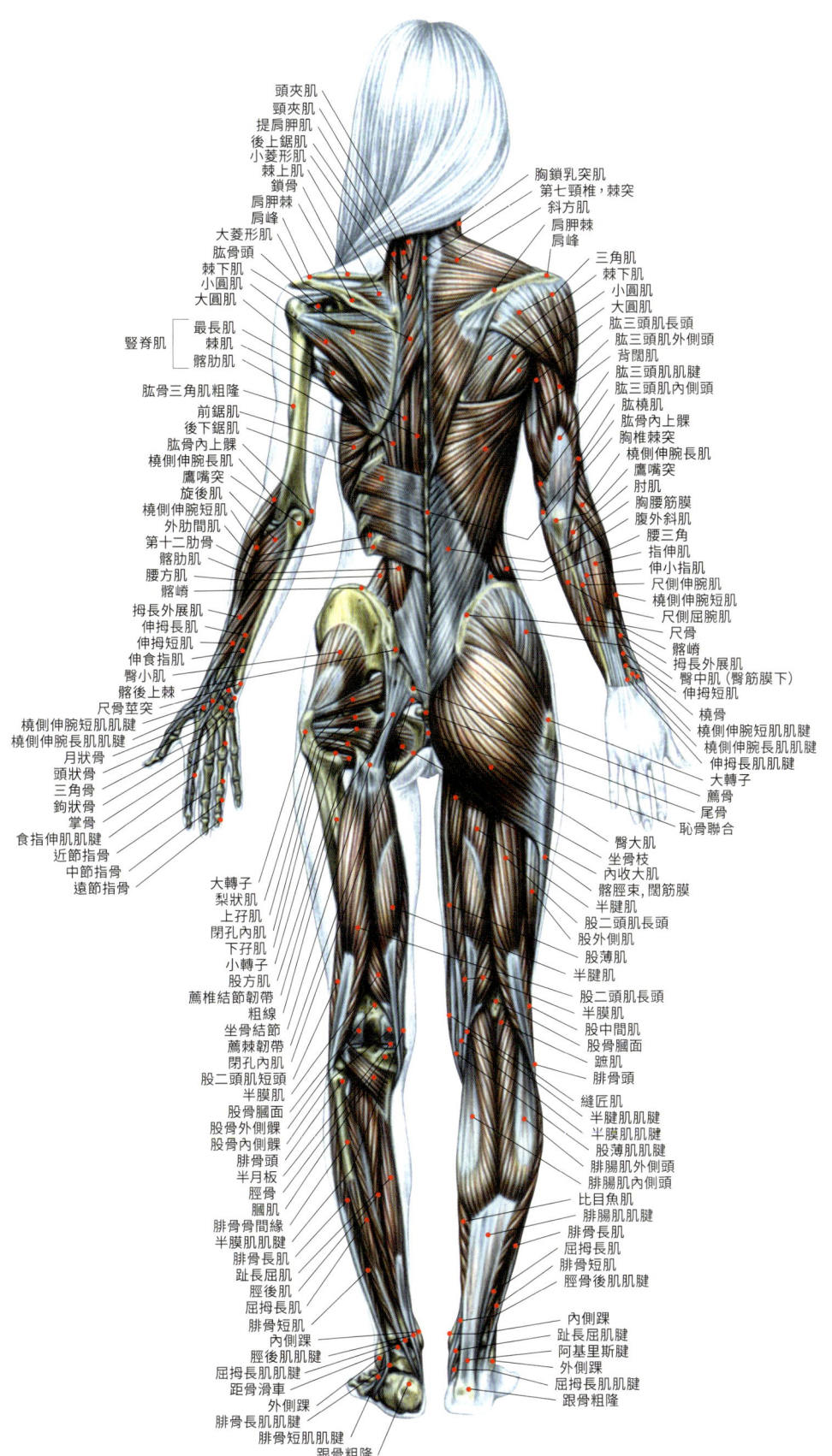

目錄

正面深層與淺層肌肉示意圖 2
背面深層與淺層肌肉示意圖 3
正面骨骼示意圖 186
背面骨骼示意圖 187

女性生理基礎知識 6
第1章 臀部肌群訓練 12
第2章 腿部肌群訓練 48
第3章 核心腹肌訓練 104
第4章 背肌肌群、斜方肌與頸部訓練 146
第5章 肩膀與胸部肌群訓練 164
第6章 手臂肌群訓練 176

女性生理基礎知識

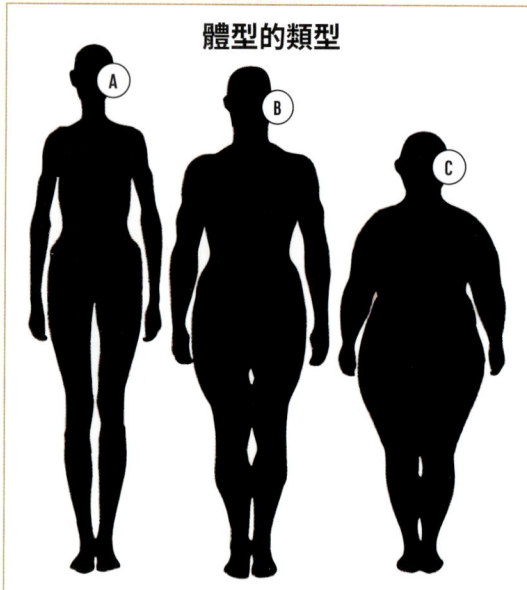

體型的類型

- A. 外胚型體質：神經系統較為發達，體型瘦長，皮下脂肪與肌肉較少
- B. 中胚型體質：肌肉與骨骼發達，體型結實，容易增肌
- C. 內胚型體質：消化系統較為發達，體型較寬厚，容易儲存脂肪

外胚層主導的發育：外胚型體質

外胚型體質者通常呈現纖細修長體態，肩部窄縮且骨骼輪廓明顯。此類型者的皮下脂肪極低，即使肌肉發展程度有限，肌肉紋理仍清晰可見。其甲狀腺機能普遍亢進，基礎代謝速率高，須透過高熱量攝取才能讓體重增長。

生理特徵與訓練適應性：

- 高頻率訓練耐受性：因組織修復速率快，可承受每週多次訓練。
- 營養攝取需求：需採高蛋白均衡飲食，每日熱量攝取必須持續高於消耗量。
- 肌肉張力缺陷：普遍存在核心肌群力量不足現象。

典型體態問題有豎脊肌與腹肌群薄弱易導致駝背、腰椎前凸與脊柱側彎。此外，腹肌力量不足可能引發內臟下垂，影響腹腔器官定位。改善對策為強化全身肌力以修正姿勢異常，針對性加強核心穩定性，以及實施漸進式超負荷飲食計畫。

體質類型的形成機制

要深入了解自身身體構造以達到更有效的訓練效果，就需要理解基礎生理學知識。人類胚胎源自精卵結合，胚胎發育至第二週末期，已明確分化出三大原始胚層：

1. **外胚層（最表層）**
   - 分化形成皮膚表皮組織與感覺器官系統
   - 建構中樞神經系統及周邊神經網絡
2. **中胚層（中間層）**
   - 主導骨骼肌肉系統發育
   - 形成泌尿生殖器官、心血管系統及造血功能
3. **內胚層（最深層）**
   - 負責腸道黏膜組織分化
   - 生成消化系統相關腺體

個體在成長過程中，若某個胚層呈現顯著主導發育，就直接決定其先天體質的特徵類型。

外胚層衍生器官

- 表皮層
- 皮膚附屬器（毛髮/體毛/指甲）
- 皮膚腺體
- 黏膜組織（口腔/鼻腔/陰道/肛門）
- 神經組織
- 感覺器官
- 牙釉質
- 眼球晶狀體
- 腦下垂體與腎上腺

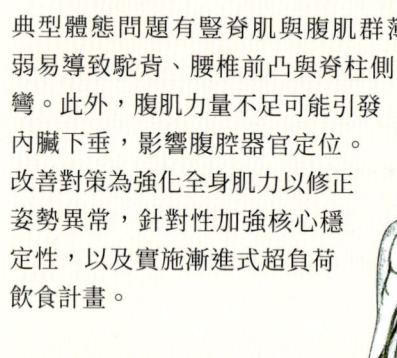

羊水、脊髓、心臟、大腦、臍囊、消化道

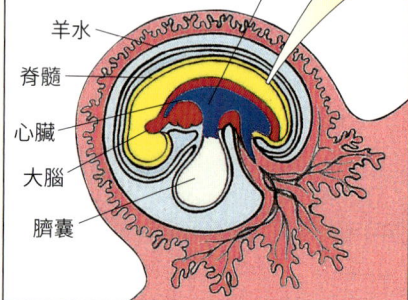

中胚層主導的發育：中胚型體質

中胚型體質的人通常擁有發達的肌肉、強壯的骨架以及寬厚的關節。他們的鎖骨較寬、肩膀肌肉發達，使得上半身顯得健壯。此外，他們的胸廓相對於腰圍較大，這與內胚型體質的寬腰圍與圓凸腹部形成鮮明對比。

中胚型體質的一個顯著特徵是四肢遠端肌肉發達，也就是說，他們通常擁有強壯的小腿與前臂。在某些人身上，前臂的圍度甚至可與上臂相當。

睪固酮是主要由睪丸分泌的一種激素，其作用之一就是促進肌肉生長，男性中胚型體質的比例較高。然而，由於腎上腺也會分泌少量睪固酮，一些女性可能因腎上腺的分泌活性較高而呈現出中胚型或偏向肌肉型的體質，但其肌肉發展程度難與男性中胚型者相比。

為何中胚型體質在男性中較常見？

是因為在人類演化的歷程中，男性需要狩獵、保護女性與後代免受外在威脅，同時也需藉由展現力量來贏得同類的尊重，以獲得與女性交配的機會，所以只有最強壯的男性得以存活下來。

為了適應這種生存需求，這些男性的身體逐漸發展出能量消耗能力更強的特徵，包括強壯的肌肉與骨骼、發達的心臟與動脈，以應對當時高強度的生存挑戰，如持續狩獵、戰鬥與求偶競爭。儘管現代社會的生活模式已大幅改變，但這些經過長久演化而來的體質特徵，並不會在短時間內消失。

中胚型者的運動特性與體重管理

中胚型體質的人通常天生需要較多的活動，幾乎所有運動對他們來說都能輕鬆適應。然而，由於他們的肌肉量較高，在超長距離耐力運動（如馬拉松）中可能處於劣勢，因為會增加能量消耗，使得耐力表現略受影響。

然而，只要飲食適當，不過度攝取熱量，中胚型者通常不致於有體重管理的問題。即便是中等強度的運動，對他們來說也足以維持緊實且運動能力強的身體，讓他們輕鬆保持健壯且運動能力優異的體態。

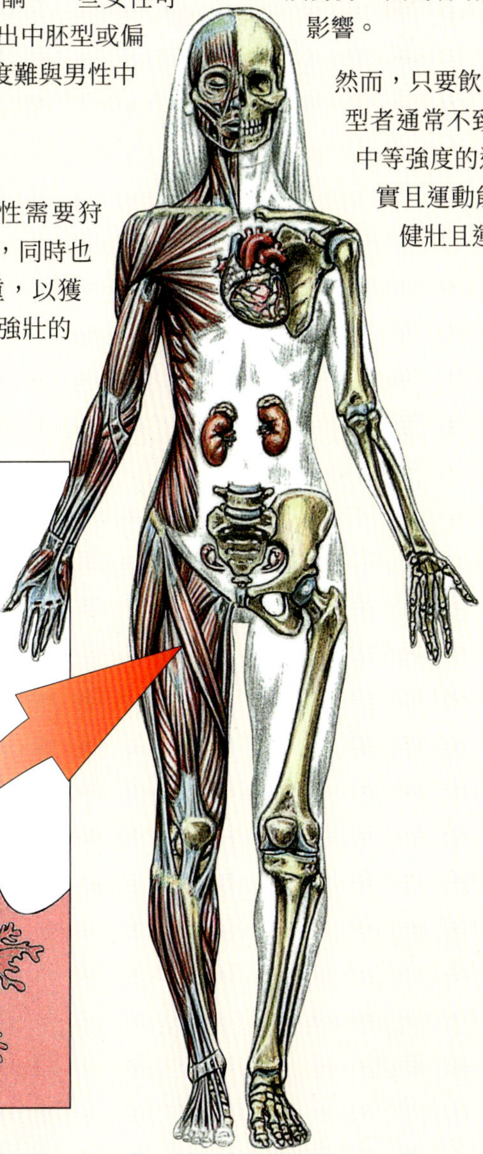

中胚層衍生器官

- 平滑肌
- 骨骼肌
- 心肌
- 結締組織
- 真皮層
- 血管上皮
- 腎臟與輸尿管
- 內部生殖器官
- 腎上腺皮質

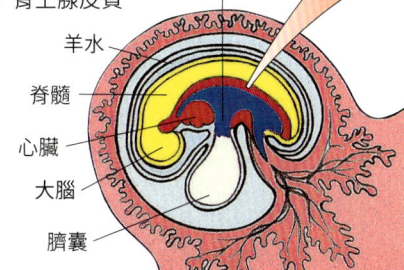

消化道
羊水
脊髓
心臟
大腦
臍囊

女性生理基礎知識 | 7

內胚層主導的發育：內胚型體質

撇開病理性肥胖的情況不談，內胚型體質者通常身形圓潤，由於脂肪層較為發達，肌肉線條不明顯，使其外觀看起來較為柔軟。這類型的人通常骨骼外觀不明顯，四肢看起來圓潤厚實，且大腿與上臂的比例較為發達，相較之下，小腿與前臂的發育則較不明顯。

雖然內胚型者的骨架比外胚型者更為厚實，但與肌肉發達的中胚型者相比，內胚型者的骨架仍然較為纖細。

內胚型者由於消化系統發達，也使得腰圍大多較寬，有時甚至會顯得腹部膨脹，整體生理機能更傾向於吸收養分。這種體質在女性中頗為常見，因為女性的消化系統相對較發達，並且在卵巢分泌的特定激素作用下，脂肪儲存量較高。

女性的脂肪比例較高，主要是因為她們的身體天生需要為懷孕與哺乳儲備能量，以應對可能出現的高能量需求，因此傾向於將多餘的能量轉化為脂肪儲存。

內胚型者的甲狀腺功能較低，導致新陳代謝較慢，且恢復速度也比其他兩種體型類型更慢。

內胚型體質的特徵

相較於其他體質類型，內胚型者不需要特意大量進食就能儲存能量，這在糧食短缺的情況下是一種生存優勢。然而，當他們試圖減脂以符合某些美學標準時，往往需要嚴格的飲食控制。然而，過度節食可能導致營養不均衡，甚至對健康產生不良影響。

內胚型者較少出現背部問題，因為他們較厚重的軀幹提供了穩定的支撐，使脊椎適應了較大的負重，並減少了脊椎的自然彎曲，使其呈現更直立的直桶結構。

然而，他們經常出現膝關節問題。由於生長期骨骼仍具可塑性時，體重過快增加可能導致腿部骨骼變形。許多內胚型者呈現膝內翻（X 型腿），這可能進一步引發關節問題。

內胚型者的健康管理

內胚型者為了維持良好體態並減少脂肪堆積，必須結合規律運動與嚴格的飲食管理。然而，他們需要避免過度訓練，同時防止因過度節食而造成的營養缺乏，以確保健康狀態不受影響。

內胚層衍生器官

- 咽部、外耳道、扁桃體、甲狀腺、副甲狀腺、胸腺、喉、氣管及肺部的上皮組織
- 膀胱與尿道、陰道
- 肝臟與胰臟
- 消化道

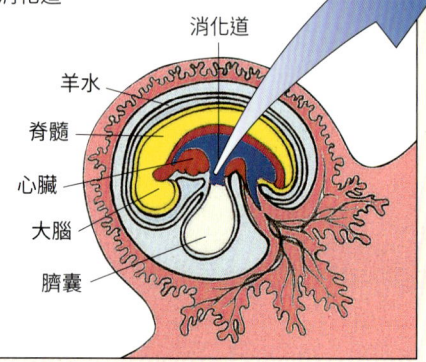

消化道
羊水
脊髓
心臟
大腦
臍囊

科學觀點指出，純粹的外胚型、中胚型或內胚型者並不存在，所有人皆為三種體質的混合體，只有佔比上的不同。例如：短跑選手一般為中胚-外胚混合型，鉛球選手多半為中胚-內胚混合型，時裝模特兒/長跑選手則是外胚型為主。

關鍵訓練原則：1. 精準識別個體體質組成，作為制定訓練計畫的科學化基礎；2. 體型轉換存在生理限制（如：圓潤體態者無法轉為纖瘦體型，反之亦然）；3. 利用科學訓練可達到的成效為強化肌肉張力、優化體脂分布與提升整體機能狀態。

女性體脂分布特徵解析

男女之間主要的形態差異在於脂肪。女性的體脂更為豐富，使其肌肉輪廓柔和，或多或少掩蓋了骨骼的突出部分，並使表面顯得圓潤，在某些部位會形成特徵性的皺褶和凹陷。

女性的脂肪平均佔體重的 18% 至 25%，而男性通常只佔 12% 至 18%。這種差異是由於女性在生命中的某段期間需要依靠自身的儲備來滋養胎兒，因此必須以脂肪的形式儲存能量，以應對未來的妊娠（特別是在懷孕的最後兩個階段）。

女性脂肪出於多種原因而有不同的分布類型。無論脂肪如何分布，其主要功能是確保物種的生存，為使女性和她的後代在食物短缺時能夠存活。

此處要指出的是，任何健康個體都擁有維持身體正常運作所需的脂肪儲備，而對肥胖的過度恐懼或追求偏離正常的美學標準，都不是正常的心態。事實上，脂肪低下可能導致嚴重的荷爾蒙問題，引發停經、暫時性排卵停止。這種暫時性不孕實際上具有保護作用，因為這可避免女性在自身儲備不足的情況下生育小孩，而嚴重危及她自己的生存。

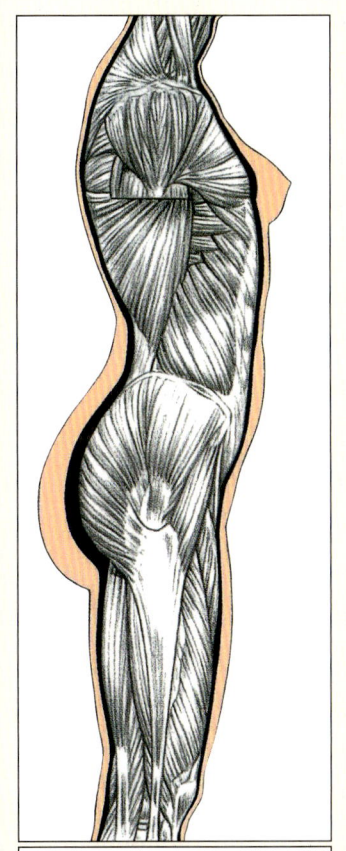

男女脂肪分布的差異
■ 男性　　▨ 女性

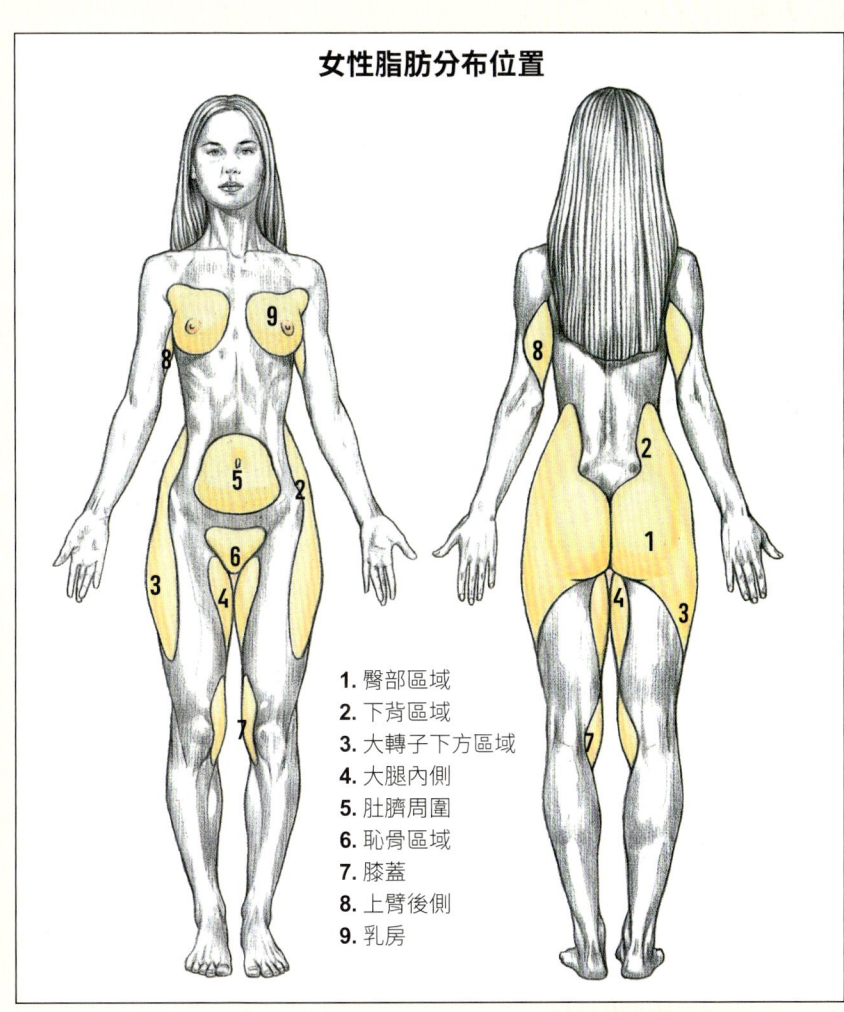

女性脂肪分布位置

1. 臀部區域
2. 下背區域
3. 大轉子下方區域
4. 大腿內側
5. 肚臍周圍
6. 恥骨區域
7. 膝蓋
8. 上臂後側
9. 乳房

女性生理基礎知識

主要脂肪堆積部位說明

脂肪儲備會累積在身體的某些特定區域，通常會避開關節的屈曲部位，以免妨礙動作的靈活性。脂肪的分布模式在男女之間大致相似，但主要的差異在於女性某些特定部位的脂肪發育較為顯著。

> **臀溝的結構與老化影響**
>
> 臀溝是臀部與大腿後側交界處的自然皺褶，其形成是由於強韌的纖維束將臀部區域的深層皮膚與坐骨相連。這種纖維黏附的主要作用是將脂肪維持在一種「囊袋」結構中，防止其向大腿後側垂落，從而增加臀部的體積。
>
> 隨著年齡增長，某些人的脂肪流失會導致囊袋結構逐漸空虛，臀部下段開始萎縮，甚至出現下垂現象。唯一有效的解決方法是透過針對性的臀部訓練，以肌肉來填補脂肪流失，從內部重新提升臀部的緊實度。

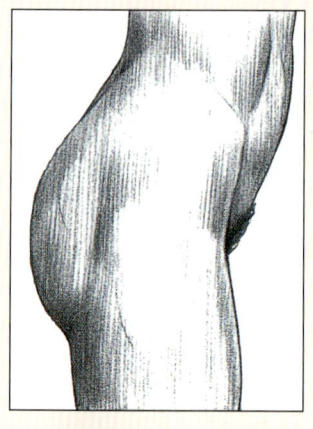 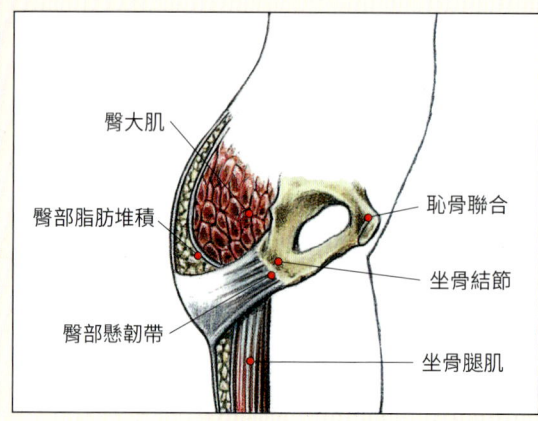

1. 臀部區域

女性的臀部區域可能呈現顯著的豐滿度，這要歸因於脂肪堆積，下方以臀溝為界。除了作為能量儲備的功能外，此區域的脂肪分布還具有保護肛門區域，以及提高坐姿舒適度，避免坐骨結節直接接觸地面或外物。

2. 下背區域

下背部是脂肪堆積的第二大重要區域，其分布與臀部區域相連，使得臀部在外觀上顯得更高，且向上延伸至腰部。

3 大轉子下方區域

此區域的脂肪堆積位於大腿外側上方，緊鄰大轉子凹陷處的下方，並與大腿前側的脂肪組織相連，後方則與臀部脂肪相接。當此區域脂肪過多時，皮膚表面容易出現多處深淺不一的凹陷，稱為「橘皮組織」。這種現象是由於不可伸展的纖維束將皮膚深層與肌肉筋膜相連，形成類似小纜繩的結構，而脂肪組織則在這些纖維間隙中突出（類似於填充物的效果）。

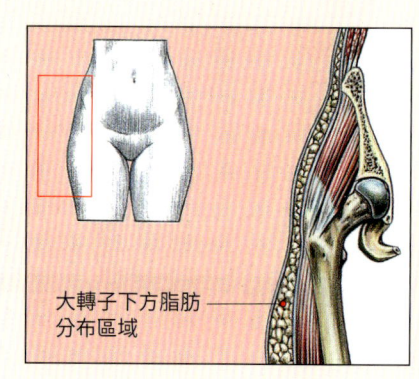

4. 大腿內側
此處的脂肪分布由於其填補了雙腿之間的空間,形成柔和的曲線,通常被視為女性魅力之一。圓潤的腿部在許多文化中被視為健康和生育能力的象徵。

5. 肚臍周圍
肚臍周圍的脂肪堆積是少數即使在瘦削女性身上也會出現的脂肪區域之一。雖然在外觀上可能不被青睞,但對內臟器官具有保護功用。

6. 恥骨區域
這個三角形分布的脂肪區域更廣為人知的名稱是「維納斯丘」,它的功能是保護恥骨聯合免受撞擊。

7. 膝蓋
女性的膝蓋內側區域經常會有較明顯的脂肪堆積,有保護膝關節的作用。

8. 上臂後側
此區域在女性身上特別發達,除了作為能量儲備外,還具有保護手臂內側和上方區域的神經與血管的功能。

9 乳房
乳房由脂肪組織構成,其中包含乳腺,整個結構由結締組織框架支撐,位於胸大肌之上。男性同樣擁有乳腺和脂肪組織,只是已退化。

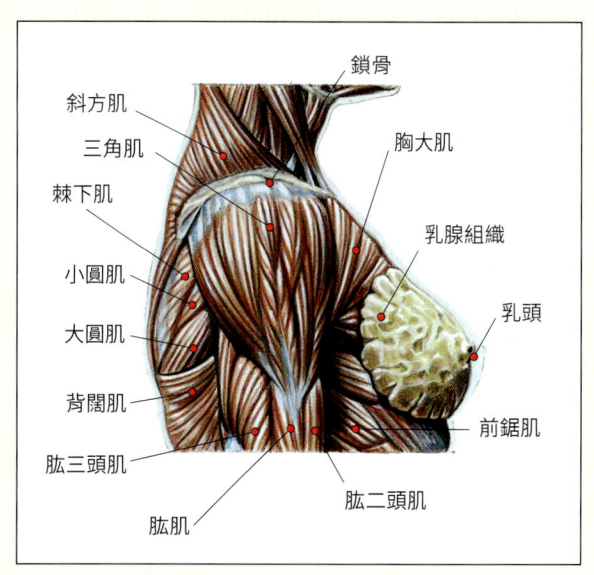

脂肪組織與橘皮組織

脂肪由脂肪細胞組成,這些細胞以脂質形式累積能量,並在身體需要時釋放。脂肪細胞的形式是小型脂肪團塊,由纖維性結締組織分隔。這些脂肪「結節」以簇狀(如橘子皮密集的凹洞)分布於真皮與肌肉之間。

當脂肪細胞儲存的能量多於釋放時,其體積會顯著增大,導致脂肪堆積,造成臀部與髖部皮膚表面常會出現多處深淺不一的橘皮組織。這些區域存在不可伸展的纖維束,它們像小纜繩一樣將肌肉筋膜與皮膚深層相連,而脂肪組織則在這些纖維間隙中突出。

橘皮組織的特性與影響
這種橘皮組織的皮下脂肪被纖維性結締組織分隔,因此受到壓縮,同時也壓迫了穿過其中的淋巴管和血管,從而減緩了代謝交換。血液難以進入這些脂肪區域帶走儲存的脂肪酸。因此,這些局部脂肪難以被身體利用,即使進行高強度訓練也很難完全消除。例如常見的情況是,女性在嚴格節食後可能會變瘦、乳房縮小,但髖部脂肪仍在。

激素的作用
激素在橘皮組織的形成與增長中扮演重要角色。女性的激素波動,特別是在月經週期或懷孕期間,雌激素的過度增加會促進皮下水分滯留。這種水分與脂肪結合後,進一步壓迫淋巴管與血管,導致血液與淋巴循環減緩,使皮下的能量儲備更難被身體動員與利用。

1 臀部肌群訓練

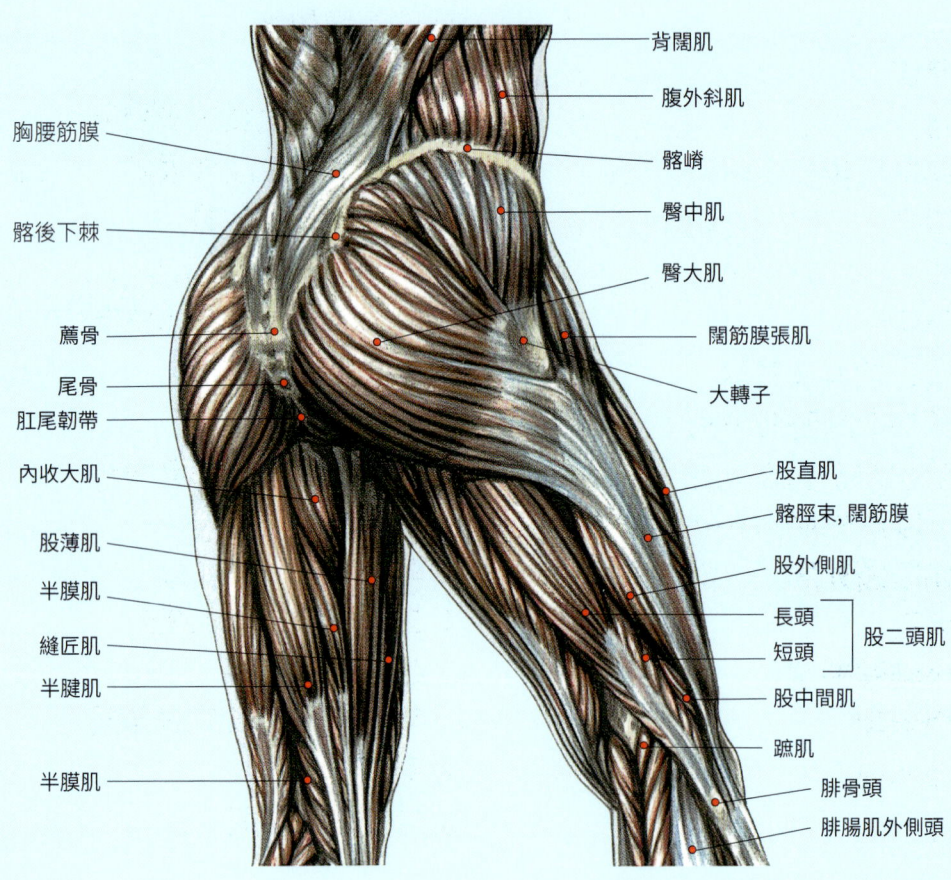

臀三角肌 14	16. 跪姿髖伸展 32
1. 原地前弓步 15	17. 輔助引體與 雙槓撐體器械式髖伸展 33
2. 槓鈴前弓步 16	18. 器械式俯臥髖伸展 34
3. 棍棒輔助前弓步 17	19. 低位滑輪髖伸展 35
4. 啞鈴前弓步 18	臀部：人類的獨特特徵 36
5. 登凳踏步 19	20. 彈力帶輔助地板髖伸展 37
6. 站姿髖外展 20	21. 凳上單腿髖伸展 38
7. 彈力帶輔助站姿髖外展 21	22. 俯臥髖伸展 39
8. 低位滑輪輔助站姿髖外展 22	23. 彈力帶輔助站姿髖伸展 40
髖部活動度的個體差異 23	24. 仰臥骨盆抬升 41
9. 器械式站姿髖外展 24	25. 單腿骨盆抬升 42
10. 彈力帶側臥髖外展 25	26. 墊高雙腳的骨盆抬升 43
11. 側臥髖外展 26	↗ 坐姿臀部伸展 44
12. 器械式坐姿髖外展 27	↗ 臀大肌與腿後肌群伸展 45
13. 跪姿側向抬腿 28	27. 骨盆後傾 46
14. 器械式髖伸展 29	28. 外八站姿半蹲 47
15. 站姿髖伸展 30	

臀三角肌

臀三角肌負責下肢在各空間平面上移動。

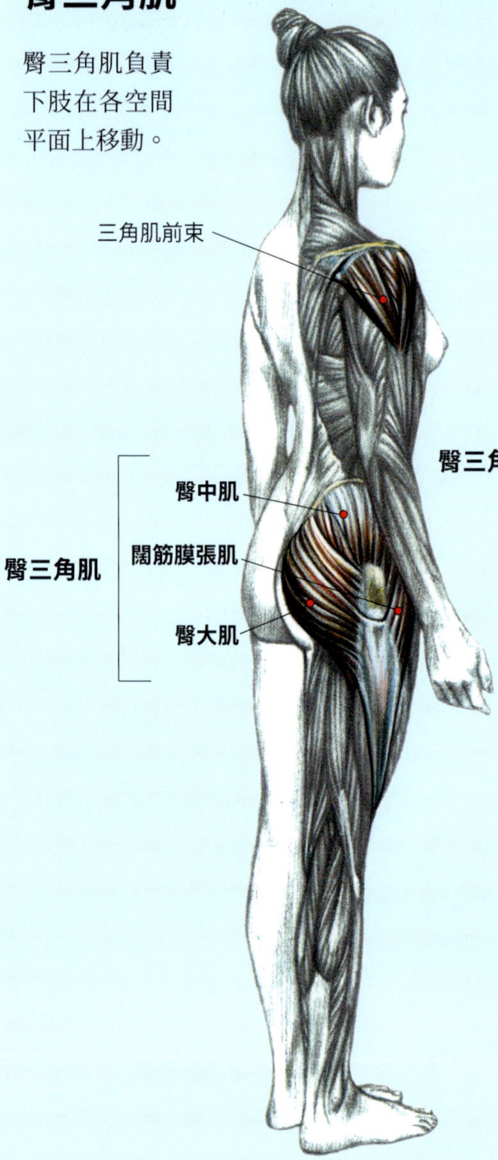

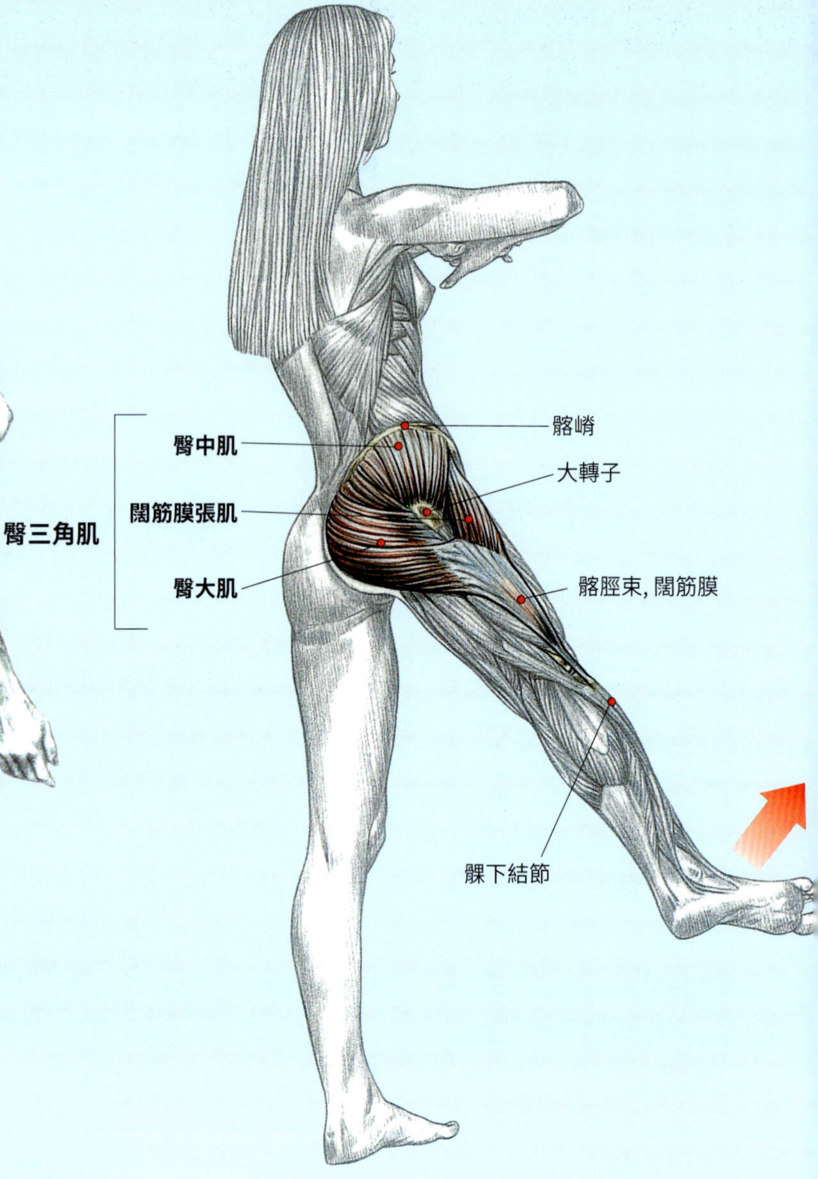

標示：三角肌前束、臀中肌、闊筋膜張肌、臀大肌、臀三角肌、髂嵴、大轉子、髂脛束,闊筋膜、髁下結節

「臀三角肌」並非一塊肌肉的名稱，而是指一組負責驅動髖部運動的肌肉，其中包括附著於股骨上的臀大肌、臀中肌和臀小肌以及與髂脛束相連的闊筋膜張肌。當這些肌肉協同收縮時，能讓髖部產生外展動作，驅動下肢在各個方向上的運動。

大腿的闊筋膜是一層包覆並支撐大腿肌肉的筋膜組織，而髂脛束則是其中外側特別增厚的部分。髂脛束的下端附著於脛骨的髁下結節。

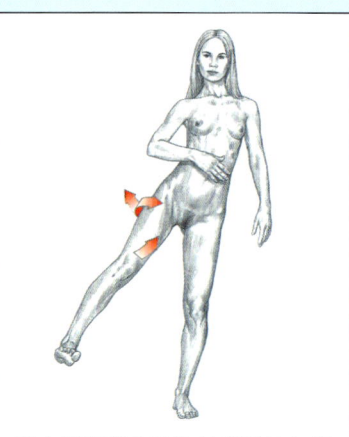

臀小肌與臀中肌的前部纖維負責使股骨進行屈曲、內旋與外展動作。

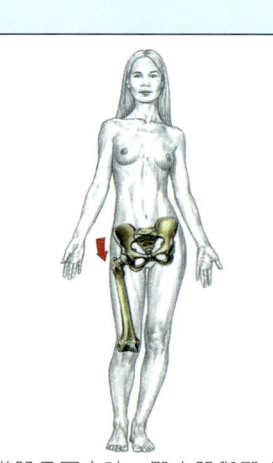

當股骨固定時，臀中肌與臀小肌會穩定骨盆，防止對側骨盆下垂，並促使骨盆向站立側傾斜。

原地前弓步　1

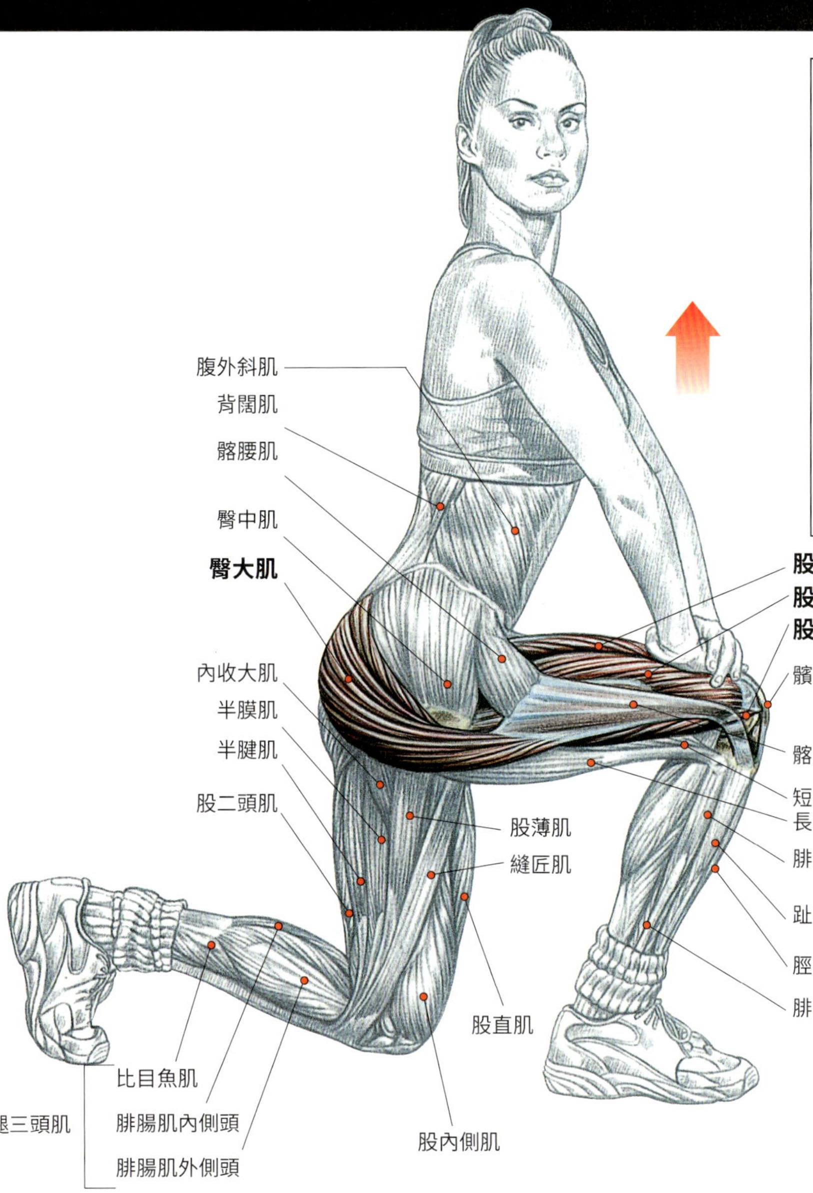

腹外斜肌
背闊肌
髂腰肌
臀中肌
臀大肌
內收大肌
半膜肌
半腱肌
股二頭肌
比目魚肌
腓腸肌內側頭
腓腸肌外側頭
小腿三頭肌

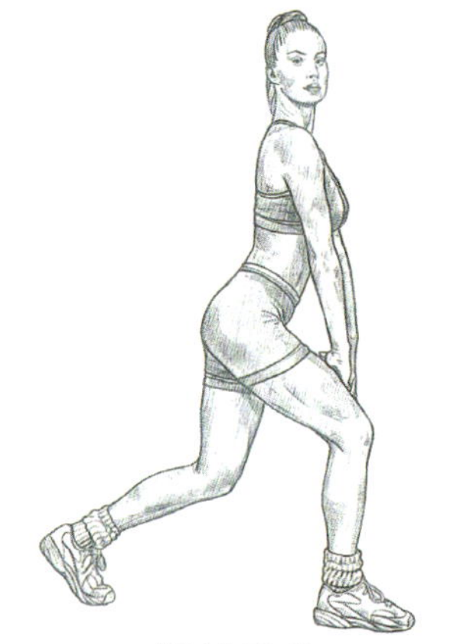

股直肌
股外側肌
股中間肌 　股四頭肌
髕骨；膝蓋骨
髂脛束, 闊筋膜
短頭
長頭　股二頭肌
腓骨長肌
趾長伸肌
脛前肌
腓骨短肌

股薄肌
縫匠肌
股直肌
股內側肌

起始動作

站姿，雙膝微彎，一腳置於前方，兩腳之間的距離略大於單步跨距。雙手放在前腿的大腿上，保持背部挺直、胸部挺起。吸氣，彎曲前側大腿，使其降至水平位置。然後伸展該腿，使身體回到起始位置。在動作結束時呼氣。

- 雙腳間距越大，臀大肌的參與度越高。
- 雙腳間距越小，股四頭肌的參與度越高。

為了獲得最佳效果，此動作應左右交替，且每側進行較長組數（是指每組的重複次數多），重點在於尋找肌肉發力的感覺。

重點提醒

與所有前弓步動作一樣，前側腿的股直肌以及後側腿的髂腰肌會得到良好的伸展。將雙手放在大腿上能夠提供更好的穩定性，讓動作更穩定。

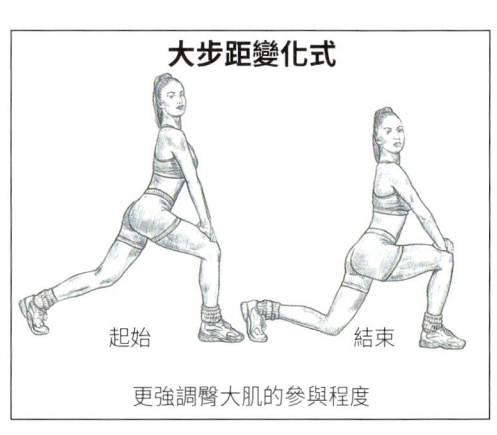

大步距變化式

起始　　結束

更強調臀大肌的參與程度

臀部肌群訓練　15

2　槓鈴前弓步

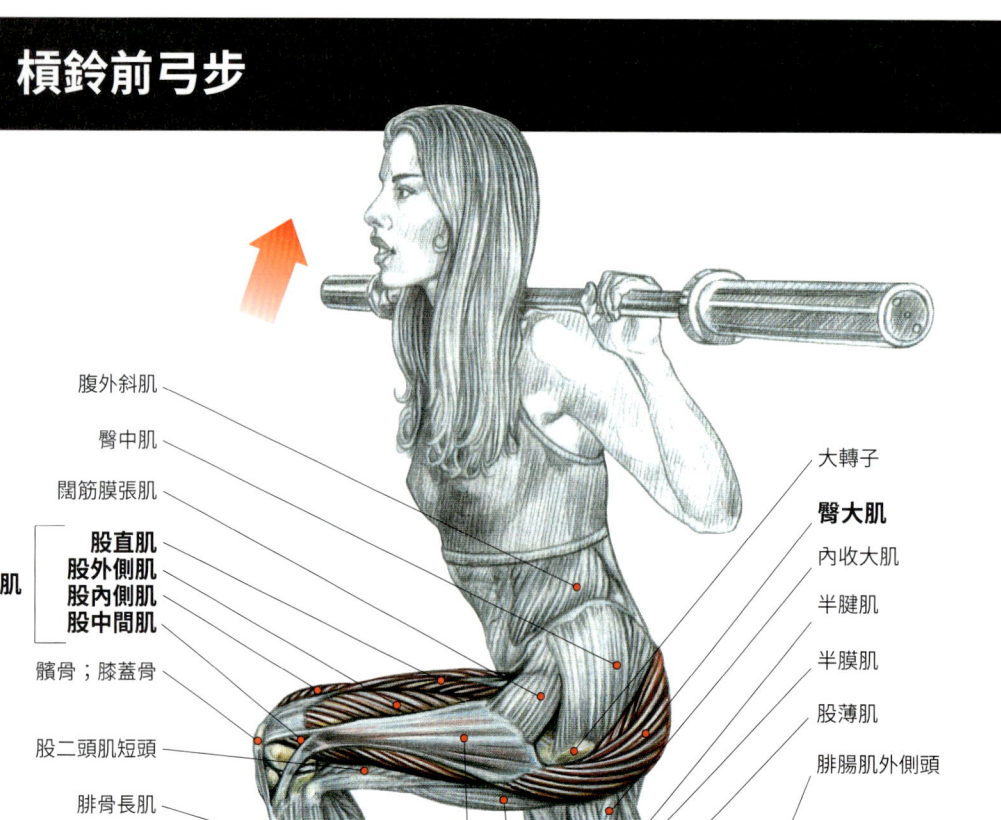

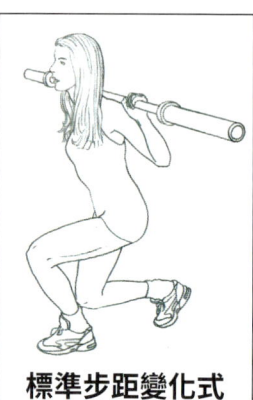

標準步距變化式

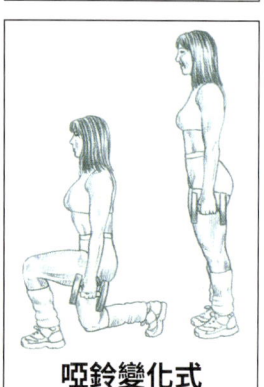

啞鈴變化式

站姿，雙腿稍微分開，槓鈴放在斜方肌上方頸後。吸氣，向前邁出大步，保持軀幹盡可能筆直。在完成弓步時，前側大腿應穩定於水平位置或略低於水平。然後回到起始位置並呼氣。

這項運動能有效鍛鍊臀大肌，並可有兩種變化方式：

- 若採用標準步距，則股四頭肌的負荷會較大。
- 若採用大步距，則腿後肌群與臀大肌的參與度會增加，而後側腿的股直肌與髂腰肌也會被動伸展。

重點提醒

幾乎所有的重量都集中在前側腿上，且需要良好的平衡感，建議初學者先使用非常輕的負重開始訓練。

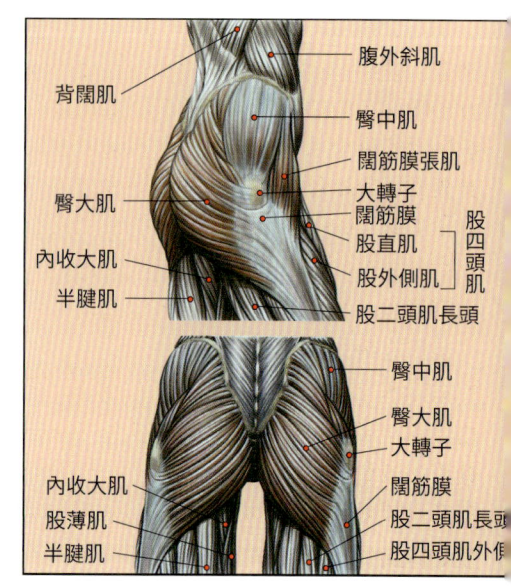

16　臀部肌群訓練

棍棒輔助前弓步 3

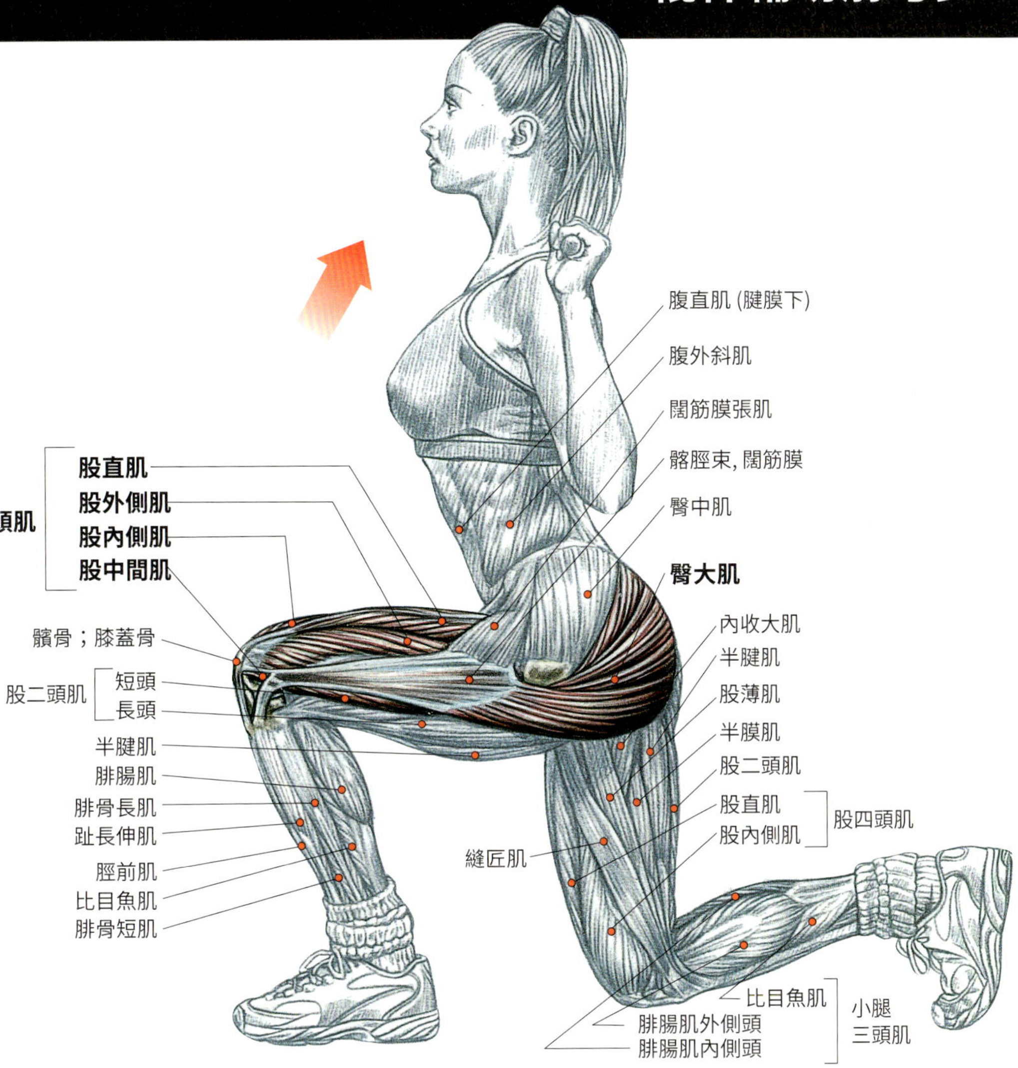

股四頭肌
- 股直肌
- 股外側肌
- 股內側肌
- 股中間肌

髕骨；膝蓋骨

股二頭肌
- 短頭
- 長頭

半腱肌
腓腸肌
腓骨長肌
趾長伸肌
脛前肌
比目魚肌
腓骨短肌

腹直肌（腱膜下）
腹外斜肌
闊筋膜張肌
髂脛束, 闊筋膜
臀中肌
臀大肌
內收大肌
半腱肌
股薄肌
半膜肌
股二頭肌
股直肌
股內側肌 } 股四頭肌
縫匠肌

比目魚肌
腓腸肌外側頭
腓腸肌內側頭
小腿三頭肌

站姿，雙腿稍微分開，棍棒放在頸後，置於斜方肌上方。吸氣，向前邁出大步，保持軀幹盡可能筆直。當前側大腿降至水平或略低於水平時，腿部用力伸展將身體推回起始位置。在站起的過程結束時呼氣。這項運動主要鍛鍊臀大肌和股四頭肌。

- 若採較小步距，股四頭肌的負荷會更大。
- 可增強平衡感並提升力量，特別適合在槓鈴訓練之前作為準備運動。
- 若採大步距，可伸展後側腿的髂腰肌與股直肌。

由於這項動作同時結合了肌肉強化與伸展的作用，因此許多運動員會將其納入熱身。此動作可在一組內左右腿交替進行，或是單側完成一組後再換另一側。

重點提醒
由於身體重量大部分集中在單側腿上，因此對於膝蓋較脆弱的人，建議謹慎操作。

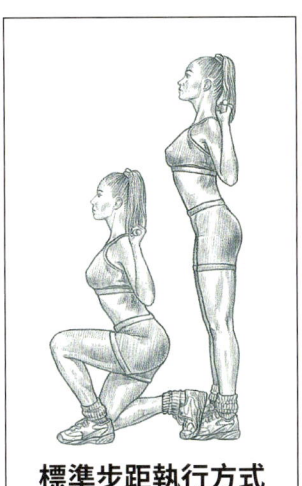

標準步距執行方式
主要訓練股四頭肌

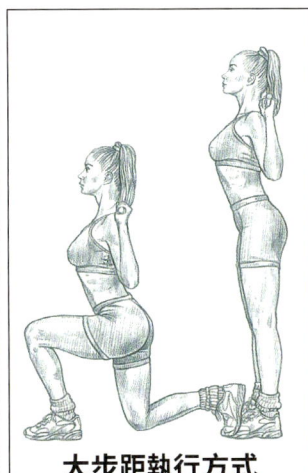

大步距執行方式
主要訓練臀大肌

臀部肌群訓練 17

4 啞鈴前弓步

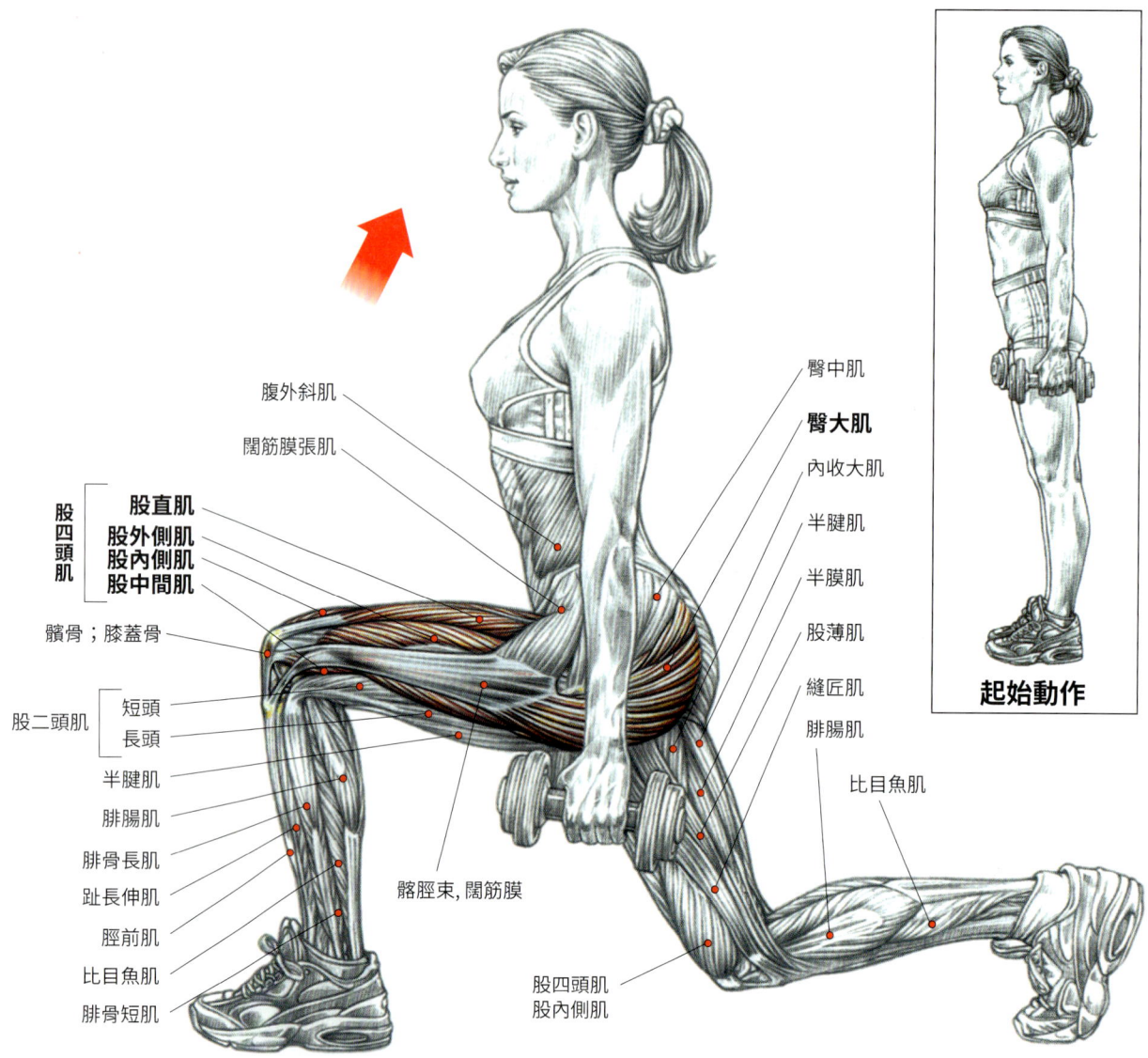

起始動作

站姿，雙腿稍微分開，雙手各握一個啞鈴。吸氣，向前邁出大步，保持軀幹盡可能筆直。當前側大腿降至水平或略低於水平時，腿部用力伸展將身體推回起始位置。在站起的過程結束時呼氣。這項運動主要鍛鍊臀大肌和股四頭肌。

重點提醒

由於在動作過程中，身體重量會短暫完全落在前側腿上，且此動作需要良好的平衡感以保護膝關節，因此建議初學者先使用輕量負重進行訓練。

變化式

- 步距越大，前側腿的臀大肌參與度越高，而後側腿的髂腰肌與股直肌的伸展幅度也會增加。
- 步距越小，前側腿的股四頭肌負荷會越大。
- 可以選擇單側完成一整組後再換邊，或是在同一組內交替左右腿進行訓練。

登凳踏步　5

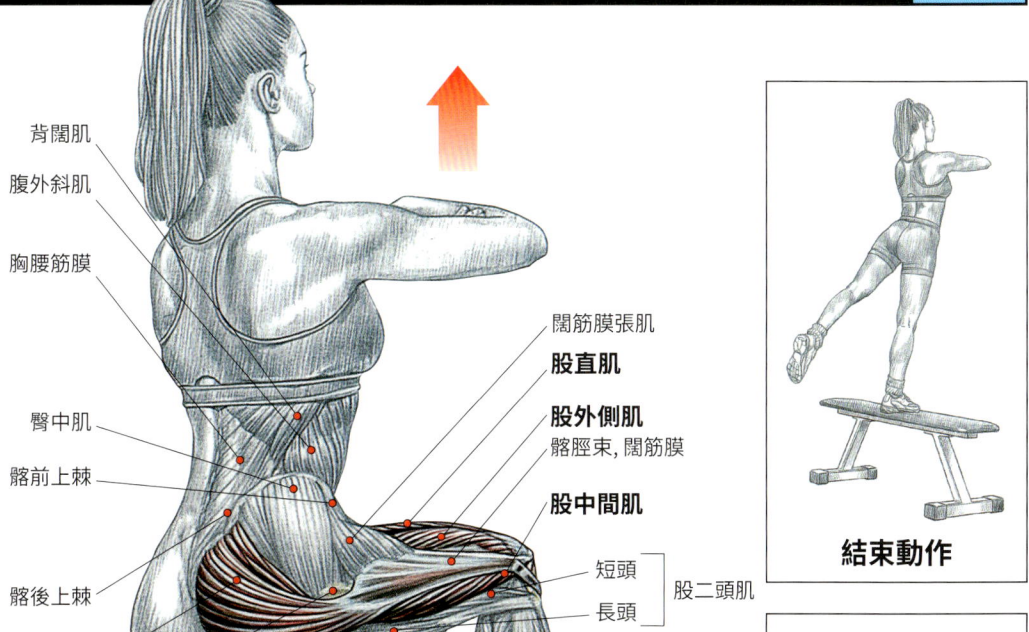

背闊肌
腹外斜肌
胸腰筋膜
臀中肌
髂前上棘
髂後上棘
臀大肌
大轉子

闊筋膜張肌
股直肌
股外側肌
髂脛束, 闊筋膜
股中間肌
短頭] 股二頭肌
長頭
腓骨長肌
半腱肌
比目魚肌
腓腸肌
阿基里斯腱

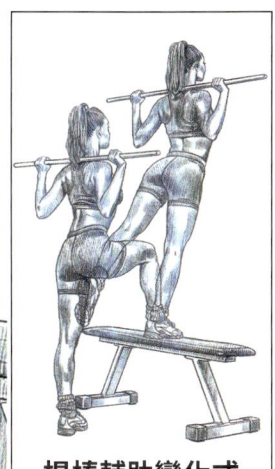

結束動作

站姿，一隻腳放在凳子上，保持背部挺直，胸部挺起。吸氣，踏步登上凳子，最終保持單腳平衡，在動作結束時呼氣。控制下落回到起始位置，然後重複動作。這項運動主要鍛鍊臀大肌以及股四頭肌。

與所有單側動作一樣，此訓練涉及單腿支撐，因此應謹慎執行，避免不必要的側向晃動，以免對膝關節造成壓力。

棍棒輔助變化式

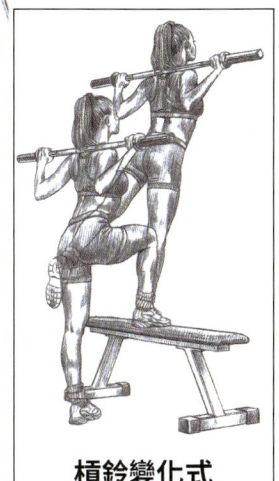

槓鈴變化式

變化式

- 此動作可以在同一組內交替使用左右腳進行登凳訓練。
- 也可以透過長組數（高反覆次數）、高強度執行，以提升肌耐力。
- 若在登凳時完全不依靠後側腿的推力，則臀大肌會承受更高的訓練強度。
- 使用棍棒置於肩上，能夠限制手臂擺動，避免依靠上半身的動能，有助於更強烈地刺激腿部肌群。

- 槓鈴負重版本受到短跑運動員的青睞，因為它對臀部、股四頭肌及平衡能力的訓練效果極佳。然而，此變化式需要特別謹慎操作（尤其是下凳時），以保護膝關節與腰椎。因此，若有腰部或膝關節問題者，應避免做槓鈴負重登凳踏步訓練。

臀部肌群訓練　19

6　站姿髖外展

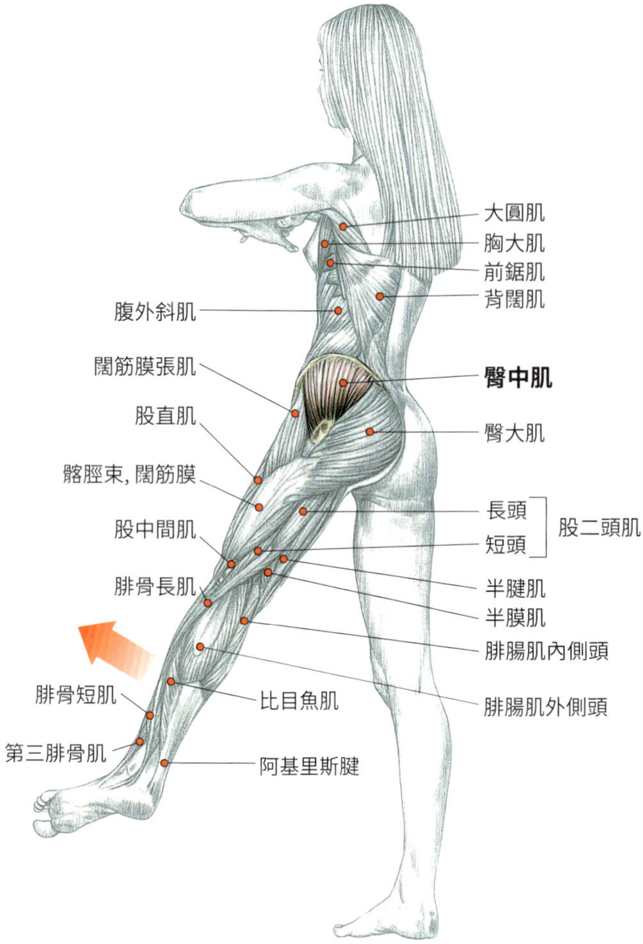

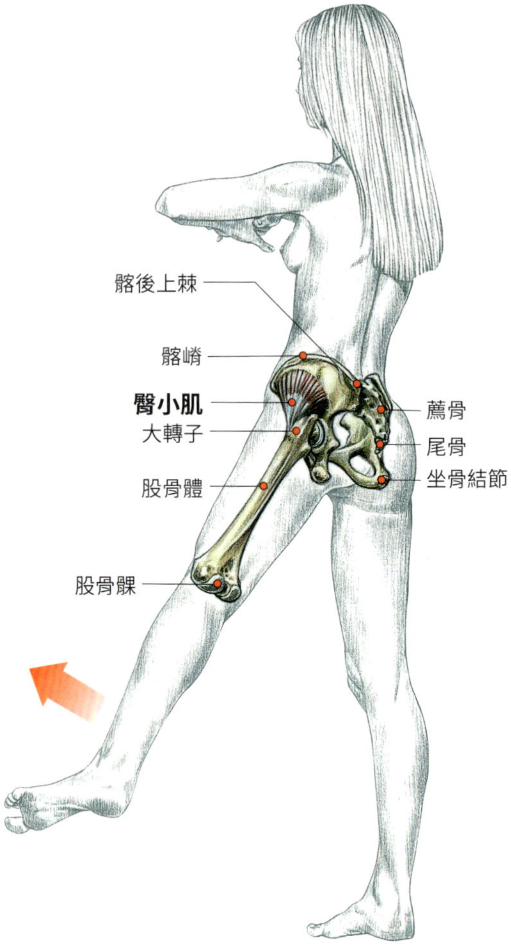

解剖圖標示：
- 大圓肌
- 胸大肌
- 前鋸肌
- 背闊肌
- 腹外斜肌
- 闊筋膜張肌
- 股直肌
- 髂脛束, 闊筋膜
- 股中間肌
- 腓骨長肌
- 腓骨短肌
- 第三腓骨肌
- **臀中肌**
- 臀大肌
- 長頭
- 短頭（股二頭肌）
- 半腱肌
- 半膜肌
- 腓腸肌內側頭
- 腓腸肌外側頭
- 比目魚肌
- 阿基里斯腱
- 髂後上棘
- 髂嵴
- **臀小肌**
- 大轉子
- 股骨體
- 股骨髁
- 薦骨
- 尾骨
- 坐骨結節

站姿，單腳支撐，雙臂交叉於身前，或為了增加穩定性，可將一手扶在穩固的支撐物上。將腿向側面抬起至最高位置，然後慢慢回到起始位置並重複動作。此動作鍛鍊臀部三角肌，主要針對臀中肌，並刺激深層的臀小肌。

重點提醒

- 將腿稍微向前抬起，將更強烈啟動闊筋膜張肌。
- 將腿稍微向後抬起，會更強烈刺激臀大肌上部。

由於髖外展的動作受到骨骼結構的限制，股骨頸會與髖臼邊緣接觸，因此無需將大腿抬高至水平位置，因為並沒有額外的好處。進行長組數直到產生肌肉燃燒感，可達到最佳效果。

變化式

- 可使用腳踝負重或彈力帶來增加訓練強度。
- 為了提高穩定性，可用支撐棍來輔助執行。

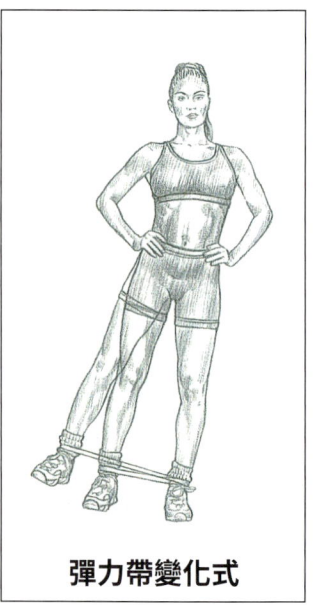

彈力帶變化式

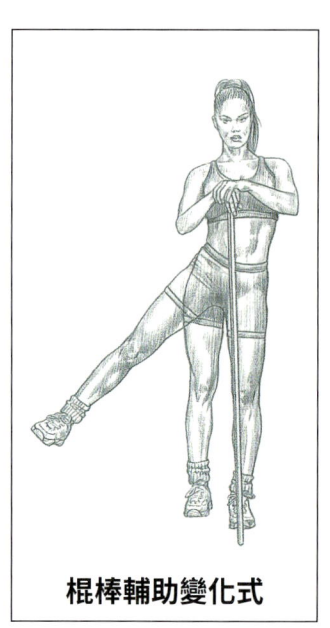

棍棒輔助變化式

彈力帶輔助站姿髖外展　7

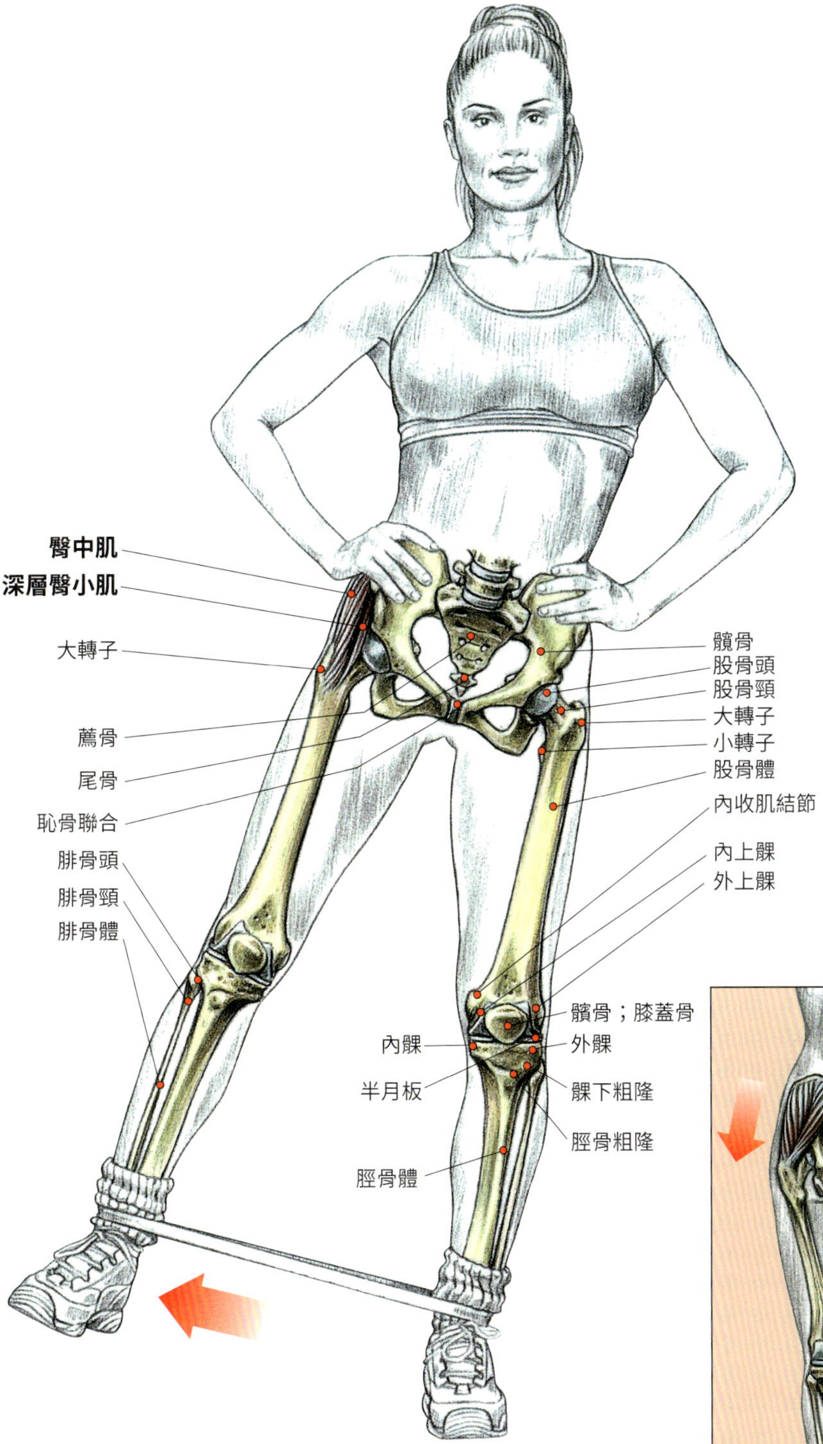

臀中肌
深層臀小肌
大轉子
薦骨
尾骨
恥骨聯合
腓骨頭
腓骨頸
腓骨體

髖骨
股骨頭
股骨頸
大轉子
小轉子
股骨體
內收肌結節
內上髁
外上髁
髕骨；膝蓋骨
內髁
外髁
半月板
踝下粗隆
脛骨粗隆
脛骨體

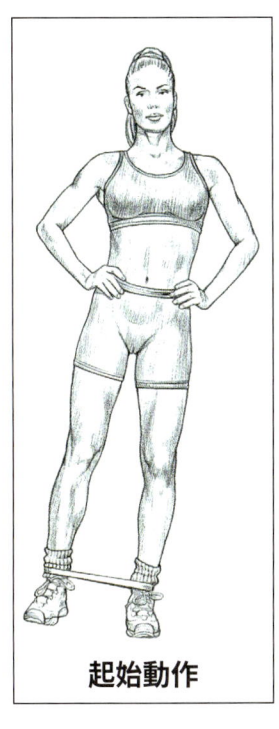

起始動作

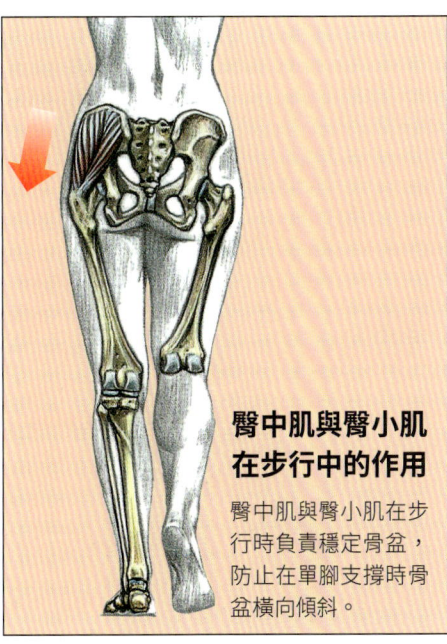

臀中肌與臀小肌在步行中的作用

臀中肌與臀小肌在步行時負責穩定骨盆，防止在單腳支撐時骨盆橫向傾斜。

站姿，單腳支撐，彈力帶繫於腳踝處，進行小幅度的髖外展動作。這個動作要用長組數訓練才能達到良好的效果。若將彈力帶對折使用，可增加運動強度，但同時也會減少動作幅度。此訓練主要鍛鍊臀中肌，並刺激到深層的臀小肌。

臀部肌群訓練 21

8 低位滑輪輔助站姿髖外展

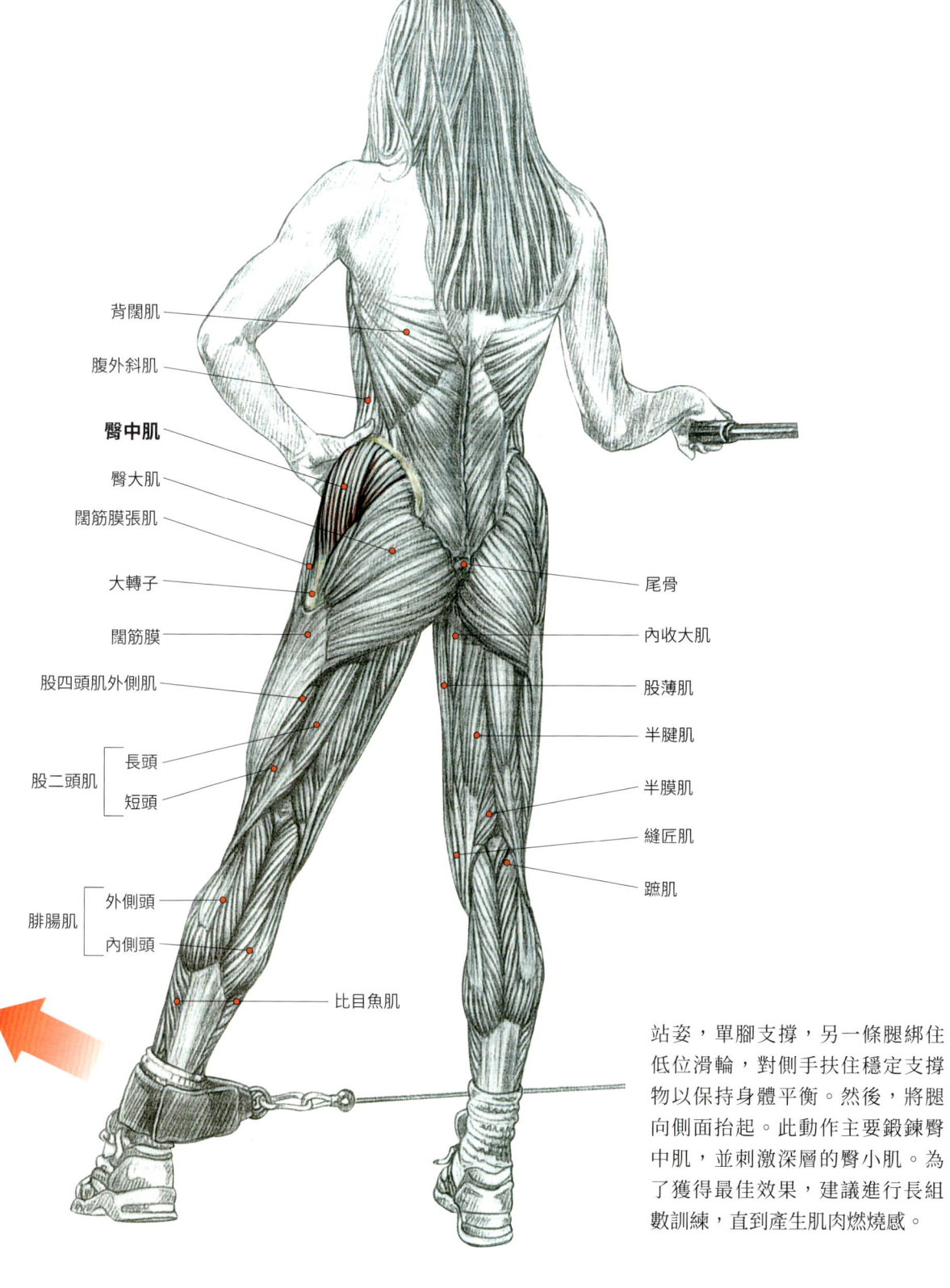

站姿，單腳支撐，另一條腿綁住低位滑輪，對側手扶住穩定支撐物以保持身體平衡。然後，將腿向側面抬起。此動作主要鍛鍊臀中肌，並刺激深層的臀小肌。為了獲得最佳效果，建議進行長組數訓練，直到產生肌肉燃燒感。

髖部活動度的個體差異

除了肌肉柔軟度與韌帶鬆弛度等個體差異外，髖關節的骨骼結構形態才是影響髖部活動度最主要的因素。在髖外展的動作範圍上，骨骼結構的影響尤為顯著。舉例如下：

- 若股骨頸較為水平（即：髖內翻），且髖臼上緣較大且覆蓋度較高，則會限制髖外展的動作幅度。
- 若股骨頸較為垂直（即：髖外翻），且髖臼上緣較小，則髖關節的外展幅度可能較大，動作較為順暢。

因此，若個體骨骼形態不適合，則嘗試將腿向側面過度抬高是沒有意義的。如果強行進行過度髖外展，股骨頸將會撞擊髖臼邊緣，導致骨盆為了代償這個動作而產生不正常的側傾（骨盆向對側股骨頭傾斜）。

此外，長期進行強迫性的髖外展訓練，可能會在某些人身上造成微小損傷，導致髖臼邊緣的異常增生，進一步限制髖部活動度，甚至可能引發疼痛性發炎反應。

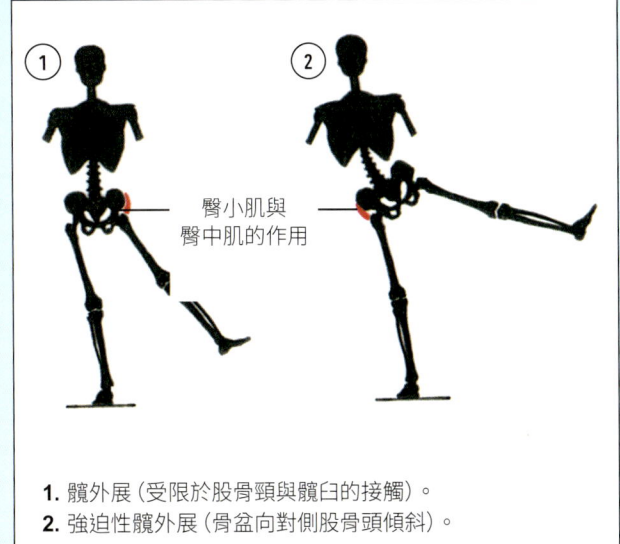

1. 髖外展（受限於股骨頸與髖臼的接觸）。
2. 強迫性髖外展（骨盆向對側股骨頭傾斜）。

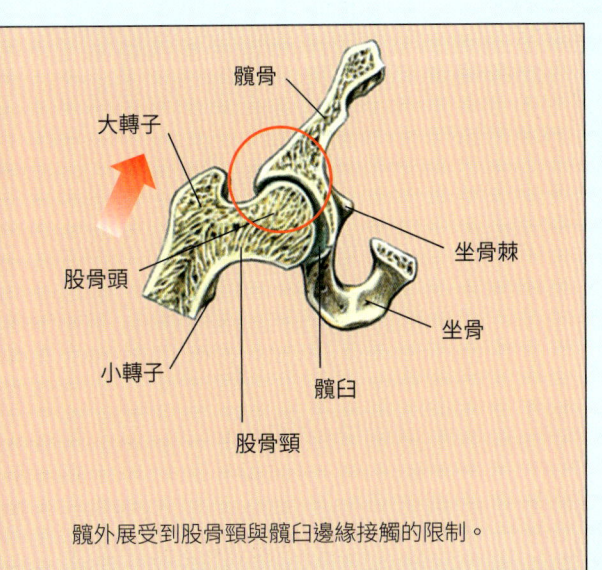

髖外展受到股骨頸與髖臼邊緣接觸的限制。

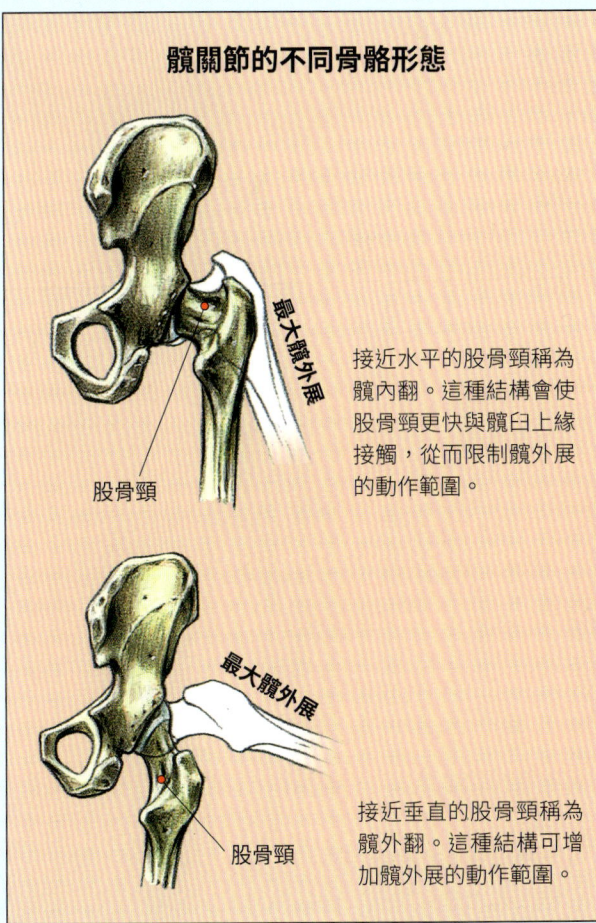

髖關節的不同骨骼形態

接近水平的股骨頸稱為髖內翻。這種結構會使股骨頸更快與髖臼上緣接觸，從而限制髖外展的動作範圍。

接近垂直的股骨頸稱為髖外翻。這種結構可增加髖外展的動作範圍。

臀部肌群訓練 23

9 器械式站姿髖外展

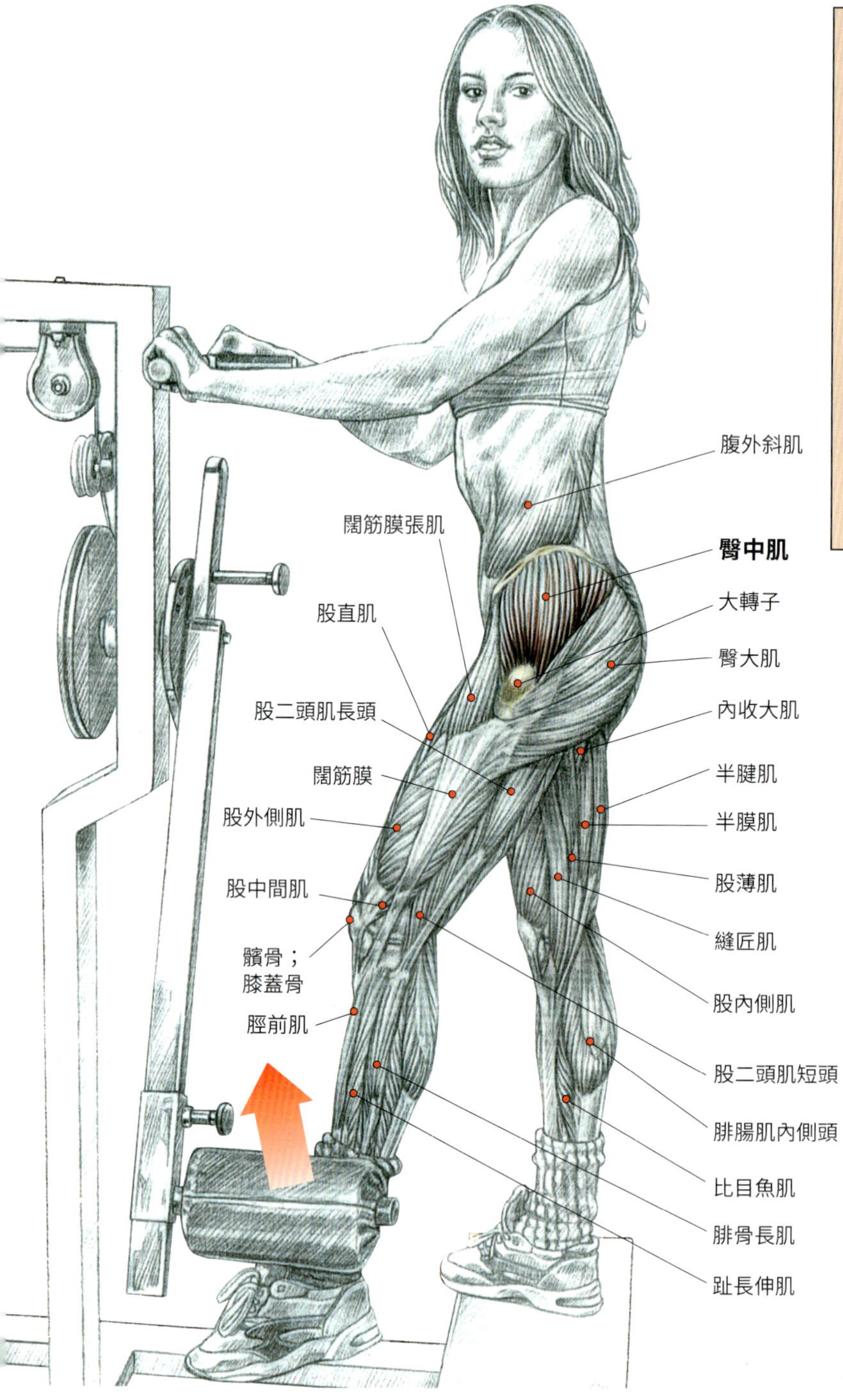

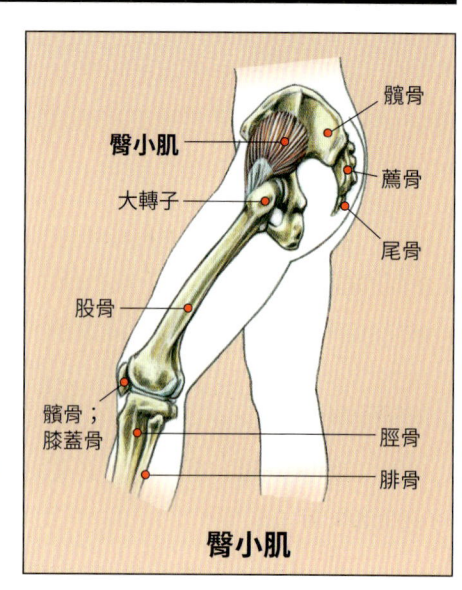

臀小肌

- 髂骨
- 薦骨
- 大轉子
- 尾骨
- 股骨
- 髕骨；膝蓋骨
- 脛骨
- 腓骨

- 腹外斜肌
- 闊筋膜張肌
- 股直肌
- 股二頭肌長頭
- 闊筋膜
- 股外側肌
- 股中間肌
- 髕骨；膝蓋骨
- 脛前肌
- **臀中肌**
- 大轉子
- 臀大肌
- 內收大肌
- 半腱肌
- 半膜肌
- 股薄肌
- 縫匠肌
- 股內側肌
- 股二頭肌短頭
- 腓腸肌內側頭
- 比目魚肌
- 腓骨長肌
- 趾長伸肌

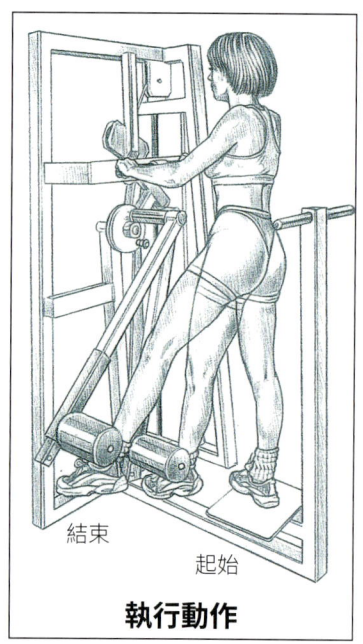

執行動作

結束　起始

站在器械訓練器上，一條腿作為支撐，另一條腿外側（踝關節上方）靠在軟墊上。將腿向側面抬起至最高位置，然後緩緩回到起始位置。需要注意的是，髖外展的動作範圍受到限制，因為股骨頸很快會與髖臼邊緣接觸。

此動作非常適合鍛鍊臀中肌及深層的臀小肌，其功能與臀中肌前部纖維相似。為了獲得最佳效果，建議進行長組數訓練。

24　臀部肌群訓練

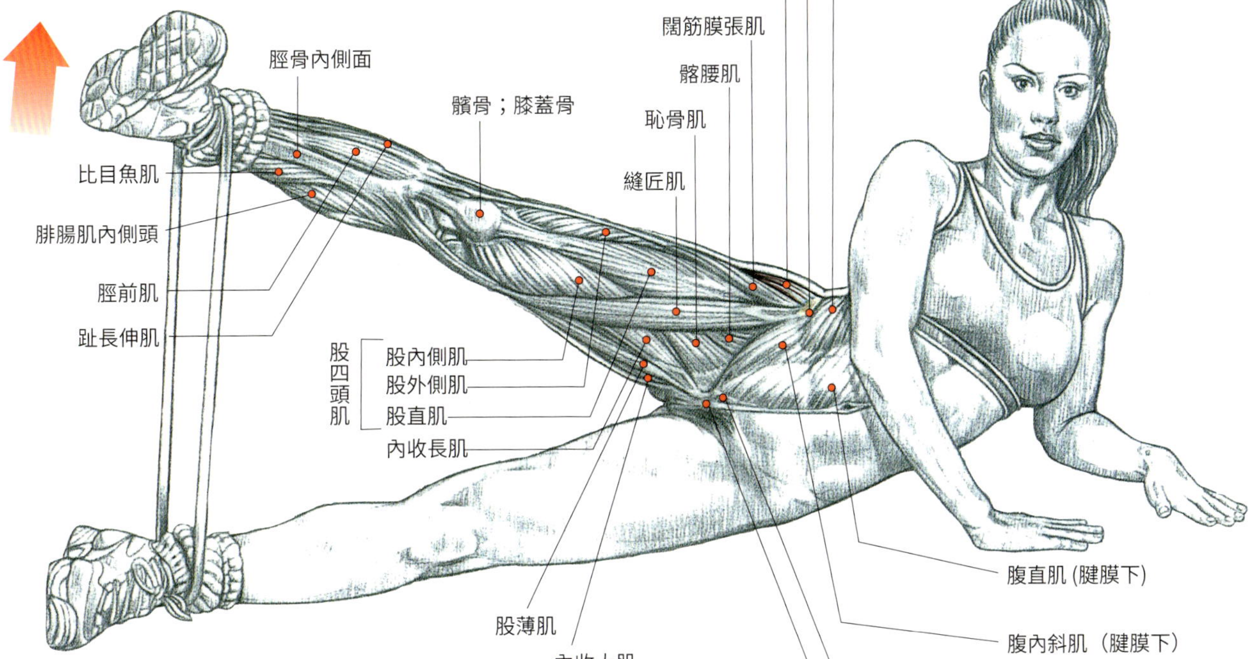

彈力帶側臥髖外展　10

- 腹外斜肌
- 髂前上棘
- **臀中肌**
- 闊筋膜張肌
- 髂腰肌
- 恥骨肌
- 脛骨內側面
- 髕骨；膝蓋骨
- 縫匠肌
- 比目魚肌
- 腓腸肌內側頭
- 脛前肌
- 趾長伸肌
- 股四頭肌
  - 股內側肌
  - 股外側肌
  - 股直肌
- 內收長肌
- 股薄肌
- 內收大肌
- 腹直肌 (腱膜下)
- 腹內斜肌（腱膜下）
- 錐狀肌（腱膜下）
- 恥骨聯合

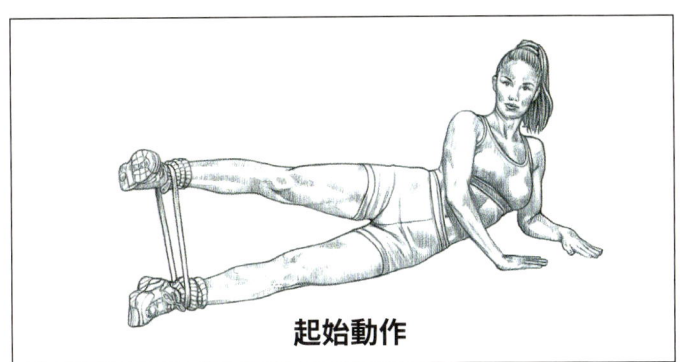

起始動作

側臥，頭部保持穩定，彈力帶繞於腳踝處。側向抬腿，並確保膝關節始終伸直。回到起始位置時保持彈力帶的張力，然後重複動作。此動作主要鍛鍊臀中肌與深層的臀小肌，這兩塊肌肉負責塑造髖部外側的線條。進行長組數訓練可獲得最佳效果。

重點提醒

若要增加強度，可在腳踝處使用雙層彈力帶。

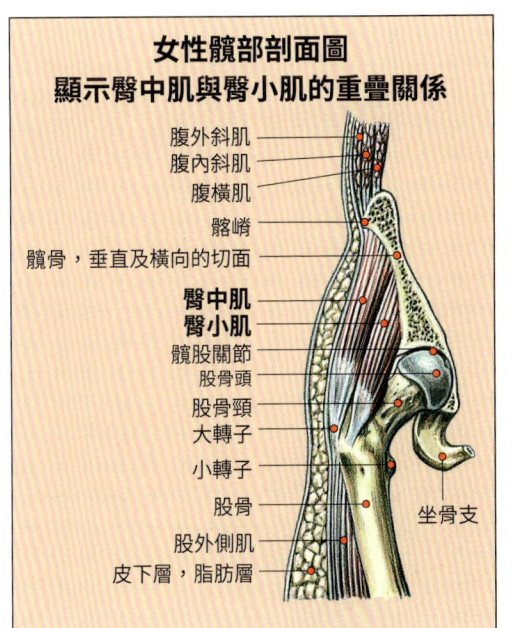

女性髖部剖面圖
顯示臀中肌與臀小肌的重疊關係

- 腹外斜肌
- 腹內斜肌
- 腹橫肌
- 髂嵴
- 髂骨，垂直及橫向的切面
- **臀中肌**
- **臀小肌**
- 髖股關節
- 股骨頭
- 股骨頸
- 大轉子
- 小轉子
- 股骨
- 股外側肌
- 皮下層，脂肪層
- 坐骨支

臀部肌群訓練　25

11 側臥髖外展

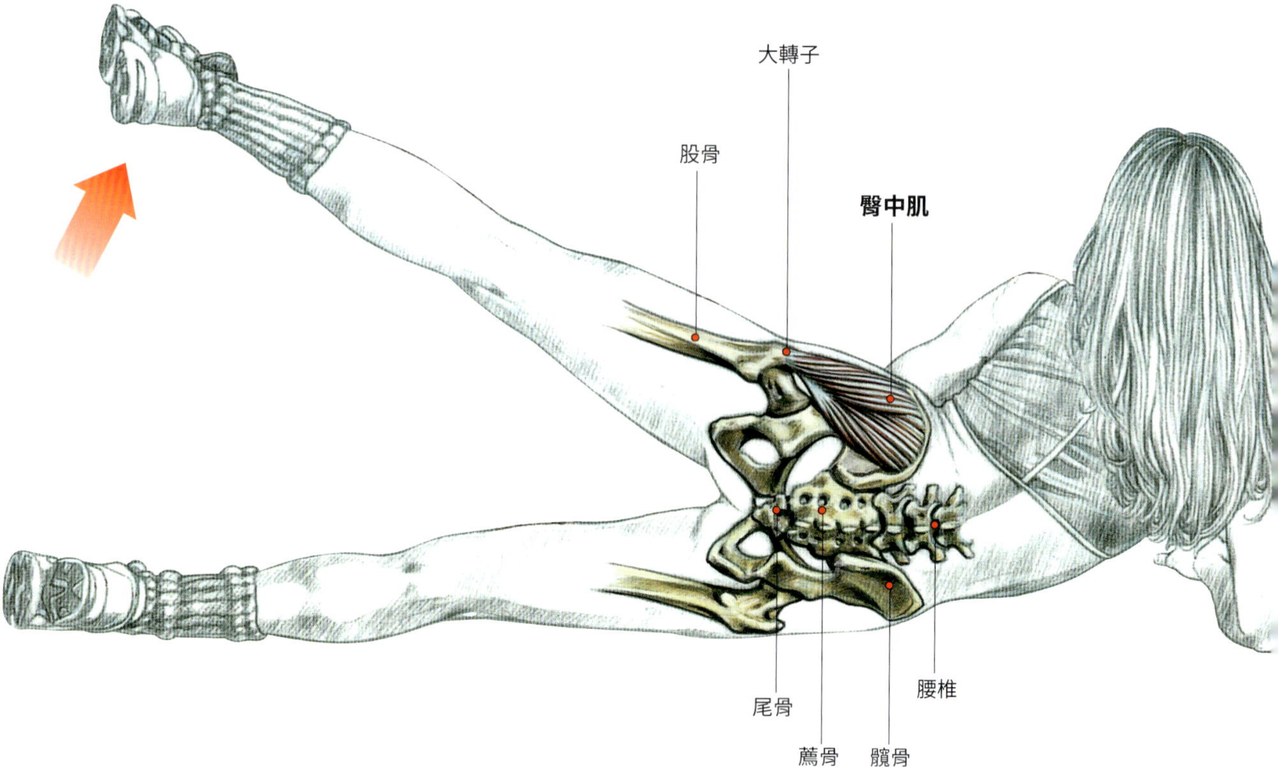

大轉子
股骨
臀中肌
尾骨
薦骨
髖骨
腰椎

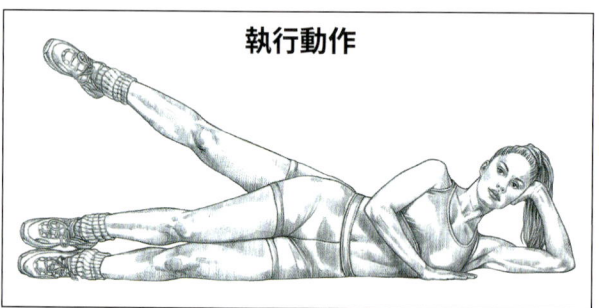

執行動作

側臥，頭部保持穩定。側向抬腿，確保膝關節始終伸直，且髖外展角度不超過 70 度。此動作主要鍛鍊臀中肌與臀小肌，可選擇大幅度或小幅度進行。可在外展動作結束時保持幾秒鐘的等長收縮以增加強度。

腿部可以略向前方、略向後方或垂直上方抬起。想提高訓練效果，可在腳踝綁上負重、選擇彈力帶或低位滑輪輔助訓練。

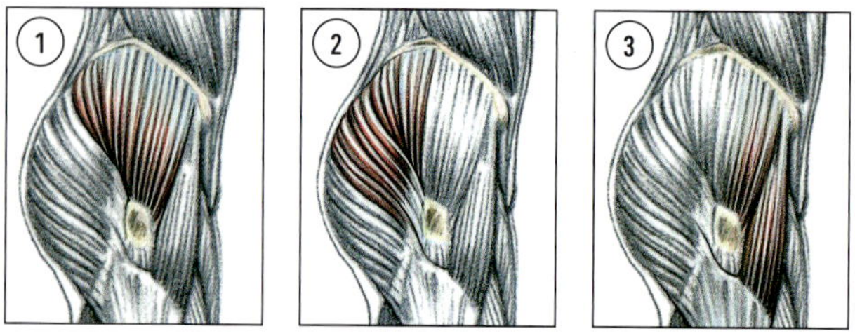

抬腿的三種方式

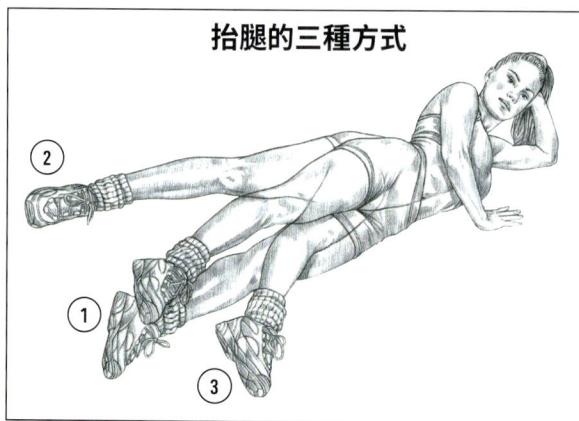

受力的肌肉區域

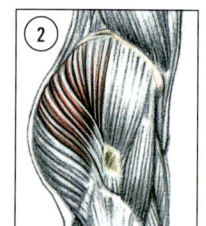
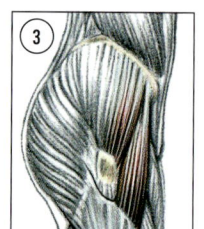

1. 垂直抬腿
2. 略向後抬腿
3. 略向前抬腿

26　臀部肌群訓練

器械式坐姿髖外展 12

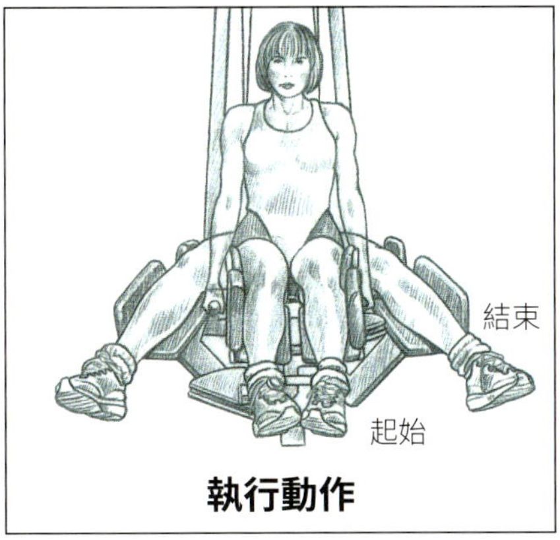

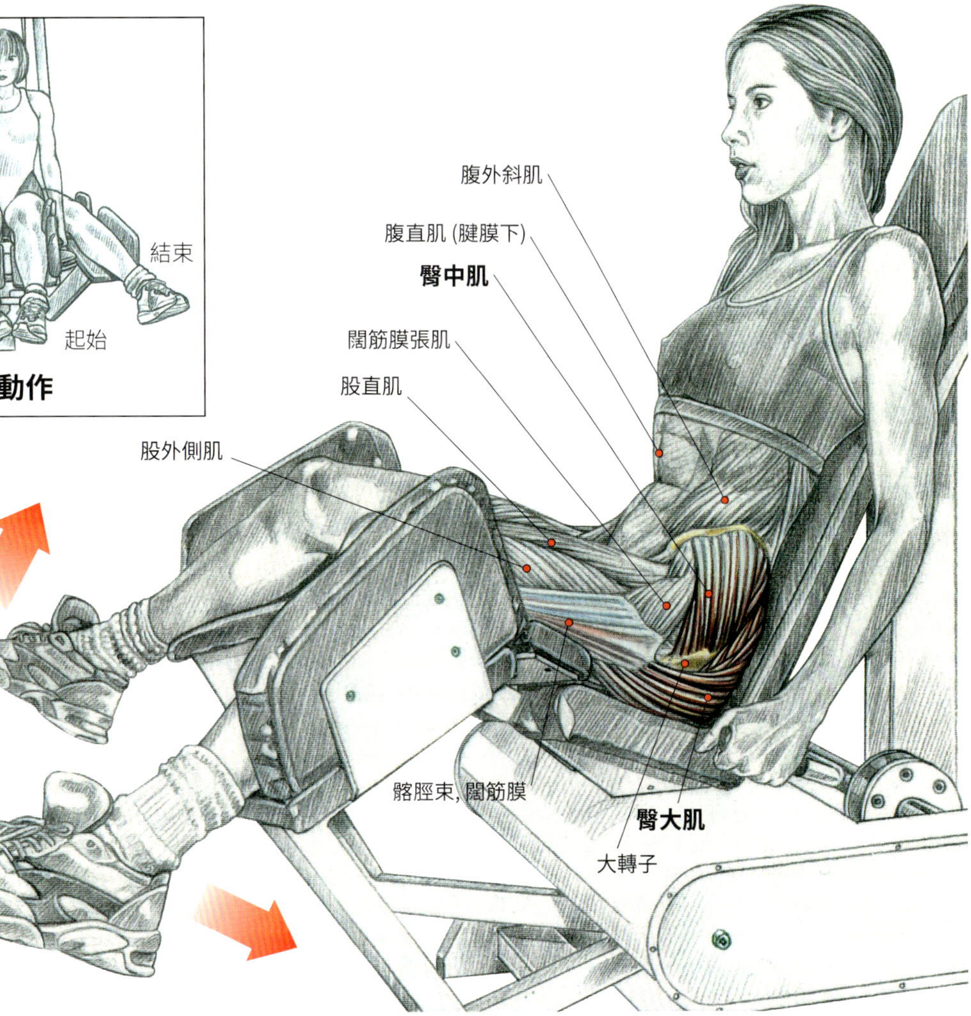

執行動作

標示：腹外斜肌、腹直肌(腱膜下)、**臀中肌**、闊筋膜張肌、股直肌、股外側肌、髂脛束, 闊筋膜、**臀大肌**、大轉子

坐在器械訓練器上，將大腿向外展開至最大範圍。若椅背較為後傾，則主要刺激臀中肌。若椅背比較直或接近垂直，則會更著重於臀大肌的上部區域。理想的訓練方式是在同一組內變換上半身的傾斜角度，透過身體前傾與後仰來變化刺激範圍。

舉例：先進行 10 次背部靠椅背的標準動作，接著 10 次上半身向前傾的變化式。

此動作特別適合女性，因為能夠緊實並雕塑髖部上方的線條，突顯腰部曲線。

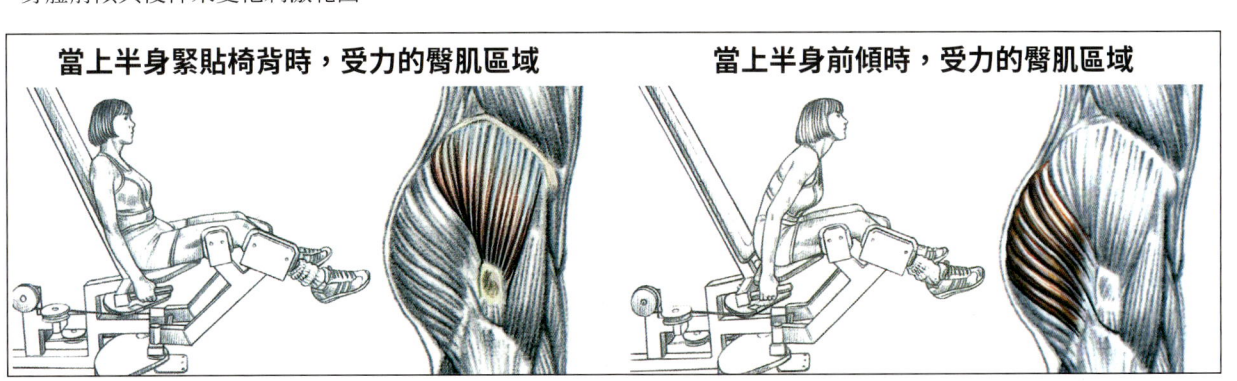

當上半身緊貼椅背時，受力的臀肌區域　　**當上半身前傾時，受力的臀肌區域**

臀部肌群訓練　27

13 跪姿側向抬腿

起始動作

變化式：側臥姿

受力肌群

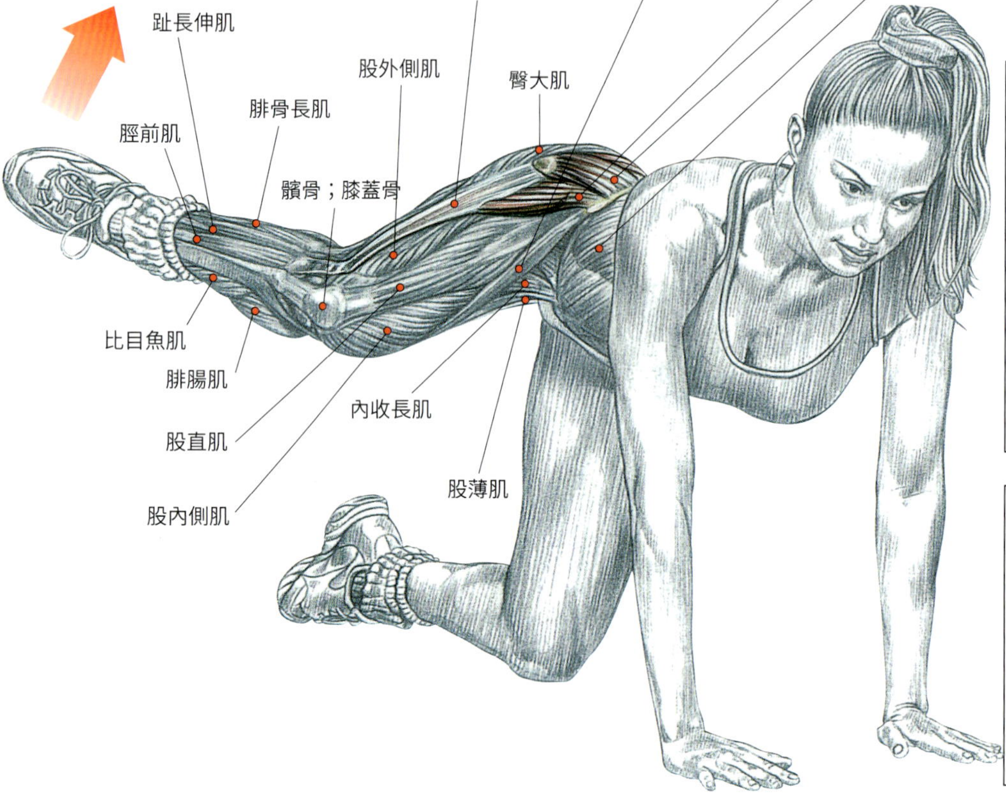

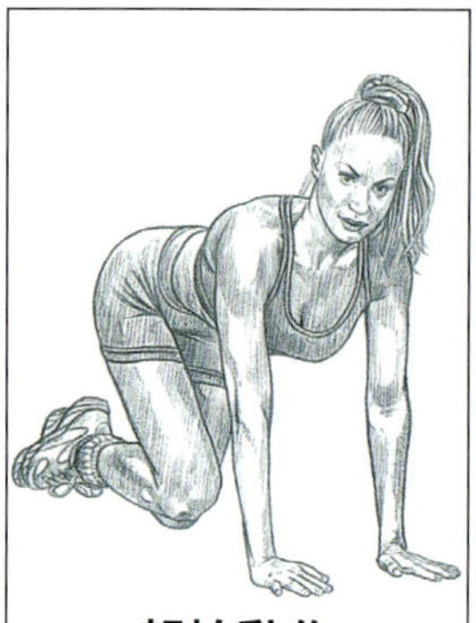

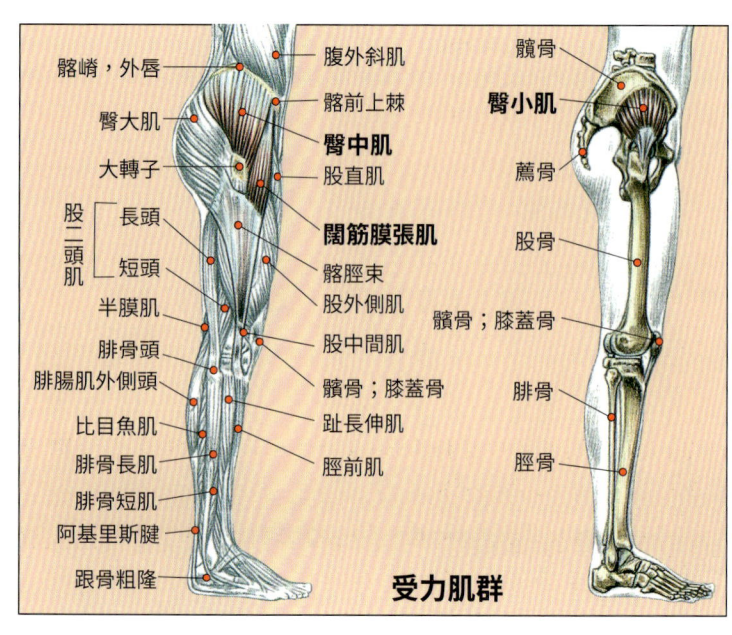

單膝跪地，雙手撐地，手臂伸直。將腿向側面抬起（髖外展），保持一秒鐘，然後回到起始位置並重複動作。此動作主要鍛鍊臀中肌與臀小肌，同時刺激闊筋膜張肌，以及深層的髖外旋肌群。

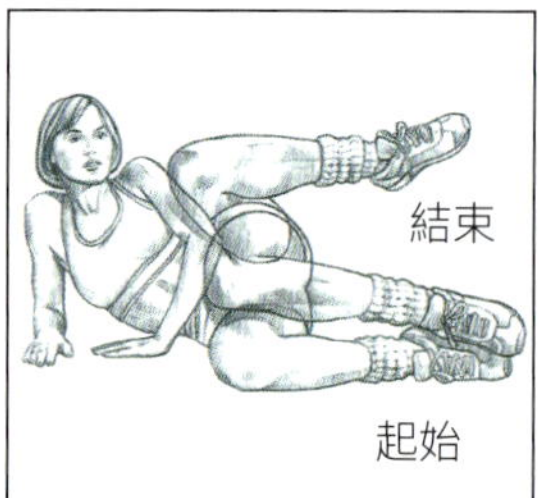

可選擇伸直腿部或輕微彎曲進行，並可在髖外展的最後階段做小幅度動作，以加強刺激。

若要完整鍛鍊「臀三角肌」，可在同一組訓練中加入髖伸展。建議進行長組數直到產生肌肉燃燒感，效果會更好。

重點提醒

髖外展的動作範圍，在生理上受到股骨頸與髖臼邊緣接觸的限制，因此無需強行將大腿抬高超過水平位置，這樣的動作並不會額外提高訓練效果。

器械式髖伸展　14

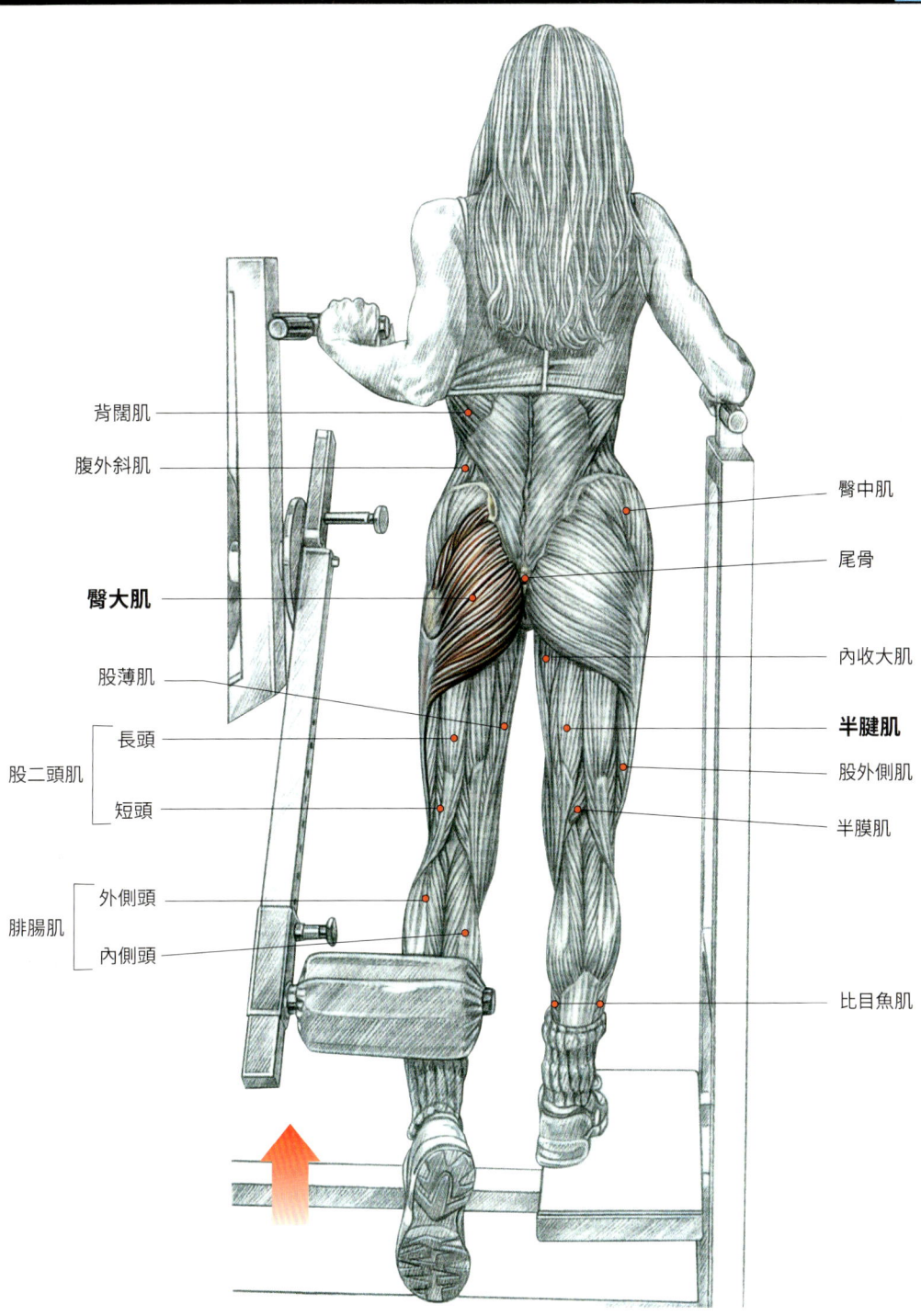

背闊肌
腹外斜肌
臀大肌
股薄肌
股二頭肌 ｛ 長頭 / 短頭
腓腸肌 ｛ 外側頭 / 內側頭

臀中肌
尾骨
內收大肌
半腱肌
股外側肌
半膜肌
比目魚肌

上半身略微前傾，雙手握住器械握把，一條腿作為支撐，另一條腿稍微向前移動，膝關節下方至腳踝中段位置抵靠在下方軟墊上。吸氣，將大腿向後推，使髖部進行超伸展（或稱過伸展）。保持等長收縮兩秒鐘，然後回到起始位置。在伸展動作結束時呼氣。

此動作主要鍛鍊臀大肌，也能刺激半腱肌、半膜肌及股二頭肌長頭。

使用器械式髖伸展訓練時，可選擇短組數（每組反覆次數較少）搭配高負重，或是長組數搭配中等負重，以達到不同的訓練效果。

臀部肌群訓練　29

15 站姿髖伸展

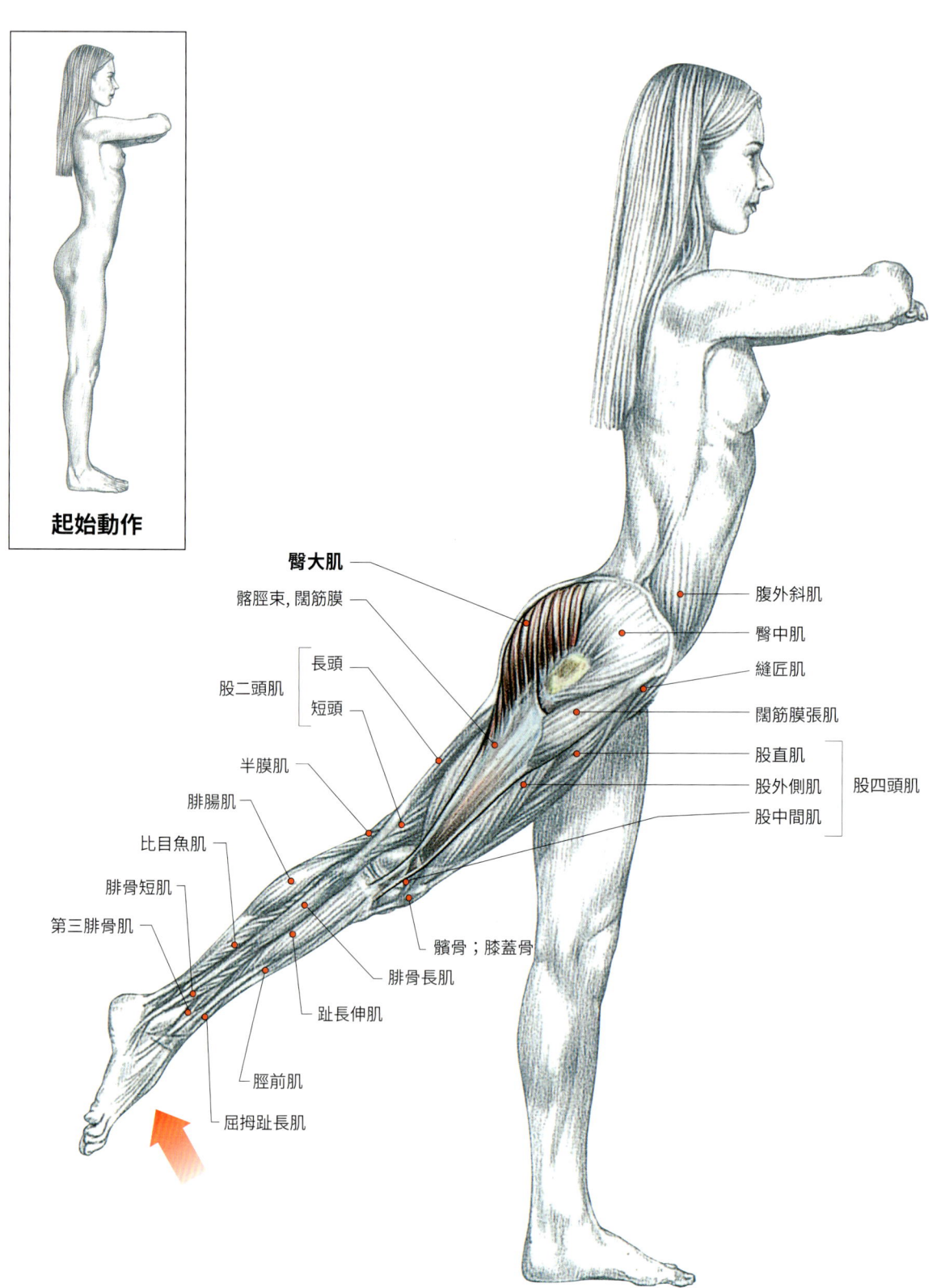

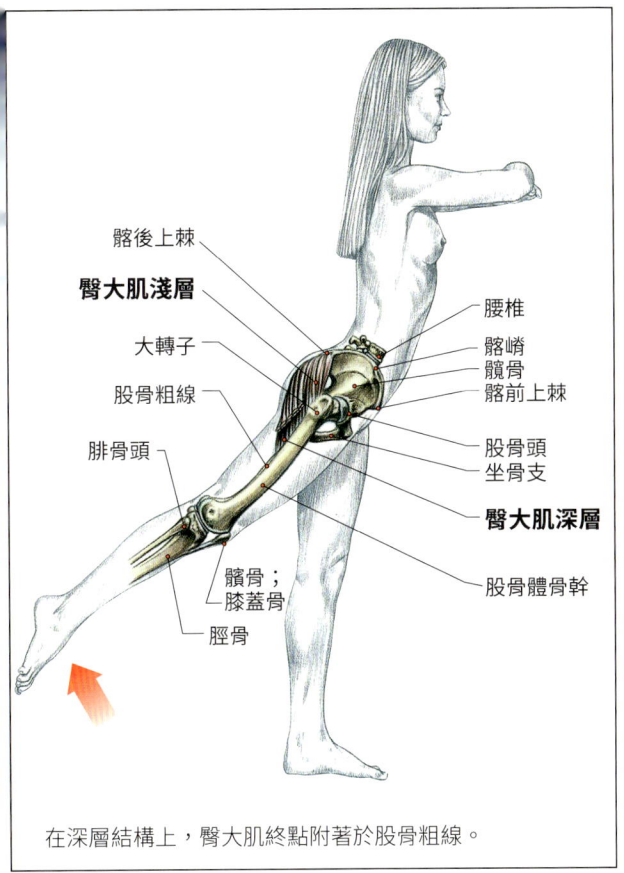

在深層結構上，臀大肌終點附著於股骨粗線。

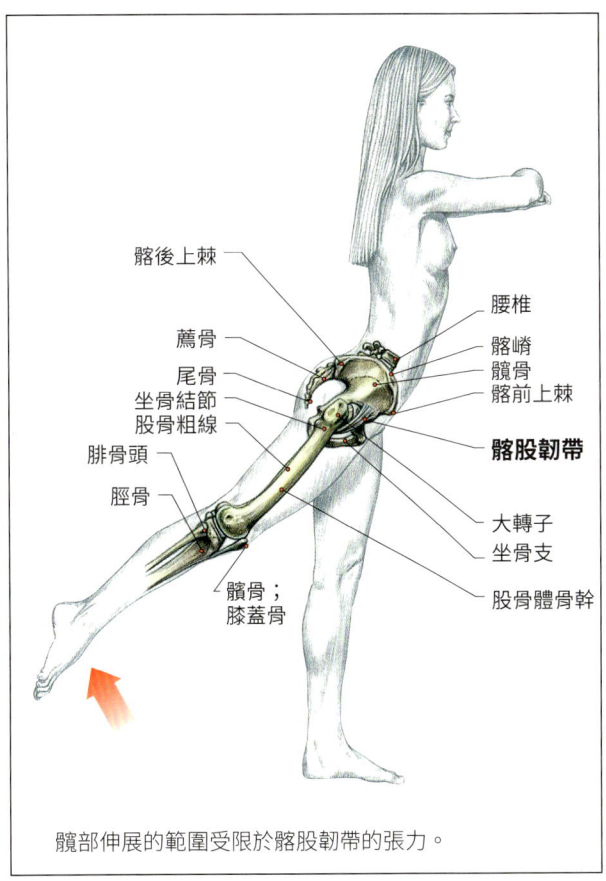

髖部伸展的範圍受限於髂股韌帶的張力。

站姿，以單腳支撐，骨盆略微前傾，雙臂交叉於胸前，然後進行髖部伸展動作，再緩緩回到起始位置並重複進行。需要注意的是，髖部伸展的幅度受髂股韌帶的張力限制。

此訓練主要鍛鍊到臀大肌，也包括腿後肌群（但不包括股二頭肌短頭）。

與所有無負重訓練一樣，建議採長組數訓練直到產生燃燒感。若要增加強度，可使用腳踝負重或彈力帶。若身體在訓練時容易晃動，也可以雙手抓住一根棍棒置於身體前方做支撐，以提高穩定性。

棍棒輔助變化式

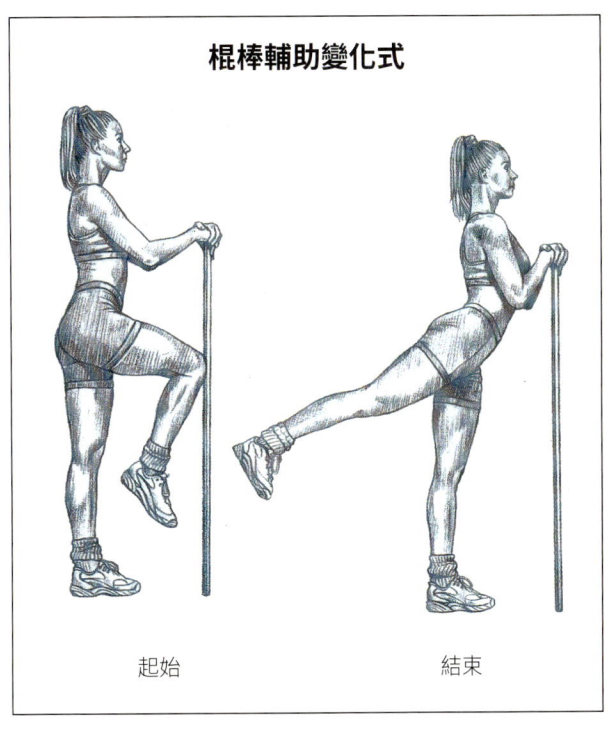

起始　　　　　　結束

臀部肌群訓練 | 31

16　跪姿髖伸展

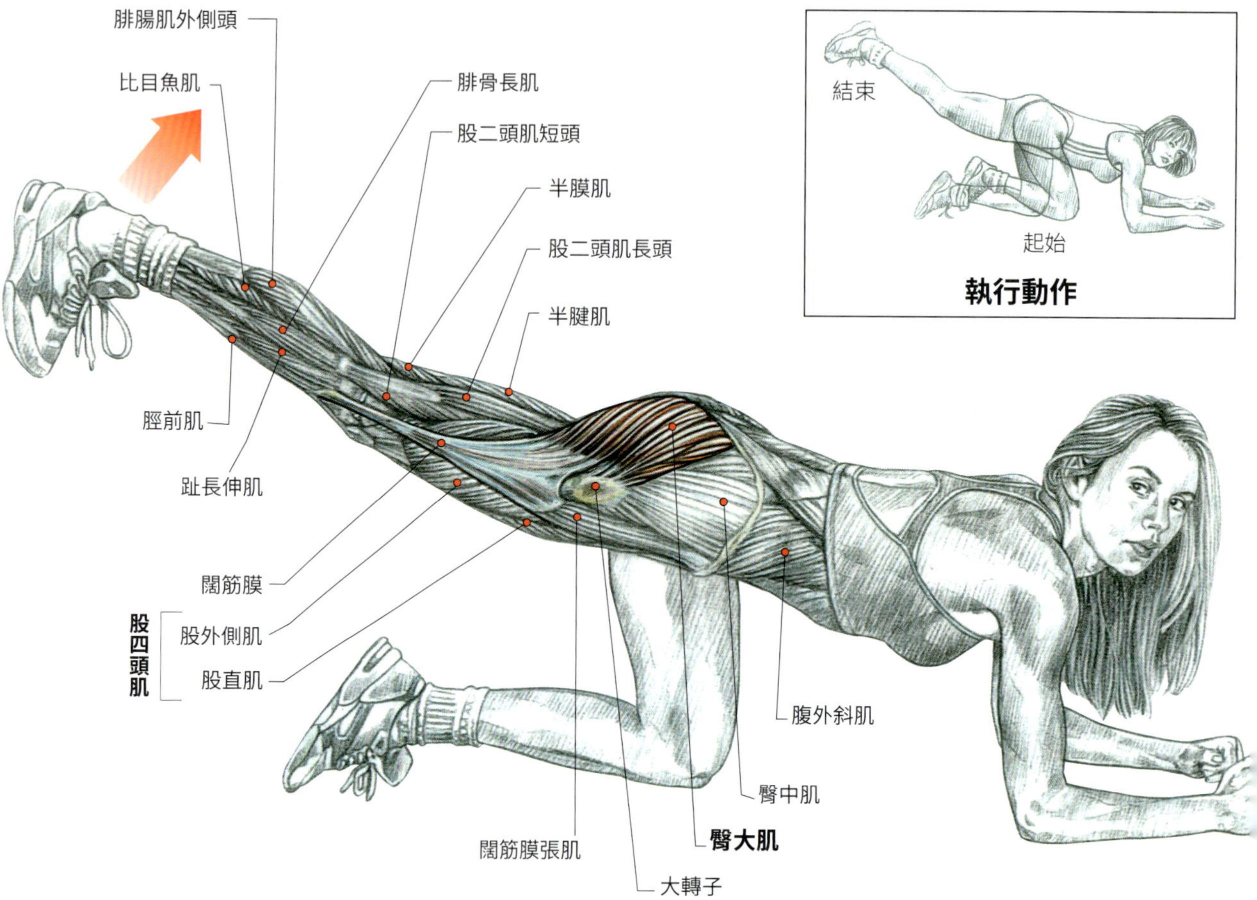

肌肉標示： 腓腸肌外側頭、比目魚肌、腓骨長肌、股二頭肌短頭、半膜肌、股二頭肌長頭、半腱肌、脛前肌、趾長伸肌、闊筋膜、股外側肌、股直肌（股四頭肌）、腹外斜肌、臀中肌、臀大肌、闊筋膜張肌、大轉子

執行動作

單膝跪地，另一條腿彎曲置於胸前，上半身可選擇手肘撐地或雙手撐地、手臂伸直。將彎曲的腿向後伸展，直到完成髖部完全伸展的動作。

- 若動作時腿部伸直，則主要鍛鍊腿後肌群與臀大肌。
- 若膝關節保持彎曲，則僅臀大肌參與發力，訓練強度較低。

此動作可選擇大幅度訓練，或在伸展的最後階段進行小幅度訓練。在動作結束時，可維持 1 至 2 秒的等長收縮以提高強度。為了增加訓練效果，可加上腳踝負重。

由於此動作易於執行且效果顯著，因此在團體健身課程中頗受歡迎。

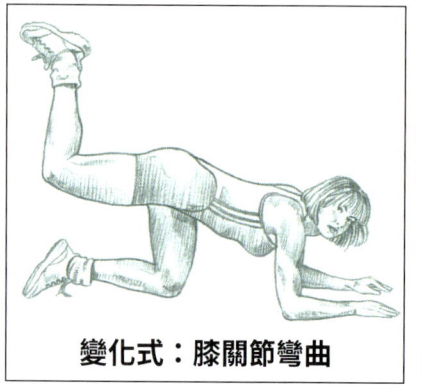

變化式：膝關節彎曲

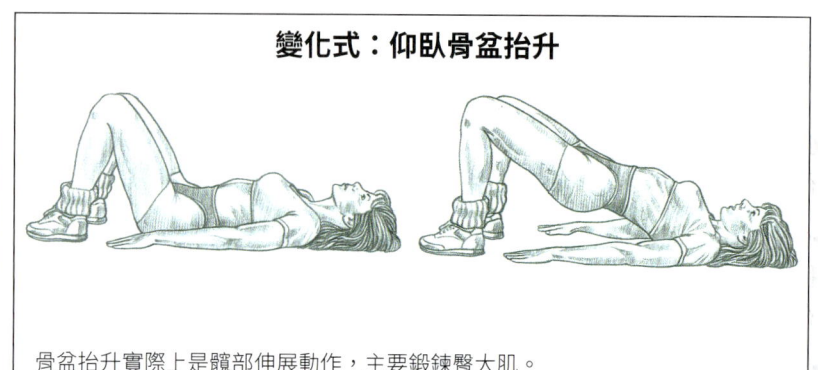

變化式：仰臥骨盆抬升

骨盆抬升實際上是髖部伸展動作，主要鍛鍊臀大肌。

臀部肌群訓練

17 輔助引體與雙槓撐體器械式髖伸展

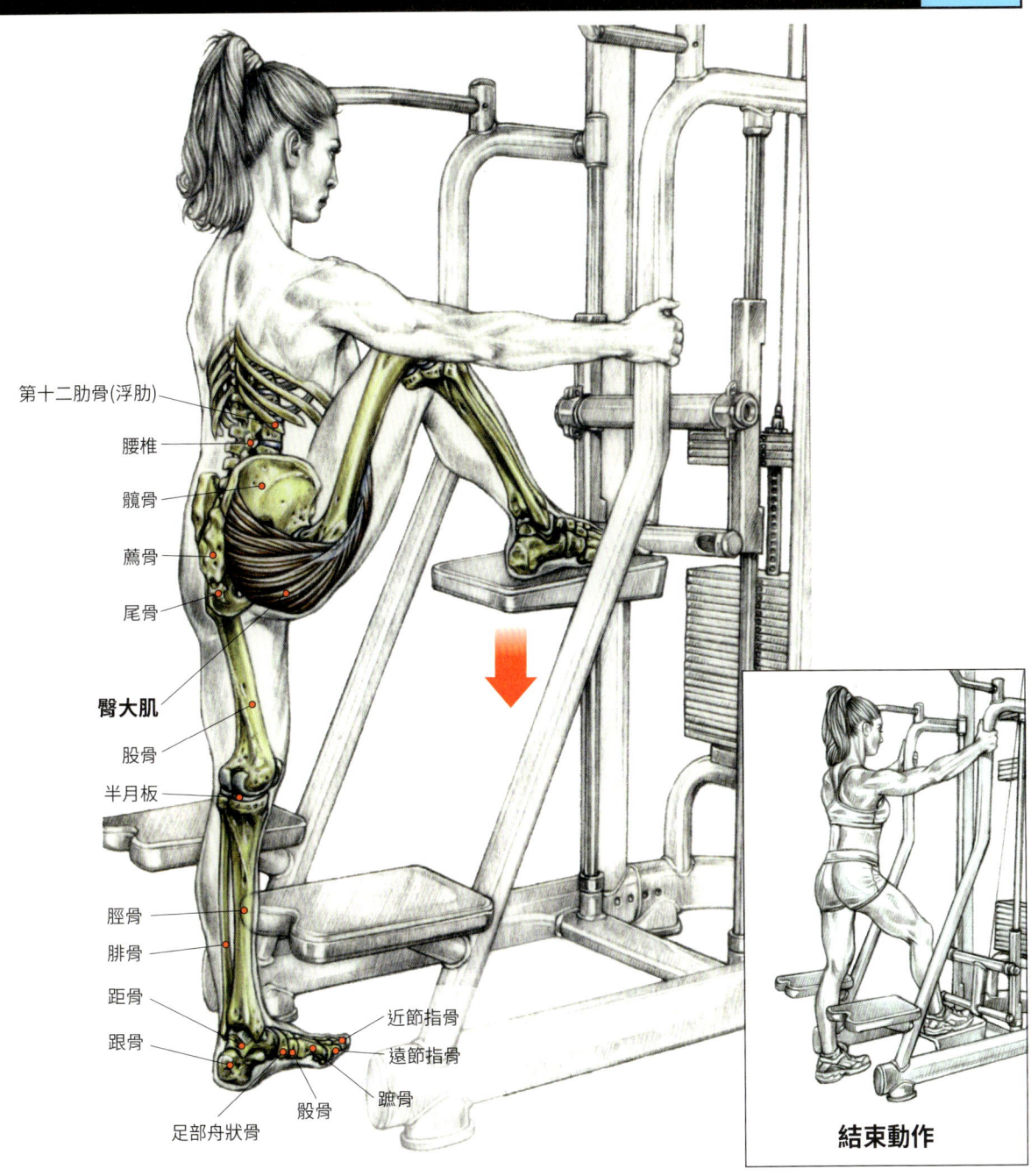

結束動作

此類髖伸展動作是利用輔助引體與雙槓撐體訓練機來執行，將其用於不同於原始設計的訓練方式。

站姿，一腳支撐在地面，另一腳踩在器械平台上，雙手穩定抓握器械把手。吸氣，屏住呼吸，然後伸展腿部，在動作結束時呼氣。控制動作，緩緩回到起始位置。

此訓練主要鍛鍊臀大肌，其次是刺激股四頭肌，同時也能伸展內收大肌。此動作的優勢在於：當大腿彎曲時，臀大肌會被適當拉伸，使肌肉的發力部位更加明顯，幫助提高肌肉的感知與訓練效果。建議每一組進行 10 至 20 次的反覆次數，視訓練目標安排組數，以獲得最佳訓練效果。

重點提醒

為確保穩定性，負重越重時，上半身應適當前傾，並牢牢握住器械把手，以保持平衡。

臀部肌群訓練　33

18　器械式俯臥髖伸展

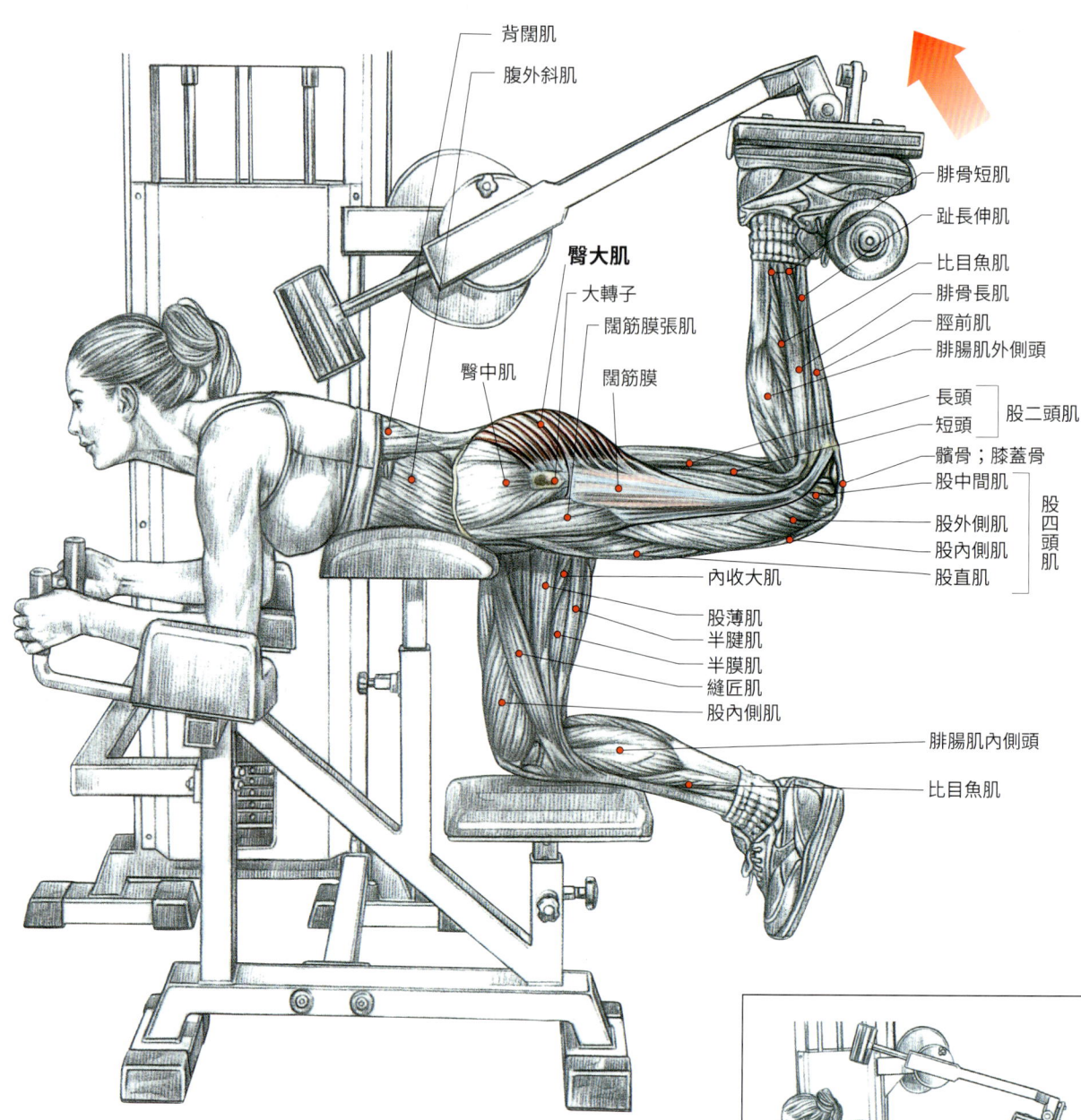

俯臥於訓練機上，雙手握住把手，一側膝蓋跪在墊上，另一側腿保持膝蓋彎曲。吸氣，透過腳掌向上推動踏板，使髖部完成伸展動作。在頂部位置保持 1 至 2 秒的等長收縮，然後呼氣並控制動作回到起始位置，重複動作。

此動作主要鍛鍊臀大肌。需要注意的是，膝蓋彎曲的姿勢會減少腿後肌群的參與，因此在這個動作中，腿後肌群的刺激較弱。建議每組進行 10 至 20 次反覆次數，可獲得良好的訓練效果。若想提升力量，可增加負重並減少反覆次數。

起始動作

低位滑輪髖伸展　19

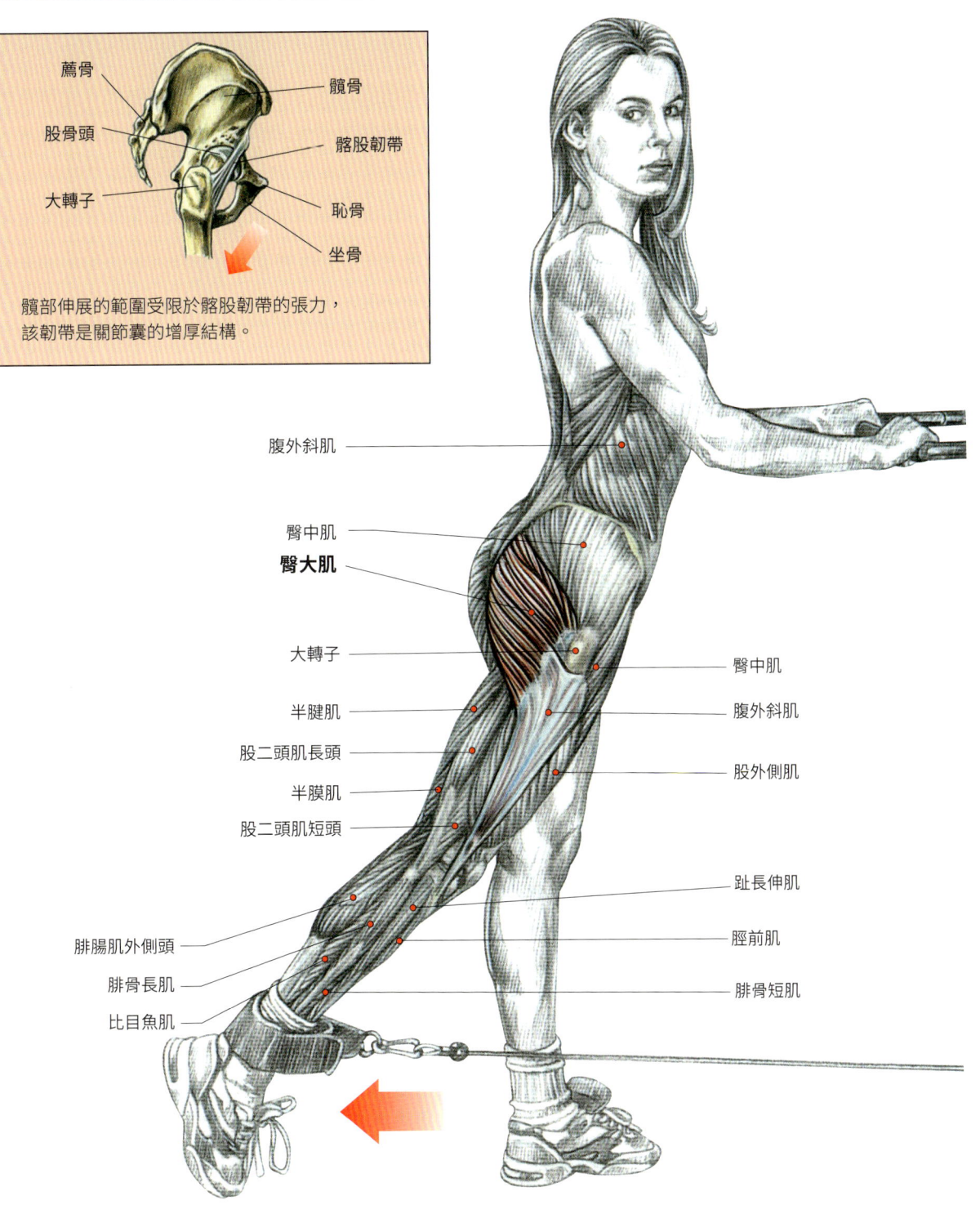

薦骨、髖骨、股骨頭、髂股韌帶、大轉子、恥骨、坐骨

髖部伸展的範圍受限於髂股韌帶的張力，該韌帶是關節囊的增厚結構。

腹外斜肌
臀中肌
臀大肌
大轉子
半腱肌
股二頭肌長頭
半膜肌
股二頭肌短頭
腓腸肌外側頭
腓骨長肌
比目魚肌

臀中肌
腹外斜肌
股外側肌
趾長伸肌
脛前肌
腓骨短肌

站姿，面向訓練機，雙手握住把手，骨盆略微前傾，一條腿作為支撐，另一條腿與低位滑輪相連。進行髖伸展，將腿向後伸展。需要注意的是，髖部伸展的範圍受限於髂股韌帶的張力。

此動作主要鍛鍊臀大肌，其次是刺激腿後肌群，但不包括股二頭肌短頭。這項訓練有助於塑造臀部的側面線條，並有效緊實臀部區域。

臀部肌群訓練　35

臀部：人類的獨特特徵

雖然某些大型猿類偶爾會站起來行走，但人類是唯一完全用雙足行走的靈長類動物。與這種移動方式直接相關的形態特徵之一就是臀大肌的高度發達，它是人體最龐大且最強壯的單一肌肉。

相比之下，四足動物的臀大肌佔全身肌肉的比例較小，例如一般人認為馬的臀部相當粗壯，但實際上主要是由腿後肌群構成（相當於人類的大腿後側肌肉），而不是臀大肌。

在人類行走時，臀大肌其實並不發揮作用，因為骨盆的直立（即髖部伸展）主要由腿後肌群完成。如果你在步行時觸摸自己的臀部，就會發現它幾乎沒有出力收縮。然而，當活動強度增加，例如爬坡、快走或奔跑時，臀大肌才會開始發力，協助髖部伸展並帶動上半身直立。

這些生物力學的概念，說明在執行特定訓練動作時，例如「早安動作」(p.84)和「直膝硬舉」(p.153)，負重越大則臀大肌的參與度越高，而腿後肌群的參與度則相對降低。

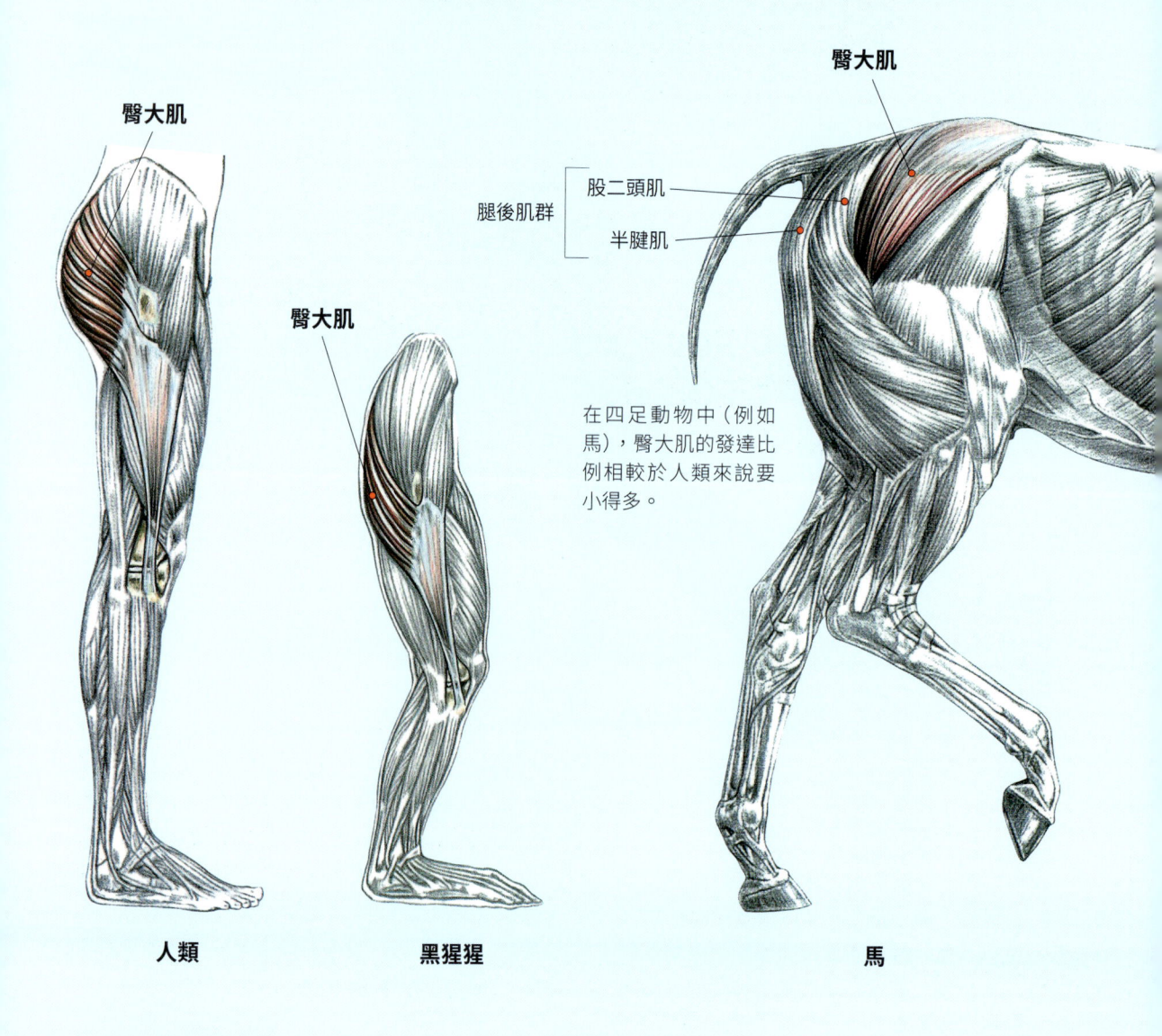

臀大肌

臀大肌

腿後肌群 { 股二頭肌 / 半腱肌 }

在四足動物中（例如馬），臀大肌的發達比例相較於人類來說要小得多。

臀大肌

人類　　　　黑猩猩　　　　馬

彈力帶輔助地板髖伸展　20

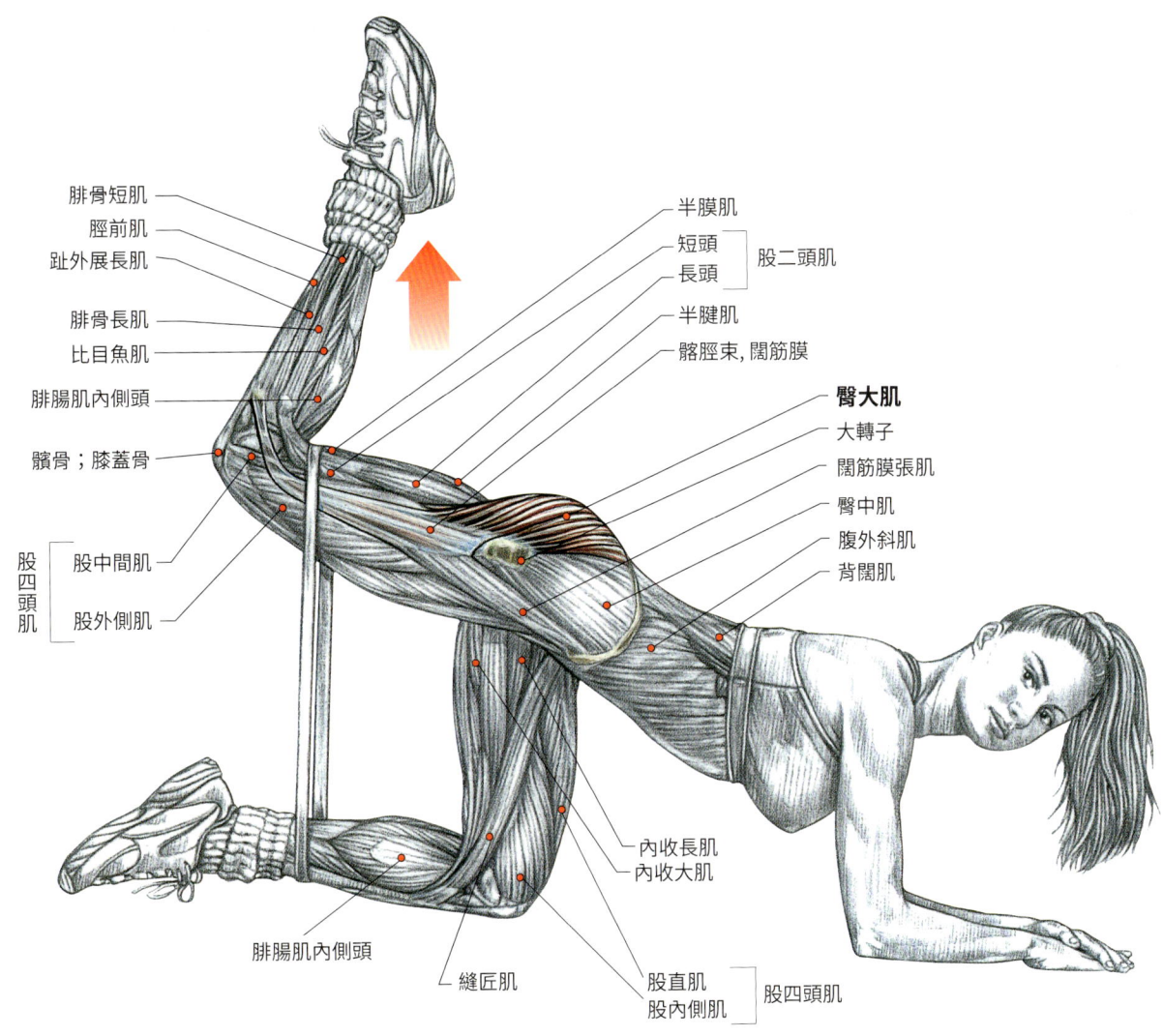

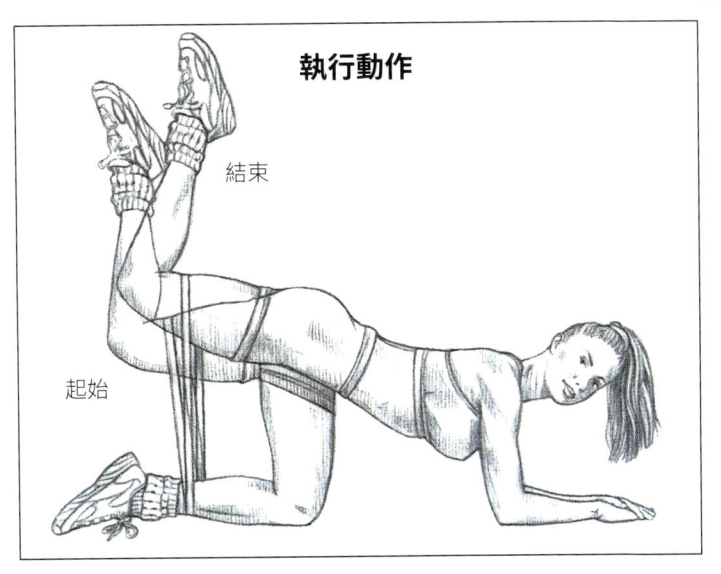

標示（上圖，由上而下、由左而右）
腓骨短肌 / 脛前肌 / 趾外展長肌 / 腓骨長肌 / 比目魚肌 / 腓腸肌內側頭 / 髕骨；膝蓋骨 / 股四頭肌（股中間肌、股外側肌）
半膜肌 / 股二頭肌（短頭、長頭） / 半腱肌 / 髂脛束, 闊筋膜 / **臀大肌** / 大轉子 / 闊筋膜張肌 / 臀中肌 / 腹外斜肌 / 背闊肌
腓腸肌內側頭 / 縫匠肌 / 股四頭肌（股直肌、股內側肌） / 內收長肌 / 內收大肌

執行動作

起始 — 結束

單膝跪地以手肘支撐，另一條腿抬離地面，大腿略低於垂直位置，膝蓋彎曲，彈力帶繞過膝關節後方並固定在地面的腳踝處。進行髖關節的完全伸展，將腿盡可能抬高。回到起始位置時保持彈力帶的張力，然後重複動作。

這個動作的幅度較小，主要鍛鍊臀大肌，其次是腿後肌群。長組數能帶來最佳效果。

臀部肌群訓練　37

21 凳上單腿髖伸展

肌肉標示：
- 股二頭肌（長頭、短頭）
- 半膜肌
- 腓腸肌
- 比目魚肌
- 腓骨短肌
- 腓骨長肌
- 趾長伸肌
- 脛前肌
- 髕骨；膝蓋骨
- 股四頭肌（股中間肌、股內側肌、股外側肌、股直肌）
- 闊筋膜張肌
- 闊筋膜
- 大轉子
- **臀大肌**
- 臀中肌
- 腹外斜肌
- 背闊肌

起始動作

變化式

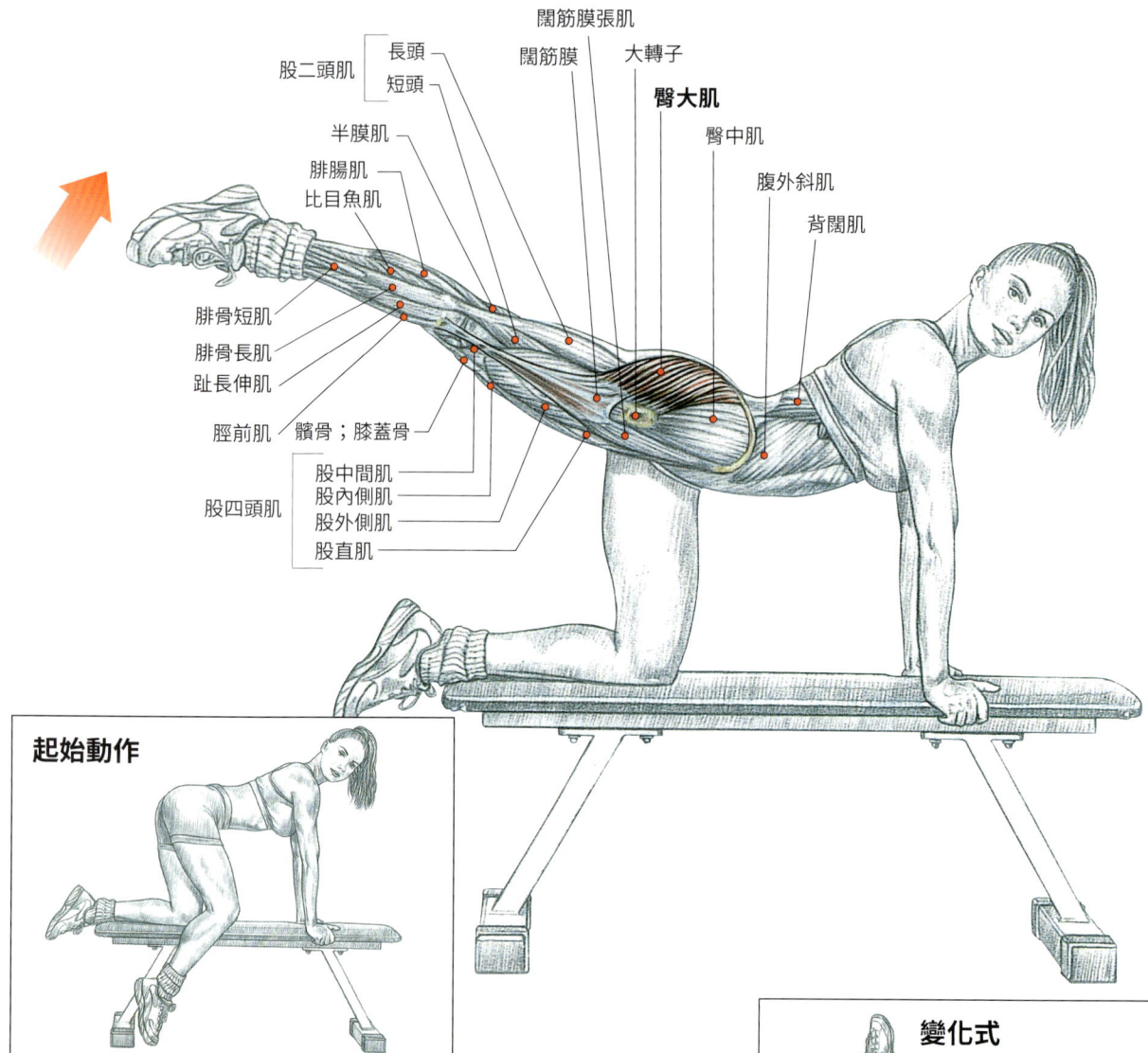

一條腿膝蓋支撐在凳上，另一條腿腳掌放在地面。雙手撐於凳上，手臂伸直，背部保持挺直或略微拱起。將地面的腿向後抬起，完成完整的髖伸展，然後回到起始位置，但這次不讓腳接觸地面，直接開始下一次動作。

此動作在腿部伸直時，主要鍛鍊腿後肌群（股二頭肌短頭除外、半腱肌、半膜肌）以及臀大肌。可以在髖伸展動作完成後彎曲膝蓋，以減少腿後肌群的參與，使臀大肌發力更加集中。與在地面操作的髖伸展相比，此動作能讓臀大肌在起始階段的發力感更明顯。

可以在伸展動作結束時，維持 1 至 2 秒的等長收縮來增強刺激。為了增加強度，可加上腳踝負重。進行長組數直到產生肌肉燃燒感，可獲得最佳訓練效果。

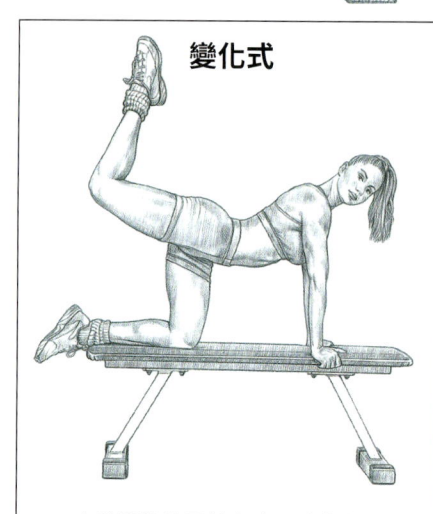

在髖關節伸展結束時，膝蓋彎曲

俯臥髖伸展　22

腓腸肌外側頭
比目魚肌
阿基里斯腱
腓骨短肌
腓骨長肌
趾長伸肌
脛前肌
髕骨；膝蓋骨
股四頭肌
　股中間肌
　股外側肌
　股直肌

髂脛束, 闊筋膜
半腱肌
股二頭肌
　長頭
　短頭
半膜肌

大轉子
闊筋膜張肌
臀大肌

臀中肌
豎脊肌
（胸腰筋膜下）
背闊肌

腹外斜肌
髂嵴

起始動作

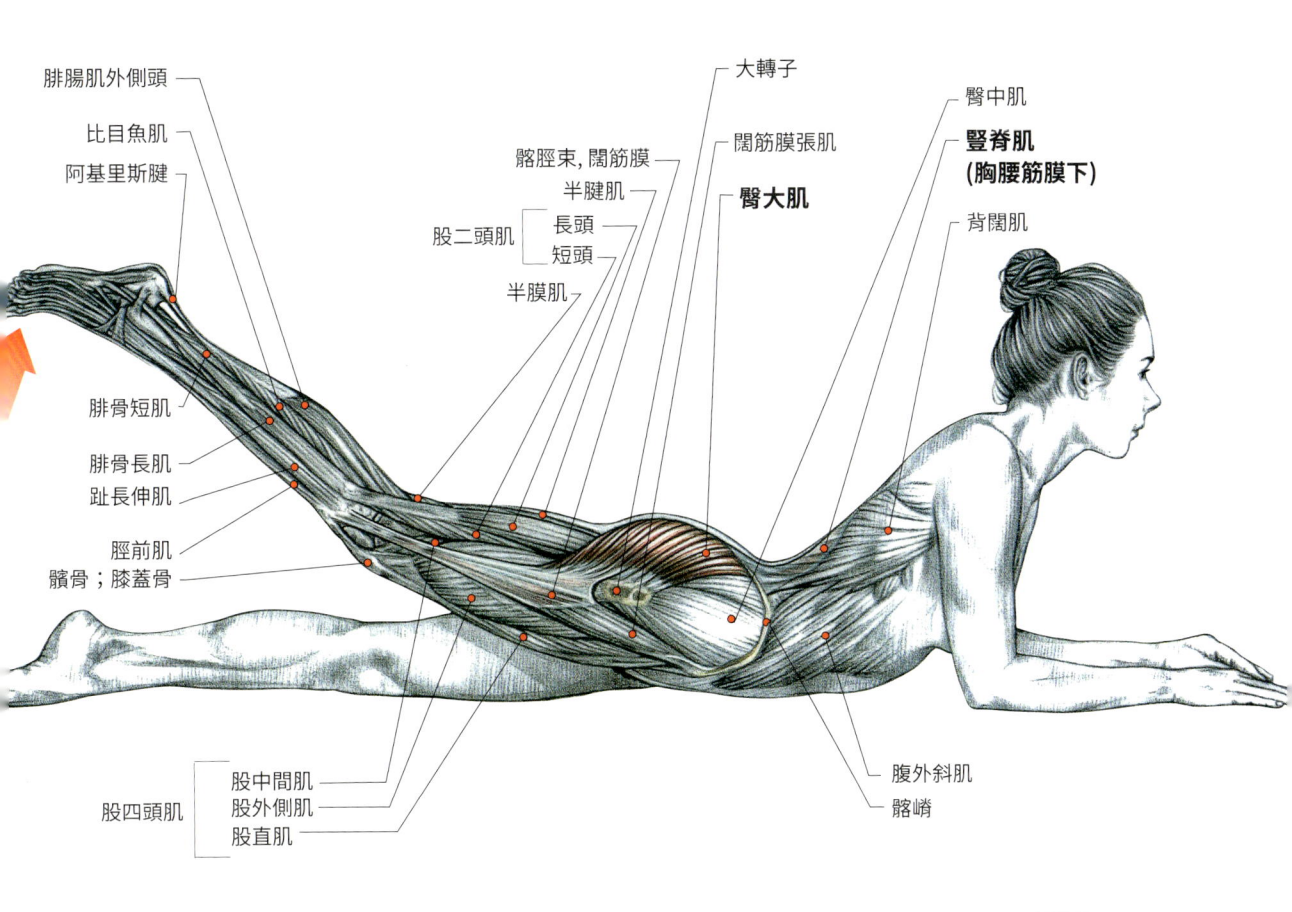

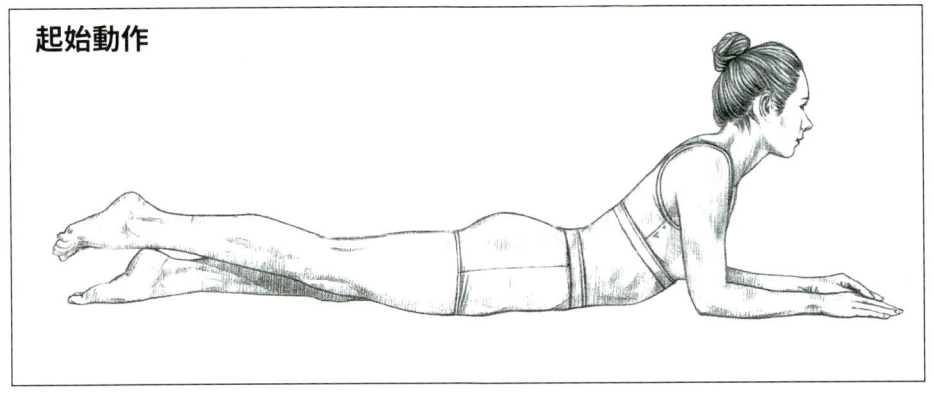

俯臥，前臂支撐地面，肩膀對齊手肘位置，背部略微拱起，一條腿稍微離地。將離地的腿向上抬至最高位置，然後回到起始位置，但腳不要觸地，直接開始下一次動作。

此動作通常以長組數進行，主要鍛鍊臀大肌，其次是刺激腿後肌群以及下背部豎脊肌群薦腰區域)。

變化式

可在每次反覆間，透過等長收縮保持腿部抬起 2 至 3 秒，以增強訓練效果。

臀部肌群訓練　39

23　彈力帶輔助站姿髖伸展

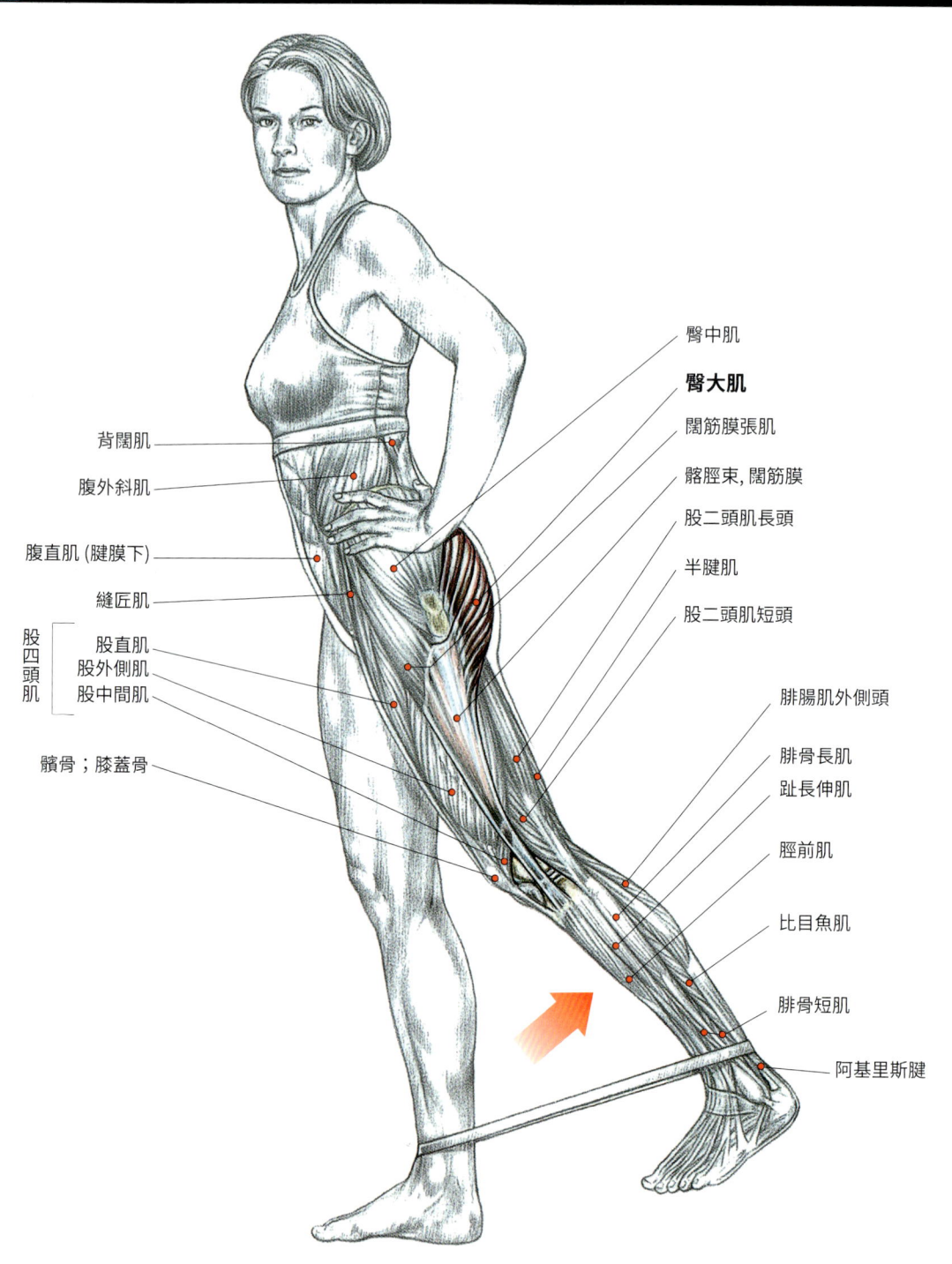

解剖標示（由上而下）：

左側：
- 背闊肌
- 腹外斜肌
- 腹直肌 (腱膜下)
- 縫匠肌
- 股四頭肌
  - 股直肌
  - 股外側肌
  - 股中間肌
- 髕骨；膝蓋骨

右側：
- 臀中肌
- **臀大肌**
- 闊筋膜張肌
- 髂脛束, 闊筋膜
- 股二頭肌長頭
- 半腱肌
- 股二頭肌短頭
- 腓腸肌外側頭
- 腓骨長肌
- 趾長伸肌
- 脛前肌
- 比目魚肌
- 腓骨短肌
- 阿基里斯腱

站姿，雙手放於髖部，用一條腿支撐身體重量，將短版彈力帶綁緊固定於雙腳腳踝之間，後腿虛站。然後後腿向後做髖部伸展拉伸彈力帶，接著回到起始位置，始終保持彈力帶的張力，接著重複動作。就如同所有使用彈力帶的訓練，此動作也以長組數進行，直到產生肌肉燃燒感，能獲得最佳效果。

此訓練主要鍛鍊臀大肌，其次刺激腿後肌群，但不包含股二頭肌短頭，因其僅負責膝關節屈曲，並未參與髖伸展動作。

仰臥骨盆抬升　24

股直肌
股外側肌
股內側肌　股四頭肌
股中間肌
髂脛束, 闊筋膜
大轉子
髕骨；膝蓋骨
闊筋膜張肌
短頭
臀大肌　　　**長頭**　股二頭肌
臀中肌
腓腸肌外側頭
髂嵴
腓骨長肌
腹外斜肌
比目魚肌
腓骨短肌

起始動作

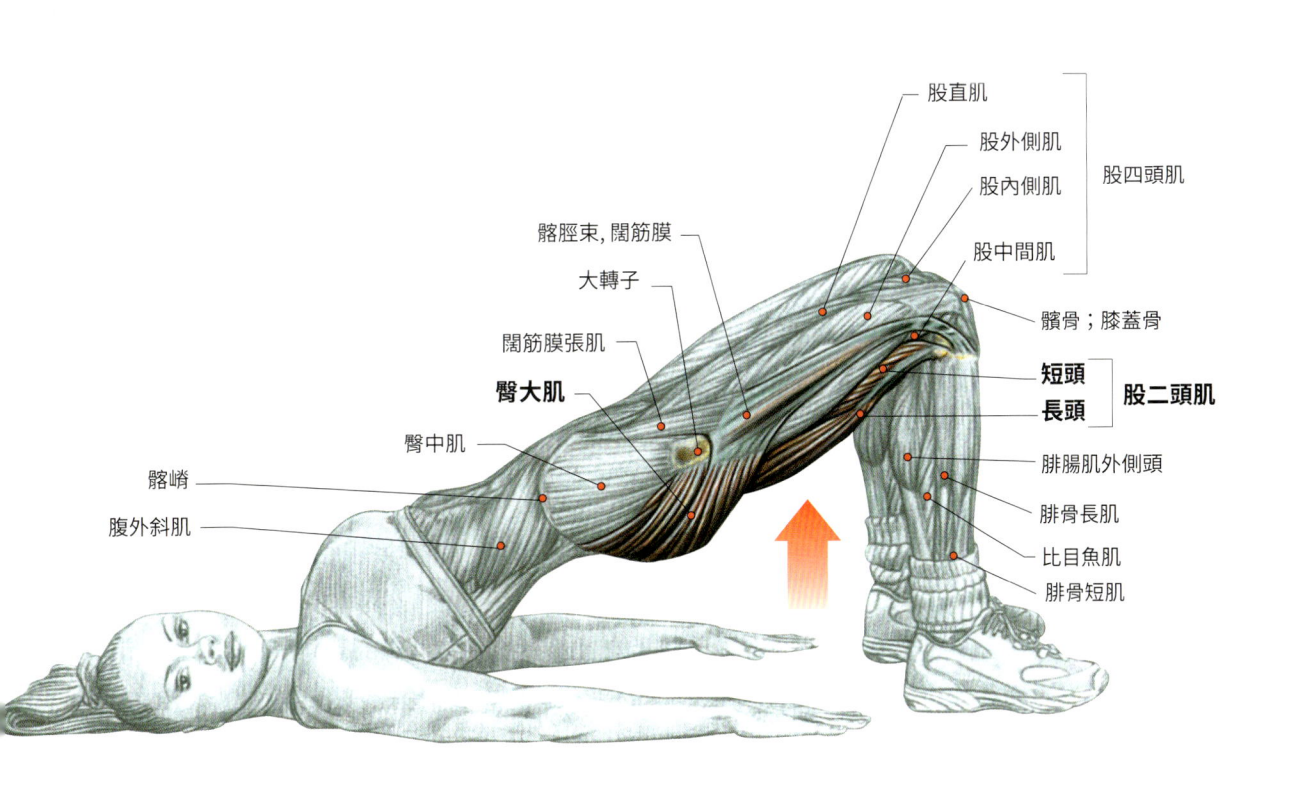

仰臥，雙手平放地面，手臂平貼身體兩側，膝蓋彎曲。吸氣，透過腳掌發力將臀部抬離地面，保持姿勢兩秒鐘，然後骨盆緩慢下降，但不要讓臀部完全接觸地面。呼氣，然後重複動作。

此動作主要鍛鍊腿後肌群與臀大肌。通常以長組數進行，重點在於充分感受臀部在抬升過程中的肌肉收縮。

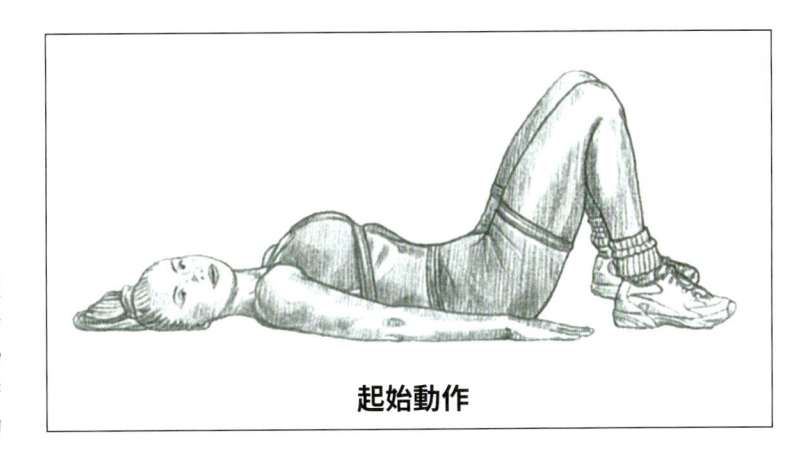

重點提醒

此動作簡單且效果良好，因此成為大多數團體健身課程中的標準訓練內容。

臀部肌群訓練　41

25　單腿骨盆抬升

股四頭肌
- 股內側肌
- 股中間肌
- 股外側肌
- 股直肌

股二頭肌
- 短頭
- 長頭

- 髂脛束, 闊筋膜
- 縫匠肌
- 闊筋膜張肌
- 臀中肌
- **臀大肌**

- 髕骨；膝蓋骨
- 腓腸肌外側頭
- 趾長伸肌
- 腓骨長肌
- 脛前肌
- 比目魚肌
- 屈拇趾長肌
- 腓骨短肌

起始動作

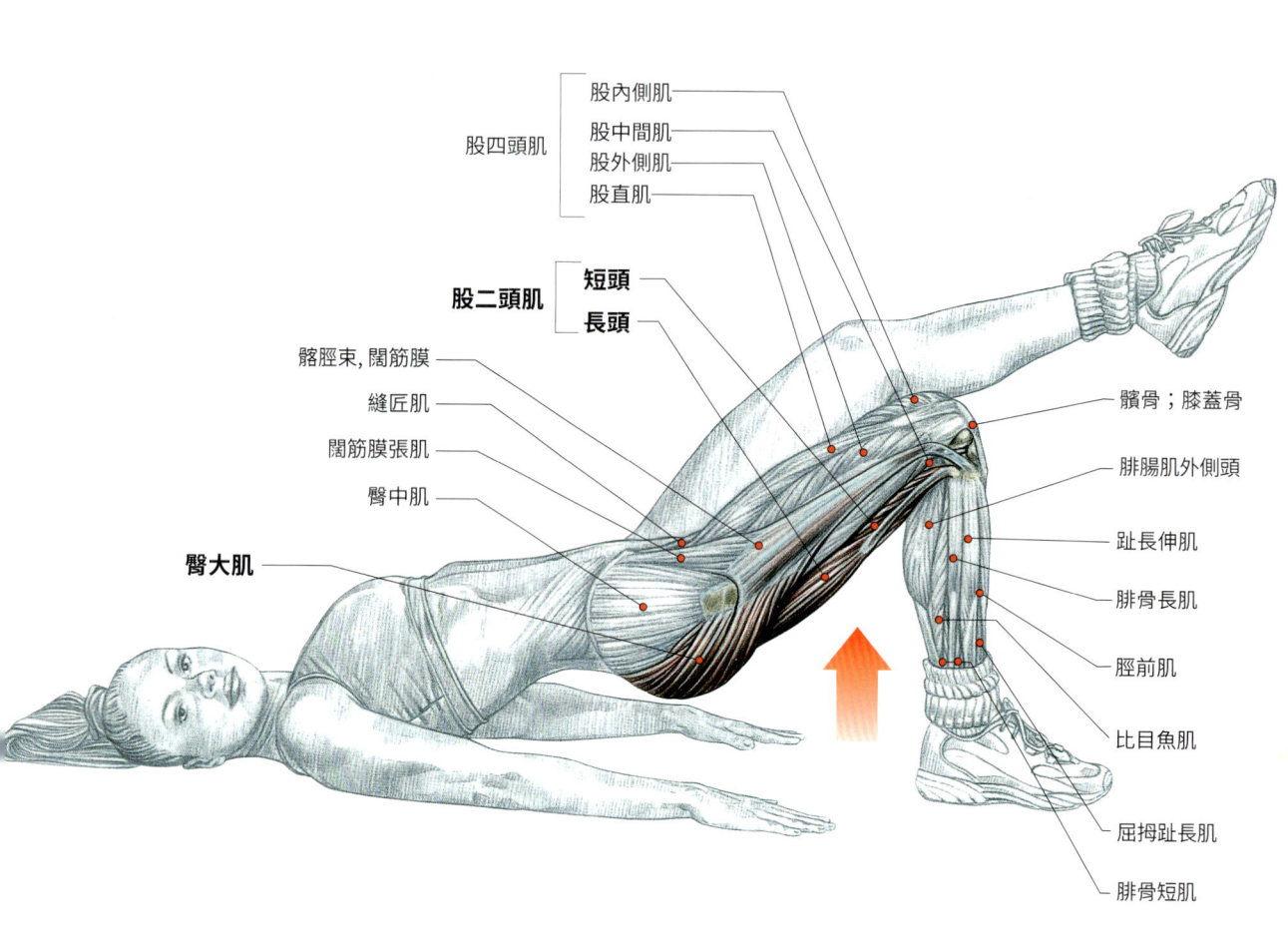

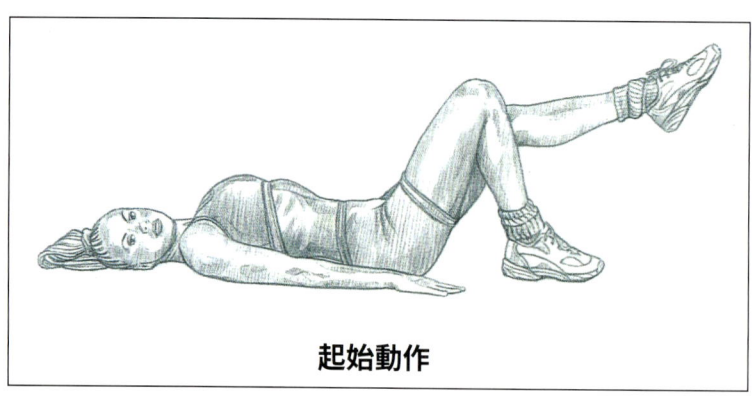

仰臥，雙手平放於地面，手臂貼平身體兩側。一條腿膝蓋彎曲，腳掌穩固支撐在地面，另一條腿向前伸直，腳懸空不接觸地面。吸氣，透過支撐腿的腳掌發力將臀部抬離地面，保持姿勢兩秒鐘，然後骨盆緩緩下降，但不讓臀部完全接觸地面。呼氣，然後重複動作。

此動作主要鍛鍊腿後肌群（半腱肌、半膜肌、股二頭肌）以及臀大肌。通常以長組數進行，重點在於充分感受臀部在抬升過程中的肌肉收縮。

重點提醒

可以選擇先完成一側的組數後再換邊，或是在同一組內左右腿交替進行，並在每次反覆間可讓背部稍微接觸地面。

墊高雙腳的骨盆抬升　26

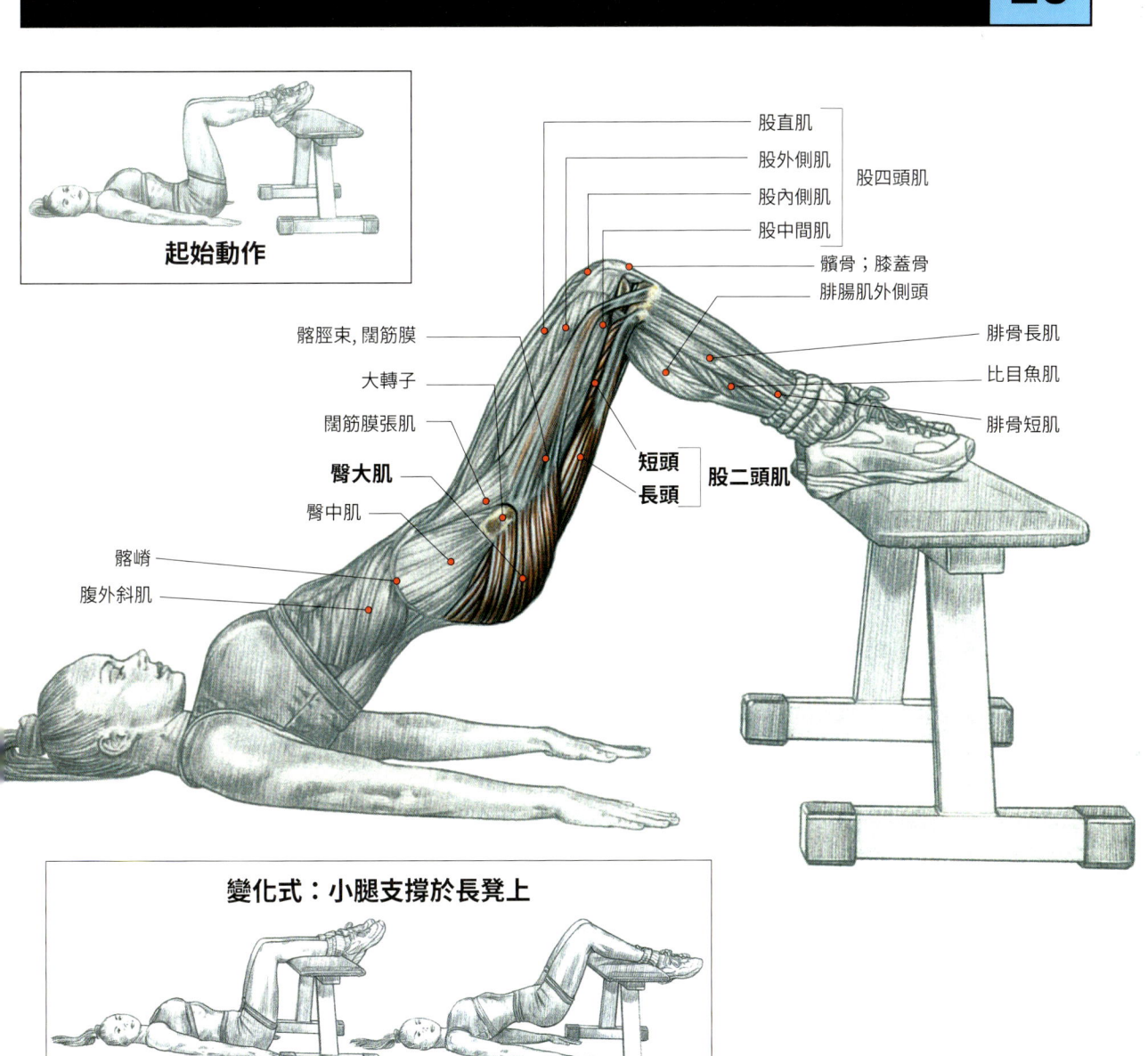

起始動作

解剖標示：
- 股直肌
- 股外側肌
- 股內側肌
- 股中間肌
- 股四頭肌
- 髕骨；膝蓋骨
- 腓腸肌外側頭
- 腓骨長肌
- 比目魚肌
- 腓骨短肌
- 髂脛束, 闊筋膜
- 大轉子
- 闊筋膜張肌
- 臀大肌
- 臀中肌
- 髂嵴
- 腹外斜肌
- 短頭
- 長頭
- 股二頭肌

變化式：小腿支撐於長凳上

起始　　結束

仰臥，雙手平放於地，手臂平貼身體兩側，大腿垂直於地面，雙腳放在凳上。吸氣，伸髖將臀部抬離地面，保持姿勢兩秒鐘，然後緩慢下降，但不要讓臀部完全接觸地面。呼氣，然後重複動作。

此動作可鍛鍊臀大肌，但更著重於腿後肌群，此肌群的參與程度遠高於仰臥骨盆抬升（p.41）。此動作應緩緩執行，重點在於充分感受肌肉收縮。反覆 10 至 15 次可達到最佳訓練效果。

重點提醒

需要注意的是，骨盆抬升是髖伸展運動，並不是靠腳掌推蹬。

變化式

- 小幅度動作可減少骨盆下降的程度，以強化肌肉燃燒感。
- 若將小腿放在長椅上做骨盆抬升，腿後肌群將承受更高負荷，同時小腿腓腸肌的參與度也會顯著提高。

臀部肌群訓練　43

坐姿臀部伸展

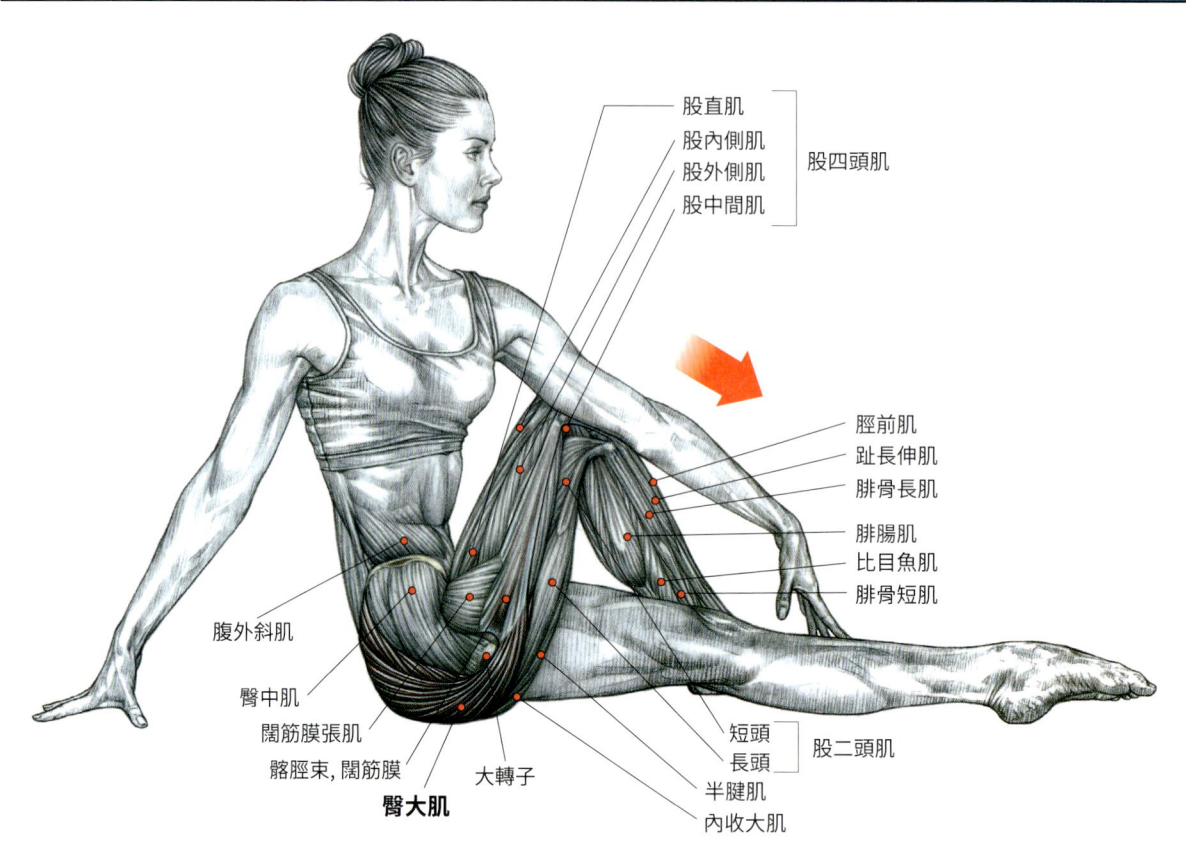

股四頭肌
- 股直肌
- 股內側肌
- 股外側肌
- 股中間肌

- 脛前肌
- 趾長伸肌
- 腓骨長肌
- 腓腸肌
- 比目魚肌
- 腓骨短肌

- 腹外斜肌
- 臀中肌
- 闊筋膜張肌
- 髂脛束, 闊筋膜
- 大轉子
- **臀大肌**

股二頭肌
- 短頭
- 長頭

- 半腱肌
- 內收大肌

坐在地面，一條腿伸直，另一條腿彎曲，腳掌放在地面並越過伸直腿的外側。用對側手肘施壓於彎曲腿膝蓋的外側，並向內推動。

此動作主要伸展臀大肌，並深入作用於骨盆—轉子區域肌群，包括梨狀肌、腓腸肌、股方肌、內閉孔肌及外閉孔肌。

變化式

可以不用手肘施壓，改為用雙手按壓膝蓋，以調整伸展強度。

變化式：加強下背部區域的伸展

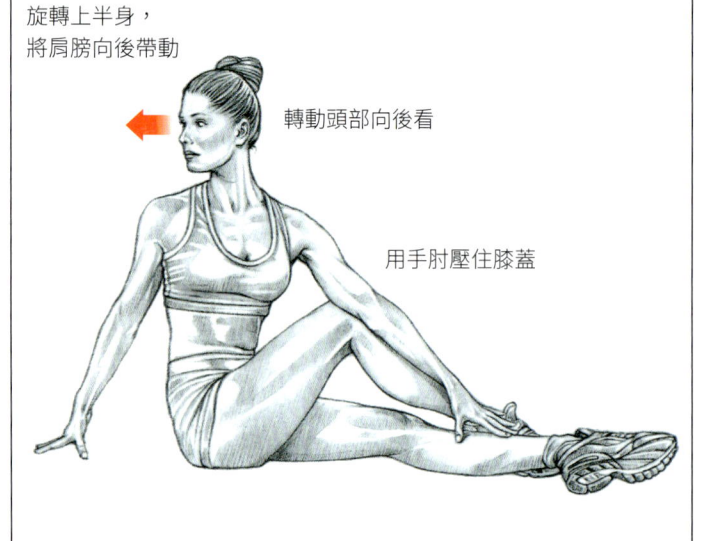

- 旋轉上半身，將肩膀向後帶動
- 轉動頭部向後看
- 用手肘壓住膝蓋

此變化式可針對不同部位進行伸展：在地面支撐腿的同側，可伸展腹內斜肌、豎脊肌以及頭夾肌；在彎曲腿的同側，則可伸展腹外斜肌、頸部旋轉肌與多裂肌，以及胸鎖乳突肌。

臀部伸展到的肌肉

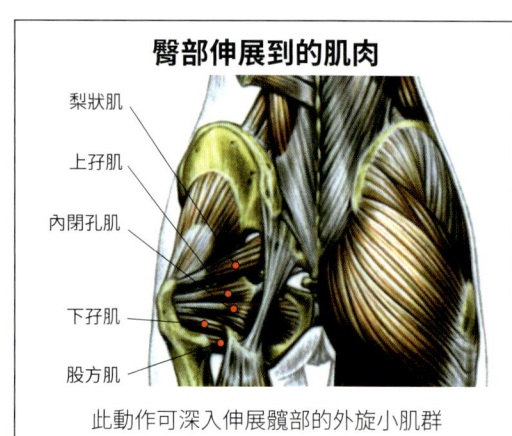

- 梨狀肌
- 上孖肌
- 內閉孔肌
- 下孖肌
- 股方肌

此動作可深入伸展髖部的外旋小肌群

臀大肌與腿後肌群伸展

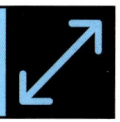

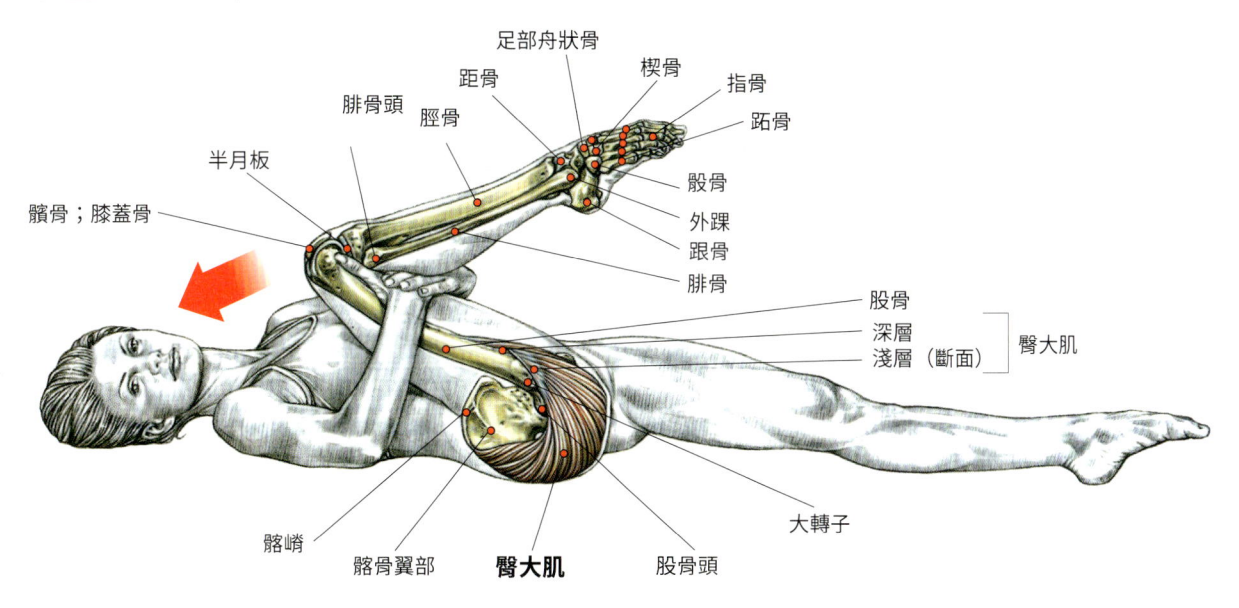

仰臥，雙腿伸直於地面。緩緩將一條腿的膝關節彎曲並拉向胸部（可用雙手輔助），這樣能放鬆腿後肌群。保持這個姿勢緩緩呼吸，專注於感受臀大肌的伸展。回到起始位置，然後換另一條腿進行相同動作。

變化式

此動作也可在膝蓋伸直的情況下將腿拉向胸部，會更強烈地伸展腿後肌群，但臀大肌的伸展強度則較低。需要注意的是，某些人腿後肌群的張力可能會限制髖部屈曲幅度。

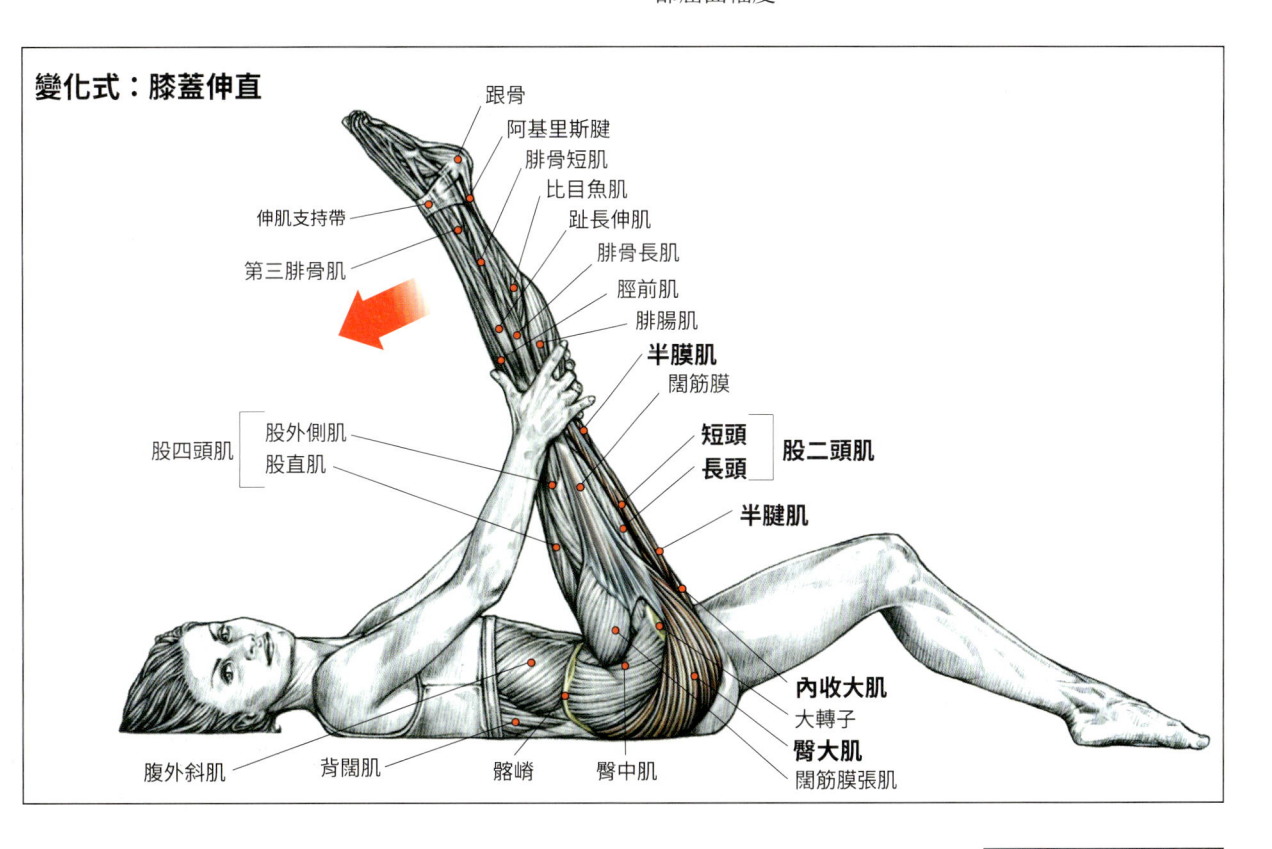

變化式：膝蓋伸直

臀部肌群訓練 45

27 骨盆後傾

1. 骨盆前傾　　**2.** 骨盆正常位置　　**3.** 骨盆後傾

結束動作

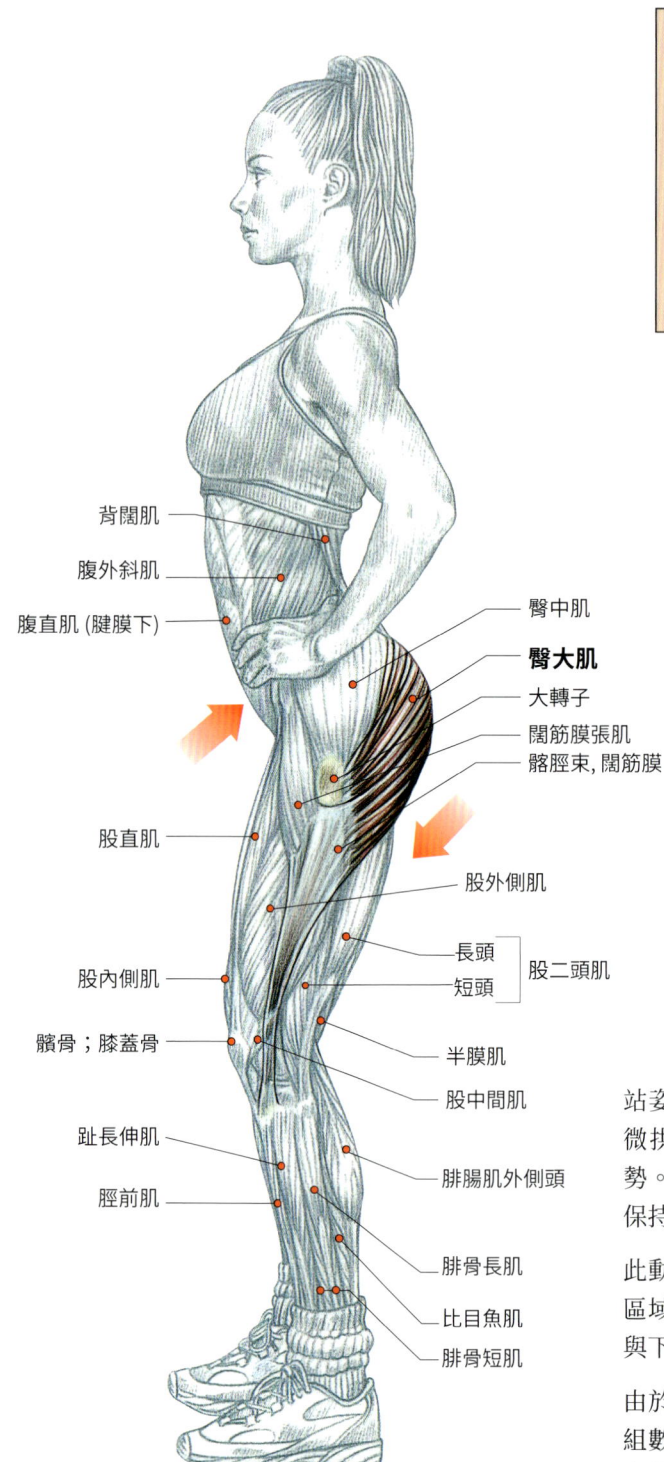

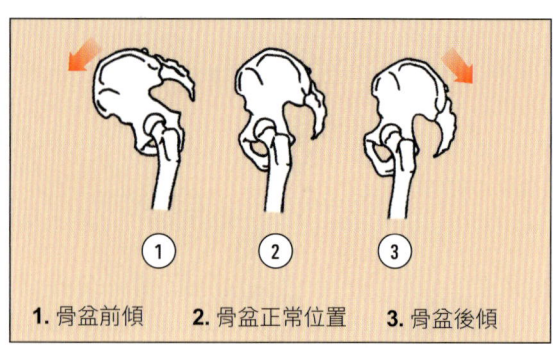

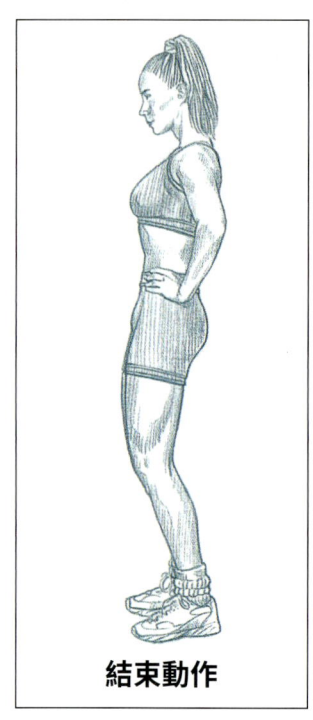

標示肌肉： 背闊肌、腹外斜肌、腹直肌(腱膜下)、股直肌、股內側肌、髕骨；膝蓋骨、趾長伸肌、脛前肌、臀中肌、**臀大肌**、大轉子、闊筋膜張肌、髂脛束,闊筋膜、股外側肌、長頭／短頭 股二頭肌、半膜肌、股中間肌、腓腸肌外側頭、腓骨長肌、比目魚肌、腓骨短肌

站姿，雙手放在髖部，雙腳平行，膝蓋微彎，背部微微拱起，骨盆處於前傾狀態，即臀部向後突出的姿勢。然後最大程度地收緊臀肌，髖部前推呈骨盆後傾保持 2 至 3 秒。回到起始位置，然後重複動作。

此動作主要鍛鍊臀大肌，並作用於深層的骨盆—轉子區域肌群，包括梨狀肌、股方肌、內閉孔肌、上孖肌與下孖肌，但不包含外閉孔肌。

由於骨盆後傾並未負重，其效果較弱，因此必須以長組數進行才能看到顯著效果。這是一個適合初學者的動作，能幫助建立對臀大肌功能的感知。最佳訓練方式是將此動作作為輔助訓練，在負重訓練後執行，以獲得更好的效果。

外八站姿半蹲　28

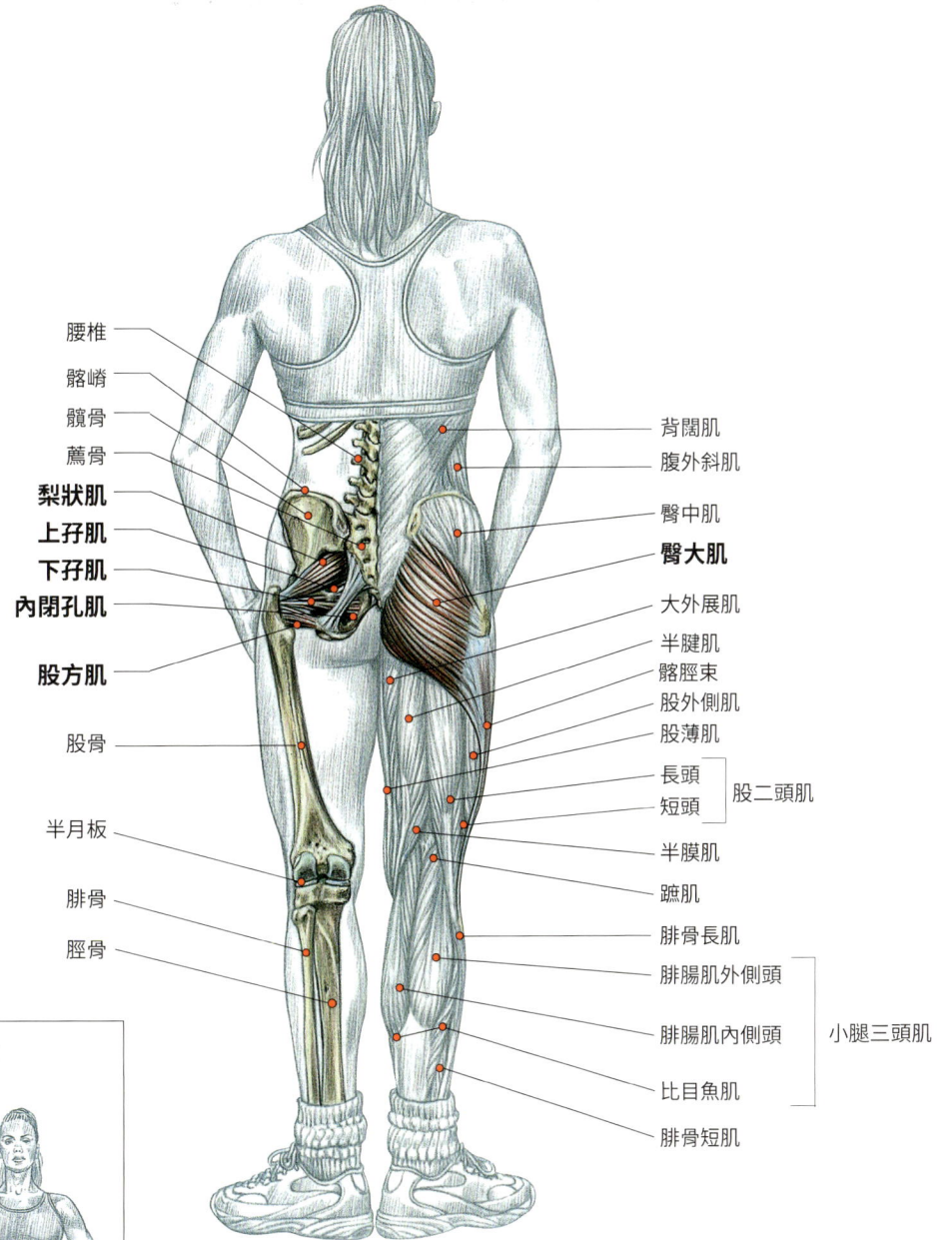

解剖標示（左側）：
- 腰椎
- 髂嵴
- 髖骨
- 薦骨
- **梨狀肌**
- **上孖肌**
- **下孖肌**
- **內閉孔肌**
- **股方肌**
- 股骨
- 半月板
- 腓骨
- 脛骨

解剖標示（右側）：
- 背闊肌
- 腹外斜肌
- 臀中肌
- **臀大肌**
- 大外展肌
- 半腱肌
- 髂脛束
- 股外側肌
- 股薄肌
- 長頭 ｜股二頭肌
- 短頭 ｜
- 半膜肌
- 蹠肌
- 腓骨長肌
- 腓腸肌外側頭 ｜
- 腓腸肌內側頭 ｜小腿三頭肌
- 比目魚肌 ｜
- 腓骨短肌

執行動作

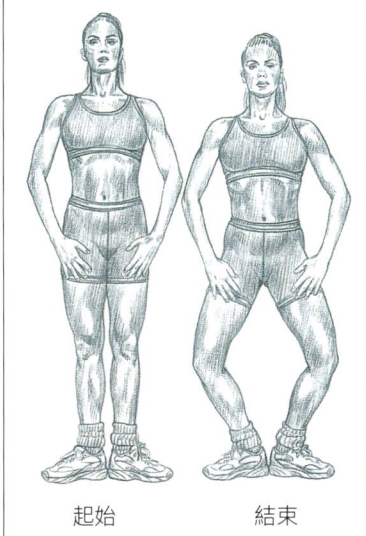

起始　結束

站姿，雙手放在大腿上，背部保持挺直。腳跟相貼，腳尖朝外並與膝蓋朝同一方向。請注意：腳的外旋角度與髖關節靈活度會因人而異，若柔軟度不足，無需勉強將腳大幅轉向外側。接著，屈膝至約三分之一蹲距，然後回到起始位置，並最大程度收緊臀部，保持 3 至 4 秒。

此動作主要鍛鍊臀大肌，並作用於深層的髖部外旋肌群，包括梨狀肌、股方肌、內閉孔肌、上孖肌和下孖肌。動作應緩緩執行，專注於肌肉的發力感。此動作僅在長組數訓練時才會有顯著效果。

為了增強臀大肌的刺激，可在組數結束後，透過等長收縮將臀部用力夾緊 20 秒以強化肌肉張力。

臀部肌群訓練　47

2 腿部肌群訓練

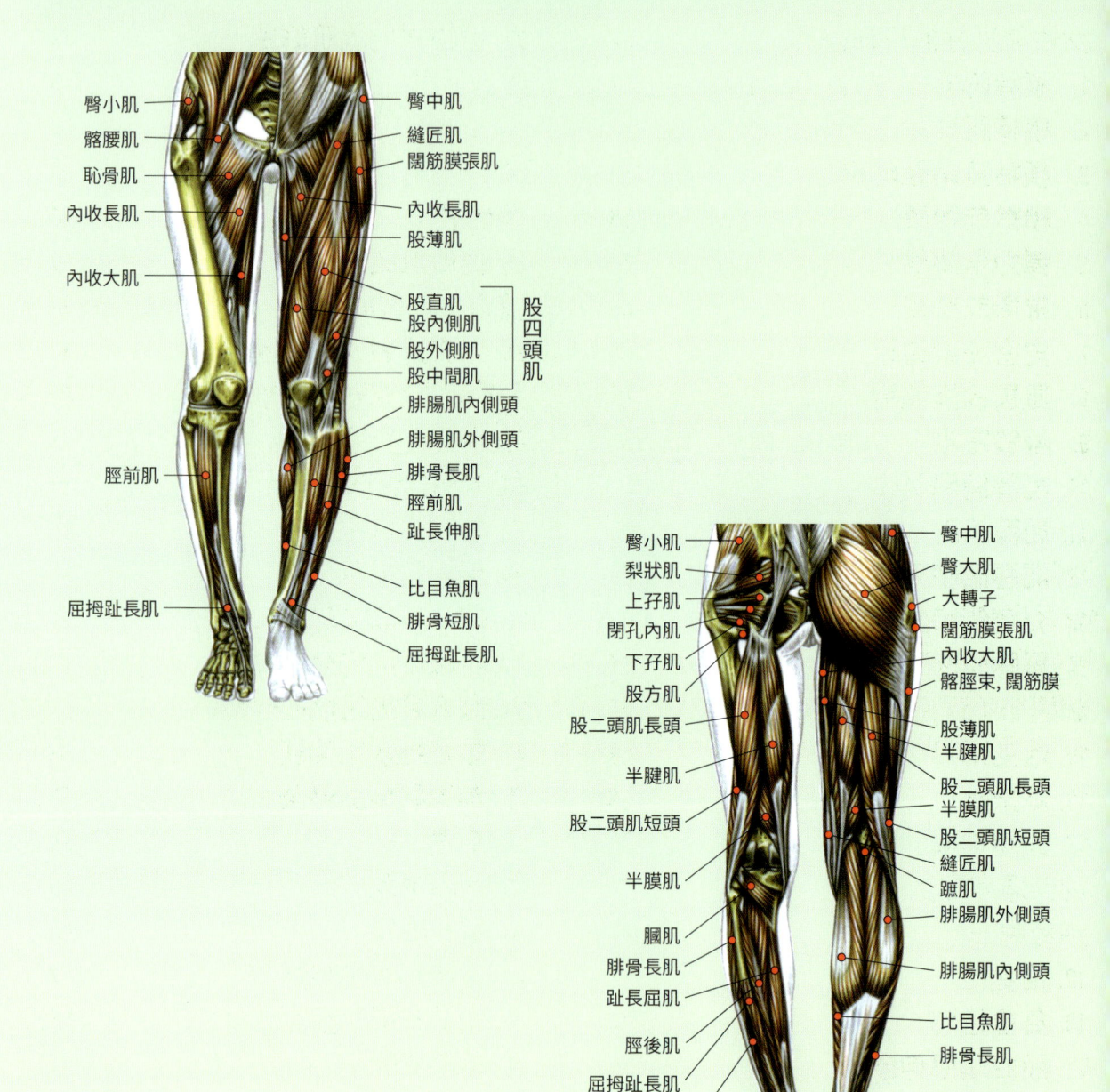

前面觀：
- 臀小肌
- 髂腰肌
- 恥骨肌
- 內收長肌
- 內收大肌
- 臀中肌
- 縫匠肌
- 闊筋膜張肌
- 內收長肌
- 股薄肌
- 股直肌 ⎱
- 股內側肌 ⎬ 股四頭肌
- 股外側肌 ⎰
- 股中間肌 ⎱
- 腓腸肌內側頭
- 腓腸肌外側頭
- 腓骨長肌
- 脛前肌
- 趾長伸肌
- 脛前肌
- 比目魚肌
- 腓骨短肌
- 屈拇趾長肌
- 屈拇趾長肌

後面觀：
- 臀小肌
- 梨狀肌
- 上孖肌
- 閉孔內肌
- 下孖肌
- 股方肌
- 股二頭肌長頭
- 半腱肌
- 股二頭肌短頭
- 半膜肌
- 膕肌
- 腓骨長肌
- 趾長屈肌
- 脛後肌
- 屈拇趾長肌
- 腓骨短肌
- 臀中肌
- 臀大肌
- 大轉子
- 闊筋膜張肌
- 內收大肌
- 髂脛束, 闊筋膜
- 股薄肌
- 半腱肌
- 股二頭肌長頭
- 半膜肌
- 股二頭肌短頭
- 縫匠肌
- 蹠肌
- 腓腸肌外側頭
- 腓腸肌內側頭
- 比目魚肌
- 腓骨長肌
- 腓骨短肌

女性與男性的形態差異	50
1. 槓鈴蹲舉	52
2. 棍棒蹲舉	54
3. 槓鈴寬站距蹲舉	55
4. 槓鈴前蹲舉	56
5. 彈力帶蹲舉	57
6. 棍棒前蹲舉	58
7. 史密斯架蹲舉	59
8. 羅馬椅挺髖蹲	60
9. 啞鈴蹲舉	61
10. 啞鈴開腿蹲舉	62
11. 屈膝下蹲	63
12. 開腿屈膝下蹲	64
13. 交替側弓步	65
14. 單腿屈膝下蹲	66
膝關節不穩定	67
15. 哈克蹲舉	68
16. 腿推舉	69
17. 大腿伸展	70
韌帶過度鬆弛	71
髕骨脫臼	71
18. 抬腿	72
19. 負重抬腿	74
↗ 股四頭肌伸展	75
20. 地板內收肌伸展	76
21. 低滑輪內收肌訓練	77
22. 器械式內收肌訓練	78
內收肌群	79
股二頭肌短頭	80
膕肌（膝後肌）	80
腿後肌群	81
23. 內收肌夾球	82
腿後肌肌肉撕裂傷	83
24. 早安運動（上身前屈）	84
早安運動的正確姿勢	85
25. 棍棒早安運動	86
26. 俯臥腿彎舉	87
27. 站姿交替腿彎舉	88
28. 坐姿腿彎舉	89
29. 俯臥長凳推彎舉	90
30. 地板單腿彎舉	91
31. 跪姿腿後肌離心控制	92
↗ 站姿腿後肌伸展	93
↗ 前彎腿後肌伸展	95
32. 舉踵	96
33. 器械舉踵	97
34. 驢式舉踵	98
↗ 弓步小腿肌伸展	99
35. 啞鈴單腳舉踵	100
36. 槓鈴舉踵	101
37. 槓鈴坐姿舉踵	102
38. 器械坐姿舉踵	103

女性與男性的形態差異

女性與男性的形態特徵差異，來自於解剖結構在體積與比例上的不同。一般來說，女性的骨骼相比於男性，具有質量較小、外觀較光滑、骨稜較細緻，以及肌肉附著點（凹陷或突起）較不明顯的特徵。而男性的肌肉則較為發達，對骨骼施加的力量較大，導致骨骼上的突起和凹陷比女性更明顯。

女性的胸廓一般來說較為圓潤，且整體尺寸較小。肩膀骨骼寬度從整體比例上來看，女性其實與男性相當，但由於男性的肌肉發達，讓肩膀看起來更寬。

女性的腰椎曲線（腰椎前凸）較為明顯，骨盆則更前傾，使女性的身形輪廓呈現更明顯的曲線。女性的腰部之所以看起來較長且纖細，是因為胸廓在底部較窄，而骨盆整體高度通常也較低。

女性與男性骨骼結構最大的差異在於骨盆，因為女性的骨盆是為了適應懷孕與分娩演化而來的。與男性比起來，女性的骨盆高度較扁，因此在比例上會顯得較寬。

女性的骶骨較寬，用以提供更大的骨盆空間。女性的骨盆環更大且更接近圓形，以便於嬰兒順利通過產道。女性的髖臼（股骨頭關節窩）間距較大，這使得大轉子之間的距離增加，從而形成比例上較寬的臀部。這些結構上的差異，使女性的骨盆適應於妊娠與分娩，這同時也影響了女性的姿勢與步態。

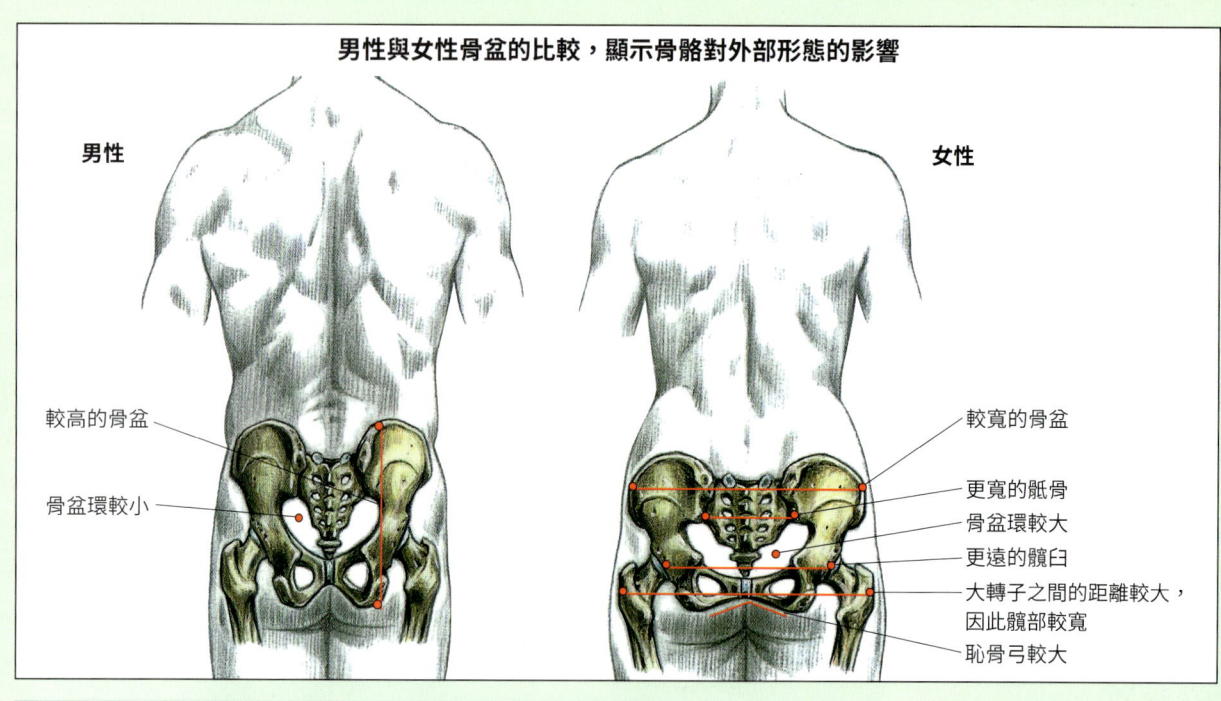

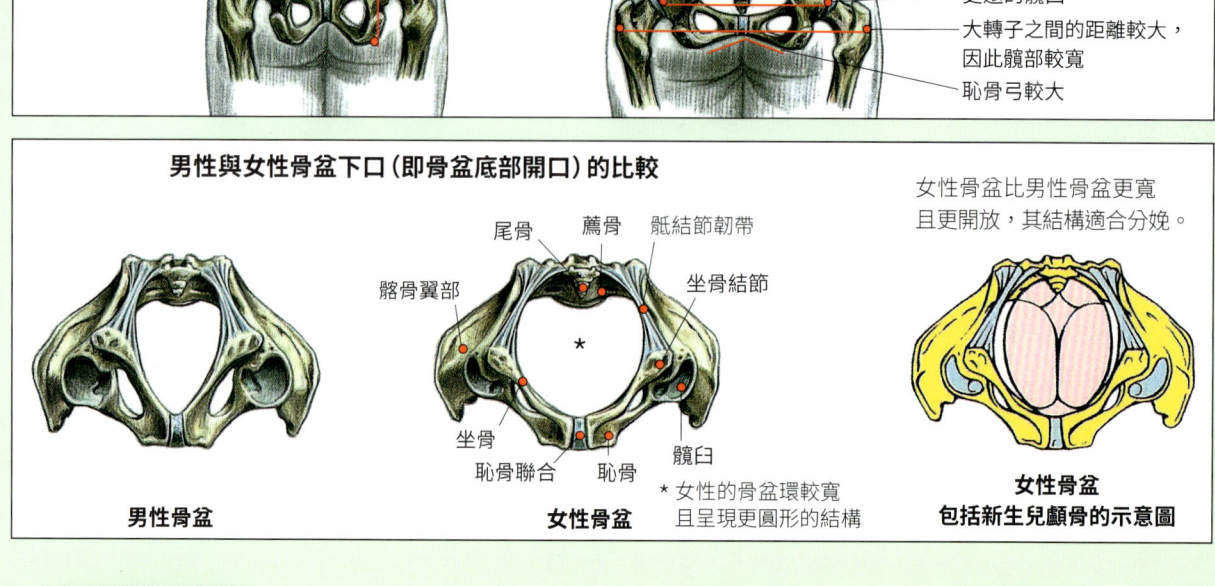

男性與女性骨盆的比較，顯示骨骼對外部形態的影響

男性
- 較高的骨盆
- 骨盆環較小

女性
- 較寬的骨盆
- 更寬的骶骨
- 骨盆環較大
- 更遠的髖臼
- 大轉子之間的距離較大，因此臀部較寬
- 恥骨弓較大

男性與女性骨盆下口（即骨盆底部開口）的比較

男性骨盆

女性骨盆
- 髂骨翼部
- 尾骨
- 薦骨
- 骶結節韌帶
- 坐骨結節
- 坐骨
- 恥骨聯合
- 恥骨
- 髖臼

＊女性的骨盆環較寬且呈現更圓形的結構

女性骨盆比男性骨盆更寬且更開放，其結構適合分娩

女性骨盆
包括新生兒顱骨的示意圖

女性骨盆與股骨角度對腿部姿態與膝關節的影響

女性較寬的骨盆會直接影響股骨的位置，使股骨內傾的角度比男性大，導致腿部呈現輕微的 X 型（膝內翻）。這種情況在女性較為常見，並可能因女性特有的韌帶鬆弛進一步加重，而可能引發以下問題：

- **膝關節壓力增加**：膝關節需承受額外的應力，特別是內側副韌帶過度緊張。
- **關節軟骨與半月板的過度負荷**：股骨外側髁與脛骨外側髁上的關節軟骨，及外側半月板會因受力過大而加快磨損，可能導致提早退化。

嚴重的膝內翻可能伴隨以下問題：

- **足弓塌陷（扁平足）**：膝內翻可能導致足內側下陷、踝關節內翻，進一步影響足部的穩定性，甚至造成足底肌肉過度拉伸產生疼痛。
- **下肢對稱性失衡**：由於膝關節與足部承受的壓力異常，可能影響步態與運動表現。

在生物力學上，女性較常見膝內翻，而男性則較常見膝內側間隙增大（O 型腿）。膝內翻較明顯的人在運動時應特別謹慎，避免過重負荷訓練，並確保動作正確，以減少對膝關節與踝關節的額外衝擊。

女性下肢骨骼的特點及其在訓練中的考量

- 骨盆比例上比男性更寬且較低
- 兩側髖臼之間的距離較大
- 兩側大轉子之間的距離較大
- 較寬的骨盆與較大的股骨傾斜角度，可能出現膝內翻。導致：內側副韌帶過度緊繃；外側半月板及關節軟骨過度受壓，特別是在股骨外側髁與脛骨外側粗隆處，可能導致提前磨損。
- 骶骨比男性的更寬
- 女性的骶骨較寬，使骨盆環的直徑更大
- 女性的股骨較不垂直，且傾斜角度較大
- 膝內翻可能導致足弓塌陷，形成扁平足。扁平足會造成足部和腿部疼痛，這是由於足底長肌過度緊繃所引起。

恥骨聯合脫位

在懷孕期間，某些荷爾蒙（特別是鬆弛素）分泌增加會導致肌肉鬆弛，並特別影響韌帶，使其變得更柔軟且富有彈性。這種短暫的韌帶過度鬆弛在骨盆關節（通常活動度較低）處表現尤為明顯。在分娩過程中，恥骨聯合會被拉開以增加骨盆環的直徑，從而幫助胎兒順利通過產道。

由於產後骨盆韌帶仍處於恢復階段，應謹慎恢復訓練，避免對骨盆關節施加過大壓力。應特別避免以下高負荷動作：負重蹲舉、硬舉、高衝擊性落地動作（如登階訓練、跳箱）。過早或過於激烈的訓練，可能導致韌帶過度拉伸而發生恥骨聯合脫位，使得關節會變得過於鬆動並伴隨劇烈疼痛，嚴重時可能影響日常行動能力。

除了產後過早恢復運動可能引發恥骨聯合脫位問題外，也可能在分娩過程中發生，特別是當胎兒過大或產道受到過度擴張時，可能導致骨盆前方的聯合組織過度分離，進而引起嚴重的疼痛與不適。

骨盆的側視角

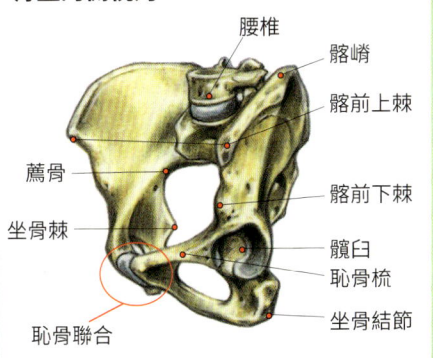

- 腰椎
- 髂嵴
- 髂前上棘
- 薦骨
- 髂前下棘
- 坐骨棘
- 髖臼
- 恥骨梳
- 恥骨聯合
- 坐骨結節

恥骨聯合

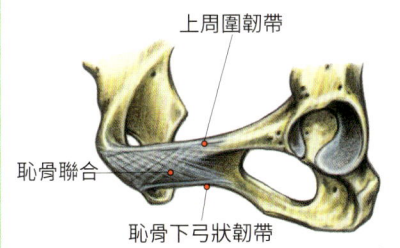

- 上周圍韌帶
- 恥骨聯合
- 恥骨下弓狀韌帶
- 恥骨間纖維軟骨盤
- 上支
- 下支
- 恥骨
- 恥骨聯合軟骨覆蓋面

該關節由交叉纖維的套狀結構加固，並由多條韌帶支撐，其中最堅固的是恥骨下弓狀韌帶。

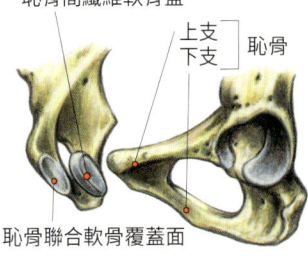

在兩側恥骨之間，關節面覆蓋著透明軟骨，其中包含一個由纖維軟骨組成的恥骨間盤。其功能是在行走時吸收衝擊力，允許恥骨聯合進行輕微的滑動、壓縮與扭轉。

1 槓鈴蹲舉

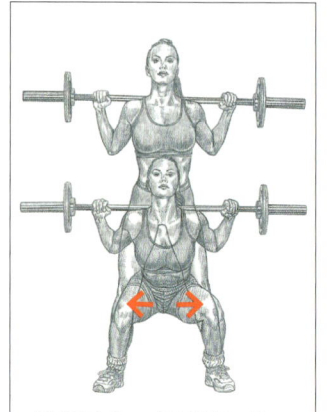

蹲舉時為了保護膝關節，雙膝應朝向腳尖方向，避免向內塌陷。

股四頭肌
- 股外側肌
- 股直肌
- 股中間肌
- 股內側肌

縫匠肌
髕骨；膝蓋骨
髕韌帶
腓腸肌內側頭
脛骨
比目魚肌

腹外斜肌
髂嵴
臀中肌
闊筋膜張肌
大轉子
臀大肌
闊筋膜
短頭 ┐ 股二頭肌
長頭 ┘
腓腸肌外側頭
比目魚肌
腓骨長肌
腓骨短肌
趾長伸肌
脛前肌

蹲舉是重量訓練中的全功能動作，因為它能鍛鍊到全身大部分肌群，同時對心血管有益（對健康者而言）。它還能幫助擴張胸廓，進而提高肺活量。

將槓鈴放在槓鈴架上，然後站到其下方，將槓鈴頂在斜方肌上，略高於後三角肌的位置（千萬別壓到頸椎）。雙手牢牢握住槓鈴，握距依個人體型調整，並將手肘向後收緊。深吸一口氣（用以維持胸腔內壓，防止上半身向前傾），輕微拱腰（骨盆前傾），收緊核心肌群，目視前方，然後將槓鈴從架上撐起。向後退一或兩步，雙腳與肩同寬或稍寬，腳尖可稍微向外。

下蹲時，背部保持平直，並以髖關節為軸心輕微前傾，控制下降速度，避免膝蓋向內塌陷，並確保脊柱不要屈曲，以免受傷。當大腿股骨約與地面平行時，以腿部力量挺身回到起始位置，並在動作結束時呼氣。

蹲舉主要鍛鍊股四頭肌、臀大肌、內收肌群、豎脊肌、腹部核心肌群以及腿後肌群。

槓鈴的兩種背負方式

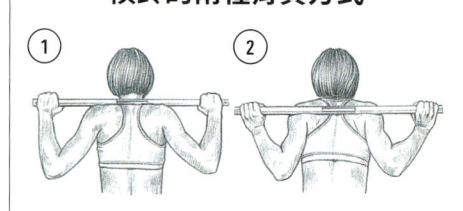

1. 放在斜方肌上
2. 放在三角肌與斜方肌，類似健力選手的方式

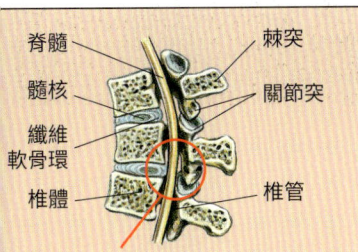

當脊柱屈曲時承受重量，椎間盤前方會受到擠壓，而後方則擴張。髓核內的液體向後移動，可能壓迫神經結構，從而引發坐骨神經痛。

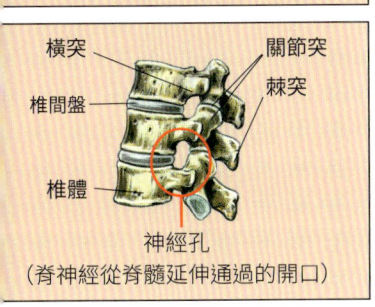

重點提醒

蹲舉是最有效的全身性動作之一，特別是發達臀部肌肉。

變化式

- 踝關節僵硬或股骨較長者：可將腳跟墊高（使用墊片或槓片）以避免身體過度前傾。這種變化能夠增加股四頭肌參與發力。
- 改變槓鈴位置：若將槓鈴放在較低的位置（接近後三角肌），可減少身體前傾的槓桿效應，提升背部的舉重能力，從而使用更重的負荷。這種技巧主要用於健力選手。
- 使用史密斯架：在固定軌跡上操作以避免身體晃動，可更專注於鍛鍊股四頭肌。

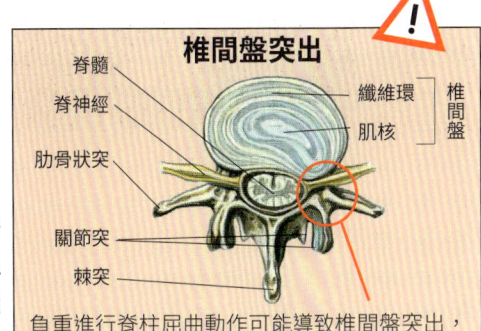

椎間盤突出

負重進行脊柱屈曲動作可能導致椎間盤突出，通常發生在腰椎區域。這在蹲舉與硬舉中較為常見，主要是背部姿勢錯誤所引起。

蹲舉時的腳部位置

在進行標準蹲舉時，也就是雙腳與肩同寬或略寬的站姿，雙腳一般應保持平行或向外微張。然而，還是要根據個人體態來調整，確保腳的方向與膝蓋的朝向一致。
例如：如果你走路時習慣外八字，那麼在蹲舉時就應該維持相同的外八角度，以符合自身的自然動作模式。

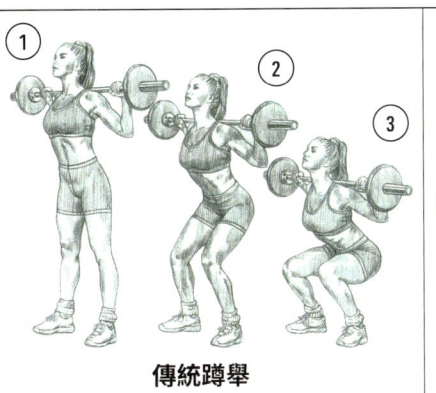

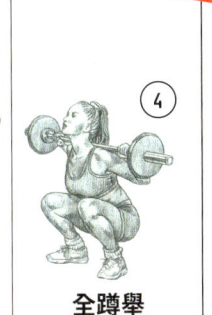

傳統蹲舉 / 全蹲舉

1. 2. 3. 下蹲動作階段

為了充分感受臀肌發力，應讓大腿下降至與地面平行。

4. 更深的蹲距

若要加強對臀部的刺激，可讓大腿下降至低於水平位置。此技術僅適用於踝關節柔軟或股骨較短的人。
此外，全蹲舉應謹慎為之，因為容易導致腰椎圓背，會增加受傷風險。

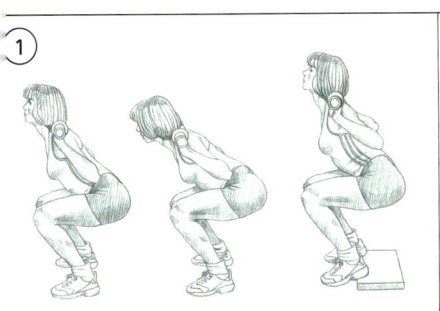

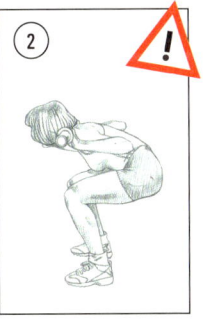

1. 正確姿勢側視圖

背部應盡可能保持平直。由於個人體態不同（如腿部長短、踝關節靈活度），以及不同的蹲舉技術（如站距、使用墊高鞋墊、槓鈴高／低放置），使上半身的前傾角度可能有所變化，但仍應以髖關節屈曲，而非彎屈下背。

2. 錯誤姿勢

圓背的錯誤姿勢是導致腰部受傷的主要原因，特別容易造成腰椎區域損傷，甚至導致椎間盤突出。

「固定」在負重訓練中的重要性

無論是哪種訓練動作，只要用到大重量，就一定要學會固定技術：

- 透過深吸氣並屏住呼吸，胸腔會像氣球一樣充飽氣，使胸廓剛性增加，從而防止上半身過度前傾。
- 收緊核心肌群提高腹內壓以穩定腹部，進一步防止軀幹前傾。
- 收縮腹肌使下背維持腰椎適度伸展，讓脊柱下端處於良好的支撐狀態。

同時做到這三個動作，即所謂的固定技術，其主要功能是防止圓背或脊柱過度屈曲。在大重量訓練中需正確運用此技術，可大幅降低椎間盤突出的風險。

腿部肌群訓練 53

2　棍棒蹲舉

起始

結束

執行動作

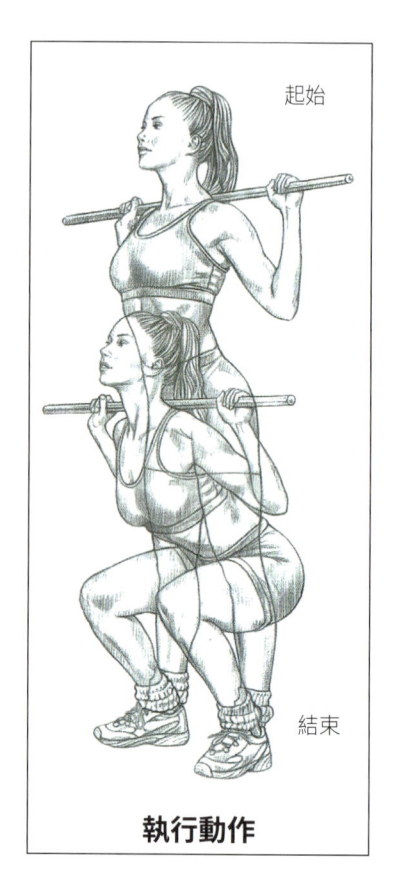

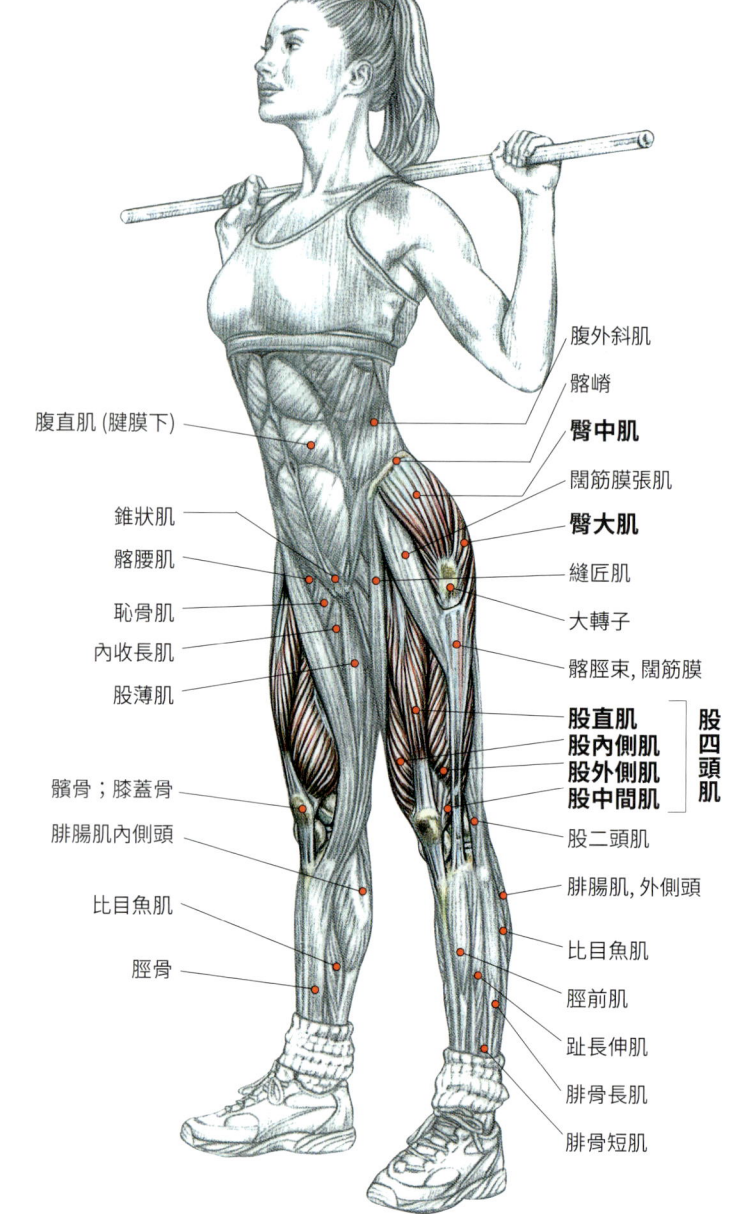

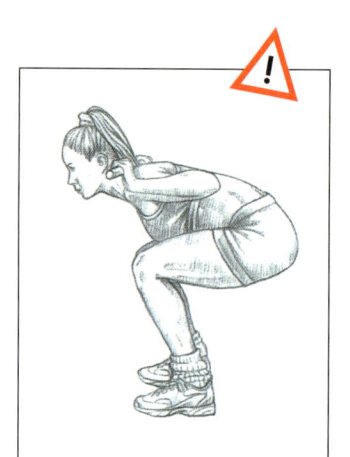

無論是用棍棒或槓鈴做蹲舉，務必確保背部始終保持平直，避免圓背，以免腰椎受傷。

腹直肌 (腱膜下)

錐狀肌
髂腰肌
恥骨肌
內收長肌
股薄肌

髕骨；膝蓋骨
腓腸肌內側頭

比目魚肌

脛骨

腹外斜肌
髂嵴
臀中肌
闊筋膜張肌
臀大肌
縫匠肌
大轉子
髂脛束, 闊筋膜

股直肌
股內側肌　股四頭肌
股外側肌
股中間肌

股二頭肌
腓腸肌, 外側頭
比目魚肌
脛前肌
趾長伸肌
腓骨長肌
腓骨短肌

站立時，雙腳與肩同寬或稍寬，挺胸，背部輕微拱起。棍棒放在斜方肌上，略高於後三角肌處。深吸氣，收緊核心肌群，開始下蹲。過程中應避免圓背，並確保腳跟不離地。當大腿達到與地面平行時，伸展雙腿回到起始姿勢，動作結束時呼氣。

此動作主要鍛鍊股四頭肌和臀大肌，是一個很好的熱身動作，也可作為學習蹲舉技術的基礎，為負重蹲舉做好準備。

動作應在控制下進行 15 至 20 次反覆次數，可獲得良好效果。

變化式

為了增加運動強度，可在大腿蹲到水平位置時，稍停 2 至 5 秒，再起身完成動作。

槓鈴寬站距蹲舉　　3

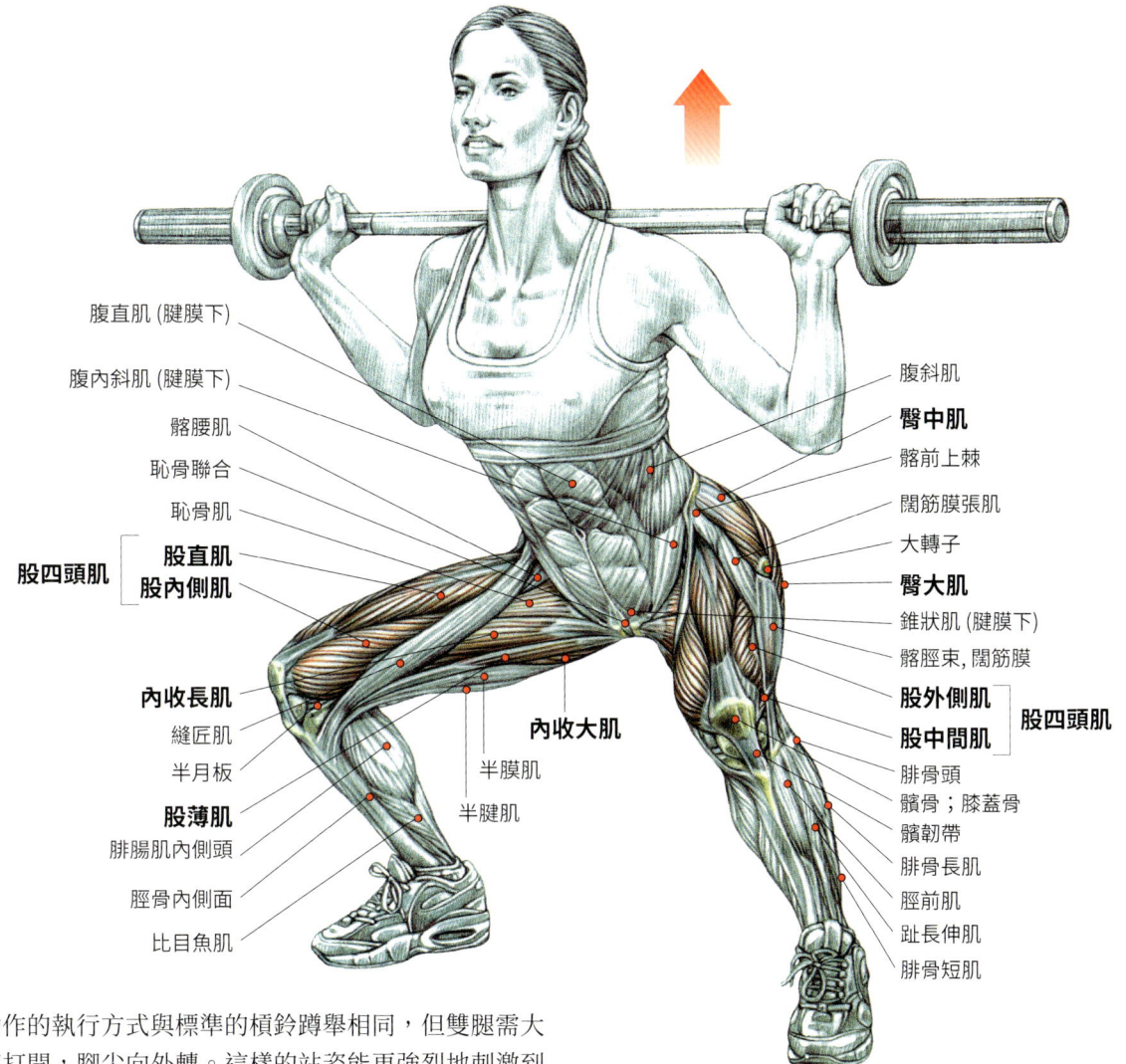

（圖示標註）
- 腹直肌（腱膜下）
- 腹內斜肌（腱膜下）
- 髂腰肌
- 恥骨聯合
- 恥骨肌
- 股四頭肌
  - 股直肌
  - 股內側肌
- 內收長肌
- 縫匠肌
- 半月板
- 股薄肌
- 腓腸肌內側頭
- 脛骨內側面
- 比目魚肌
- 內收大肌
- 半膜肌
- 半腱肌
- 腹斜肌
- **臀中肌**
- 髂前上棘
- 闊筋膜張肌
- 大轉子
- **臀大肌**
- 錐狀肌（腱膜下）
- 髂脛束，闊筋膜
- 股外側肌
- 股中間肌
- 股四頭肌
- 腓骨頭
- 髕骨；膝蓋骨
- 髕韌帶
- 腓骨長肌
- 脛前肌
- 趾長伸肌
- 腓骨短肌

此動作的執行方式與標準的槓鈴蹲舉相同，但雙腿需大幅度打開，腳尖向外轉。這樣的站姿能更強烈地刺激到大腿內側的內收肌群。主要鍛鍊到的肌群，包括：

- 股四頭肌
- 內收肌群（包括內收大肌、內收長肌、內收短肌、內收小肌、恥骨肌和股薄肌）
- 臀大肌
- 腿後肌群
- 腹部核心肌群
- 豎脊肌（腰薦部深層肌群）

重點提醒

如果大腿向外開展並增加傾斜角度，軀幹就不需要過於前傾來保持平衡，因此背部的前傾幅度會相對減少。這樣的寬站姿有助於減少下背壓力，同時讓內收肌群能更有效參與發力。

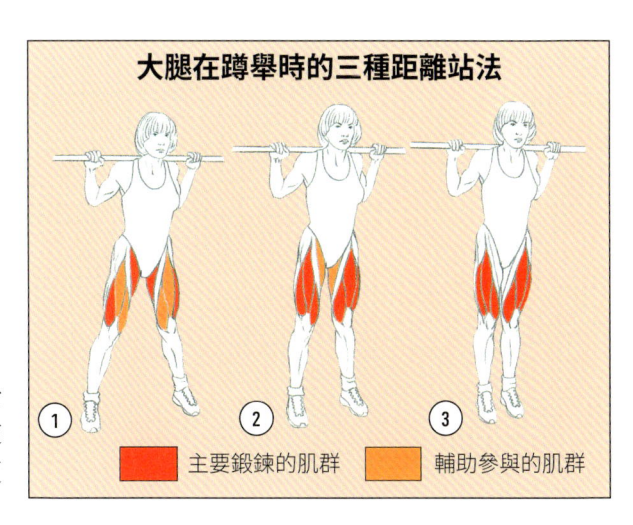

大腿在蹲舉時的三種距離站法

① ② ③

■ 主要鍛鍊的肌群　　■ 輔助參與的肌群

勘誤　腿部肌群訓練　55

槓鈴寬站距蹲舉　3

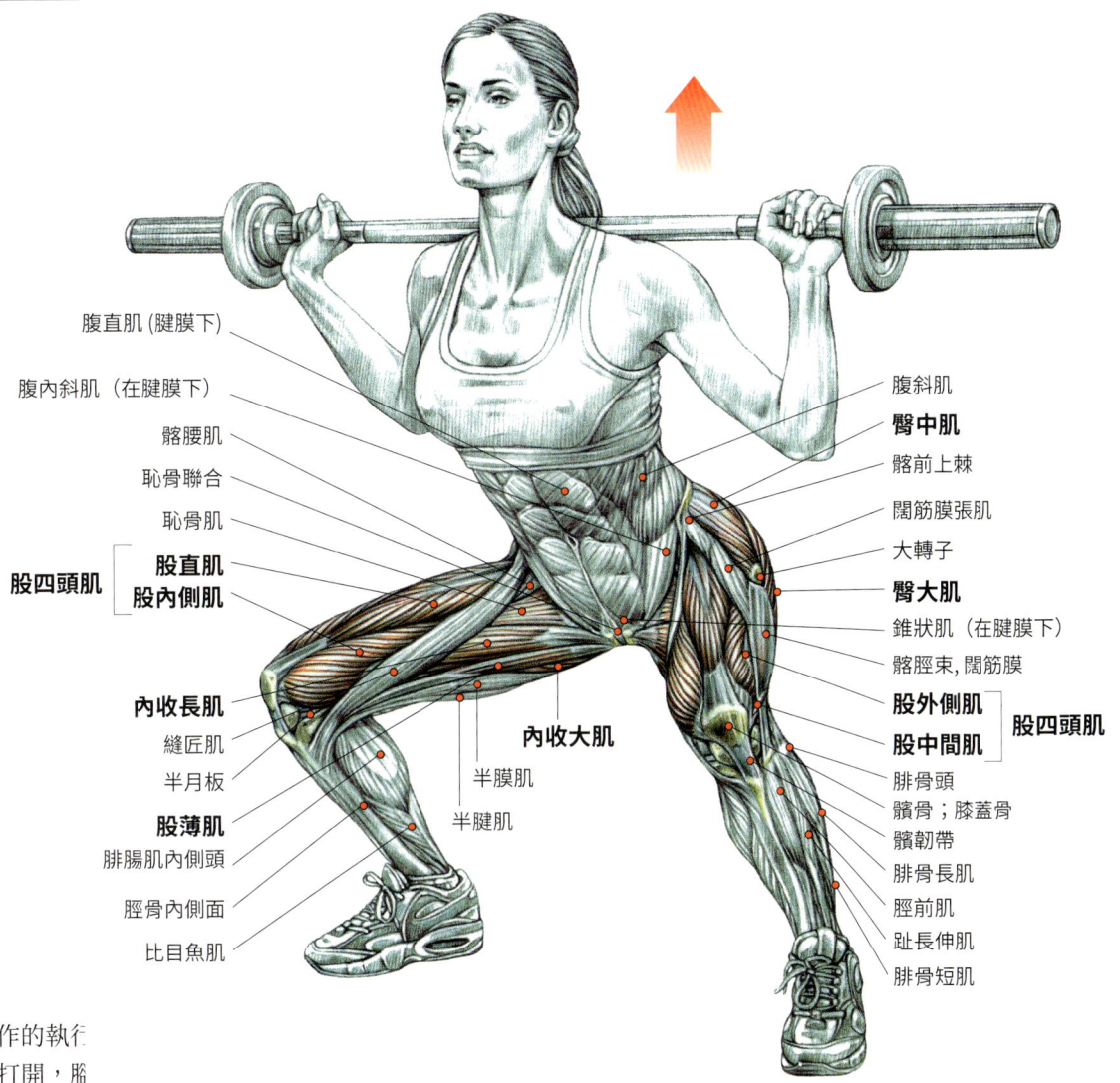

腹直肌（腱膜下）
腹內斜肌（在腱膜下）
髂腰肌
恥骨聯合
恥骨肌
股四頭肌｛**股直肌**
　　　　　股內側肌
內收長肌
縫匠肌
半月板
股薄肌
腓腸肌內側頭
脛骨內側面
比目魚肌

腹斜肌
臀中肌
髂前上棘
闊筋膜張肌
大轉子
臀大肌
錐狀肌（在腱膜下）
髂脛束, 闊筋膜
股外側肌｝**股四頭肌**
股中間肌
腓骨頭
髕骨；膝蓋骨
髕韌帶
腓骨長肌
脛前肌
趾長伸肌
腓骨短肌

內收大肌
半膜肌
半腱肌

此動作的執行
幅度打開，脆
大腿內側的內收肌群。主要鍛鍊到的肌群，包括：

- 股四頭肌
- 內收肌群（包括內收大肌、內收長肌、內收短肌、內收小肌、恥骨肌和股薄肌）
- 臀大肌
- 腿後肌群
- 腹部核心肌群
- 豎脊肌（腰薦部深層肌群）

重點提醒

如果大腿向外開展並增加傾斜角度，軀幹就不需要過於前傾來保持平衡，因此背部的前傾幅度會相對減少。這樣的寬站姿有助於減少下背壓力，同時讓內收肌群能更有效參與發力。

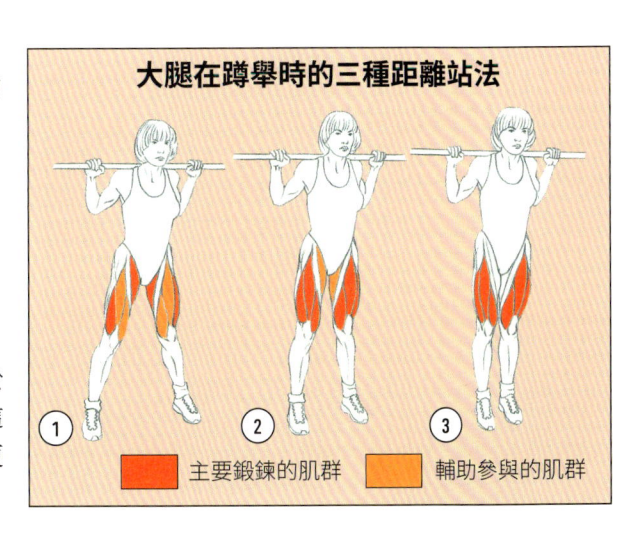

大腿在蹲舉時的三種距離站法

① ② ③

■ 主要鍛鍊的肌群　■ 輔助參與的肌群

腿部肌群訓練　55

4 槓鈴前蹲舉

結束動作

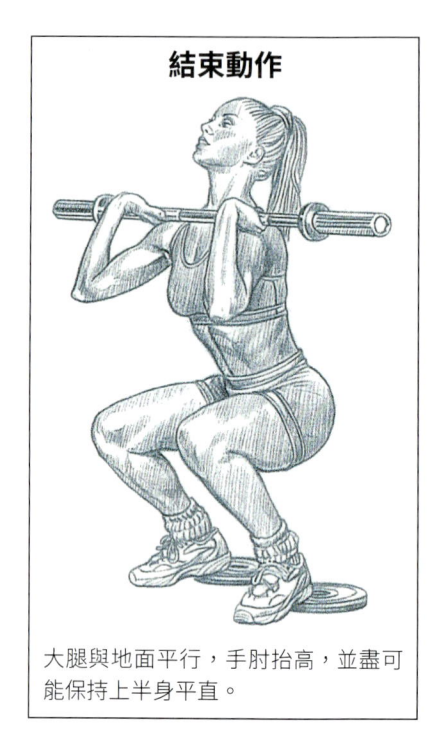

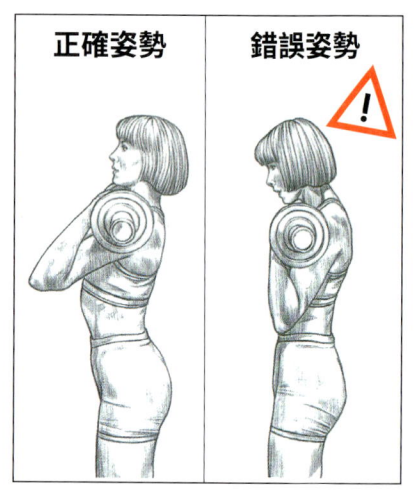

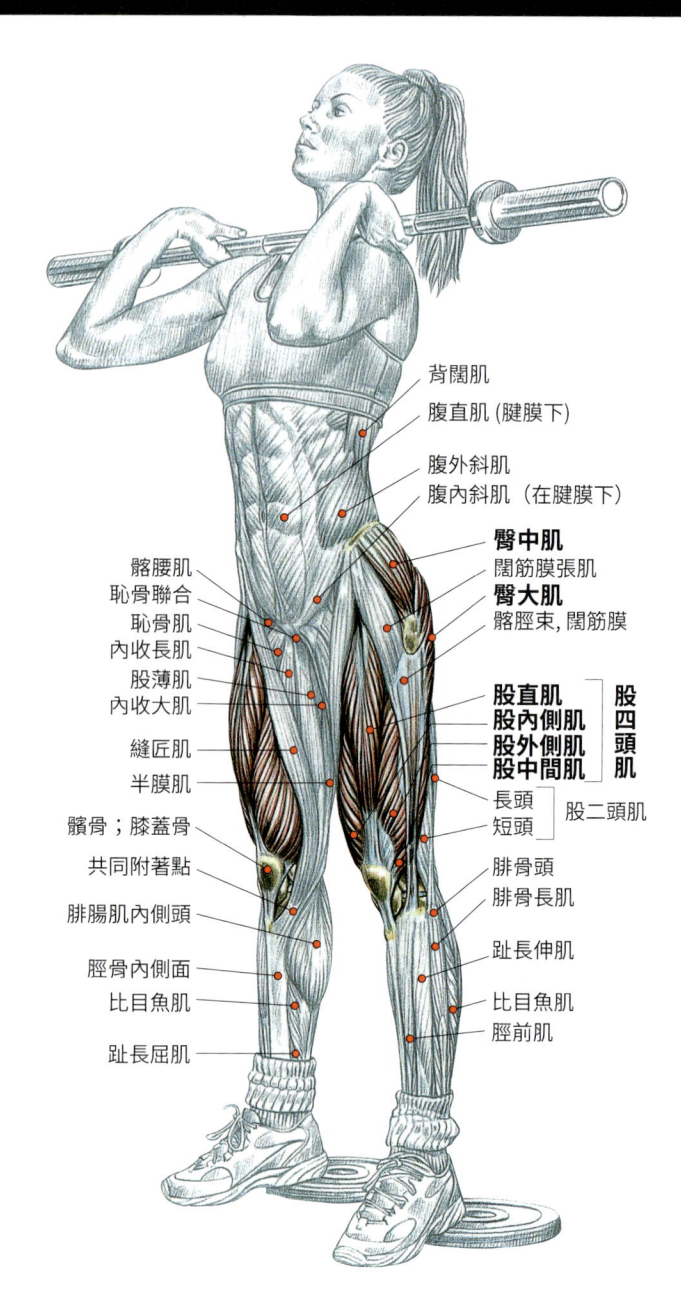

大腿與地面平行，手肘抬高，並盡可能保持上半身平直。

正確姿勢　**錯誤姿勢**

背闊肌
腹直肌 (腱膜下)
腹外斜肌
腹內斜肌（在腱膜下）
臀中肌
闊筋膜張肌
臀大肌
髂脛束, 闊筋膜
股直肌
股內側肌　股四頭肌
股外側肌
股中間肌
長頭　股二頭肌
短頭
腓骨頭
腓骨長肌
趾長伸肌
比目魚肌
脛前肌

髂腰肌
恥骨聯合
恥骨肌
內收長肌
股薄肌
內收大肌
縫匠肌
半膜肌
髕骨；膝蓋骨
共同附著點
腓腸肌內側頭
脛骨內側面
比目魚肌
趾長屈肌

站立時，雙腳與肩同寬或略寬，雙手採正握方式握住槓鈴，並將槓鈴放在胸大肌上方前三角肌前束上。為防止槓鈴向前滑落，應挺胸並將手肘抬高。

深吸氣以維持胸腔內壓，防止上半身向前傾倒。輕微拱腰，收緊核心肌群，並彎曲大腿下蹲至與地面平行。然後回到起始姿勢。在動作結束時呼氣。

由於槓鈴位於身體前側，挺直的軀幹不會前傾，因此背部能始終保持平直。為了更容易執行此動作，可以將腳跟墊高（使用墊片或小槓片）。

此類型蹲舉主要鍛鍊股四頭肌，通常使用較輕的負重。它同時也鍛鍊到臀大肌、腿後肌群、核心肌群以及豎脊肌。

重點提醒

為了避免失去平衡向前傾倒，在執行槓鈴前蹲舉時，務必保持手肘抬高至最高位置、挺胸並輕微拱腰，以確保軀幹穩定。

彈力帶蹲舉　　5

標註（左圖，由上而下）：
- 背闊肌
- 腹外斜肌
- 髂嵴
- **臀中肌**
- 闊筋膜張肌
- 大轉子
- **臀大肌**
- 髂脛束, 闊筋膜
- 股二頭肌（長頭、短頭）
- 腓腸肌
- 腓骨長肌
- 比目魚肌
- 趾長伸肌
- 腓骨短肌
- 股直肌
- 股外側肌
- 股內側肌
- 股中間肌
   （股四頭肌）

結束動作

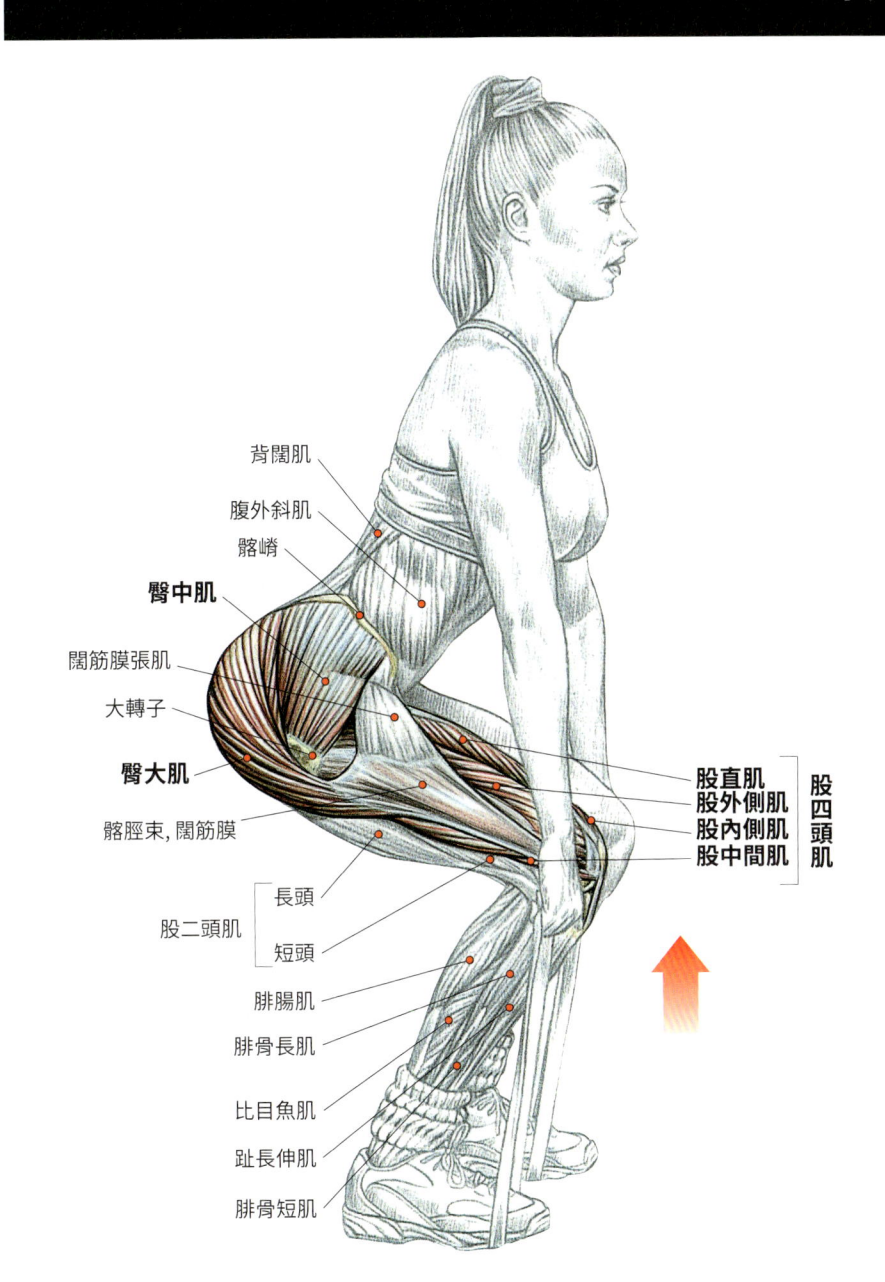

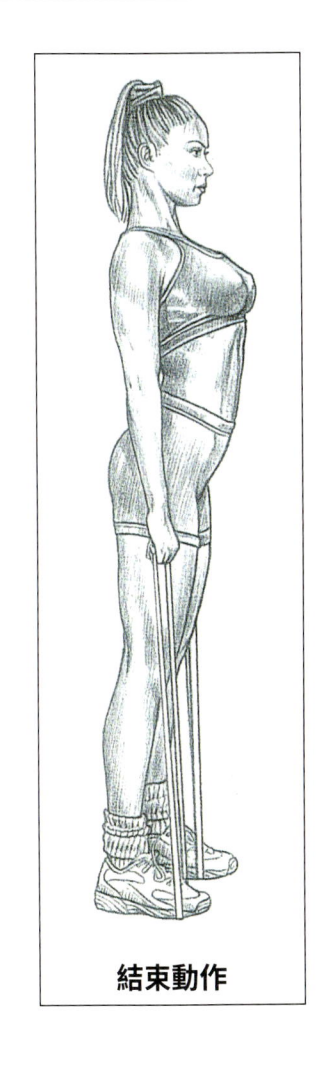

站立時雙腿微微分開，背部固定並略微拱起。彎曲雙腿使大腿接近平行於地面。雙手正握繞過雙腳的彈力帶兩端，然後伸直手臂到屈膝姿勢。深吸氣，屏住呼吸，收緊核心肌群與下背部，然後伸展雙腿回到直立姿勢。動作結束時呼氣。接著再次回到屈膝姿勢，然後重複動作。過程中務必保持背部挺直，避免圓背。

此動作主要鍛鍊到股四頭肌與臀大肌，同時也部分鍛鍊到豎脊肌。根據彈力帶的張力強度，進行每組 15 至 20 次反覆次數可獲得良好效果。

重點提醒

傳統蹲舉在腿部伸展初期（起身時）是最困難的部分，但在彈力帶蹲舉中，最困難的部分是在腿部完全伸展時，因為此時彈力帶被完全繃緊，是張力最大的時候。

變化式

在動作結束時（上半身回到直立位置），可以額外做聳肩動作，以鍛鍊斜方肌上部。

6　棍棒前蹲舉

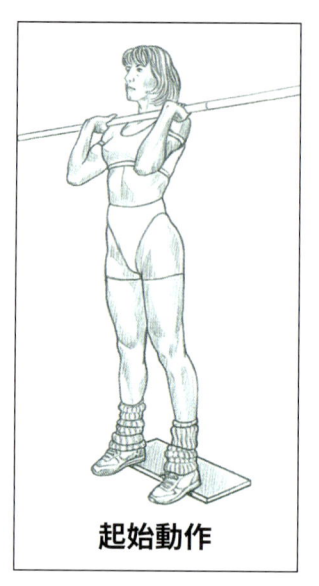

起始動作

變化式

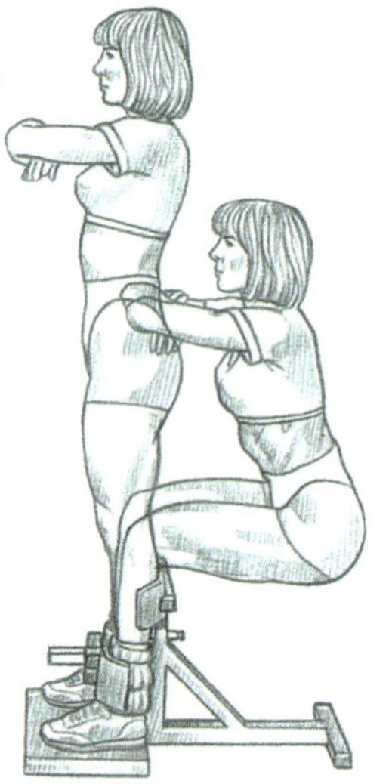

與槓鈴前蹲舉類似，用器械進行的屈膝動作，能夠將大部分負荷集中於股四頭肌。

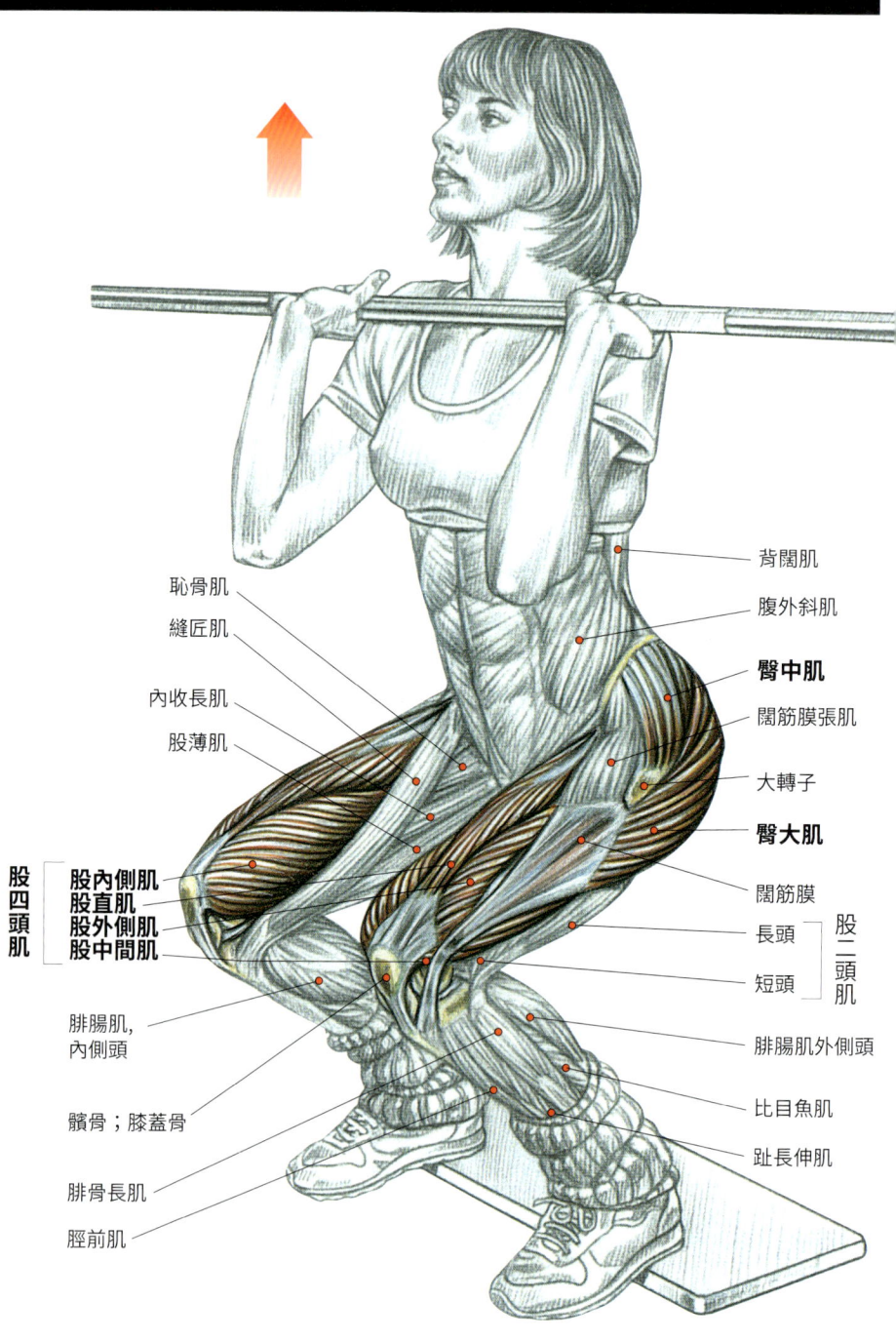

肌肉標示：
- 背闊肌
- 腹外斜肌
- 臀中肌
- 闊筋膜張肌
- 大轉子
- 臀大肌
- 闊筋膜
- 股二頭肌（長頭、短頭）
- 腓腸肌外側頭
- 比目魚肌
- 趾長伸肌
- 恥骨肌
- 縫匠肌
- 內收長肌
- 股薄肌
- 股四頭肌（股內側肌、股直肌、股外側肌、股中間肌）
- 腓腸肌，內側頭
- 髕骨；膝蓋骨
- 腓骨長肌
- 脛前肌

站立時，雙腳與肩同寬或略寬，雙手採正握握住棍棒，置於胸大肌與三角肌前束上方。挺胸，背部略微拱起，深吸氣後進行屈膝動作。當大腿下降約與地面平行時，伸展雙腿回到起始位置，動作結束時呼氣。

為了確保動作正確執行，務必保持手肘抬高。此外，為了維持平衡並防止腳跟離地，可將腳跟墊高（如使用墊片或槓片）。此動作主要鍛鍊到股四頭肌，亦能刺激到臀大肌。

重點提醒

棍棒前蹲舉是一個學習技術很好的動作，可用來熟悉屈膝動作模式，為強度較高的槓鈴前蹲舉做好準備。

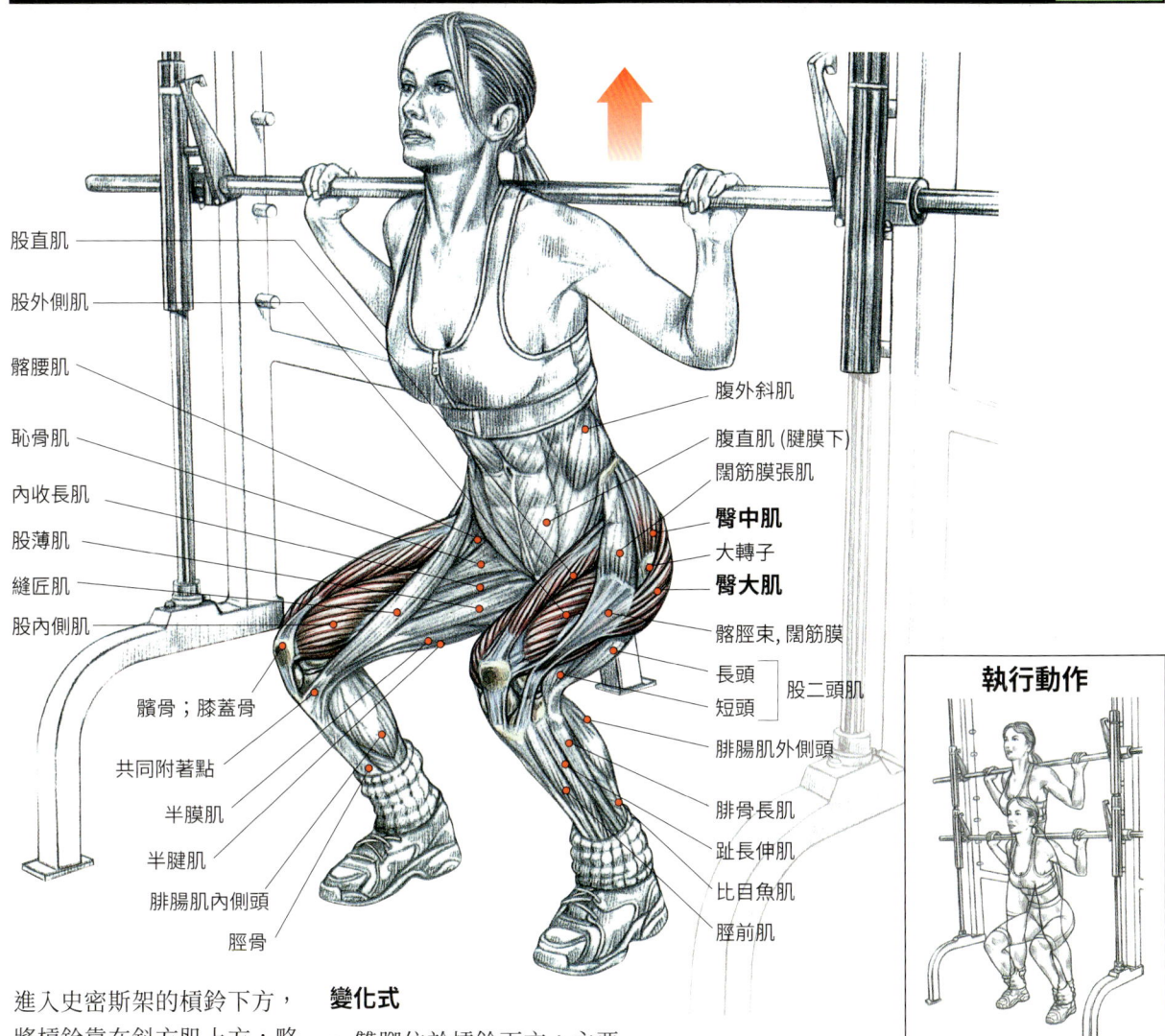

史密斯架蹲舉 7

股直肌
股外側肌
髂腰肌
恥骨肌
內收長肌
股薄肌
縫匠肌
股內側肌

髕骨；膝蓋骨
共同附著點
半膜肌
半腱肌
腓腸肌內側頭
脛骨

腹外斜肌
腹直肌 (腱膜下)
闊筋膜張肌
臀中肌
大轉子
臀大肌
髂脛束, 闊筋膜
長頭
短頭　股二頭肌
腓腸肌外側頭
腓骨長肌
趾長伸肌
比目魚肌
脛前肌

執行動作

標準的史密斯架蹲舉

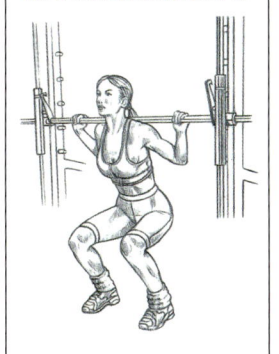

雙腳放在槓鈴正下方，主要鍛鍊股四頭肌與臀大肌。

前腳站位史密斯架蹲舉

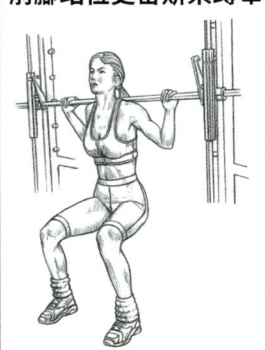

雙腳放在槓鈴稍前方，可更強烈刺激股四頭肌，並減少臀大肌參與。

進入史密斯架的槓鈴下方，將槓鈴靠在斜方肌上方，略高於三角肌後束的位置。雙手牢牢握住槓鈴，雙腳站位略寬於肩。手肘向後收緊，深吸氣以維持胸腔內壓以防止上半身前傾，輕微拱腰（骨盆前傾），收緊核心肌群並目視前方，然後將槓鈴從架上抬高，並轉動手腕解除側邊掛在架上的安全鎖。

控制下降的速度，避免圓背，以防下背受傷。當大腿下降到與地面平行時，啟動腿部伸展回到起始姿勢，動作結束時呼氣。

變化式

- 雙腳位於槓鈴下方：主要鍛鍊股四頭肌與臀大肌。
- 雙腳位於槓鈴前方：限制髖部屈曲與上半身前傾，將部分負荷轉移至股四頭肌，減少臀大肌的參與。
- 寬站距：能更強烈刺激大腿內收肌群與股四頭肌外側頭。

重點提醒

無論採用何種方式操作，史密斯架蹲舉都能避免上半身過度前傾，從而降低動作控制不佳時的受傷風險

腿部肌群訓練 | 59

8　羅馬椅挺髖蹲

起始動作

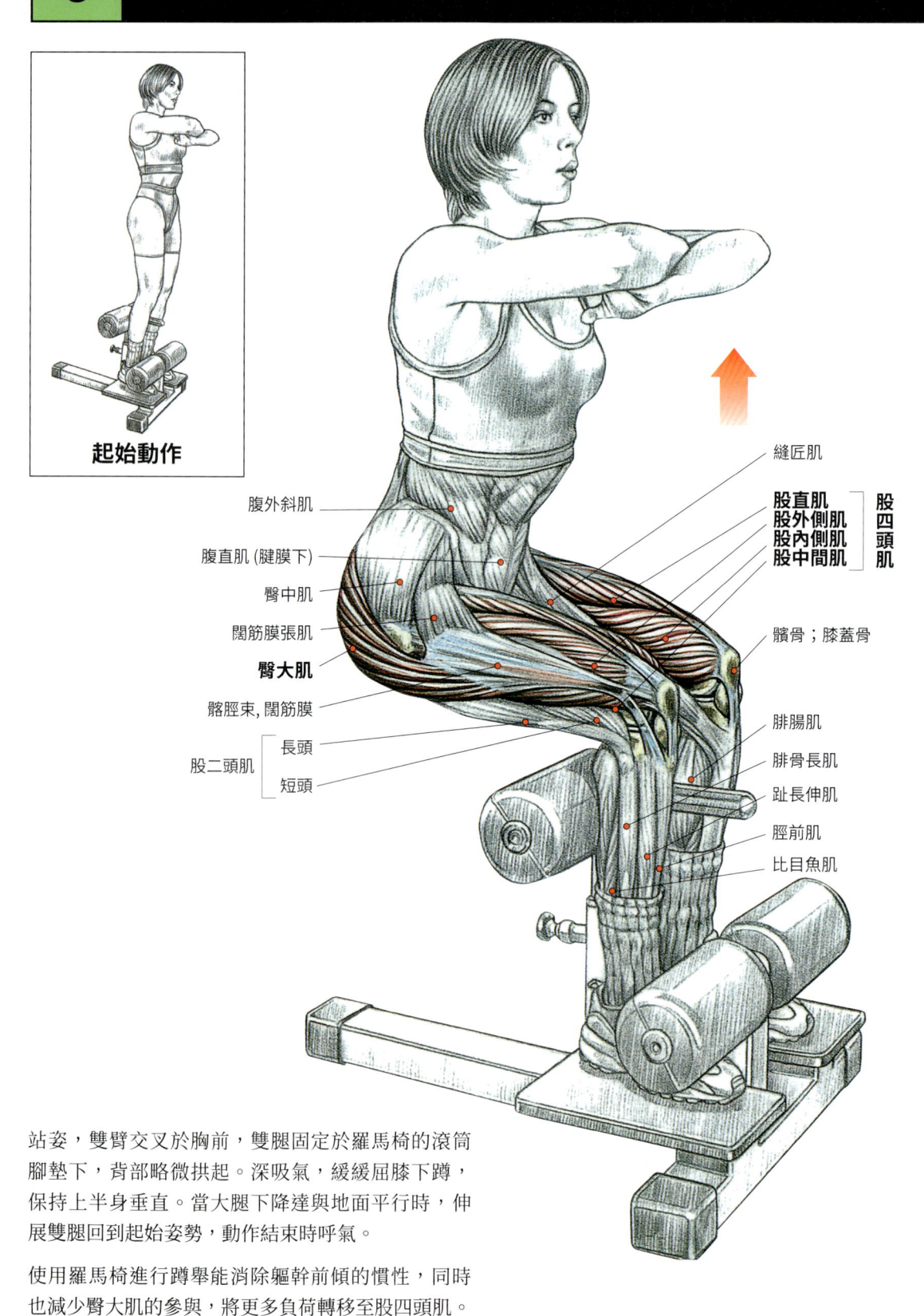

標示肌肉：
- 腹外斜肌
- 腹直肌 (腱膜下)
- 臀中肌
- 闊筋膜張肌
- **臀大肌**
- 髂脛束, 闊筋膜
- 股二頭肌 — 長頭／短頭
- 縫匠肌
- **股直肌**／股外側肌／股內側肌／股中間肌（股四頭肌）
- 髕骨；膝蓋骨
- 腓腸肌
- 腓骨長肌
- 趾長伸肌
- 脛前肌
- 比目魚肌

站姿，雙臂交叉於胸前，雙腿固定於羅馬椅的滾筒腳墊下，背部略微拱起。深吸氣，緩緩屈膝下蹲，保持上半身垂直。當大腿下降達與地面平行時，伸展雙腿回到起始姿勢，動作結束時呼氣。

使用羅馬椅進行蹲舉能消除軀幹前傾的慣性，同時也減少臀大肌的參與，將更多負荷轉移至股四頭肌。

啞鈴蹲舉　9

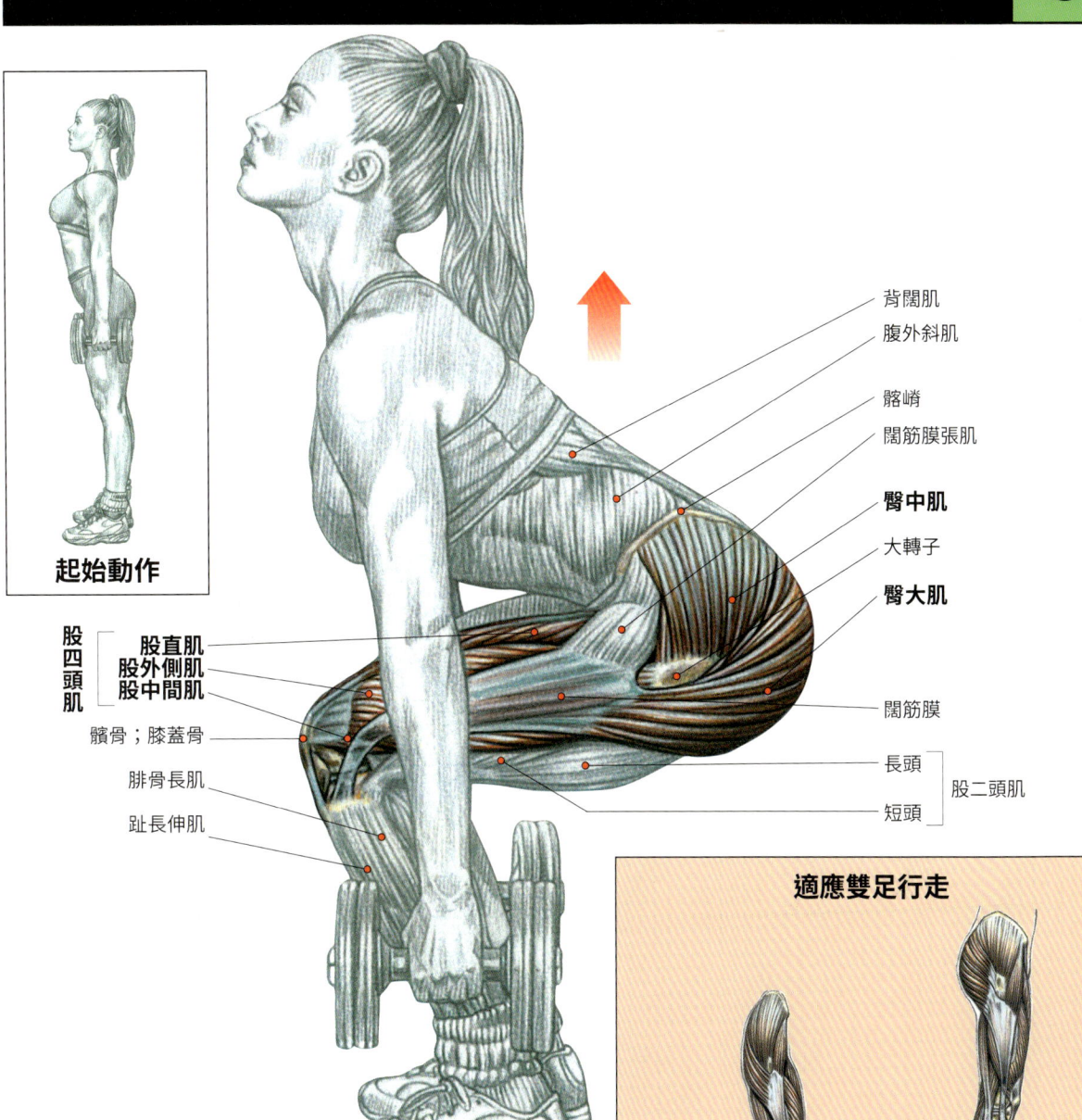

起始動作

股四頭肌 { 股直肌 / 股外側肌 / 股中間肌 }

髕骨；膝蓋骨
腓骨長肌
趾長伸肌

背闊肌
腹外斜肌
髂嵴
闊筋膜張肌
臀中肌
大轉子
臀大肌
闊筋膜
股二頭肌 { 長頭 / 短頭 }

站姿，雙腳略微分開，雙手各握一個啞鈴，手臂自然垂放於大腿外側。目視前方，深吸氣，輕微拱腰，然後開始屈膝下蹲。當大腿下降達與地面平行時，伸展雙腿回到起始姿勢，動作結束時呼氣。此動作主要鍛鍊到股四頭肌與臀大肌。

重點提醒

不需要使用過重的負荷，以中等重量進行 10 至 15 次反覆次數，通常能獲得很好的訓練效果。

適應雙足行走

黑猩猩　　　人類

黑猩猩由於軀幹體積較大且臀大肌發育不良，使得上半身不易直立，導致步行時的雙足行走效率很低。相較之下，人類是唯一完全適應雙足行走的靈長類動物。

人類除了臀大肌發達之外，骨骼結構也很適應雙足行走。例如，人類的軀幹較短小，有助於更輕鬆地維持直立姿勢。此外，人類也能將膝關節完全伸直並鎖定，這讓站立時更為省力，也不會過度消耗體力。

腿部肌群訓練　61

10　啞鈴開腿蹲舉

開始動作

腹外斜肌
闊筋膜張肌
臀中肌
大轉子
臀大肌
髂脛束, 闊筋膜
股直肌
股外側肌　股四頭肌
股內側肌
長頭　股二頭肌
短頭
股中間肌
髕骨；膝蓋骨
腓腸肌外側頭
腓骨長肌
比目魚肌
趾長伸肌
脛前肌
腓骨短肌
屈拇趾長肌
第三腓骨肌

恥骨肌
內收長肌
內收大肌
股薄肌
縫匠肌

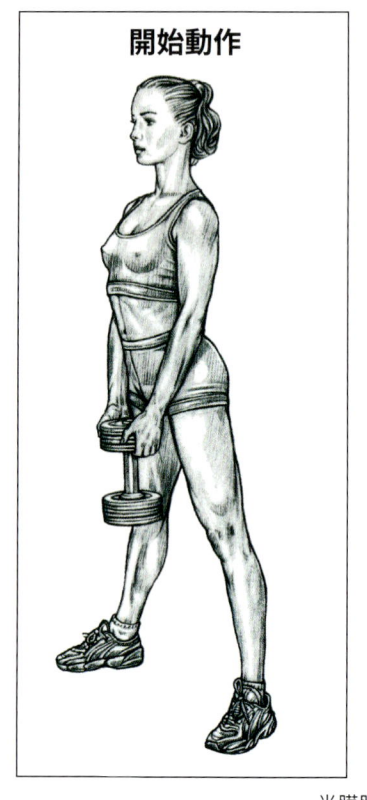

半膜肌
半月板
腓腸肌內側頭
比目魚肌
脛骨
趾長屈肌

站姿，雙腿分開，腳尖朝外，雙手握住一支啞鈴，自然下垂於雙腿之間。目視前方，輕微拱腰，深吸氣並屏住呼吸，開始屈膝下蹲。當大腿下降達與地面平行時，伸展雙腿回到起始姿勢。動作結束時呼氣。此動作主要鍛鍊到股四頭肌與臀大肌。

重點提醒

由於雙腿採取較寬的站姿，能夠更有效地刺激大腿內收肌群。

屈膝下蹲　11

起始動作

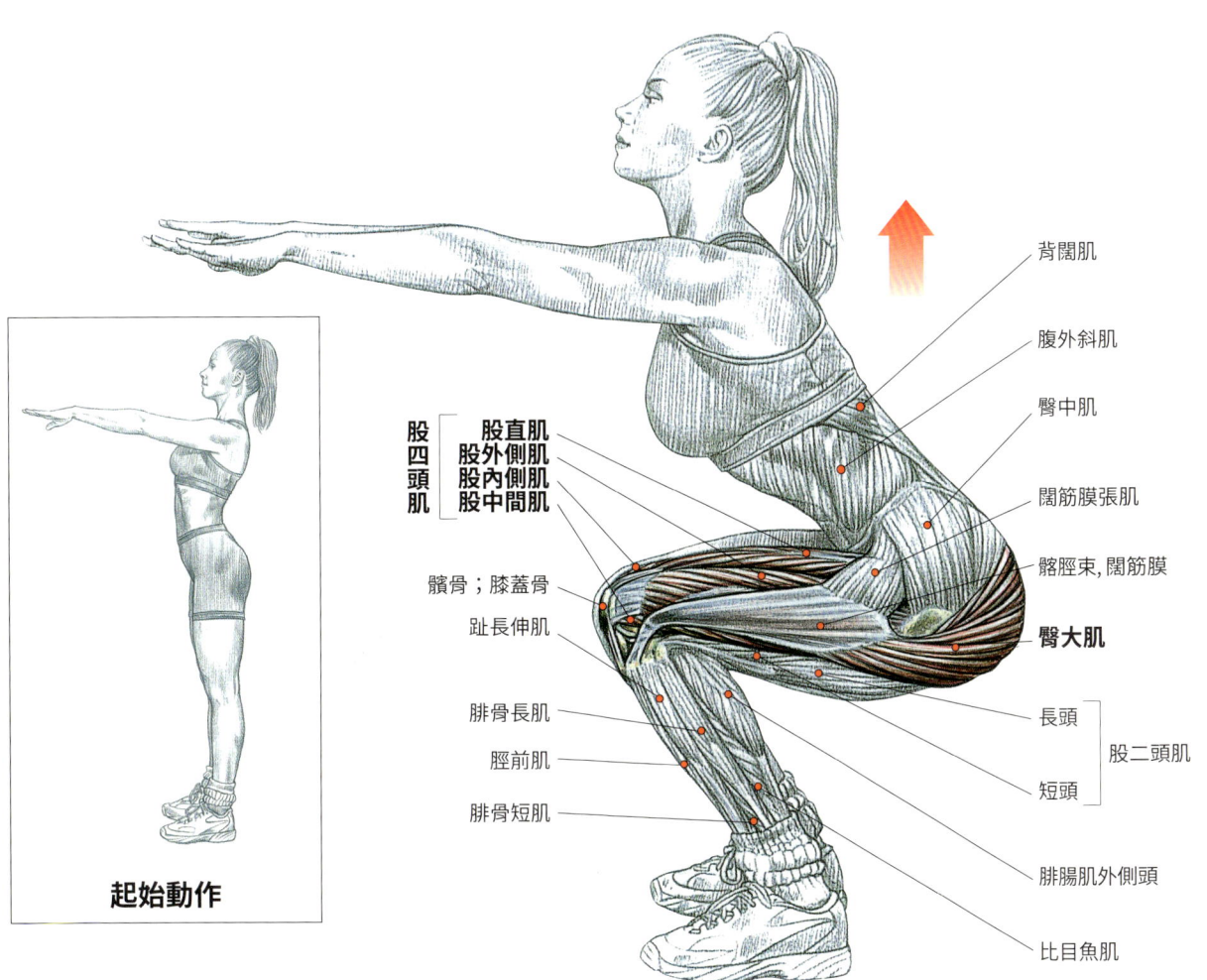

標示：
- 股四頭肌
  - 股直肌
  - 股外側肌
  - 股內側肌
  - 股中間肌
- 髕骨；膝蓋骨
- 趾長伸肌
- 腓骨長肌
- 脛前肌
- 腓骨短肌
- 背闊肌
- 腹外斜肌
- 臀中肌
- 闊筋膜張肌
- 髂脛束, 闊筋膜
- **臀大肌**
- 股二頭肌
  - 長頭
  - 短頭
- 腓腸肌外側頭
- 比目魚肌

站姿，雙臂向前伸直，雙腳略微分開。頭部保持正直，挺胸，背部略微拱起。深吸氣並下蹲，當大腿下降達與地面平行時，伸展雙腿並挺起上半身，回到起始位置，動作結束時呼氣。此動作主要鍛鍊到股四頭肌與臀大肌。

應確保動作流暢，並控制下降速度，避免任何突然的動作（不要用反彈的慣性）。背部應始終保持平直，腳跟不要離地。此動作適合進行 15 至 20 次長組數訓練，通常能獲得最佳效果。

變化式

- 靜態停留（等長收縮）：當大腿達到水平位置時，維持數秒不動，以增加肌耐力。
- 手臂姿勢變化：
  — 手臂交叉於胸前
  — 手臂自然下垂於身體兩側
- 腳跟墊高（適合踝關節僵硬或股骨較長者）：在腳跟下方放置墊片或楔片。此變化式會將更多的負荷轉移至股四頭肌，減少對臀部的依賴。非常適合下半身熱身，同時也是蹲舉入門者的理想訓練，能幫助熟悉屈膝動作，為後續負重蹲舉做好準備。

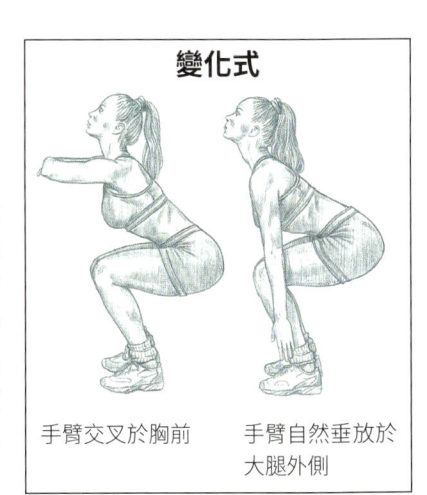

變化式

手臂交叉於胸前　　手臂自然垂放於大腿外側

腿部肌群訓練　63

12　開腿屈膝下蹲

肌肉標示（左側）：
- 腹直肌（腱膜下）
- 腹外斜肌
- **臀中肌**
- 髂前上棘
- 闊筋膜張肌
- 髂腰肌
- 股四頭肌
  - **股直肌**
  - **股內側肌**
- 髕骨；膝蓋骨
- 縫匠肌
- 半膜肌
- 脛前肌
- 脛骨內側面
- 比目魚肌
- 半腱肌
- 腓腸肌

肌肉標示（右側）：
- 薦骨
- 髂骨
- 股骨頭
- **恥骨肌**
- **內收長肌**
- 股骨
- 髕骨；膝蓋骨
- 股薄肌
- **內收大肌**
- 脛骨
- 腓骨
- 恥骨聯合
- **臀大肌**
- **恥骨肌**
- **內收長肌**
- **股薄肌**
- **內收大肌**

起始動作

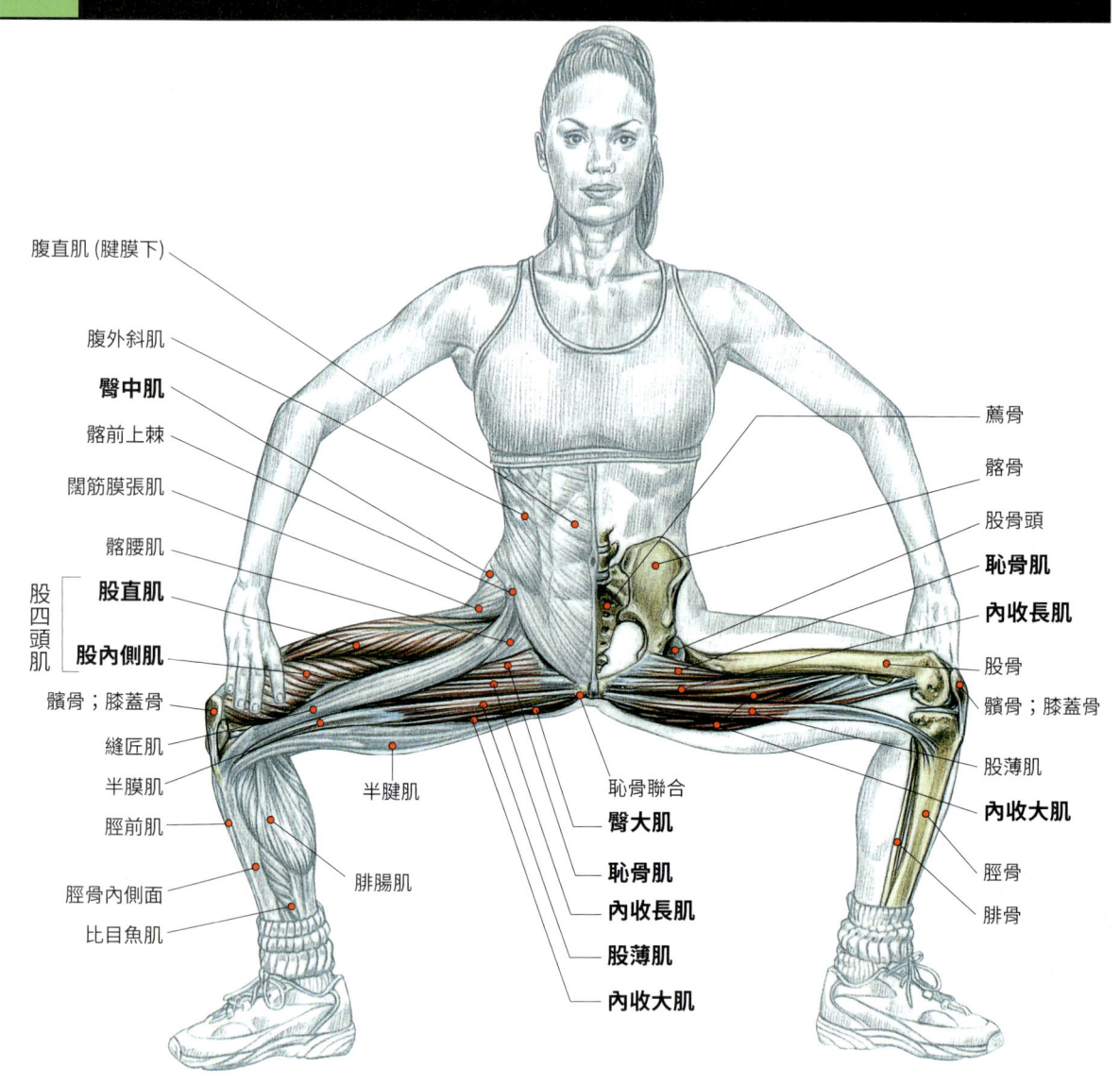

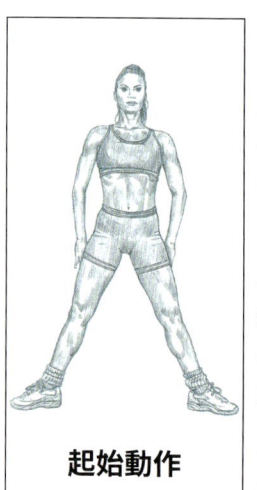

站姿，雙腿盡量打開，腳尖朝外，挺胸且背部保持平直。深吸氣，屈膝下蹲使大腿與地面平行，然後回到起始姿勢，動作結束時呼氣。應緩慢進行，並專注肌肉發力的感受，在起身時應確保臀部完全收縮。在大腿下降達水平位置時，可透過等長收縮暫停數秒，以增加肌肉張力。

此動作的效果來自於長組數訓練，建議進行多組，且每組至少 20 次反覆次數，以獲得最佳效果。這種下蹲方式特別強調內收肌與臀部肌群，能夠改善髖部穩定性，並提升下半身的肌肉發展。

主要鍛鍊肌群包括股四頭肌（特別是股外側肌）、內收肌群、臀部肌群，以及髖關節深層外旋肌群。

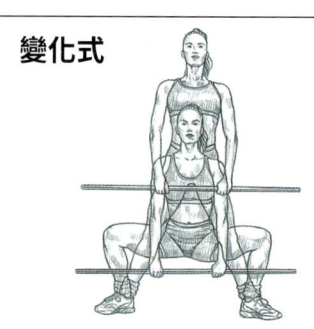

變化式

可搭配棍棒進行，方式有兩種：將棍棒放在肩上，有助於保持背部挺直；雙手持棍於身前，並沿著脛骨與大腿滑動，可幫助控制動作軌跡。這兩種變化都能限制上半身移動，將訓練重點集中在下肢肌群。

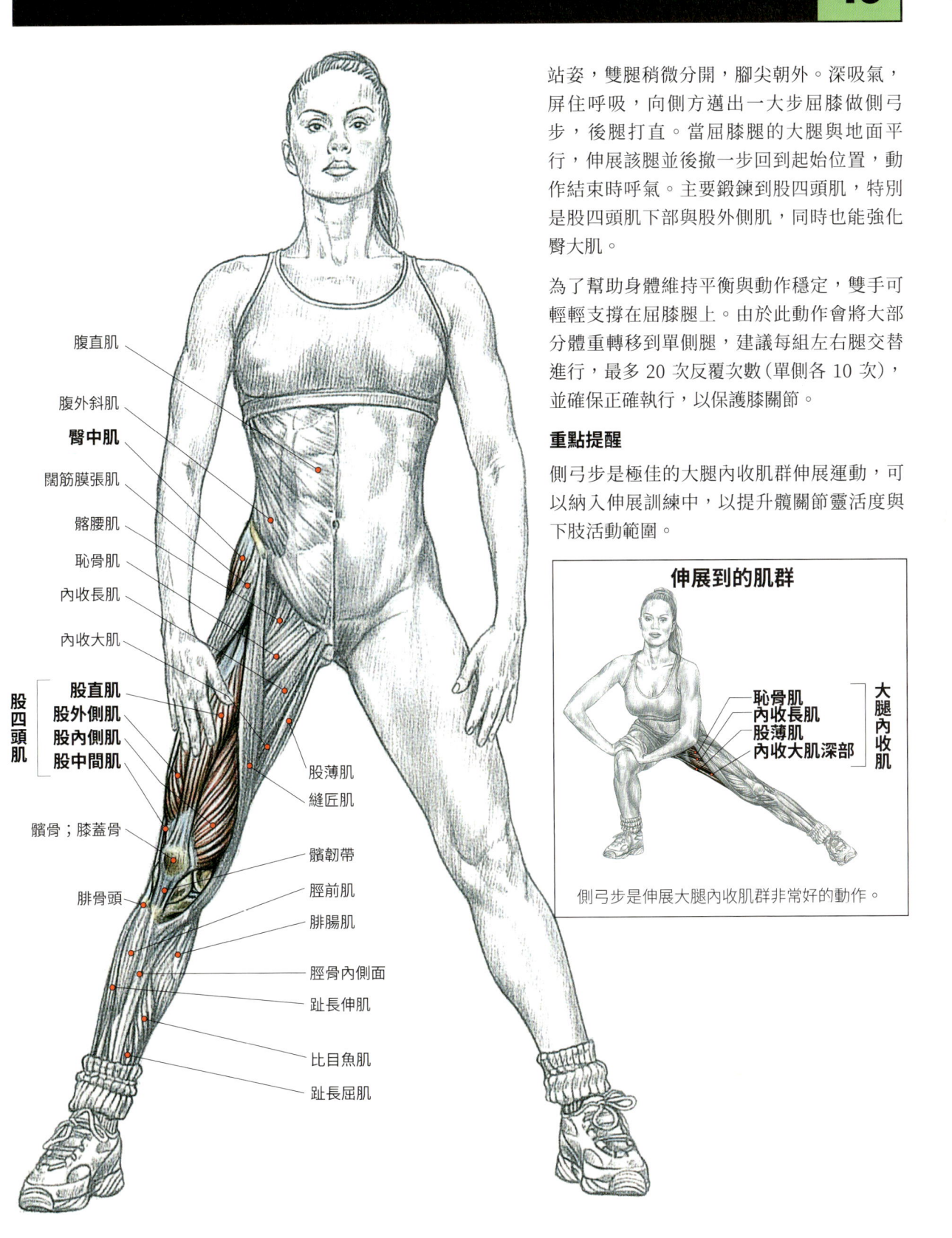

交替側弓步　13

站姿，雙腿稍微分開，腳尖朝外。深吸氣，屏住呼吸，向側方邁出一大步屈膝做側弓步，後腿打直。當屈膝腿的大腿與地面平行，伸展該腿並後撤一步回到起始位置，動作結束時呼氣。主要鍛鍊到股四頭肌，特別是股四頭肌下部與股外側肌，同時也能強化臀大肌。

為了幫助身體維持平衡與動作穩定，雙手可輕輕支撐在屈膝腿上。由於此動作會將大部分體重轉移到單側腿，建議每組左右腿交替進行，最多 20 次反覆次數（單側各 10 次），並確保正確執行，以保護膝關節。

重點提醒
側弓步是極佳的大腿內收肌群伸展運動，可以納入伸展訓練中，以提升髖關節靈活度與下肢活動範圍。

標示肌群：
- 腹直肌
- 腹外斜肌
- 臀中肌
- 闊筋膜張肌
- 髂腰肌
- 恥骨肌
- 內收長肌
- 內收大肌
- 股四頭肌
  - 股直肌
  - 股外側肌
  - 股內側肌
  - 股中間肌
- 髕骨；膝蓋骨
- 腓骨頭
- 股薄肌
- 縫匠肌
- 髕韌帶
- 脛前肌
- 腓腸肌
- 脛骨內側面
- 趾長伸肌
- 比目魚肌
- 趾長屈肌

伸展到的肌群

大腿內收肌：
- 恥骨肌
- 內收長肌
- 股薄肌
- 內收大肌深部

側弓步是伸展大腿內收肌群非常好的動作。

腿部肌群訓練

14　單腿屈膝下蹲

起始動作

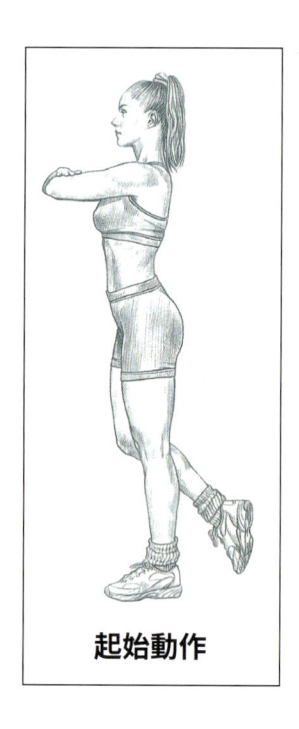

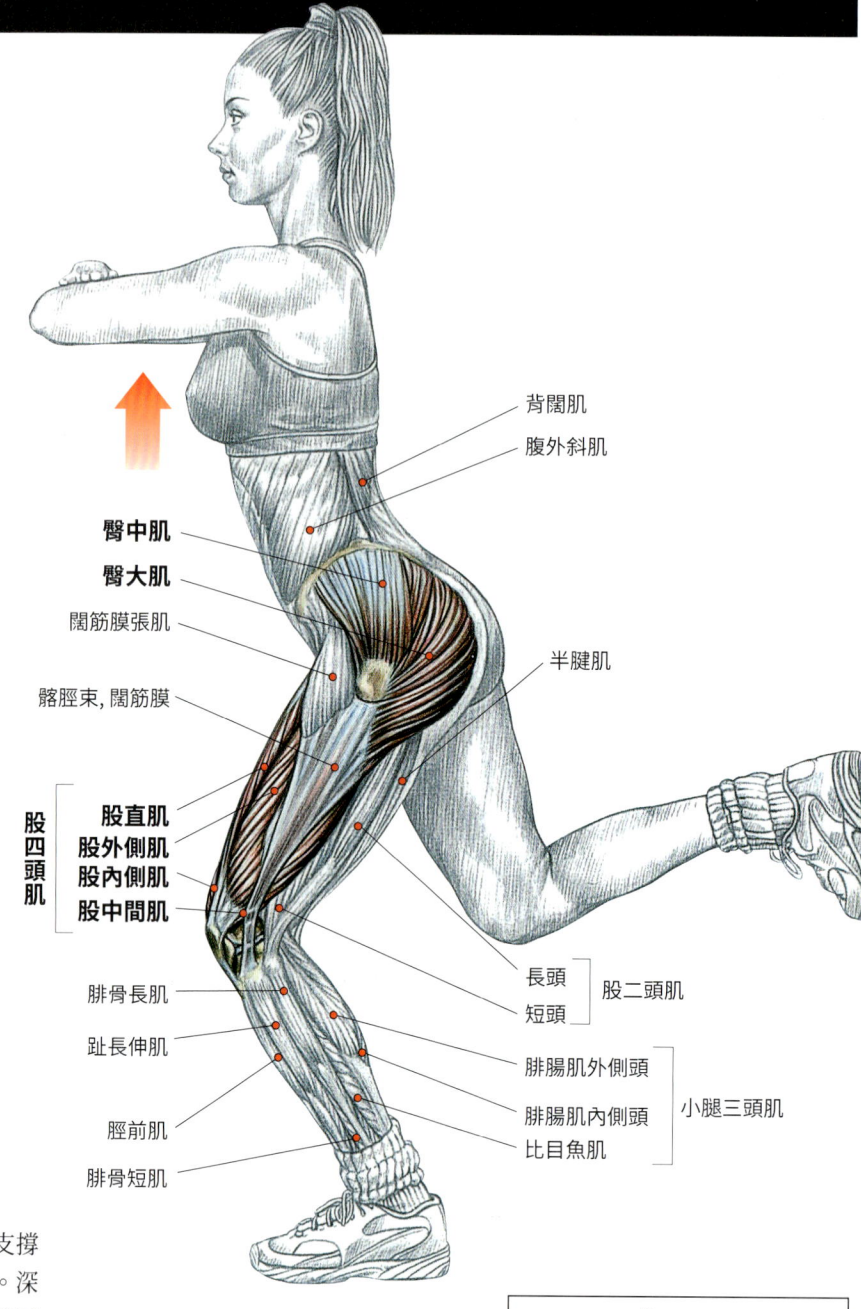

解剖標示：
- 背闊肌
- 腹外斜肌
- 臀中肌
- 臀大肌
- 闊筋膜張肌
- 髂脛束, 闊筋膜
- 半腱肌
- 股四頭肌
  - 股直肌
  - 股外側肌
  - 股內側肌
  - 股中間肌
- 股二頭肌
  - 長頭
  - 短頭
- 腓骨長肌
- 趾長伸肌
- 脛前肌
- 腓骨短肌
- 腓腸肌外側頭
- 腓腸肌內側頭
- 比目魚肌
- 小腿三頭肌

站姿，雙臂交叉於胸前，用一腿支撐身體重量，另一腿向後微微抬起。深吸氣，支撐腿緩緩屈膝下蹲，然後回到起始姿勢，動作結束時呼氣。此動作應緩慢執行，左右腿交替進行長組數訓練。主要鍛鍊到股四頭肌與臀大肌，並需要較高的平衡能力。

由於單腿承受全身重量，而且膝關節在半屈曲狀態下較不穩定，因此不應過度下蹲，以避免對膝關節造成過度壓力。不適合膝部有病痛的人。

變化式

- 為了更強烈刺激股四頭肌，建議保持膝蓋微屈，每次回復起始姿勢時不完全伸直腿部。
- 也可以將非支撐腿向前伸出，以增加動作難度。
- 為了提高穩定性，可以手持長棍支撐輔助平衡。

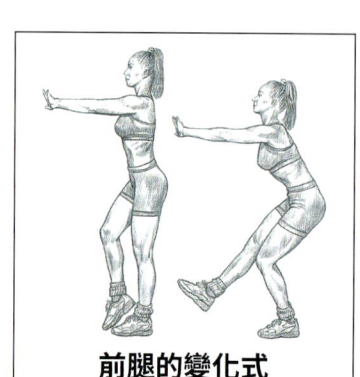

前腿的變化式

膝關節不穩定

當膝關節處於完全伸直（Extension）時，內外側副韌帶會繃緊以防止關節發生旋轉。此時，若單腳支撐並保持膝關節伸直，無需額外的肌肉力量來維持關節穩定性。然而，當膝關節屈曲（Flexion）時，內外側副韌帶會放鬆，此時關節的穩定完全依賴於肌肉的作用。

在膝關節屈曲伴隨旋轉（Rotation）時，半月板會向旋轉方向的前方移動。若隨後的膝關節伸直過程控制不當，可能會導致半月板未及時回到原位，進而被股骨髁夾住，造成半月板損傷。如果在夾傷瞬間，半月板的一小部分發生撕裂，可能需要進行手術移除受損組織。

預防膝關節受傷的關鍵

在進行兩側不對稱運動（如單腿屈膝下蹲或前弓步）時，必須控制動作的速度與膝關節的正確軌跡，以降低受傷風險並保護膝關節的穩定性。

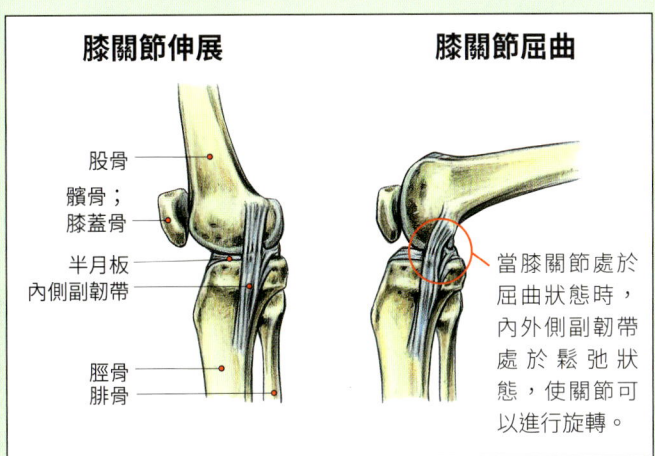

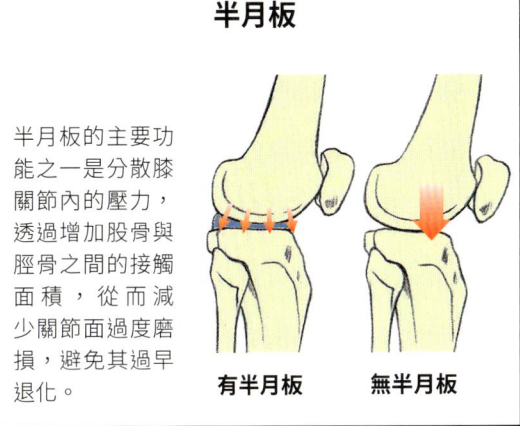

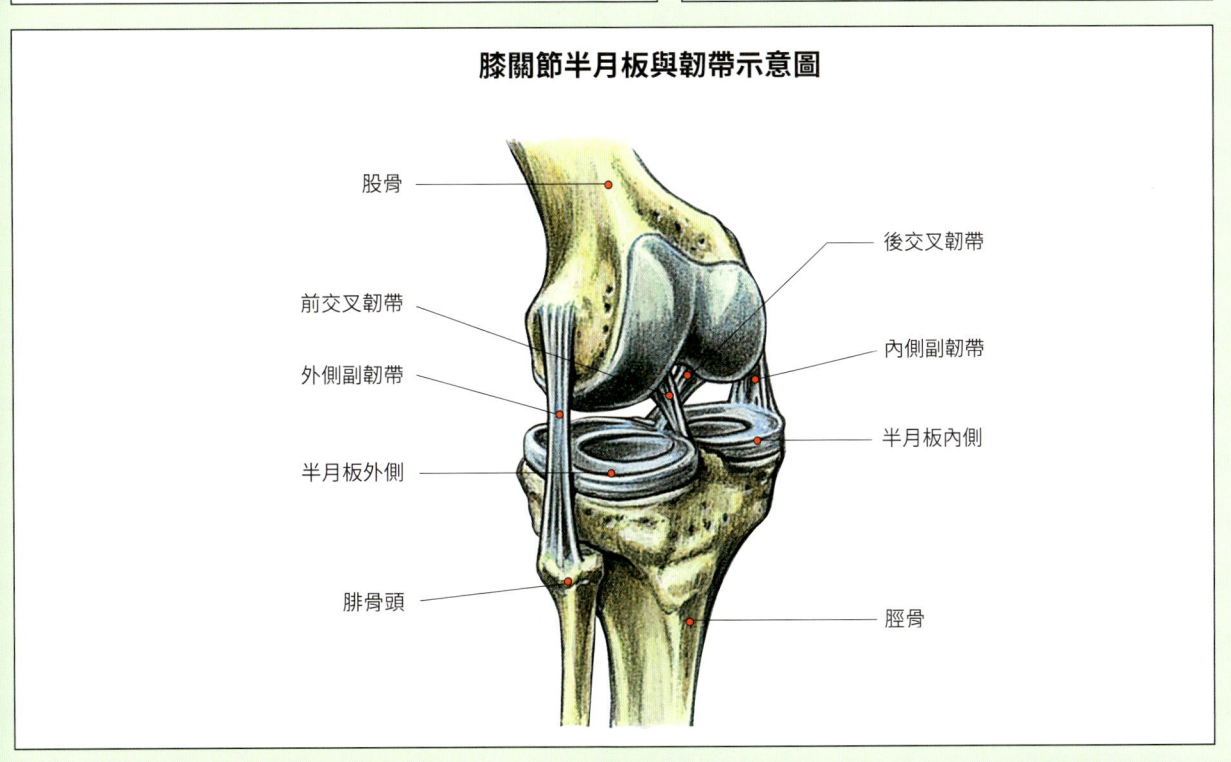

膝關節伸展 **膝關節屈曲**

股骨
髕骨；
膝蓋骨
半月板
內側副韌帶
脛骨
腓骨

當膝關節處於屈曲狀態時，內外側副韌帶處於鬆弛狀態，使關節可以進行旋轉。

半月板

半月板的主要功能之一是分散膝關節內的壓力，透過增加股骨與脛骨之間的接觸面積，從而減少關節面過度磨損，避免其過早退化。

有半月板 **無半月板**

膝關節半月板與韌帶示意圖

股骨
前交叉韌帶
外側副韌帶
半月板外側
腓骨頭
後交叉韌帶
內側副韌帶
半月板內側
脛骨

腿部肌群訓練 | 67

15　哈克蹲舉

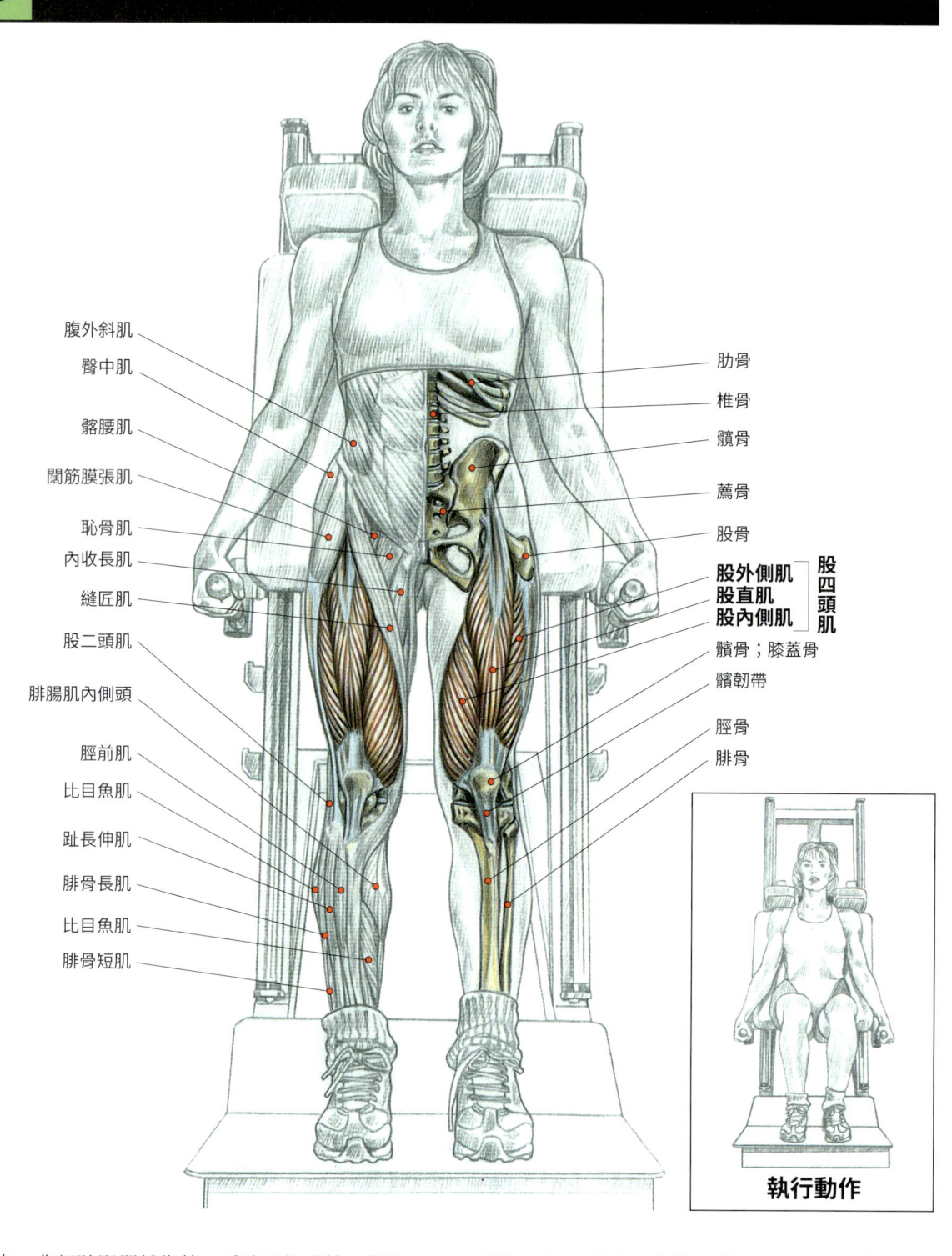

腹外斜肌
臀中肌
髂腰肌
闊筋膜張肌
恥骨肌
內收長肌
縫匠肌
股二頭肌
腓腸肌內側頭
脛前肌
比目魚肌
趾長伸肌
腓骨長肌
比目魚肌
腓骨短肌

肋骨
椎骨
髖骨
薦骨
股骨
股外側肌　
股直肌　　股四頭肌
股內側肌　
髕骨；膝蓋骨
髕韌帶
脛骨
腓骨

執行動作

雙腿伸直，背部貼緊器械靠墊，肩膀頂住肩墊，雙腳間距適中。深吸氣並解除安全鎖，進行屈膝下蹲，然後伸展雙腿回到起始位置，動作結束時呼氣。

主要鍛鍊股四頭肌，但腳部位置不同會影響訓練重點：腳放得越靠前，臀大肌參與越多；腳間距越寬，內收肌群參與越多。全程應收緊核心肌群，以穩定骨盆與脊柱，避免側向位移。

腿部肌群訓練

腿推舉 16

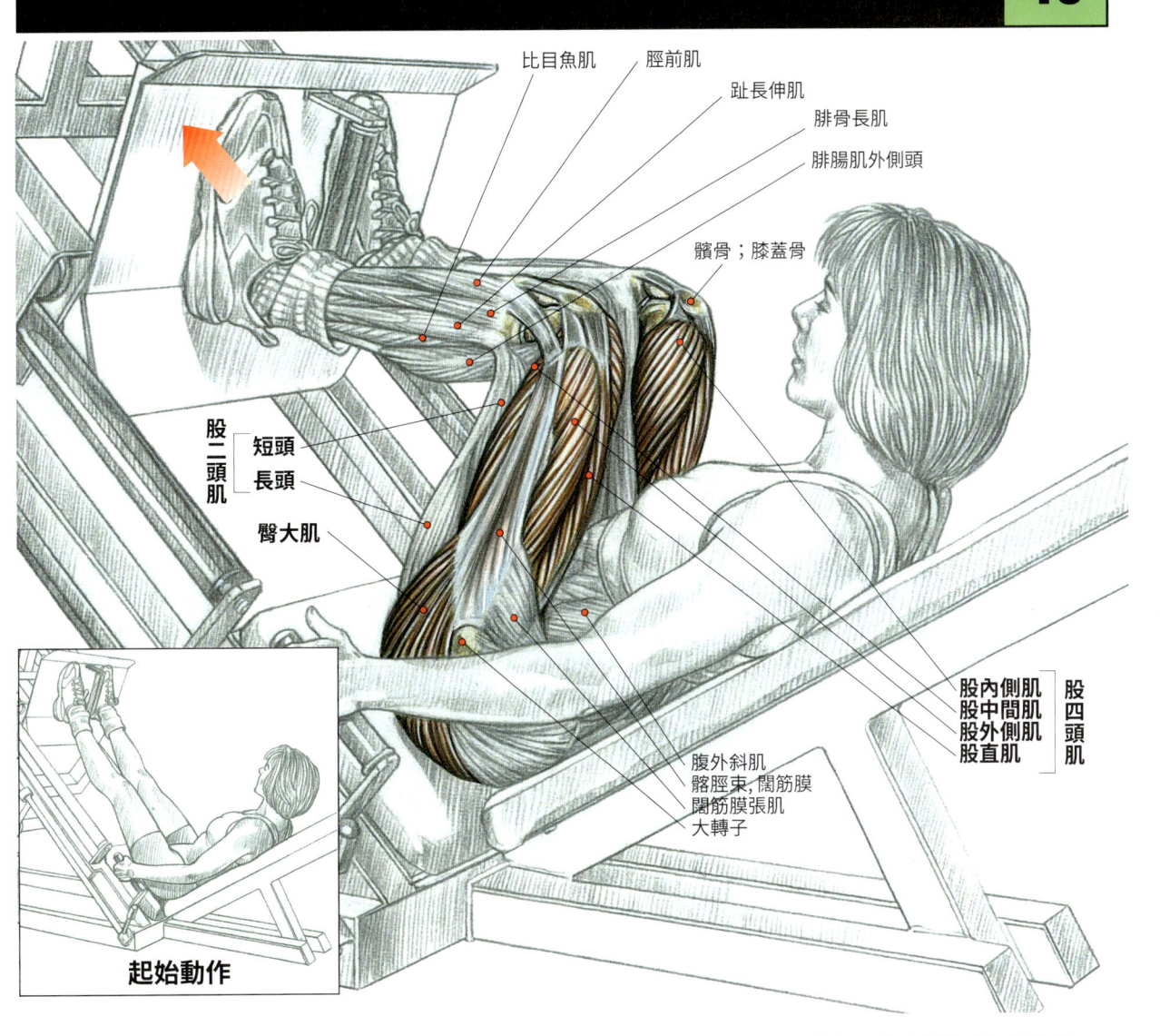

肌肉標示（圖中）：
- 比目魚肌
- 脛前肌
- 趾長伸肌
- 腓骨長肌
- 腓腸肌外側頭
- 髕骨；膝蓋骨
- 股二頭肌（短頭、長頭）
- 臀大肌
- 股內側肌
- 股中間肌
- 股外側肌
- 股直肌
- 股四頭肌
- 腹外斜肌
- 髂脛束, 闊筋膜
- 闊筋膜張肌
- 大轉子

起始動作

坐於器械上，背部貼緊靠墊，雙腳分開踩住踏板。深吸氣，雙腿前推並解除安全鎖，接著屈膝，使大腿盡可能貼近胸廓兩側。然後伸展雙腿將踏板推起（膝蓋不要鎖死）回到起始位置，動作結束時呼氣。完成一組後，先將安全鎖就定位，再放回踏板，以免踏板墜落。

腳的位置會影響訓練重點：腳放在踏板靠下方會優先鍛鍊股四頭肌；腳放在踏板靠上方會更刺激到臀大肌與腿後肌群；腳間距較寬會更強烈刺激到內收肌群。

重點提醒

此動作適合脊椎不宜承受大重量的人，但務必保持臀部與背部貼緊靠墊。使用過重的負荷可能導致薦髂關節移位，從而引發嚴重的肌肉痙攣與疼痛，因此應謹慎選擇訓練重量。

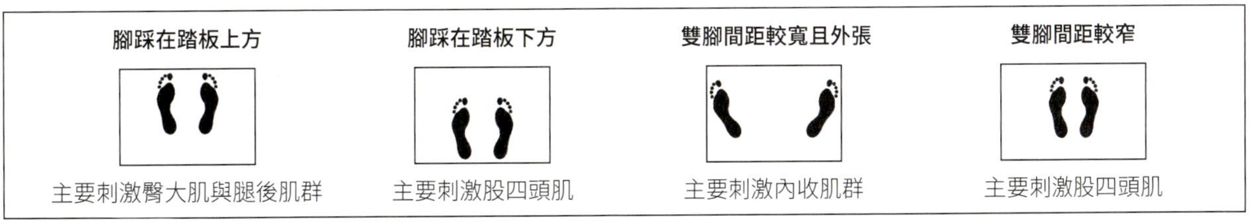

腳踩在踏板上方	腳踩在踏板下方	雙腳間距較寬且外張	雙腳間距較窄
主要刺激臀大肌與腿後肌群	主要刺激股四頭肌	主要刺激內收肌群	主要刺激股四頭肌

腿部肌群訓練

17 大腿伸展

執行動作
結束
起始

標示肌肉/解剖構造（主圖）
- 髂前上棘
- 腹直肌（腱膜下）
- 髂腰肌
- 恥骨肌
- 內收長肌
- 縫匠肌
- **股直肌**
- **股內側肌**
- 髕骨；膝蓋骨
- 髕韌帶
- 腹外斜肌
- 臀中肌
- 闊筋膜張肌
- 髂脛束, 闊筋膜
- 臀大肌
- **股外側肌**
- **股中間肌**
- 脛前肌
- 趾長伸肌
- 腓骨長肌
- 比目魚肌

股四頭肌（解剖圖）
- 髖骨
- 髂前上棘
- 股骨頸
- 大轉子
- **股外側肌**
- **股中間肌**
- 尾骨
- **股直肌**
- **股內側肌**
- 髕骨；膝蓋骨
- 髕韌帶
- 脛骨粗隆
- 半月板
- 腓骨

股四頭肌

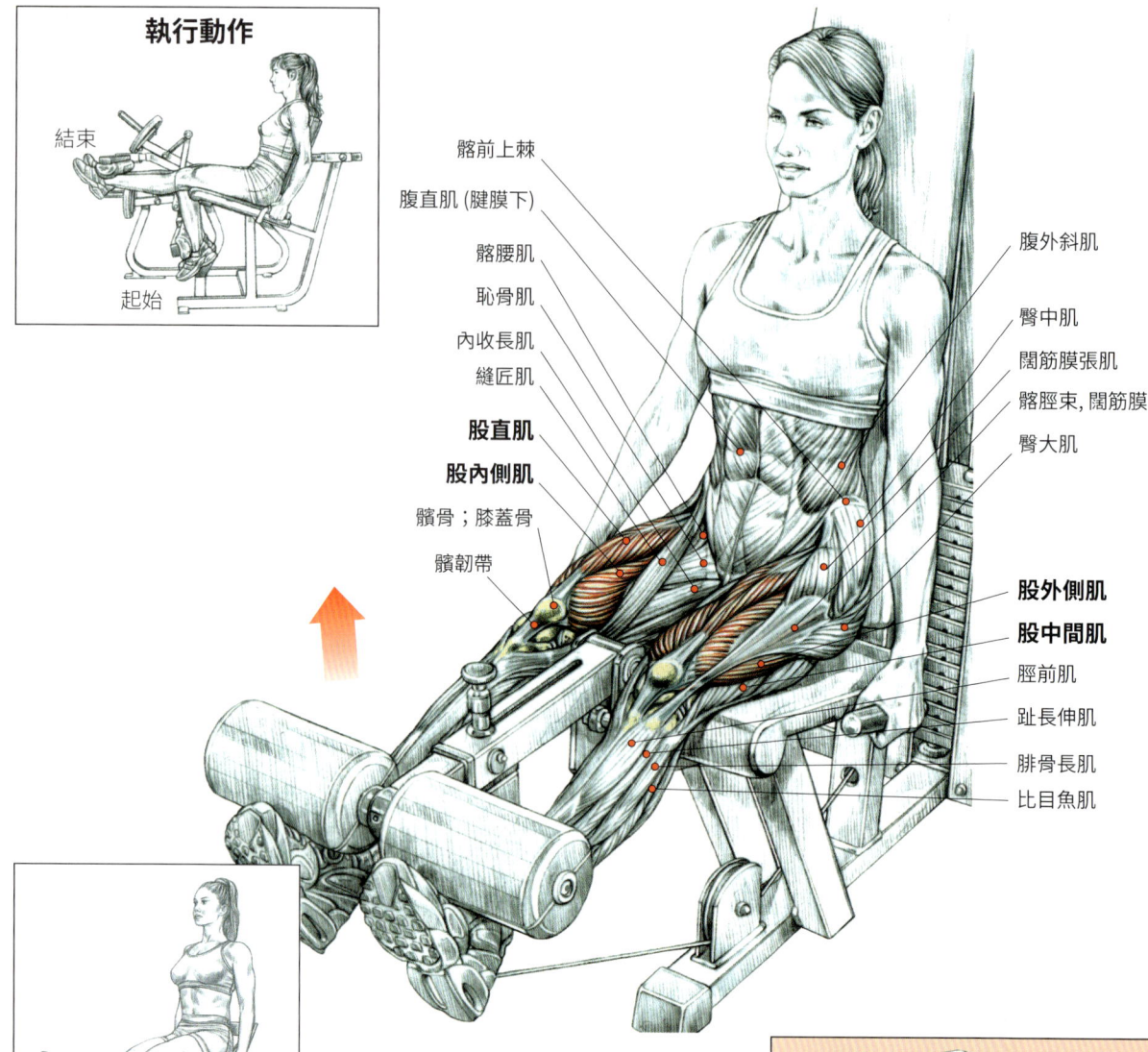

無器械變化式

如果沒有器械設備，也可以坐在椅子上做腿部伸展。單腿輪流伸展，並在腿部完全伸展時專注於肌肉收縮。

與器械式腿部伸展相同，上半身向後傾斜得越多，股四頭肌中的股直肌就參與越多。

坐在大腿伸展機上，背部貼緊靠墊，雙手抓住握把以保持上半身穩定。膝蓋彎曲，腳踝抵在腿墊下方。深吸氣，伸展雙腿至與地面平行，動作結束時呼氣，再緩緩回到原位。此動作是很好的股四頭肌單關節（膝）訓練。

椅背傾斜角度越大，骨盆會越趨向後傾，這會增加股直肌（膝、髖雙關節肌肉）被動拉伸，使其在腿部伸展時承受較高的負荷。這個動作特別推薦給初學者，可幫助建立足夠的大腿力量，為進階的多關節訓練動作做好準備。

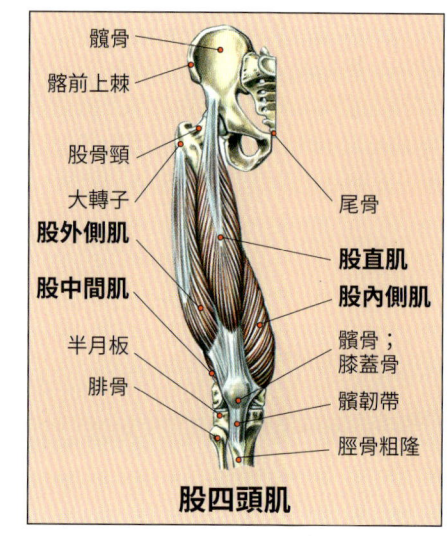

腿部肌群訓練

韌帶過度鬆弛

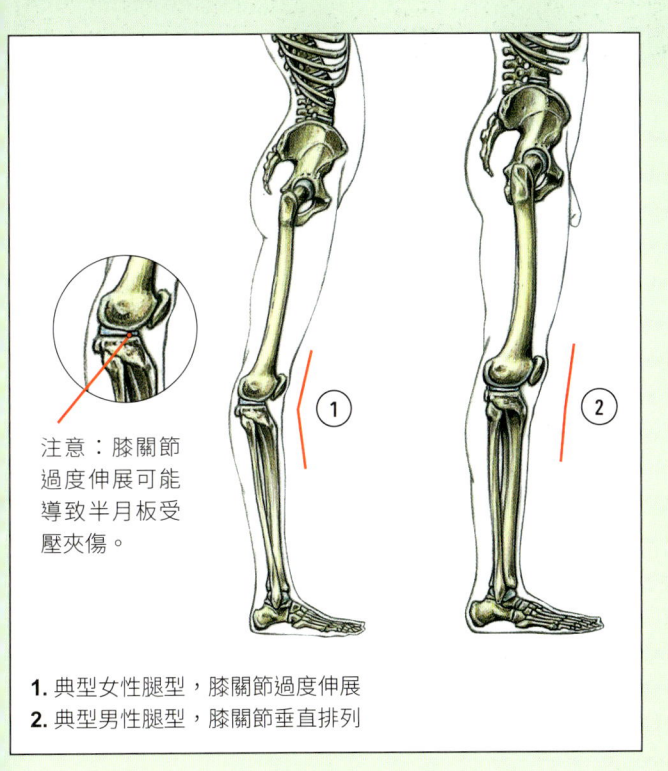

女性由於生殖功能的關係，韌帶往往較為鬆弛，這使得骨盆活動度較低的關節（薦髂關節與恥骨聯合）能夠輕微移動，以利於分娩時胎兒順利通過產道。此現象可能導致某些特定的體態特徵，例如膝關節在完全伸直時會過度伸展，呈現反曲的樣子。

儘管膝關節過度伸展通常不會構成病理問題，但在某些情況下，可能會導致特定的併發症，例如半月板夾傷：當膝關節過快伸直時，半月板可能來不及回到正確位置，從而夾在股骨與脛骨之間，導致壓迫性損傷；在高負重訓練（如腿推舉或蹲舉）中，這種風險可能會增加。

由於上述風險，建議健身時避免膝關節完全伸直，而應保持微屈，防止不必要的壓力；在進行蹲舉或腿推舉等負重訓練時，避免鎖死膝關節，以減少對半月板的衝擊。

預防性建議主要適用於患有病理性膝關節過度伸展的人。對於一般人來說，膝關節在完全伸展時並不會產生問題，因為在正常情況下，關節結構會像柱子一樣垂直排列，提供自然的穩定性。

注意：膝關節過度伸展可能導致半月板受壓夾傷。

1. 典型女性腿型，膝關節過度伸展
2. 典型男性腿型，膝關節垂直排列

髕骨脫臼

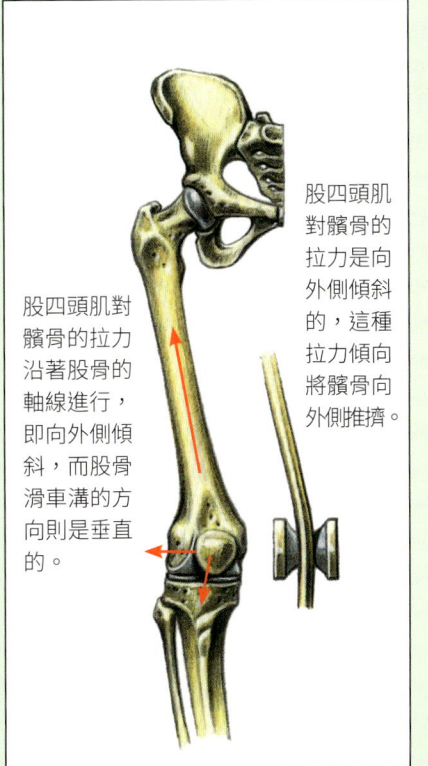

股四頭肌對髕骨的牽引方向與股骨軸線一致，即向外側呈斜向拉力。這種力量會使髕骨有外側脫位的可能。然而，股骨外側髁較為突出，能夠限制髕骨向外滑脫。此外，股內側肌下部的肌纖維也會幫助將髕骨拉回內側，防止脫位。

相較於男性，女性在以下條件影響下，更容易發生髕骨外側脫位：股骨的斜角較大（大腿骨較傾斜，使髕骨更容易受外拉力影響）；股骨外側髁的突起較小（提供的阻擋力較弱）；韌帶鬆弛度較高；股內側與外側肌張力不足。

為了預防髕骨外側脫位，建議進行大腿伸展器械訓練（p.70），能有效強化股四頭肌下部，特別是股內側肌，有助於穩定髕骨。

重點提醒

女性的韌帶鬆弛度會隨著月經週期變化，在排卵期達到最高峰。在此期間，膝關節受傷的風險最高。

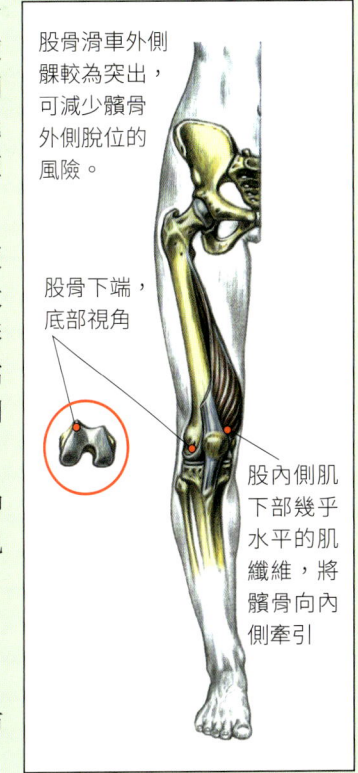

股四頭肌對髕骨的拉力沿著股骨的軸線進行，即向外側傾斜，而股骨滑車溝的方向則是垂直的。

股四頭肌對髕骨的拉力是向外側傾斜的，這種拉力傾向將髕骨向外側推擠。

股骨滑車外側髁較為突出，可減少髕骨外側脫位的風險。

股骨下端，底部視角

股內側肌下部幾乎水平的肌纖維，將髕骨向內側牽引

腿部肌群訓練　71

18 抬腿

起始動作

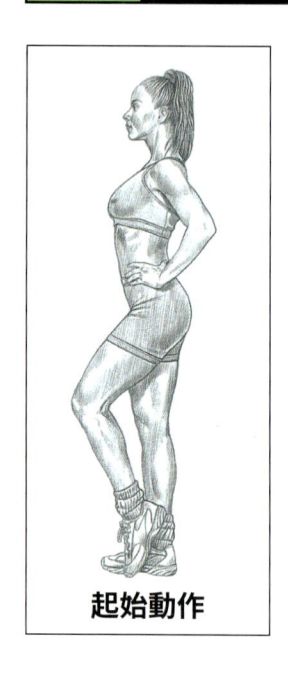

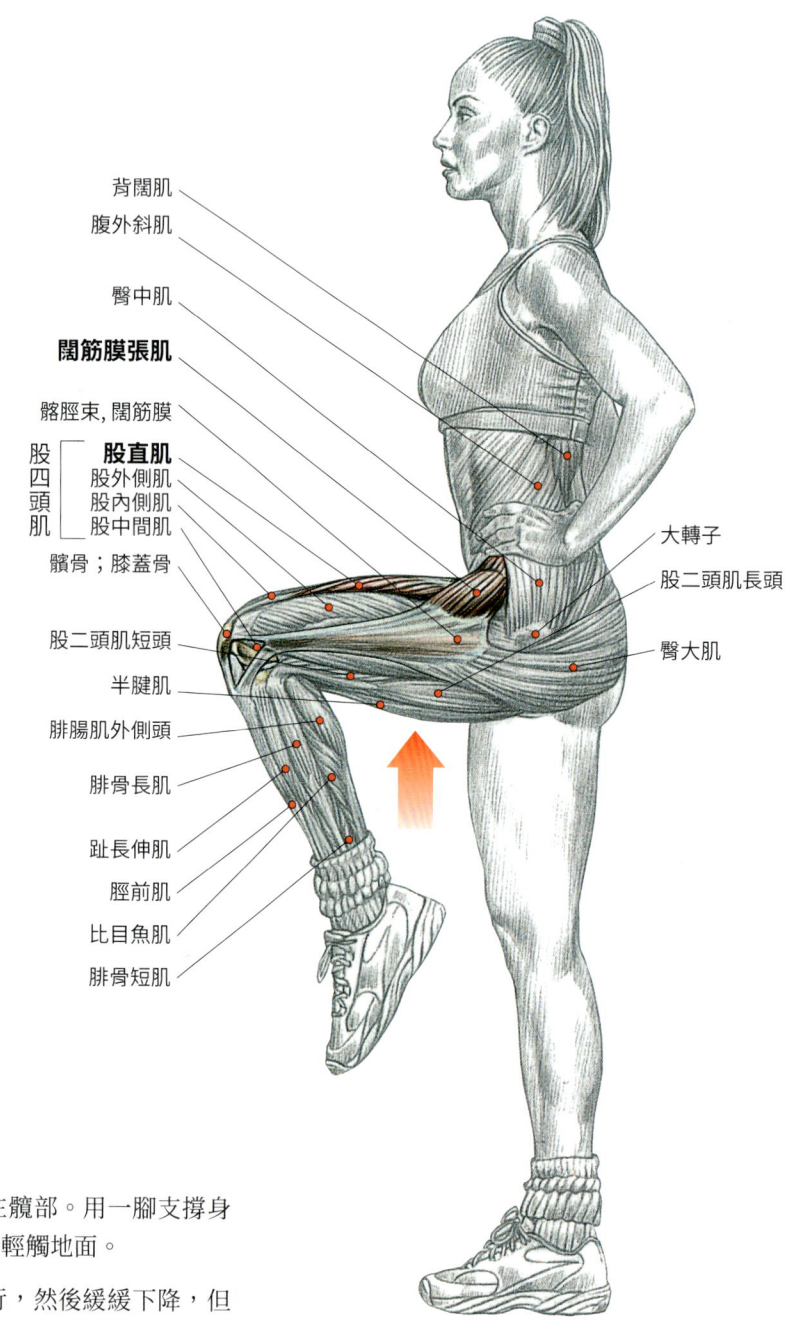

- 背闊肌
- 腹外斜肌
- 臀中肌
- **闊筋膜張肌**
- 髂脛束, 闊筋膜
- 股四頭肌 { **股直肌** / 股外側肌 / 股內側肌 / 股中間肌 }
- 髕骨；膝蓋骨
- 股二頭肌短頭
- 半腱肌
- 腓腸肌外側頭
- 腓骨長肌
- 趾長伸肌
- 脛前肌
- 比目魚肌
- 腓骨短肌
- 大轉子
- 股二頭肌長頭
- 臀大肌

站姿，背部保持平直，雙手放在髖部。用一腳支撐身體重量，另一腳向前微屈，腳尖輕觸地面。

抬起前側腿，使大腿與地面平行，然後緩緩下降，但不要讓腳觸地，隨即重複動作。

主要鍛鍊到股直肌與闊筋膜張肌。此外，其它輔助的髖屈肌，如髂腰肌、縫匠肌與恥骨肌也會參與發力。

為提升訓練效果，建議快速抬腿以刺激肌肉收縮，但放下時應該緩慢控制，增加肌肉張力與穩定性。

腿部肌群訓練

髂腰肌
- 腰大肌
- 小腰肌
- 髂肌

恥骨肌
闊筋膜張肌
股直肌
縫匠肌
股外側肌
股直肌
股內側肌

髖關節屈肌

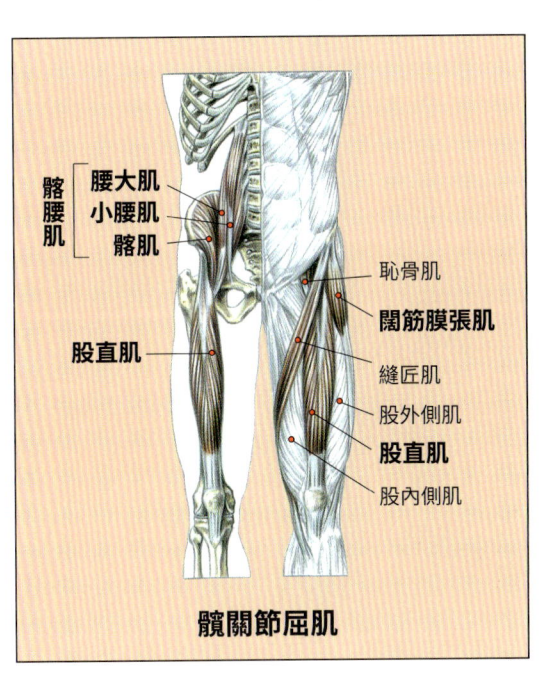

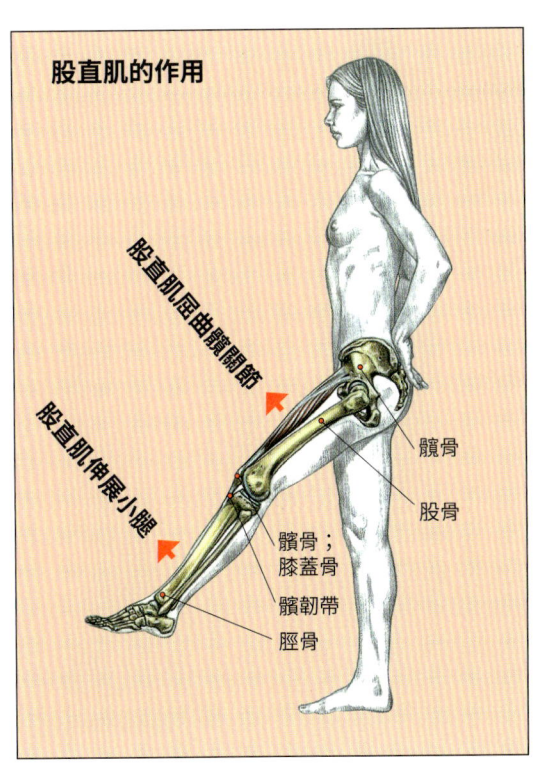

股直肌示意圖

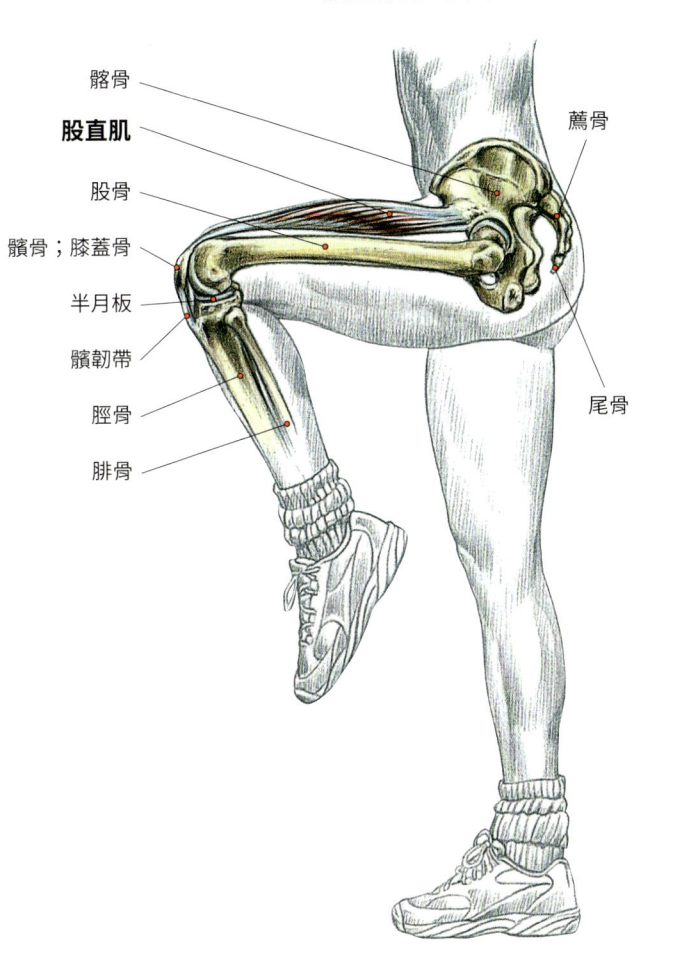

髂骨
股直肌
股骨
髕骨；膝蓋骨
半月板
髕韌帶
脛骨
腓骨

薦骨
尾骨

股直肌的作用

股直肌屈曲髖關節
股直肌伸展小腿

髖骨
股骨
髕骨；膝蓋骨
髕韌帶
脛骨

股直肌是股四頭肌中唯一的雙關節肌，其橫跨膝關節與髖關節兩個關節。因此，股直肌不僅是強力的腿部伸展肌，同時也是強力的髖關節屈肌，而這項功能在此訓練動作中尤為重要。

腿部肌群訓練 | 73

19　負重抬腿

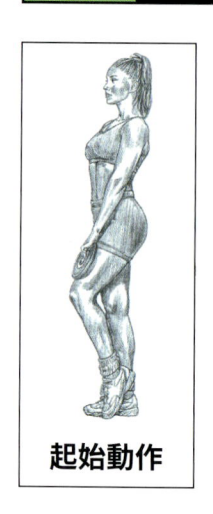

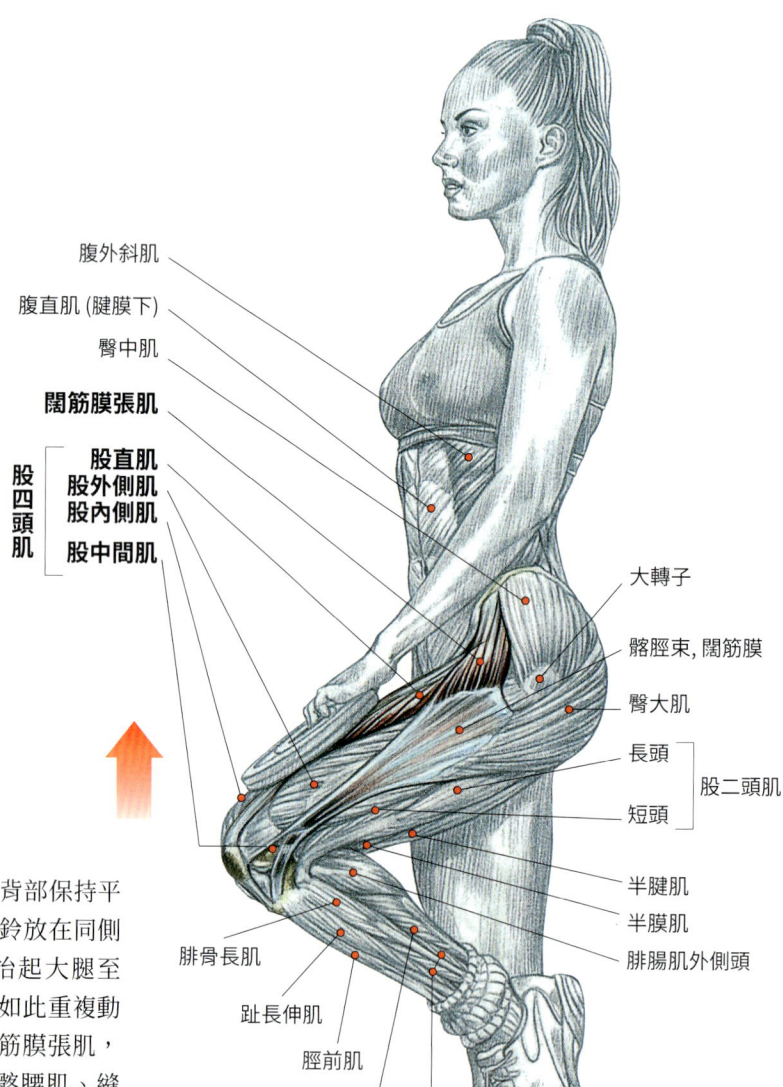

起始動作

肌肉標示：
- 腹外斜肌
- 腹直肌（腱膜下）
- 臀中肌
- 闊筋膜張肌
- 股四頭肌
  - 股直肌
  - 股外側肌
  - 股內側肌
  - 股中間肌
- 大轉子
- 髂脛束, 闊筋膜
- 臀大肌
- 股二頭肌
  - 長頭
  - 短頭
- 半腱肌
- 半膜肌
- 腓腸肌外側頭
- 腓骨長肌
- 趾長伸肌
- 脛前肌
- 比目魚肌
- 腓骨短肌

站姿，單腳支撐全身重量，背部保持平直，單手抓住一個槓片或啞鈴放在同側略微抬起的大腿上。接著抬起大腿至最高點後再回到起始位置，如此重複動作。主要鍛鍊到股直肌與闊筋膜張肌，此外其它輔助的髖屈肌 (如髂腰肌、縫匠肌與恥骨肌) 也會參與發力。

重點提醒

為了增加身體穩定性，可以靠牆站立或手扶穩固物體來輔助平衡。此動作有兩種執行方式：

- 使用較重的負荷 (超過 10 公斤)，並以較慢的速度屈曲髖關節，這種方法主要用於肌肥大。
- 使用較輕的負荷 (少於 10 公斤)，並以 15 個以上反覆次數的長組數訓練，有助於提升肌耐力。

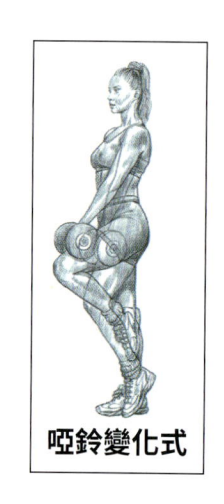

啞鈴變化式

股四頭肌伸展

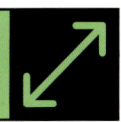

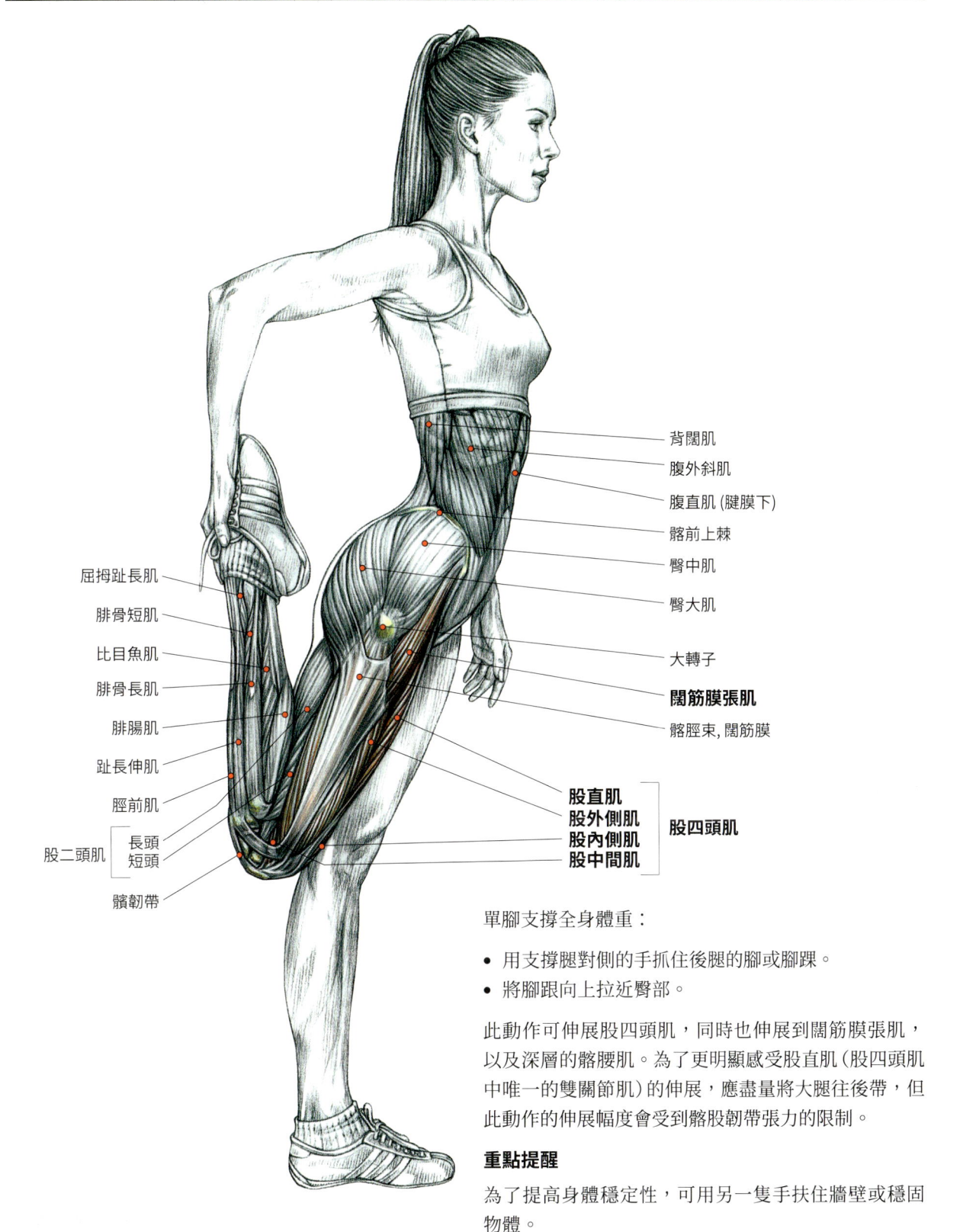

背闊肌
腹外斜肌
腹直肌 (腱膜下)
髂前上棘
臀中肌
臀大肌
大轉子
闊筋膜張肌
髂脛束, 闊筋膜

屈拇趾長肌
腓骨短肌
比目魚肌
腓骨長肌
腓腸肌
趾長伸肌
脛前肌
股二頭肌 [長頭 / 短頭]
髕韌帶

股直肌
股外側肌
股內側肌 } 股四頭肌
股中間肌

單腳支撐全身體重：

- 用支撐腿對側的手抓住後腿的腳或腳踝。
- 將腳跟向上拉近臀部。

此動作可伸展股四頭肌，同時也伸展到闊筋膜張肌，以及深層的髂腰肌。為了更明顯感受股直肌（股四頭肌中唯一的雙關節肌）的伸展，應盡量將大腿往後帶，但此動作的伸展幅度會受到髂股韌帶張力的限制。

重點提醒

為了提高身體穩定性，可用另一隻手扶住牆壁或穩固物體。

20 地板內收肌伸展

解剖標示（上圖）： 股內側肌、髂腰肌、錐狀肌、腹直肌、髕骨；膝蓋骨、縫匠肌、恥骨肌、股薄肌、半膜肌、半腱肌、腓腸肌內側頭、內收長肌、內收大肌、比目魚肌、臀大肌、腓腸肌內側頭、脛骨、趾長伸肌、脛前肌、股內側肌、股直肌、股外側肌、闊筋膜、股薄肌、內收長肌、恥骨肌、縫匠肌、闊筋膜張肌、髂腰肌、臀中肌、腹外斜肌

執行動作

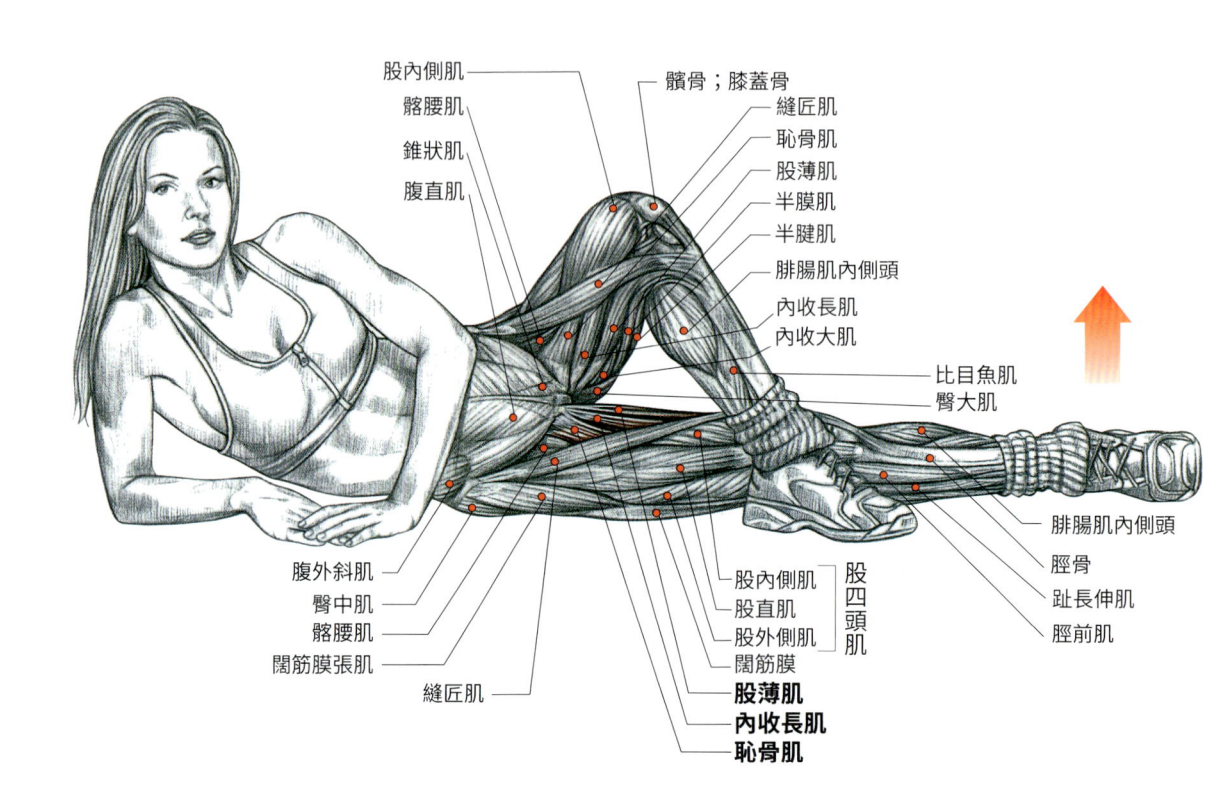

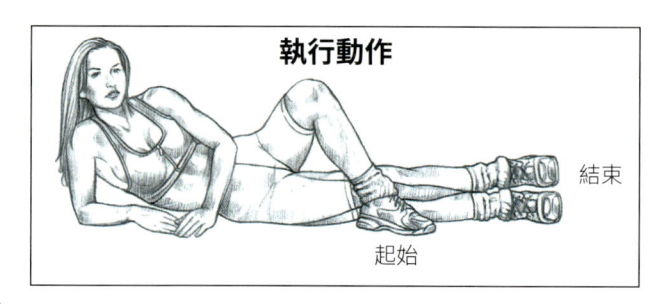

側臥，以手肘撐起上半身，下方腿伸直，上方腿膝蓋彎曲並將腳放在下方腿的膝蓋前方。接著盡可能抬高下方腿，保持 2 至 3 秒不動，然後回到起始位置，如此重複動作。

這個動作的幅度較小，但能有效訓練恥骨肌、內收短肌、內收長肌、內收小肌（此為內收大肌的上部，非獨立肌肉），並將更多負荷集中於內收大肌和股薄肌。

緩慢執行 10 到 20 次反覆次數可得到良好效果。為了增加訓練強度，可在每次反覆之間維持約 10 秒的等長收縮。

側臥變化式

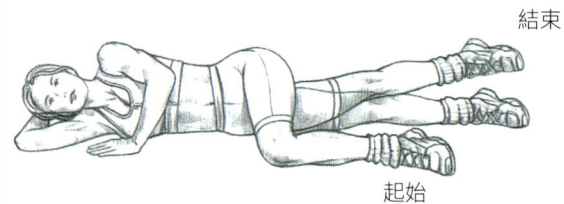

此動作也可在完全側臥的姿勢下進行，起始時雙膝靠地。最好在夠厚的墊子上進行，以避免股骨上端外側的大轉子部位因過度摩擦地板而產生不適。

低滑輪內收肌訓練　21

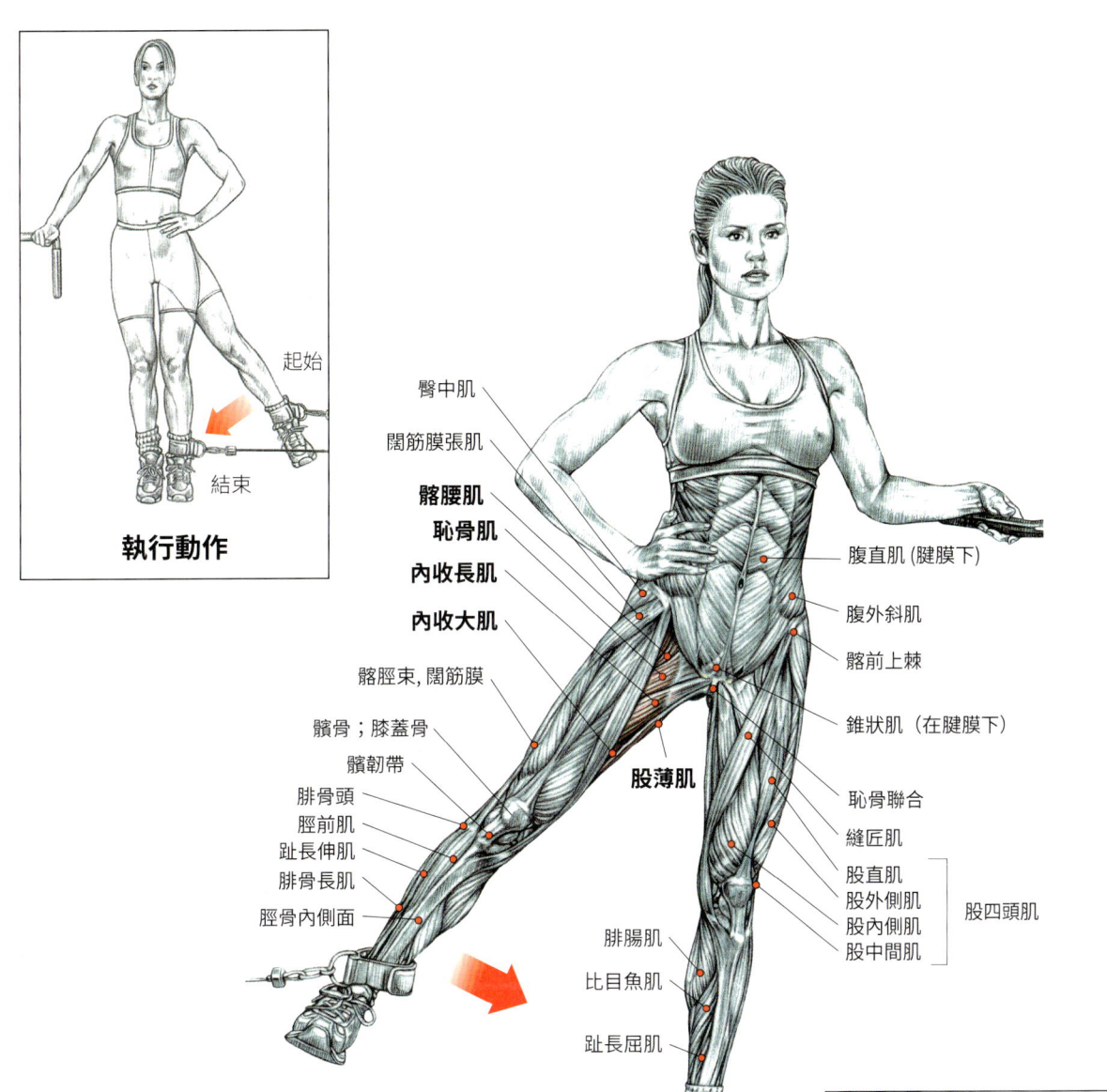

執行動作

起始
結束

- 臀中肌
- 闊筋膜張肌
- **髂腰肌**
- **恥骨肌**
- **內收長肌**
- **內收大肌**
- 髂脛束, 闊筋膜
- 髕骨；膝蓋骨
- 髕韌帶
- 腓骨頭
- 脛前肌
- 趾長伸肌
- 腓骨長肌
- 脛骨內側面
- 腹直肌（腱膜下）
- 腹外斜肌
- 髂前上棘
- 錐狀肌（在腱膜下）
- **股薄肌**
- 恥骨聯合
- 縫匠肌
- 股直肌 ┐
- 股外側肌 ├ 股四頭肌
- 股內側肌 │
- 股中間肌 ┘
- 腓腸肌
- 比目魚肌
- 趾長屈肌

- 恥骨肌
- 內收長肌
- 股薄肌
- 內收大肌

先將一腿綁住低位滑輪，另一腿離開滑輪一步站立支撐身體重量，支撐腿側的手可以扶住機架或其它固定物維持穩定。大腿內側肌肉收縮，將滑輪朝支撐腿靠近（也可以越過支撐腿前方），然後回到起始位置。

此動作可鍛鍊到整個大腿內收肌群，包括：恥骨肌、內收短肌、內收長肌、內收大肌、內收小肌（此為內收大肌的上部，並非獨立肌肉）、股薄肌，特別適合雕塑大腿內側線條，建議進行長組數訓練以達到塑形效果。

腿部肌群訓練　77

22 器械式內收肌訓練

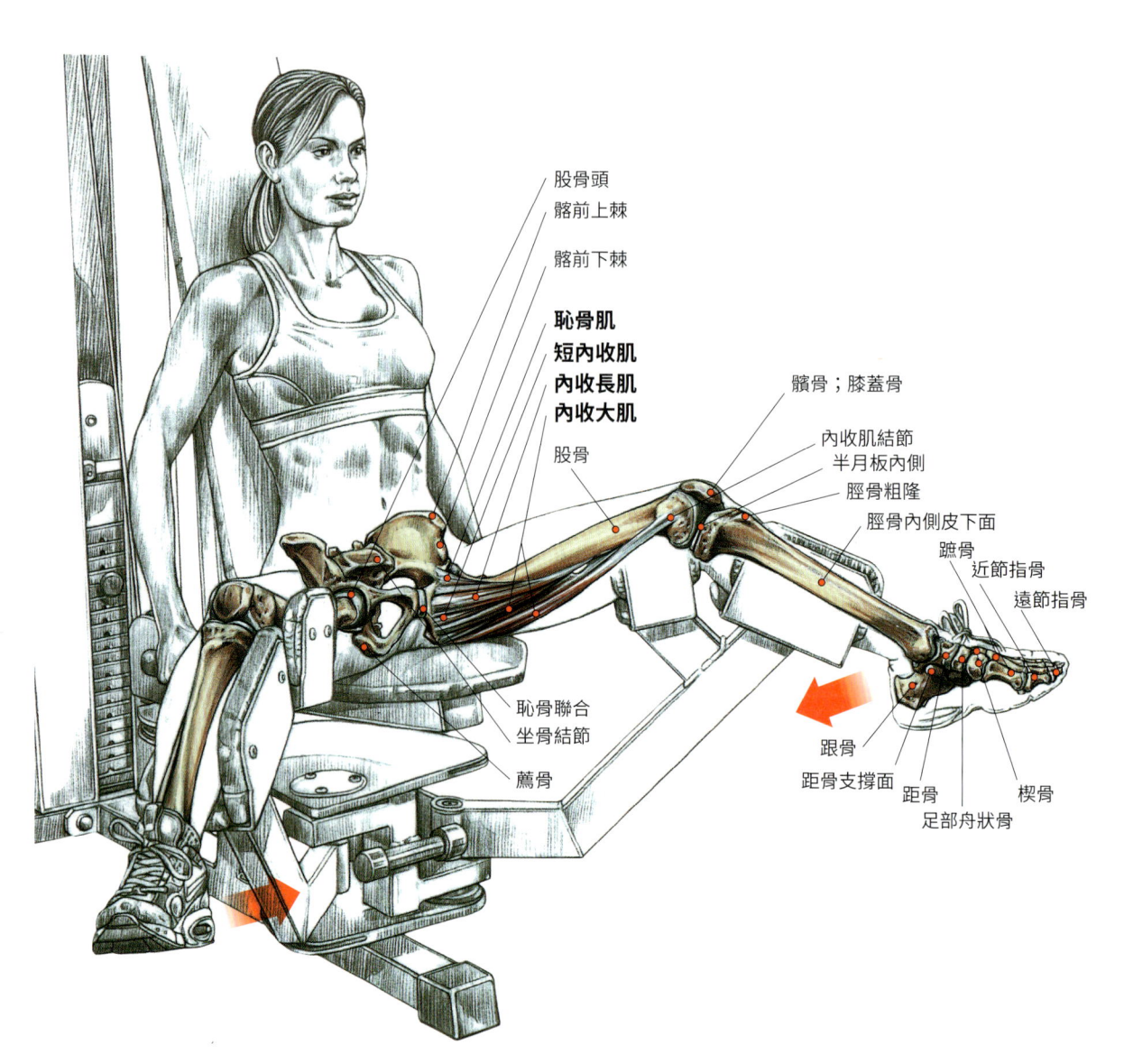

股骨頭
髂前上棘
髂前下棘

恥骨肌
短內收肌
內收長肌
內收大肌

股骨

髕骨；膝蓋骨
內收肌結節
半月板內側
脛骨粗隆
脛骨內側皮下面
蹠骨
近節指骨
遠節指骨

恥骨聯合
坐骨結節
薦骨

跟骨
距骨支撐面　距骨　楔骨
足部舟狀骨

坐在髖關節內收訓練機的座墊上，雙腿分開靠在腿墊的外側。然後內收肌出力讓大腿盡可能靠攏，然後控制動作回到起始位置。

此訓練鍛鍊到整個內收肌群，包括：恥骨肌、內收大肌、內收小肌、內收長肌、內收短肌、股薄肌。

與前一個低滑輪內收肌訓練相比，這項訓練可使用較重的負荷，但動作幅度較小。建議長組數訓練到感受肌肉燃燒感。

重點提醒

因為內收肌群在劇烈運動中容易受傷，故此訓練可用於強化內收肌群。若目標為增強肌力，建議逐步增加負重，進行高負荷訓練。在訓練結束後，搭配內收肌的專項伸展運動，幫助肌肉放鬆以預防受傷。

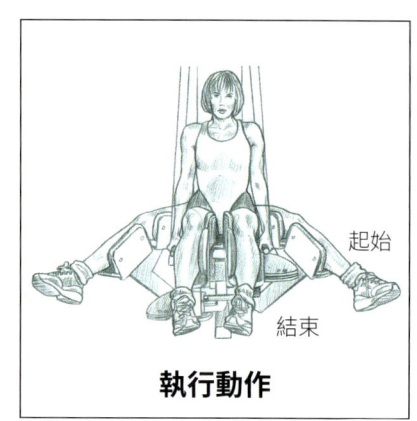

起始
結束

執行動作

內收肌群

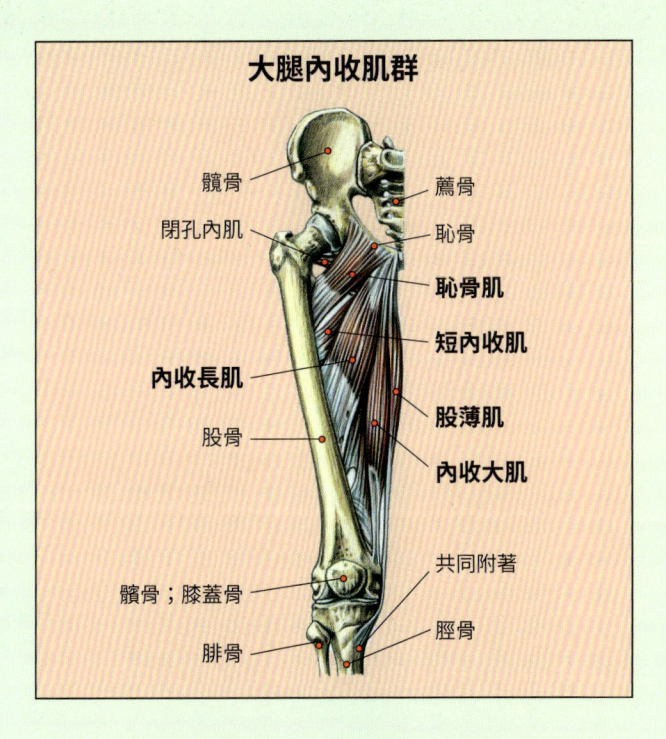

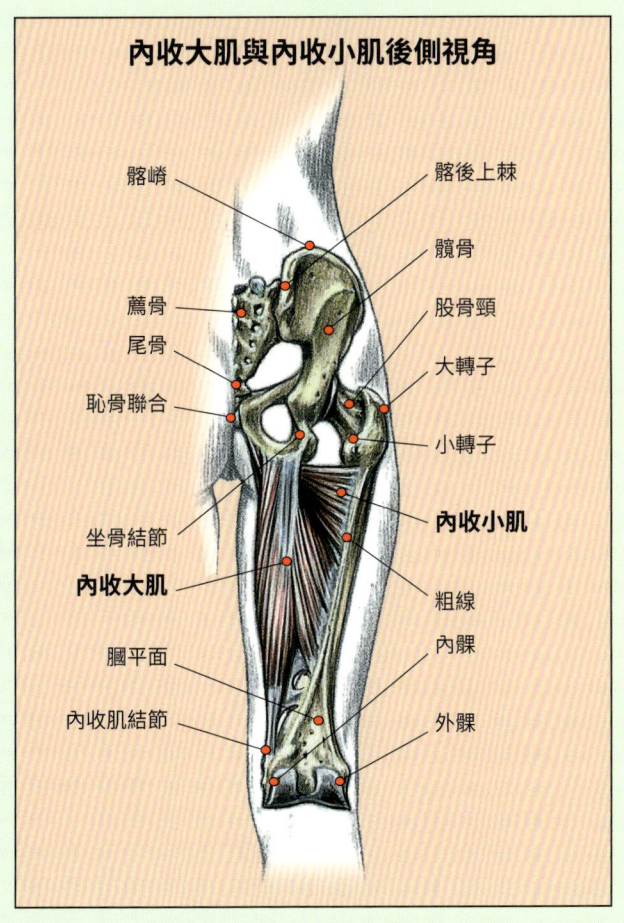

大腿內收肌群

- 髖骨
- 閉孔內肌
- **內收長肌**
- 股骨
- 髕骨；膝蓋骨
- 腓骨
- 薦骨
- 恥骨
- **恥骨肌**
- **短內收肌**
- **股薄肌**
- **內收大肌**
- 共同附著
- 脛骨

內收大肌與內收小肌後側視角

- 髂嵴
- 薦骨
- 尾骨
- 恥骨聯合
- 坐骨結節
- **內收大肌**
- 膕平面
- 內收肌結節
- 髂後上棘
- 髖骨
- 股骨頸
- 大轉子
- 小轉子
- **內收小肌**
- 粗線
- 內踝
- 外踝

腿部肌群訓練　79

股二頭肌短頭

在腿後肌的所有屈肌部分，只有股二頭肌短頭是單關節肌，僅負責屈曲小腿。

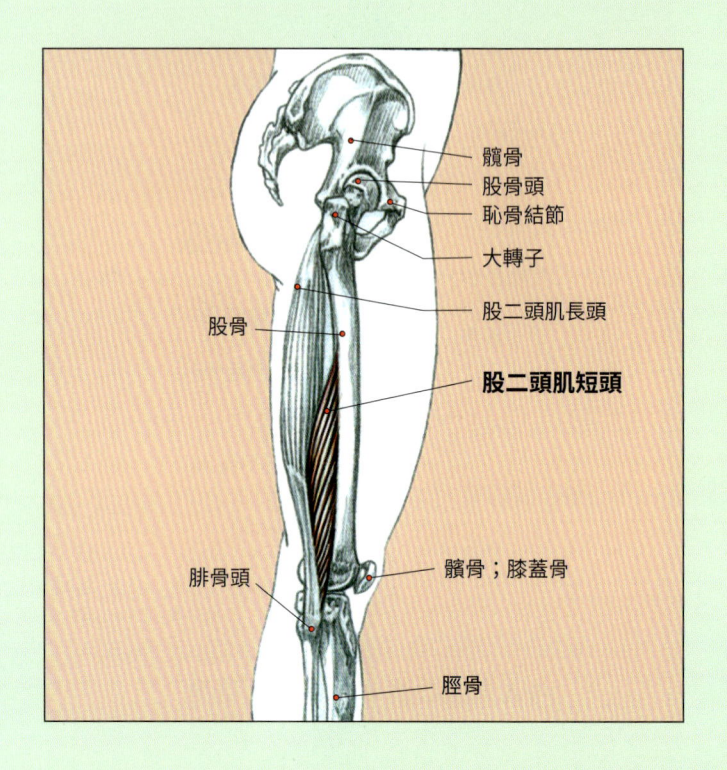

- 髖骨
- 股骨頭
- 恥骨結節
- 大轉子
- 股二頭肌長頭
- 股骨
- **股二頭肌短頭**
- 腓骨頭
- 髕骨；膝蓋骨
- 脛骨

膕肌 (膝後肌)

膕肌位於膝關節後側的小腿深層處。它與腿後肌群及小腿腓腸肌共同參與膝關節的屈曲。

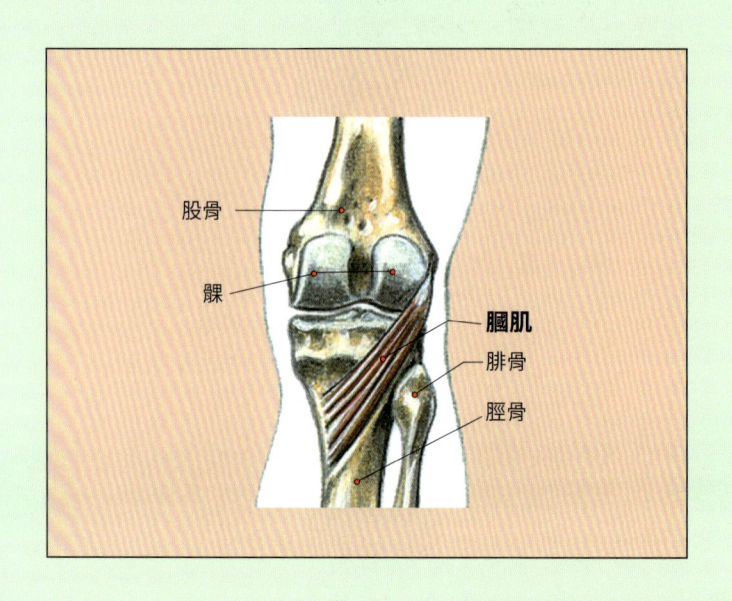

- 股骨
- 髁
- **膕肌**
- 腓骨
- 脛骨

腿後肌群

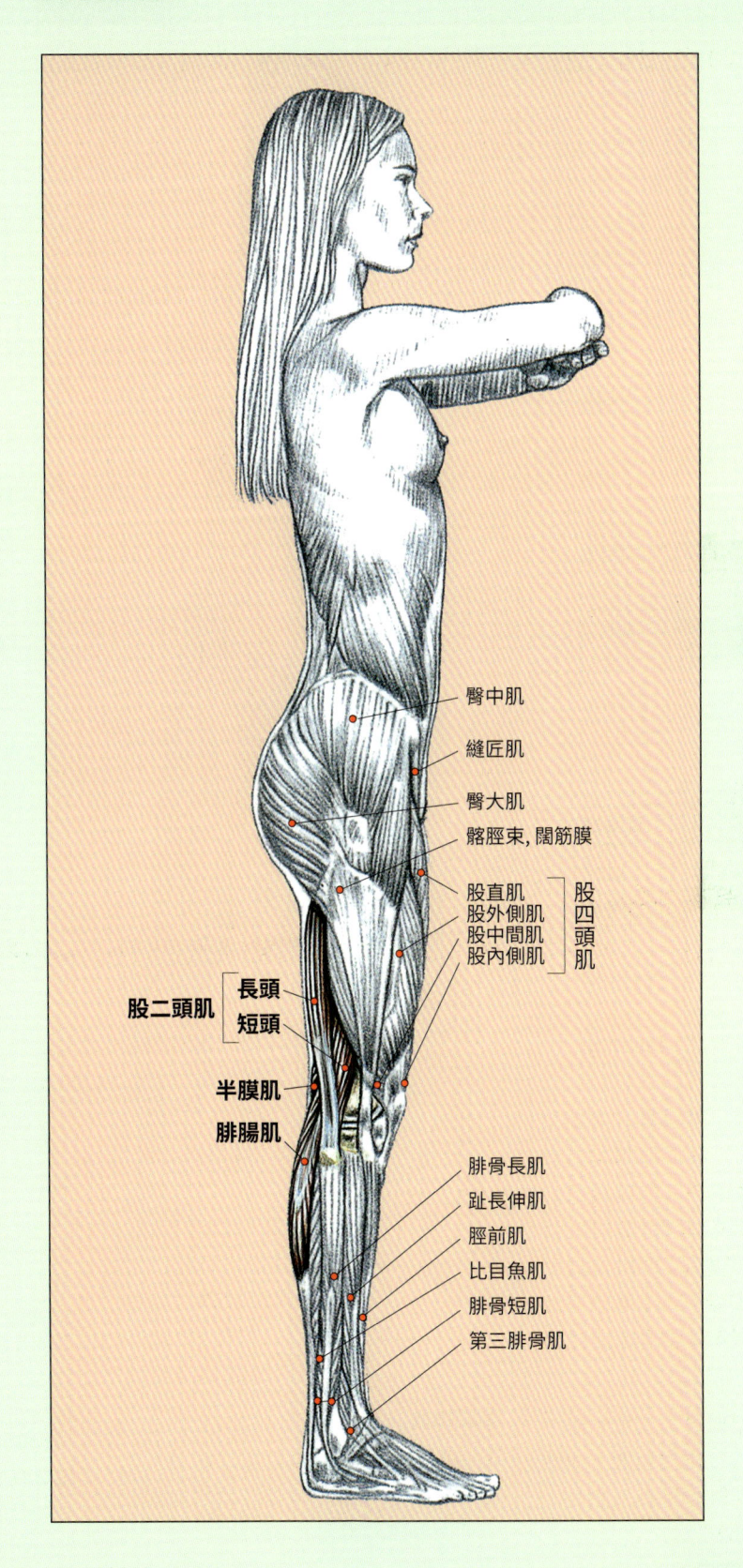

臀中肌
縫匠肌
臀大肌
髂脛束, 闊筋膜
股直肌
股外側肌　股四頭肌
股中間肌
股內側肌

股二頭肌 ─ 長頭
　　　　　 短頭

半膜肌
腓腸肌

腓骨長肌
趾長伸肌
脛前肌
比目魚肌
腓骨短肌
第三腓骨肌

腿部肌群訓練　81

23　內收肌夾球

仰臥變化式

肋骨
椎骨
髂骨
薦骨
股骨頭
恥骨聯合

恥骨肌

內收長肌
內收小肌
內收大肌

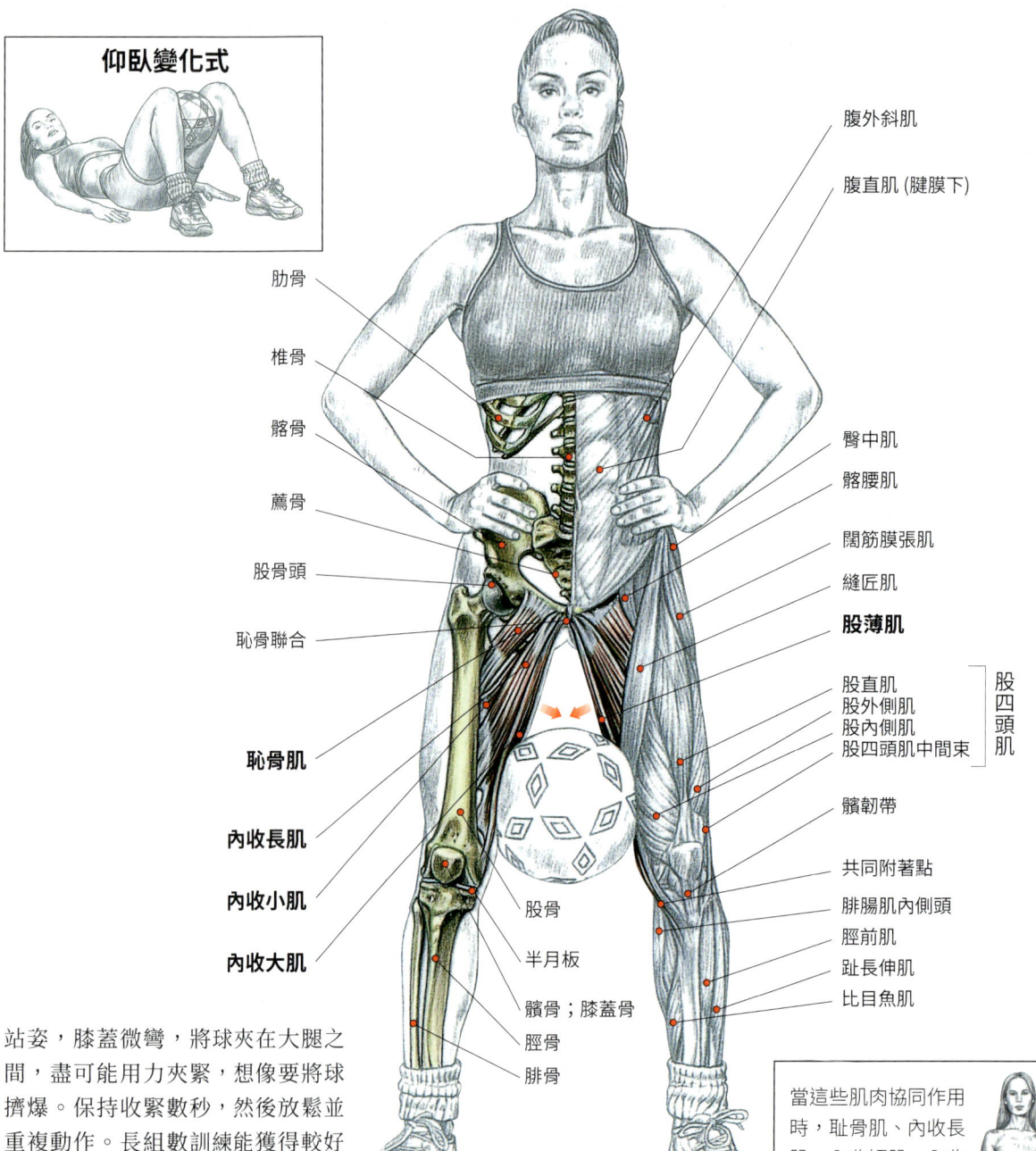

股骨
半月板
髕骨；膝蓋骨
脛骨
腓骨

腹外斜肌
腹直肌 (腱膜下)

臀中肌
髂腰肌
闊筋膜張肌
縫匠肌
股薄肌

股直肌　　┐
股外側肌　│股
股內側肌　│四
股四頭肌中間束 ┘頭肌

髕韌帶
共同附著點
腓腸肌內側頭
脛前肌
趾長伸肌
比目魚肌

站姿，膝蓋微彎，將球夾在大腿之間，盡可能用力夾緊，想像要將球擠爆。保持收緊數秒，然後放鬆並重複動作。長組數訓練能獲得較好的效果。此外，也可以在夾緊後長時間保持等長收縮。為了達到最佳效果，此訓練應持續至肌肉產生燃燒感。

此動作主要訓練到整個內收肌群，特別是內收大肌、內收小肌、內收長肌、內收短肌、股薄肌。此外，也能輔助訓練到恥骨肌。

重點提醒

由於此動作在肌肉收縮時是等長收縮，關節移動極少或幾乎沒有移動，因此髖關節不適者也可以練習。

當這些肌肉協同作用時，恥骨肌、內收長肌、內收短肌、內收大肌、內收小肌和股薄肌的主要功能是使股骨內收、屈曲和外旋。這些內收肌群在收攏大腿時的力量強大，古羅馬人亦稱之為「貞潔的守護者」。

腿後肌肌肉撕裂傷

腿後肌在蹲舉中的作用

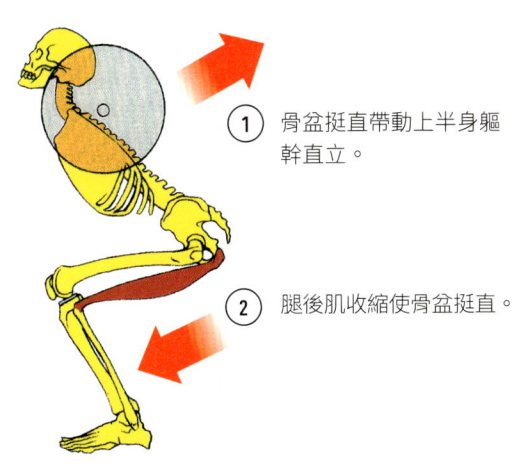

① 骨盆挺直帶動上半身軀幹直立。

② 腿後肌收縮使骨盆挺直。

在蹲舉過程中，腿後肌群收縮以使骨盆挺直。同時，由於腹部與下背肌群的收縮將軀幹與骨盆穩定連結，防止軀幹過度前傾。

腿後肌群

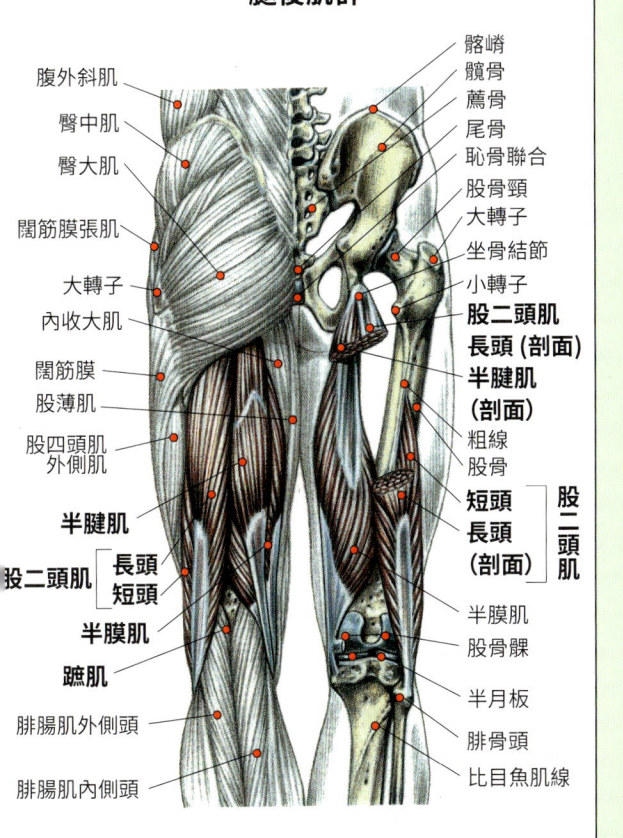

腹外斜肌
臀中肌
臀大肌
闊筋膜張肌
大轉子
內收大肌
闊筋膜
股薄肌
股四頭肌外側肌
半腱肌
股二頭肌 長頭 短頭
半膜肌
蹠肌
腓腸肌外側頭
腓腸肌內側頭

髂嵴
髖骨
薦骨
尾骨
恥骨聯合
股骨頸
大轉子
坐骨結節
小轉子
股二頭肌長頭（剖面）
半腱肌（剖面）
粗線
股骨
短頭
長頭（剖面） 〕股二頭肌
半膜肌
股骨髁
半月板
腓骨頭
比目魚肌線

腿後肌群撕裂傷的成因

腿後肌肌肉撕裂傷是重量訓練中相當常見的受傷類型，最常發生於蹲舉，尤其是當軀幹過度前傾時。此時，整個腿後肌群（除了股二頭肌短頭）都處於極度被動拉長的狀態，且會猛烈收縮以挺直骨盆，這可能導致肌肉撕裂，通常發生在肌群的上部或中部。

腿後肌撕裂傷也可能發生於腿後肌屈曲器械訓練，尤其是在負荷過重與動作起始階段（雙腿完全伸直、肌肉處於被動拉伸狀態）時，受傷風險最高。

儘管腿後肌的肌肉纖維撕裂範圍較小，且通常不會造成嚴重損傷（完整的肌肉斷裂或肌腱剝離極為罕見），但這種損傷仍然非常疼痛，且容易產生併發症。

事實上，在腿後肌撕裂後，受傷部位常會形成疤痕組織，這可能導致疼痛，並在運動時產生摩擦使得活動不便。此外，這種疤痕的彈性差，在高強度運動時容易二度撕裂。

預防腿後肌群撕裂傷

為了避免腿後肌群撕裂傷，應該定期進行特定的腿後肌伸展，可安排在完整的伸展訓練課程中，或是在蹲舉、硬舉及腿後肌訓練的組間加入輕度伸展。

某些重量訓練動作能同時強化與伸展腿後肌，具有保護肌肉的效果，例如：早安運動（上身前屈）、直膝硬舉、屈膝硬舉。這些訓練動作可同時強化肌肉與增加柔軟度，有助於降低受傷風險。

腿後肌撕裂後的復健

為了避免疤痕組織形成，必須儘早開始復健訓練。在受傷一週後，應開始進行溫和的腿後肌伸展運動，其目的在於：輕微拉伸受傷肌群、幫助疤痕組織變得更具柔軟度。這樣可以減少疤痕在恢復訓練時二度撕裂的風險。

重點提醒

纖維化疤痕也可以請物理治療師進行專業手法按摩或器械按摩來改善，這些方法可以幫助疤痕組織變得比較有彈性，減少運動時的不適與受傷風險。

腿部肌群訓練 | 83

24 早安運動（上身前屈）

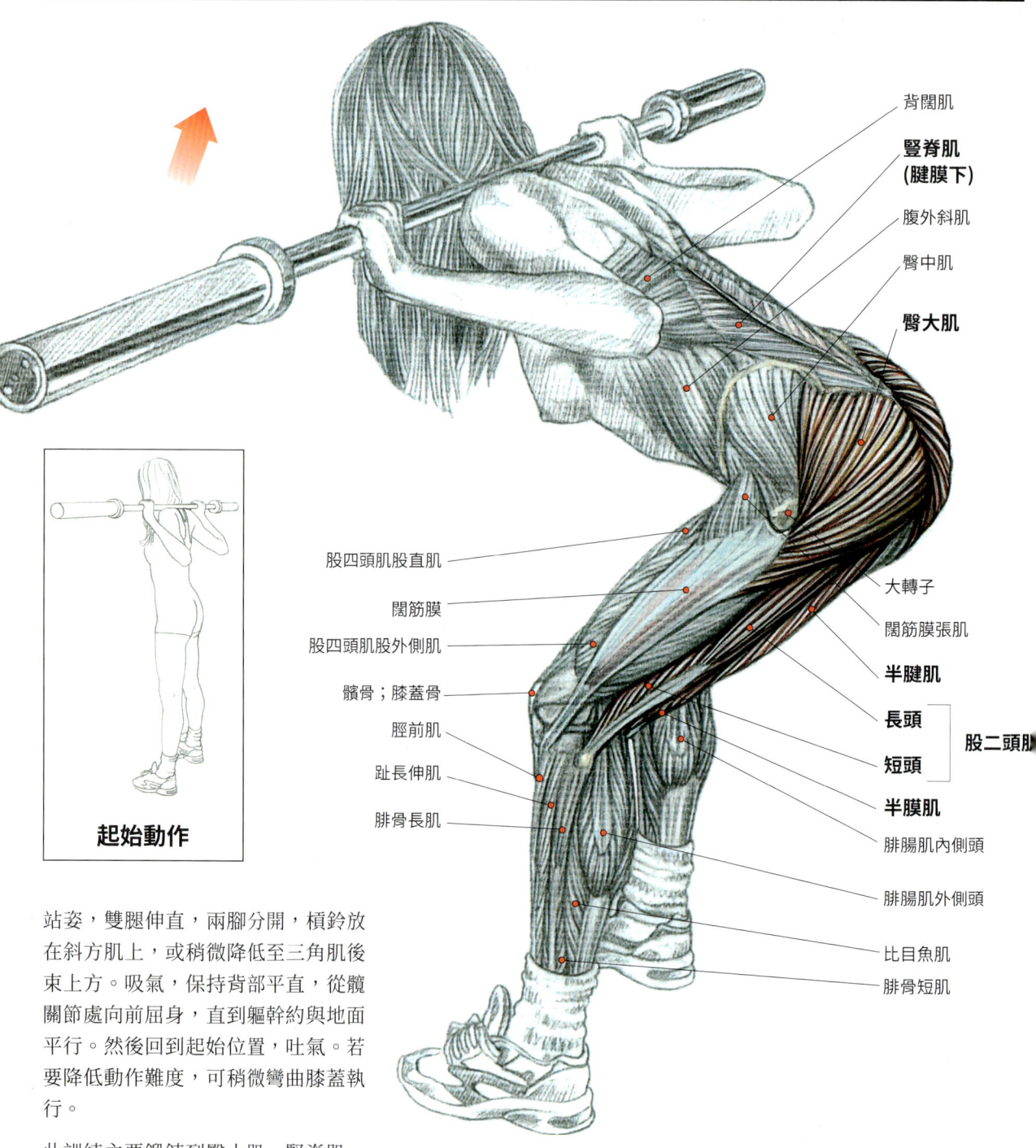

背闊肌
豎脊肌（腱膜下）
腹外斜肌
臀中肌
臀大肌
大轉子
闊筋膜張肌
半腱肌
長頭
短頭 } 股二頭肌
半膜肌
腓腸肌內側頭
腓腸肌外側頭
比目魚肌
腓骨短肌

股四頭肌股直肌
闊筋膜
股四頭肌股外側肌
髕骨；膝蓋骨
脛前肌
趾長伸肌
腓骨長肌

起始動作

站姿，雙腿伸直，兩腳分開，槓鈴放在斜方肌上，或稍微降低至三角肌後束上方。吸氣，保持背部平直，從髖關節處向前屈身，直到軀幹約與地面平行。然後回到起始位置，吐氣。若要降低動作難度，可稍微彎曲膝蓋執行。

此訓練主要鍛鍊到臀大肌、豎脊肌、腿後肌群（除了股二頭肌短頭，因其僅負責膝關節屈曲）。除了膝關節屈曲，腿後肌的主要作用還包括骨盆後傾，當腹部核心與腰薦部肌群等長收縮時，能協助將軀幹挺直。

早安運動的正確姿勢

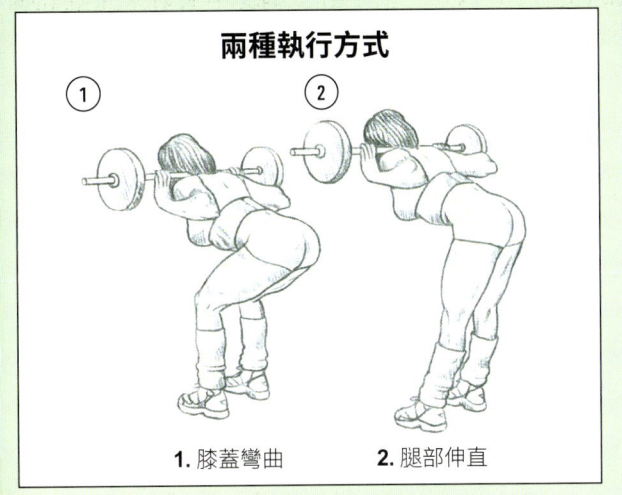

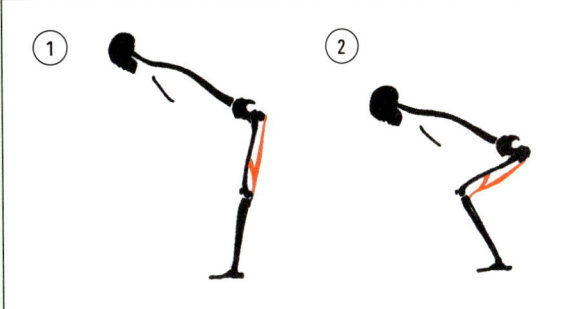

兩種執行方式

1. 膝蓋彎曲　　2. 腿部伸直

1. 雙腿伸直時，上身前傾的動作會將腿後肌拉長至伸展狀態，從而在軀幹挺直時更能感受到肌肉的收縮。
2. 膝蓋彎曲時，上身前傾可減少腿後肌的張力，從而使髖關節的屈曲動作較為容易。

骨盆屈曲過程中肌肉的穩定作用

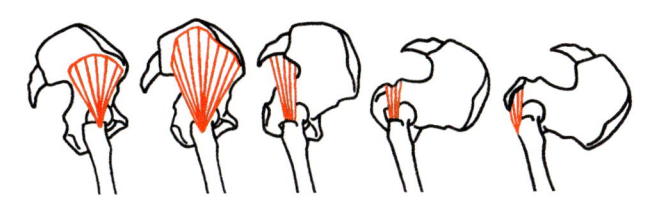

臀大肌　臀中肌　梨狀肌　內閉孔肌　股方肌

腿後肌縮短

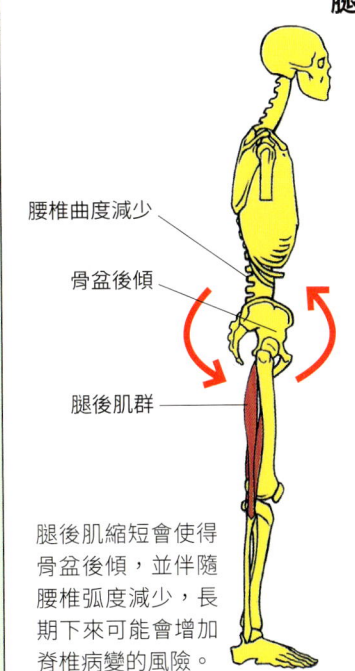

腰椎曲度減少
骨盆後傾
腿後肌群

腿後肌縮短會使得骨盆後傾，並伴隨腰椎弧度減少，長期下來可能會增加脊椎病變的風險。

在現代社會中，長時間維持坐姿可能導致某些人腿後肌縮短。這會使其骨盆後傾，讓脊椎喪失正常的生理曲線。將導致他們的姿勢不良，例如臀部內收、背部弓起，長期下來可能引發脊椎問題。

為了減少這種腿後肌縮短的常見現象，建議時常做腿後肌伸展運動，例如：輕負荷的早安運動、雙腿伸直且輕重量的直膝硬舉。此外，在完成腿後肌訓練後，應執行幾組腿後肌伸展運動，以維持肌肉的柔軟度並減輕骨盆後傾的影響。

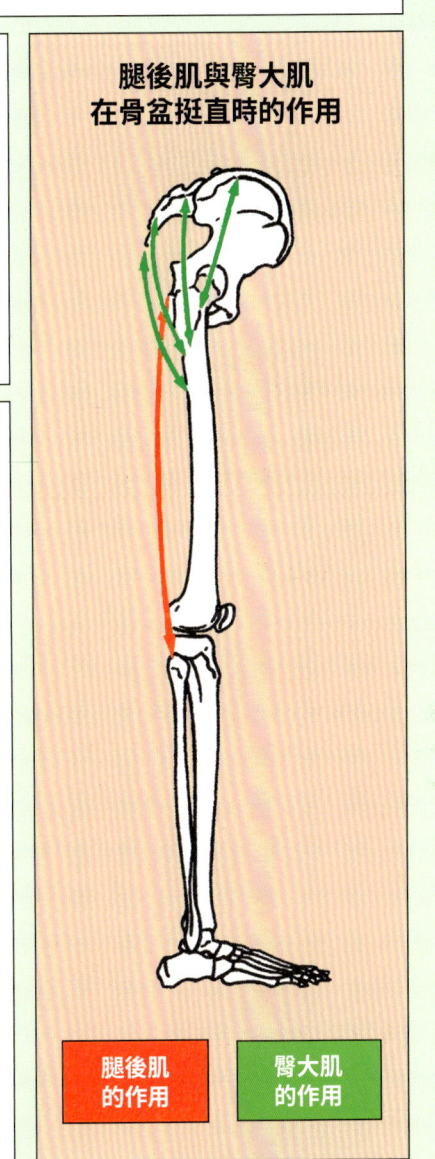

腿後肌與臀大肌在骨盆挺直時的作用

腿後肌的作用　　臀大肌的作用

腿部肌群訓練　85

25　棍棒早安運動

起始動作

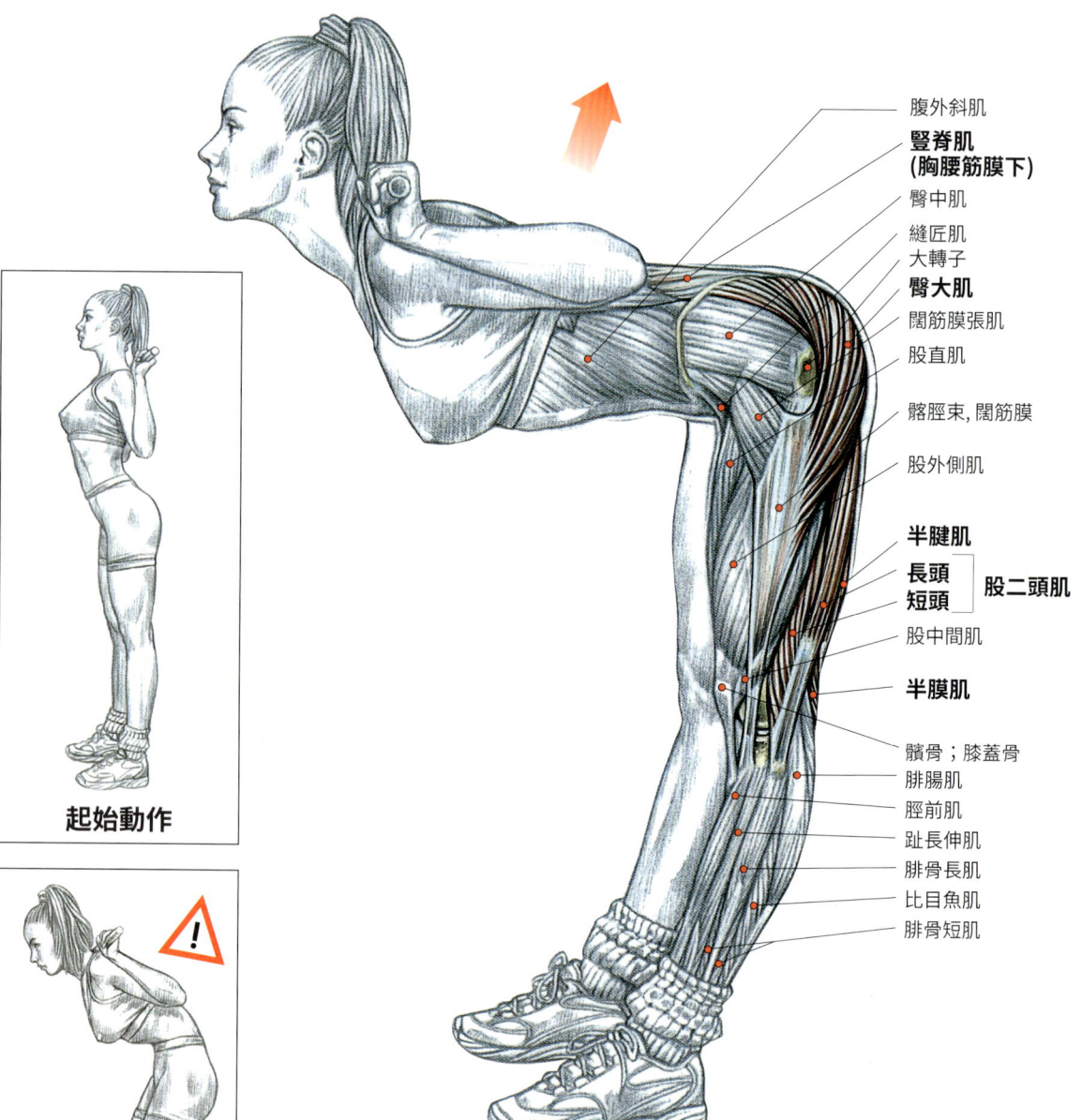

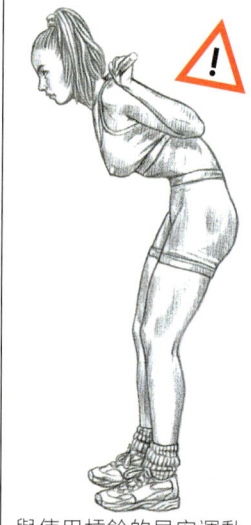

腹外斜肌
豎脊肌
(胸腰筋膜下)
臀中肌
縫匠肌
大轉子
臀大肌
闊筋膜張肌
股直肌
髂脛束, 闊筋膜
股外側肌
半腱肌
長頭
短頭 ｝ 股二頭肌
股中間肌
半膜肌
髕骨；膝蓋骨
腓腸肌
脛前肌
趾長伸肌
腓骨長肌
比目魚肌
腓骨短肌

與使用槓鈴的早安運動一樣，在執行棍棒早安運動時，務必保持背部平直，避免圓背。

站姿，雙腳略微分開，棍棒放在斜方肌上，或稍微降低至三角肌後束上方。吸氣，保持雙腿伸直與背部平直，從髖關節處向前屈身，直到軀幹與地面平行。回到起始位置，擠壓臀部，並吐氣。

主要訓練到的肌群包括腿後肌群、股二頭肌長頭、半腱肌、半膜肌、臀大肌、豎脊肌（特別是腰椎區域）。

重點提醒

應以緩慢的方式執行並專注於肌肉的發力。這是一個絕佳的腿後肌暖身與伸展訓練，可有效提高腿後肌群柔軟度。可將其整合至蹲舉或器械式腿後肌訓練之間，以降低高負荷訓練下的受傷風險。

86　腿部肌群訓練

俯臥腿彎舉　26

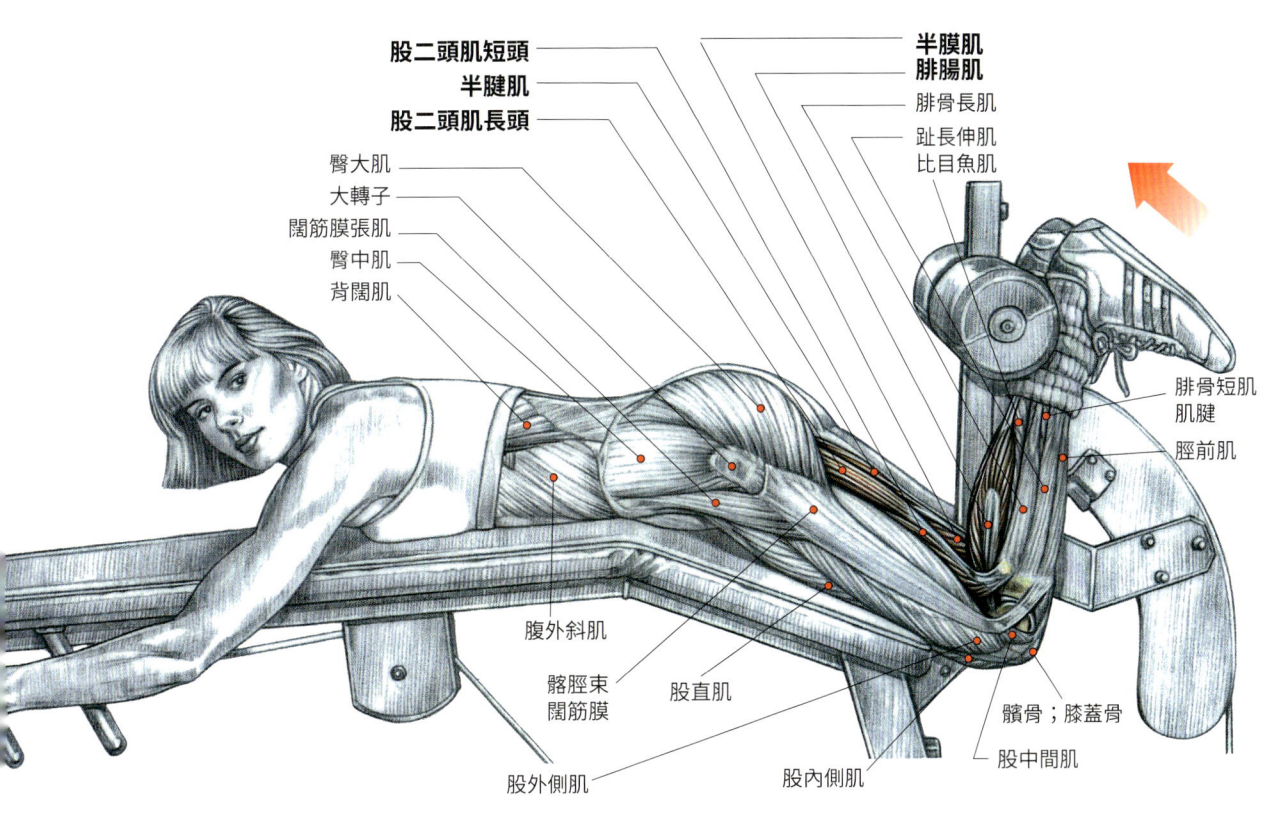

股二頭肌短頭
半腱肌
股二頭肌長頭
臀大肌
大轉子
闊筋膜張肌
臀中肌
背闊肌

半膜肌
腓腸肌
腓骨長肌
趾長伸肌
比目魚肌

腓骨短肌肌腱
脛前肌

腹外斜肌
髂脛束闊筋膜
股直肌
髕骨；膝蓋骨
股外側肌
股內側肌
股中間肌

俯臥於腿後肌訓練機上，雙手握住把手，雙腿伸直並以腳踝固定於滾筒墊下方。吸氣，同時屈曲雙膝，盡可能讓腳跟靠向臀部，在動作頂點時吐氣。然後在控制下緩慢回放至起始位置，避免動作過快或失控。此動作主要鍛鍊到腿後肌群、腓腸肌與深層的膕肌。

在膝關節屈曲的過程中，理論上可以透過腳部的旋轉來調整腿後肌群的發力模式：內旋（腳趾向內轉）較能強調半腱肌與半膜肌；外旋（腳趾向外轉）則較能強調股二頭肌長頭與短頭。

然而，在實際訓練中，這種肌肉發力區分的效果不易明顯感受，因此較容易控制的變數是腳踝的姿勢：腳尖下壓時，腿後肌群為主要發力肌群；腳尖上翹時，會增加腓腸肌的參與度。

變化式

可選擇單腳交替屈曲，增加對單側腿後肌的控制與刺激。若無訓練機，也可用雙腳夾住啞鈴進行。

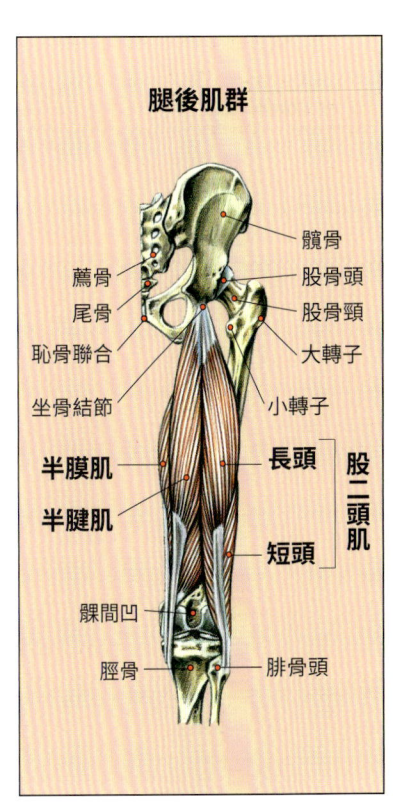

腿後肌群

髖骨
薦骨
股骨頭
尾骨
股骨頸
恥骨聯合
大轉子
坐骨結節
小轉子

半膜肌
半腱肌

長頭
短頭
股二頭肌

髁間凹
脛骨
腓骨頭

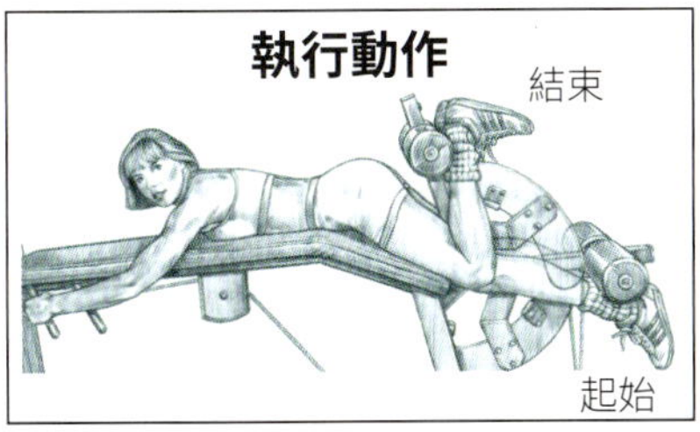

執行動作　結束　起始

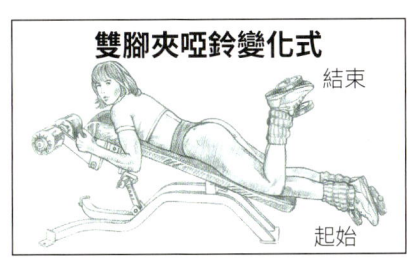

雙腳夾啞鈴變化式　結束　起始

腿部肌群訓練　87

27 站姿交替腿彎舉

肌肉標示（由上至下）：
- 背闊肌
- 腹外斜肌
- 豎脊肌 (腱膜下)
- 髂嵴
- 臀中肌
- 薦骨
- 大轉子
- 臀大肌
- 闊筋膜張肌
- 內收大肌
- 股薄肌
- 髂脛束, 闊筋膜
- **半腱肌**
- **股二頭肌長頭**
- **半膜肌**
- **股二頭肌短頭** } 腿後肌群
- **蹠肌**
- **內側頭**
- **外側頭** } 腓腸肌
- 腓骨頭
- 比目魚肌
- 腓骨長肌
- 股直肌
- 股外側肌

執行動作：結束／起始

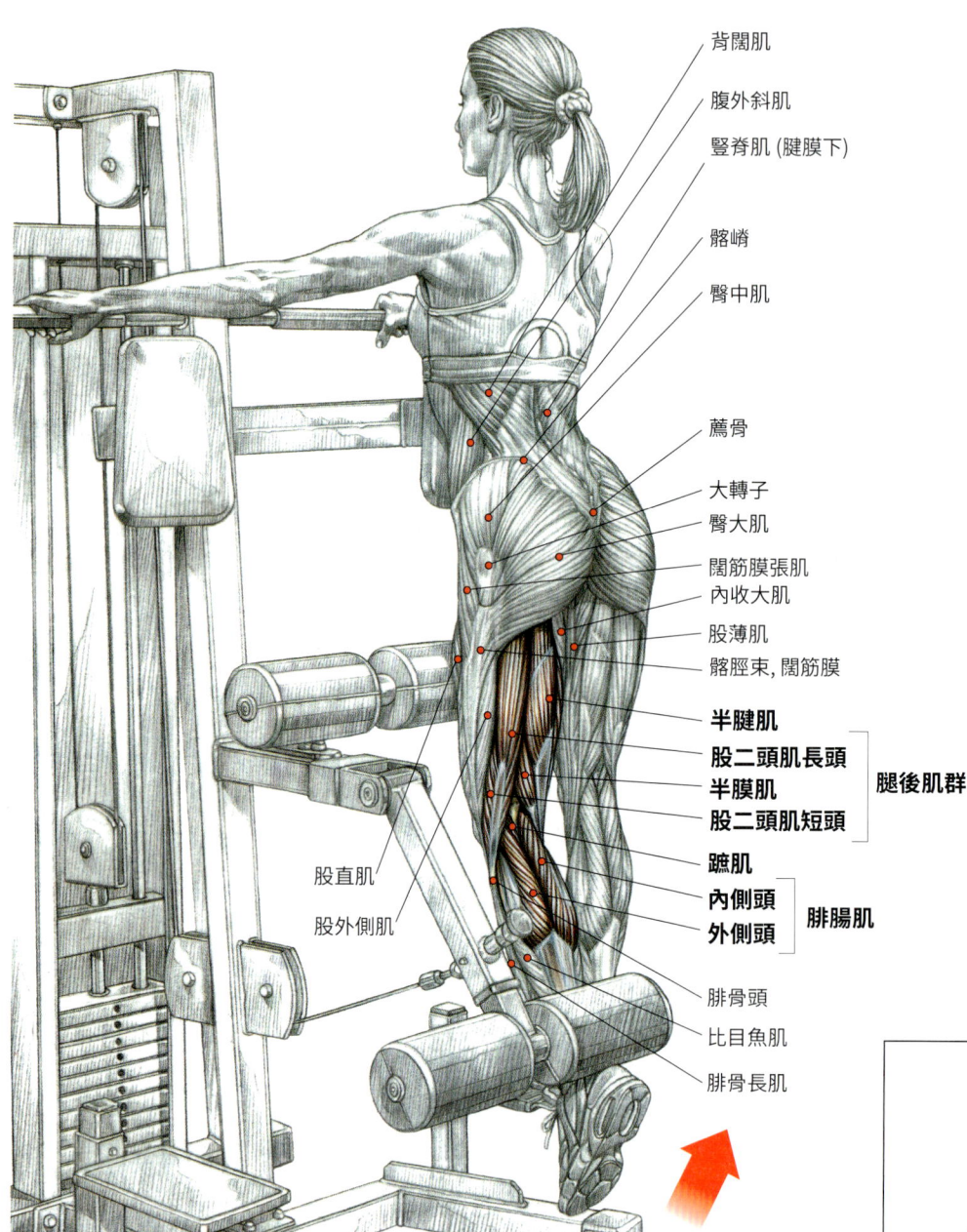

站姿，軀幹貼靠器械的支撐墊，大腿抵住滾筒靠墊，腳踝抵在腳墊下。吸氣，屈曲膝關節，將腳跟拉向臀部方向。動作結束時吐氣。主要訓練到腿後肌群（半腱肌、半膜肌、股二頭肌短頭、股二頭肌長頭）。

此外也能訓練到輔助的腓腸肌（參與程度視足部位置而定）。若要增加腓腸肌參與度，則在屈曲膝關節時，腳踝保持背屈；若要降低腓腸肌參與度（更專注於腿後肌），則在屈曲膝關節時，腳踝保持伸展。這種調整能讓訓練更專注於不同肌群，依據訓練目標選擇合適的腳踝位置。

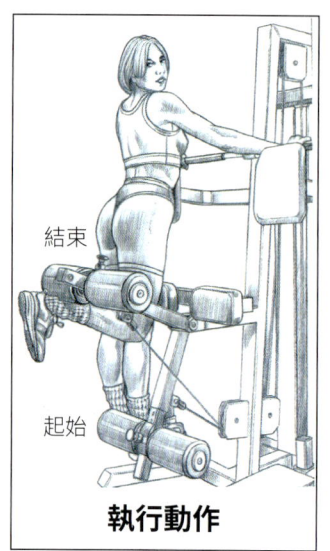

坐姿腿彎舉 28

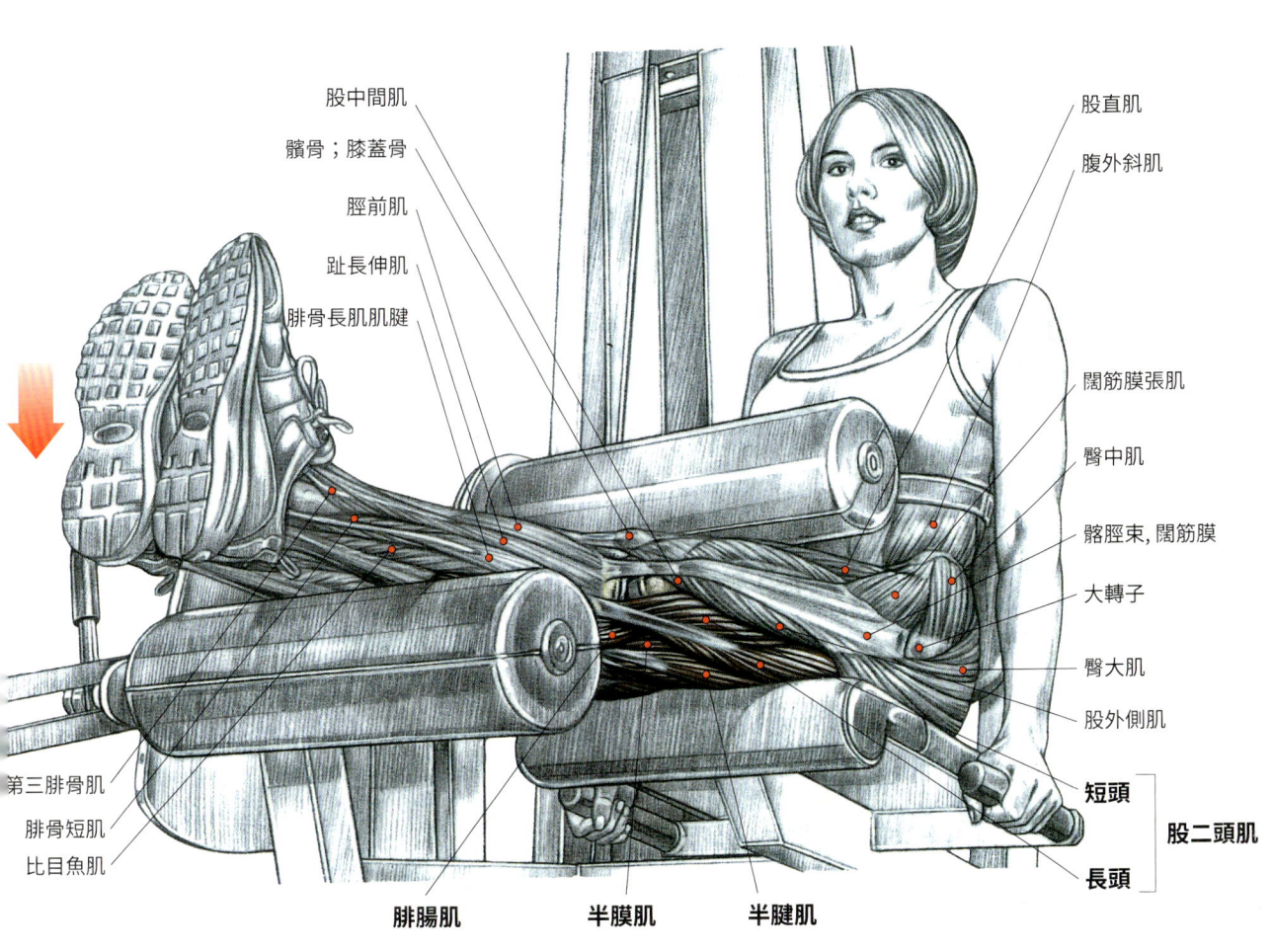

股中間肌
髕骨；膝蓋骨
脛前肌
趾長伸肌
腓骨長肌肌腱

股直肌
腹外斜肌
闊筋膜張肌
臀中肌
髂脛束,闊筋膜
大轉子
臀大肌
股外側肌
短頭
長頭
股二頭肌

第三腓骨肌
腓骨短肌
比目魚肌

腓腸肌　　半膜肌　　半腱肌

坐上腿後肌訓練機，雙腿伸直，腳踝放在滾筒腳墊上，然後降下大腿滾筒將大腿固定，雙手握住把手。吸氣，屈曲膝關節，將腳跟壓向大腿下方。動作結束時吐氣。訓練肌群包括腿後肌群、膕肌（深層肌肉）以及輔助的腓腸肌。

變化式

根據訓練目標選擇適合的腳踝位置，以最大化特定肌群的發力效果：

- 腳尖上翹（足背屈）會讓腓腸肌承擔部分工作。
- 腳尖下壓（足底屈）會集中刺激腿後肌。

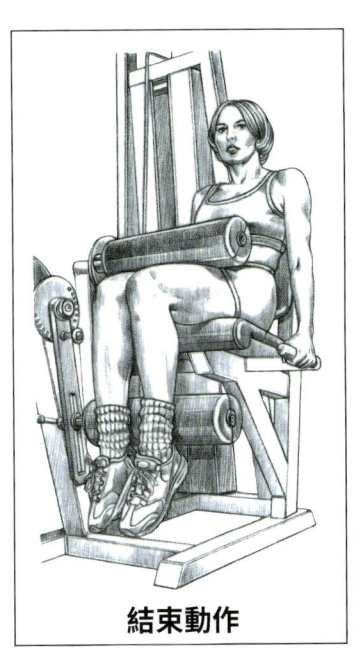

結束動作

腿部肌群訓練　89

29 俯臥長凳腿彎舉

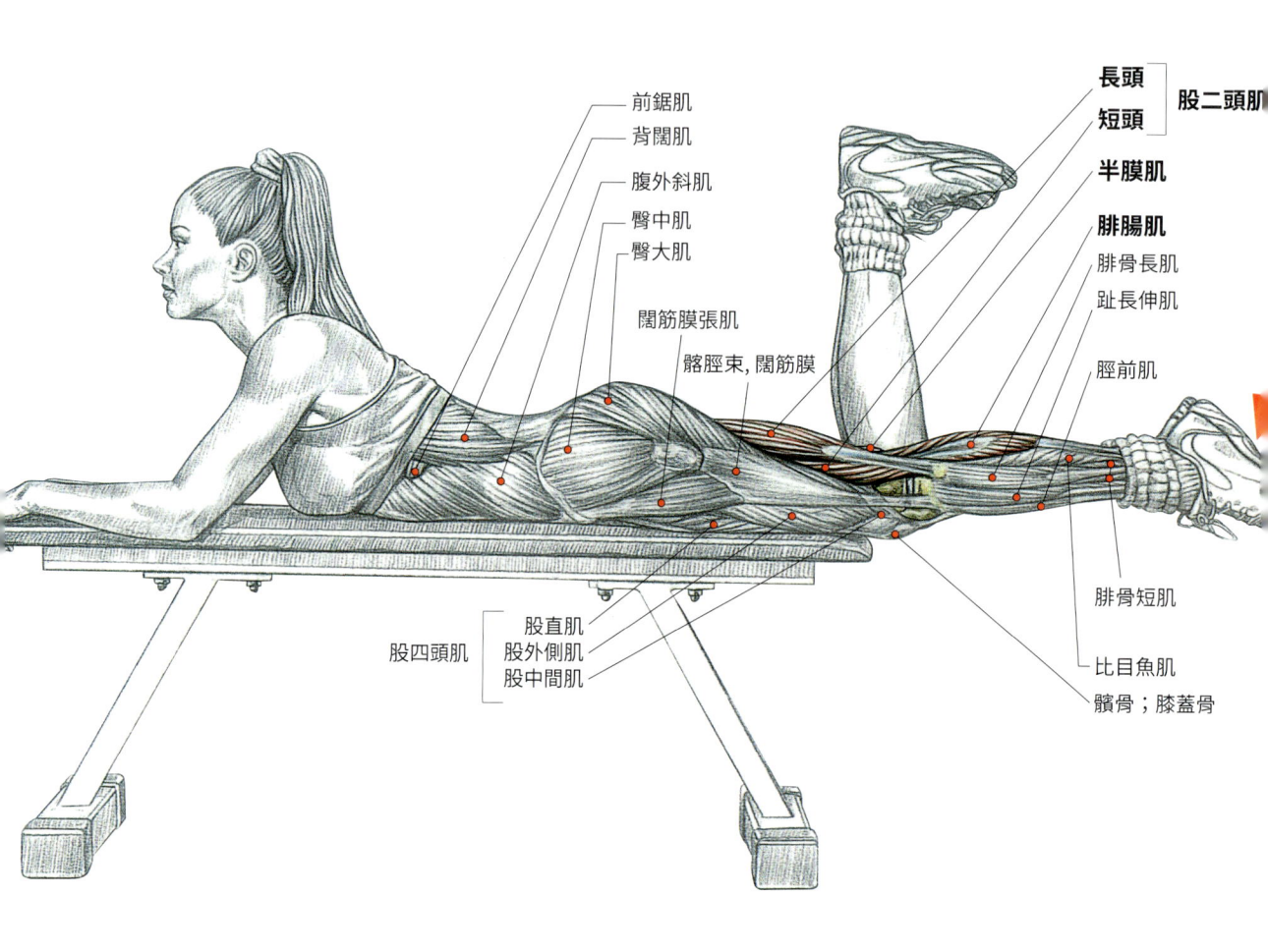

肌肉標註：
- 前鋸肌
- 背闊肌
- 腹外斜肌
- 臀中肌
- 臀大肌
- 闊筋膜張肌
- 髂脛束, 闊筋膜
- 股直肌
- 股外側肌
- 股中間肌
- 股四頭肌
- 長頭、短頭（股二頭肌）
- 半膜肌
- 腓腸肌
- 腓骨長肌
- 趾長伸肌
- 脛前肌
- 腓骨短肌
- 比目魚肌
- 髕骨；膝蓋骨

俯臥於長凳上，以手肘支撐使頭部抬起，膝蓋懸空於凳外，雙腿伸直，雙腳併攏並保持伸展。屈曲雙膝讓腳跟彎向臀部，然後緩緩回到起始位置。此動作應以緩慢且專注的方式執行，在膝關節屈曲至最大處，專注於盡可能收縮肌肉，以獲得最佳效果。

此動作可訓練到腿後肌群（半膜肌、半腱肌、股二頭肌），以及輔助的腓腸肌（依據腳踝位置影響發力）。

重點提醒
- 腳尖上翹（足背屈）會讓腓腸肌承擔部分工作。
- 腳尖下壓（足底屈）會集中刺激腿後肌。

變化式
- 配戴腳踝負重可增加訓練強度。
- 用雙腳夾住一個啞鈴，可增加負荷。

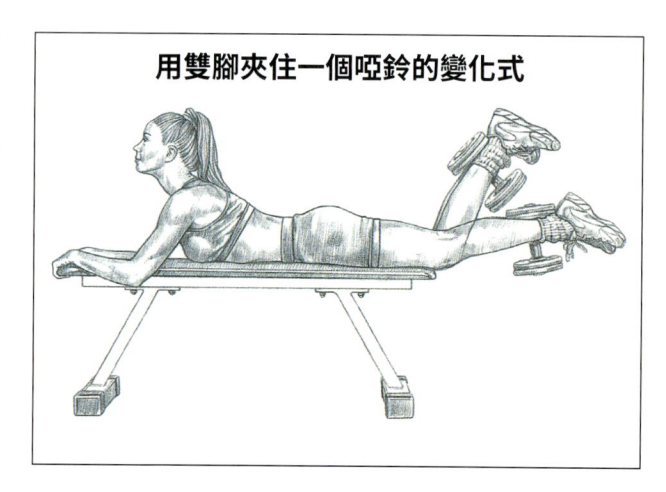

用雙腳夾住一個啞鈴的變化式

地板單腿彎舉　30

解剖標示：
- 半膜肌
- 半腱肌
- 股二頭肌（短頭、長頭）
- 腓骨
- 脛骨
- 腓骨頭
- 半月板
- 髕骨；膝蓋骨
- 股骨
- 大轉子
- 股骨頸
- 坐骨結節
- 尾骨
- 坐骨棘
- 薦骨
- 髂嵴
- 髖骨
- 腰椎
- 髂前上棘

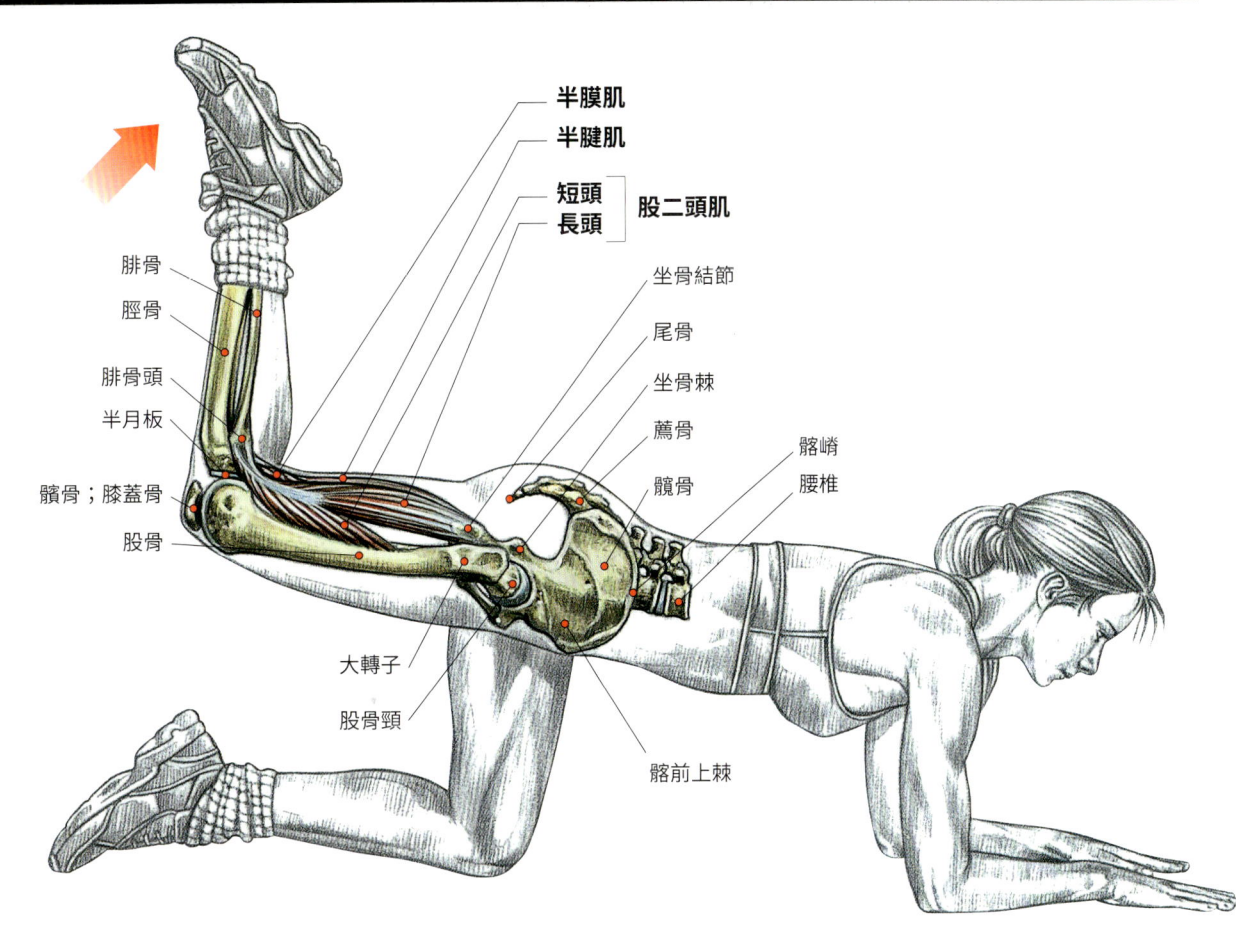

站姿單腿彎舉變化式

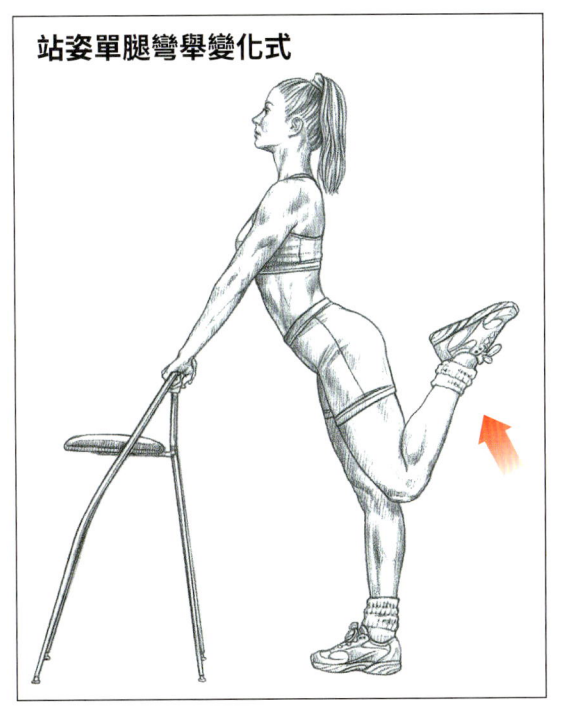

開始動作

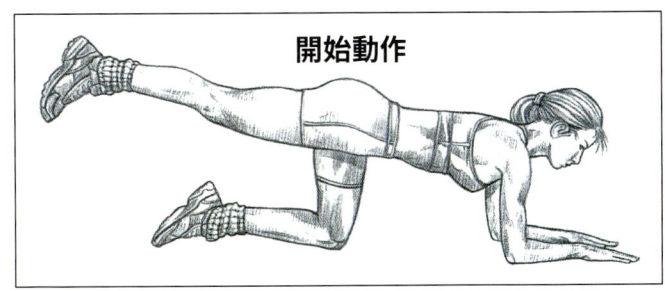

單膝跪地，另一條腿伸直並保持水平，雙手以手肘趴在地面。緩緩屈曲膝關節，讓腳跟朝臀部靠近。保持等長收縮約 2 秒，然後回到起始位置並重複動作。此動作建議進行長組數訓練以獲得最佳效果。適合作為腿後肌的強化動作，並可用於腿部受傷後的復健訓練。

訓練到的肌群包括腿後肌群（股二頭肌、半膜肌、半腱肌），以及輔助參與的腓腸肌與臀大肌。

變化式

- 配戴腳踝負重可增加訓練強度。
- 站姿變化式用單腿支撐，做相同的腿彎舉動作。

腿部肌群訓練　91

31　跪姿腿後肌離心控制

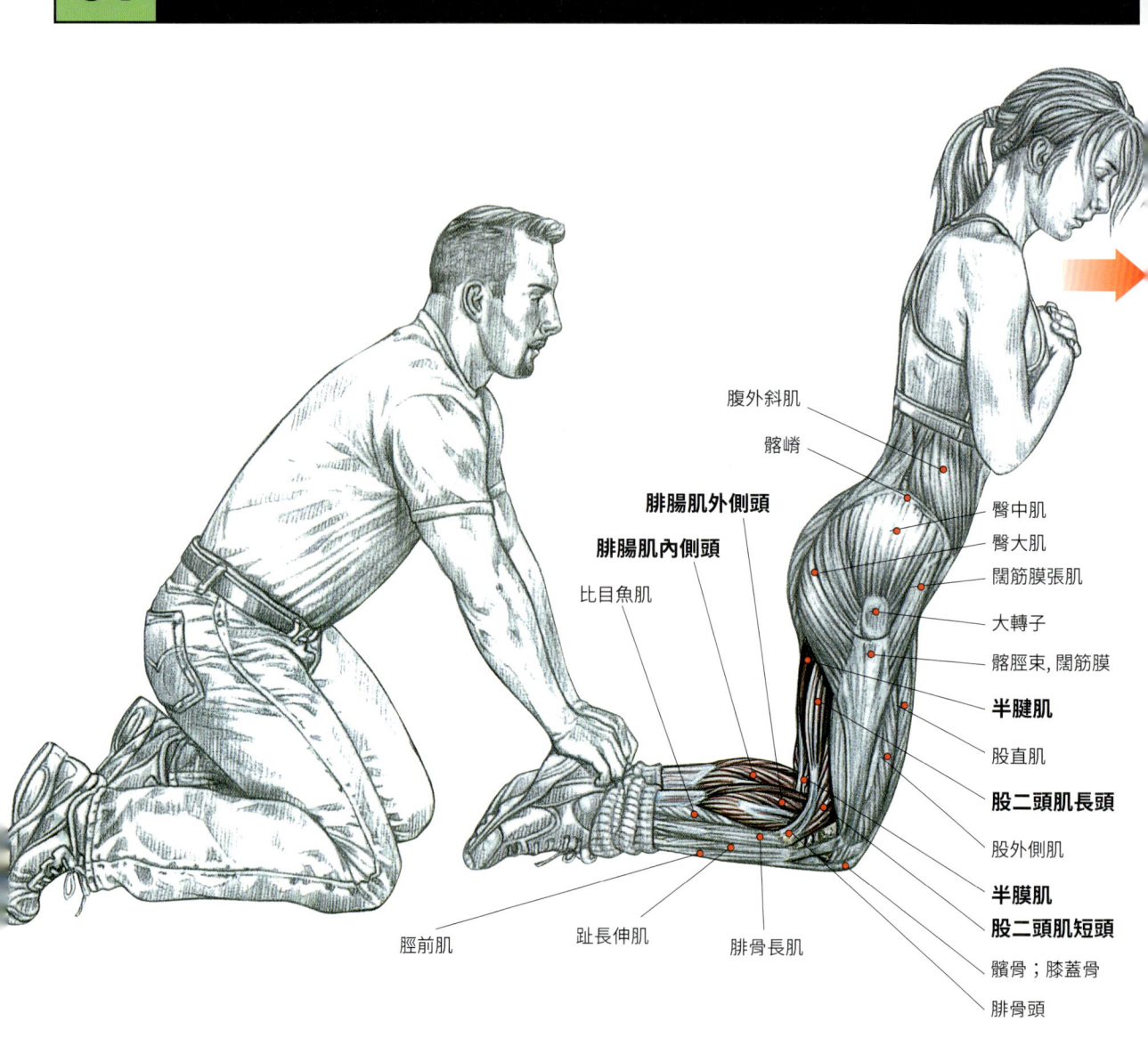

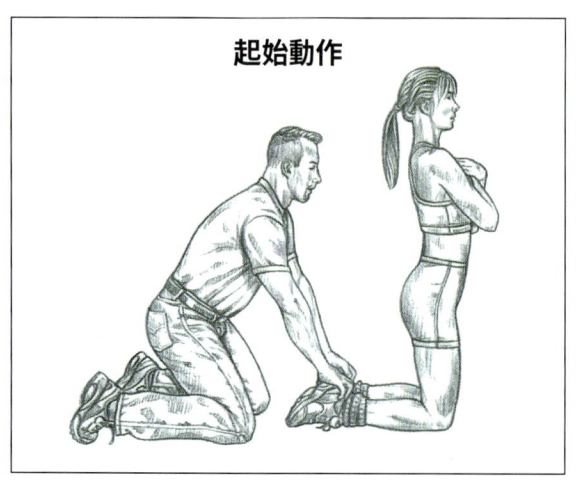

腹外斜肌
髂嵴
腓腸肌外側頭
腓腸肌內側頭
比目魚肌
臀中肌
臀大肌
闊筋膜張肌
大轉子
髂脛束, 闊筋膜
半腱肌
股直肌
股二頭肌長頭
股外側肌
半膜肌
股二頭肌短頭
髕骨；膝蓋骨
腓骨頭
脛前肌
趾長伸肌
腓骨長肌

起始動作

雙膝跪地（建議地面鋪上泡棉墊或厚毯子），夥伴從後方壓住腳跟以維持穩定。軀幹緩緩向前傾斜，以膝蓋為軸心控制下降（離心控制），然後反向（向心回復）拉回起始位置。有助於強化腿後肌，並減少腿後肌拉傷的風險。

訓練到的肌群為腿後肌群（股二頭肌、半膜肌、半腱肌）。

重點提醒

這個動作雖然是徒手進行，但對腿後肌的要求極高，屬於高強度自體重量訓練。建議初學者從小幅度前傾開始，然後再逐步增加幅度以降低受傷風險。做此動作之前，建議先使用輕量重訓練進行暖身，如棍棒早安運動，以預先活化腿後肌群。

站姿腿後肌伸展

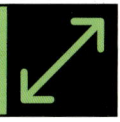

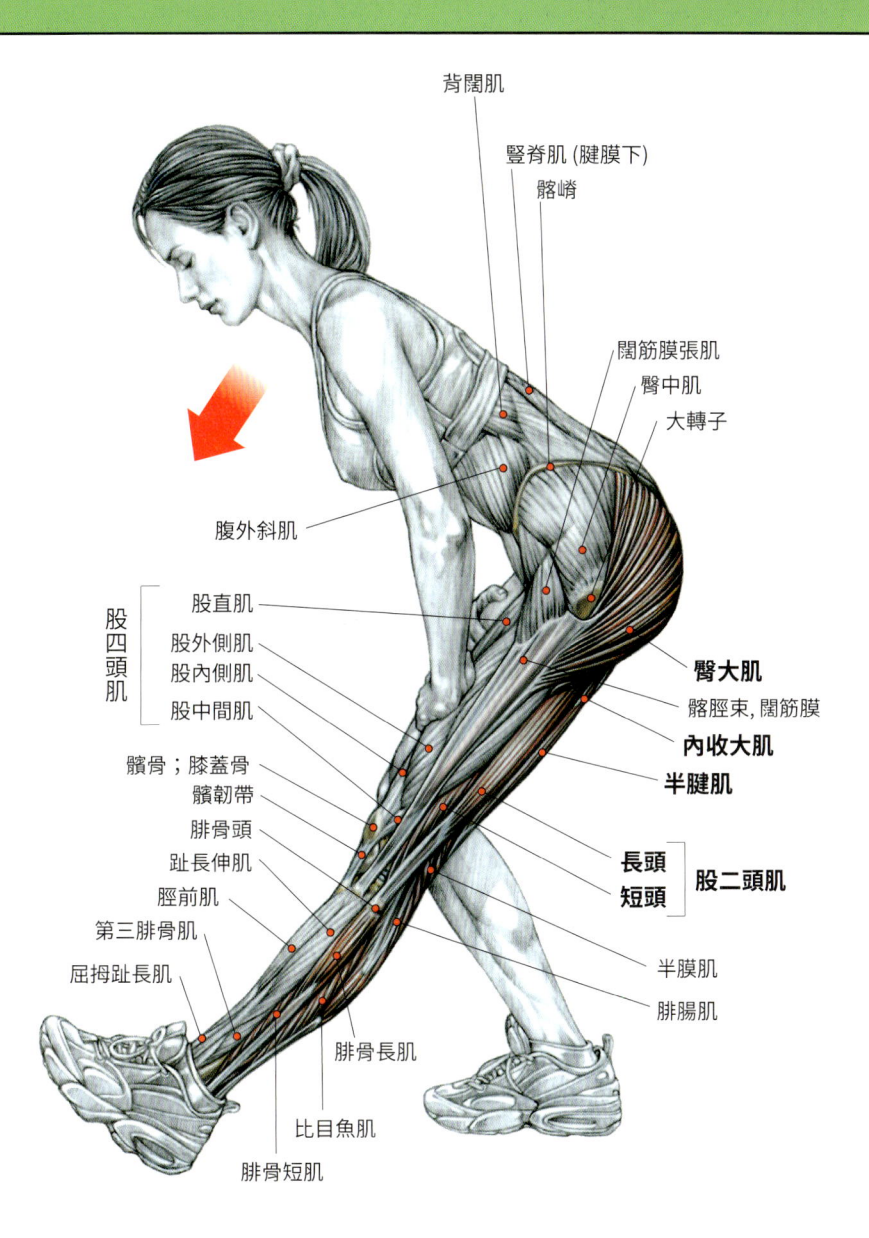

解剖標示

- 背闊肌
- 豎脊肌 (腱膜下)
- 髂嵴
- 闊筋膜張肌
- 臀中肌
- 大轉子
- 腹外斜肌
- 股四頭肌
  - 股直肌
  - 股外側肌
  - 股內側肌
  - 股中間肌
- **臀大肌**
- 髂脛束, 闊筋膜
- **內收大肌**
- **半腱肌**
- 髕骨；膝蓋骨
- 髕韌帶
- 腓骨頭
- 趾長伸肌
- 脛前肌
- 第三腓骨肌
- 屈拇趾長肌
- **長頭**
- **短頭** } 股二頭肌
- 半膜肌
- 腓腸肌
- 腓骨長肌
- 比目魚肌
- 腓骨短肌

站姿，單腿為主要支撐，支撐腿的膝蓋微彎，另一條腿向前伸直且腳尖上翹（足背屈）。雙手放在前腿的大腿上，保持下背微微拱起，身體緩緩前傾，感受大腿後側的拉伸，以骨盆和髖關節為軸心前傾。保持伸展約 20 秒，然後慢慢回到起始位置，換邊重複。

伸展肌群到的肌群包括腿後肌群、內收大肌、腓腸肌、比目魚肌、臀大肌（較少程度）。

重點提醒

這是一個有效的腿後肌伸展動作，尤其適合在下肢訓練前或運動後放鬆時！伸展的主要目標是讓肌肉張力均勻，減少肌肉不平衡，降低受傷風險。重量訓練時（如蹲舉、硬舉），若肌肉張力不均，張力過大的肌肉可能容易撕裂，因此建議在訓練前進行適當的伸展。

伸展動作應該溫和且適量，避免過度牽拉韌帶，以防關節不穩定或發炎。在蹲舉或硬舉等訓練前，可以在熱身階段加入動態的腿後肌伸展動作（非靜態伸展），幫助提高腿後肌的活動度並降低受傷風險。

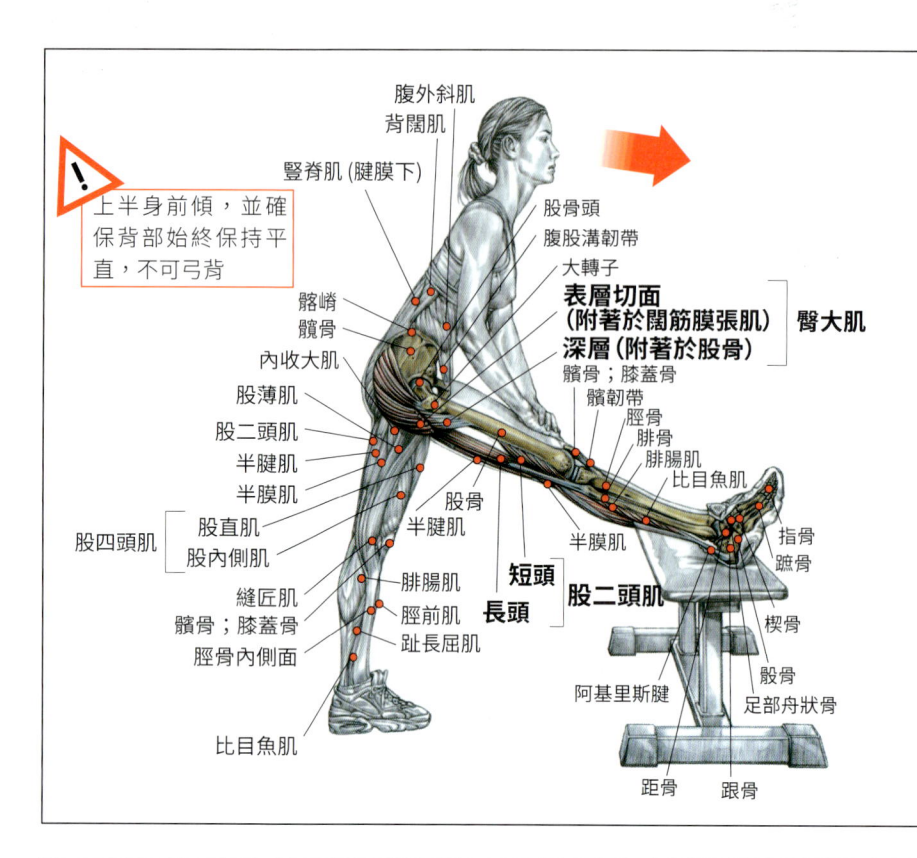

長凳輔助變化式

站姿，以單腳站在地上支撐，另一腿伸直放在長凳上，腳尖上翹（足背屈）。雙手放在前方抬高的大腿上，保持背部稍微挺直。以髖部為軸緩緩前傾，專注於大腿後側的伸展感受，保持約 20 秒，慢慢回到起始位置，然後換邊重複。這個變化式提供更穩定的支撐，適合想要溫和地提高腿後肌柔軟度的人，特別適合運動後放鬆！

如果想更專注於伸展腿後肌，可讓腳尖稍微下壓以放鬆小腿肌群，讓伸展更集中在腿後肌上。

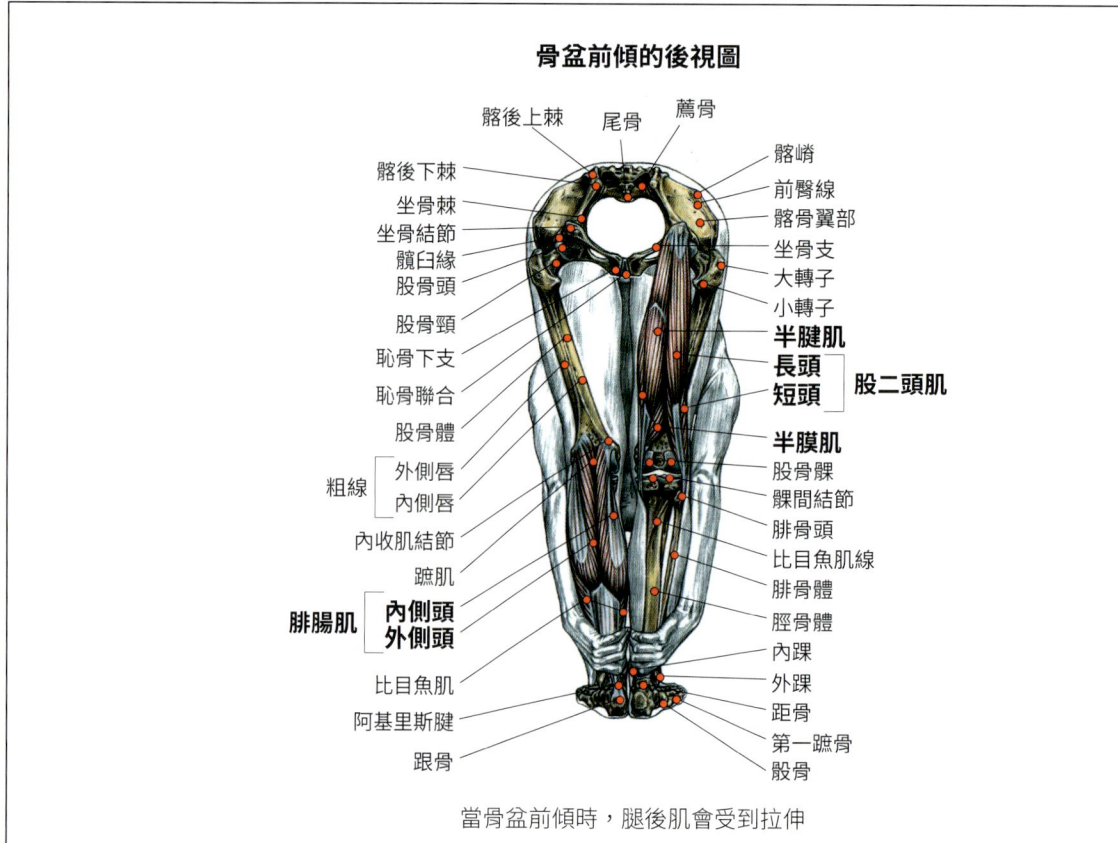

! 上半身前傾，並確保背部始終保持平直，不可弓背

骨盆前傾的後視圖

當骨盆前傾時，腿後肌會受到拉伸

前彎腿後肌伸展

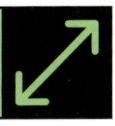

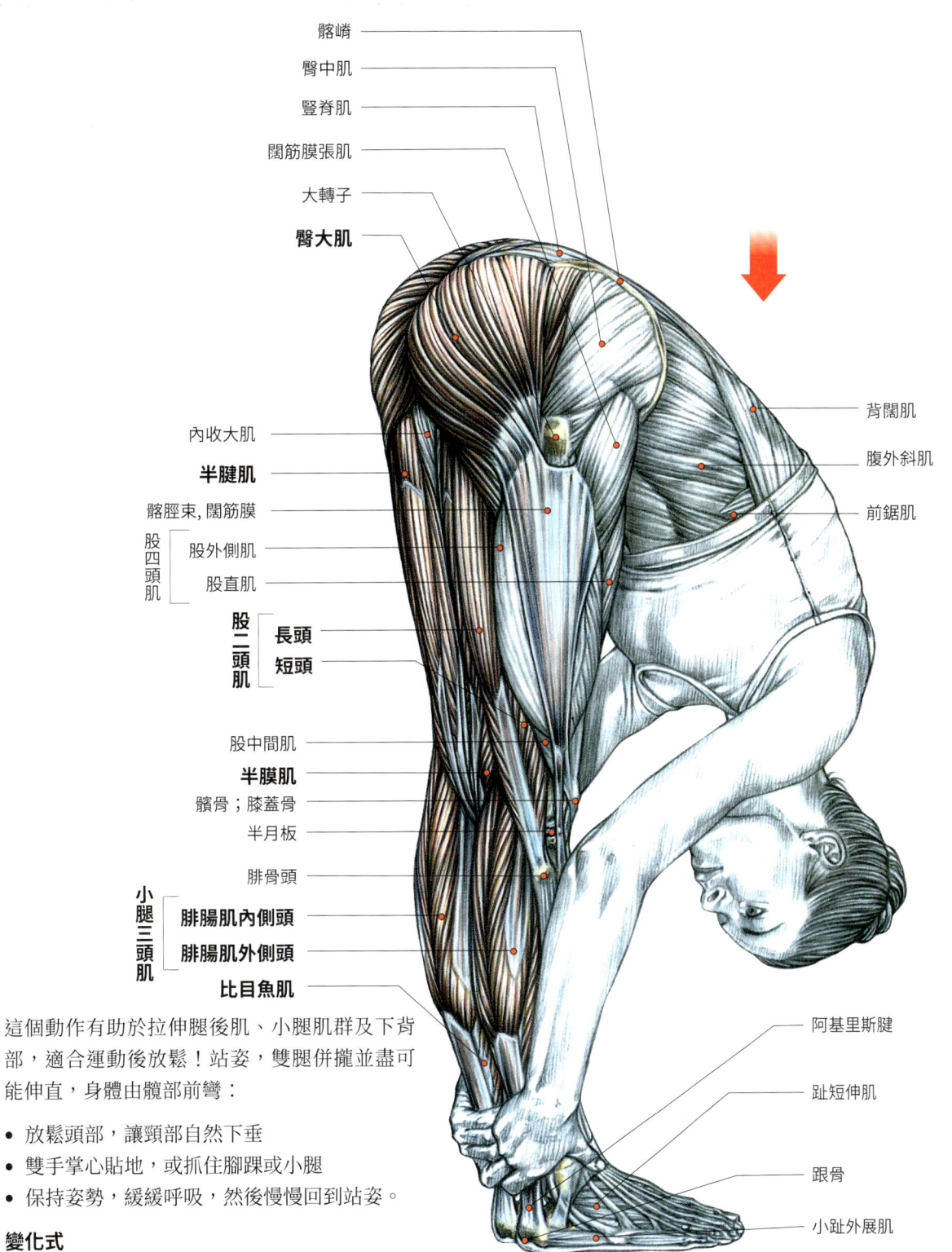

- 髂嵴
- 臀中肌
- 豎脊肌
- 闊筋膜張肌
- 大轉子
- **臀大肌**
- 內收大肌
- **半腱肌**
- 髂脛束, 闊筋膜
- 股四頭肌
  - 股外側肌
  - 股直肌
- 股二頭肌
  - **長頭**
  - **短頭**
- 股中間肌
- **半膜肌**
- 髕骨；膝蓋骨
- 半月板
- 腓骨頭
- 小腿三頭肌
  - **腓腸肌內側頭**
  - **腓腸肌外側頭**
  - **比目魚肌**

- 背闊肌
- 腹外斜肌
- 前鋸肌
- 阿基里斯腱
- 趾短伸肌
- 跟骨
- 小趾外展肌

這個動作有助於拉伸腿後肌、小腿肌群及下背部，適合運動後放鬆！站姿，雙腿併攏並盡可能伸直，身體由髖部前彎：

- 放鬆頭部，讓頸部自然下垂
- 雙手掌心貼地，或抓住腳踝或小腿
- 保持姿勢，緩緩呼吸，然後慢慢回到站姿。

變化式

此動作也可改為坐姿。坐在地上並將身體前傾至軀幹與雙腿對齊，可達到相同的伸展效果。

32　舉踵

解剖標示（由左上順時針）：

- 第五腰椎
- 髂嵴
- 薦骨
- 尾骨
- 恥骨聯合
- 坐骨棘
- 股骨頸
- 坐骨結節
- 大轉子
- 小轉子
- 股骨體
- 粗線
- 內側髁
- 外側髁
- 腓腸肌｛外側頭／內側頭｝
- 比目魚肌線
- 腓骨
- 脛骨
- **脛後肌**
- **拇趾長屈肌**
- **趾長屈肌**
- 跟骨粗隆
- 距骨
- 距骨支撐面
- 足底方肌
- 趾長屈肌肌腱
- 屈拇趾長肌肌腱

- 斜方肌
- 三角肌
- 小圓肌
- 棘下肌
- 大圓肌
- 三頭肌
- 背闊肌
- 腹外斜肌
- 臀中肌
- 臀大肌
- 大轉子
- 內收大肌
- 半腱肌
- 股薄肌
- 股外側肌
- 股二頭肌｛長頭／短頭｝
- 半膜肌
- 內收肌結節
- **蹠肌**
- 腓骨頭
- **比目魚肌**
- **腓腸肌（切面）**
- **比目魚肌**
- 腓骨長肌
- 腓骨短肌
- 阿基里斯腱
- 內踝
- 外踝
- 跟骨
- 舟狀骨
- 骰骨
- 楔狀骨
- 蹠骨

- 股骨

拇指外展肌　趾短屈肌　小趾外展肌

> 脛骨與腓骨之間的空隙由骨間膜填充，形成一個寬且平坦的表面，以供小腿肌肉附著。

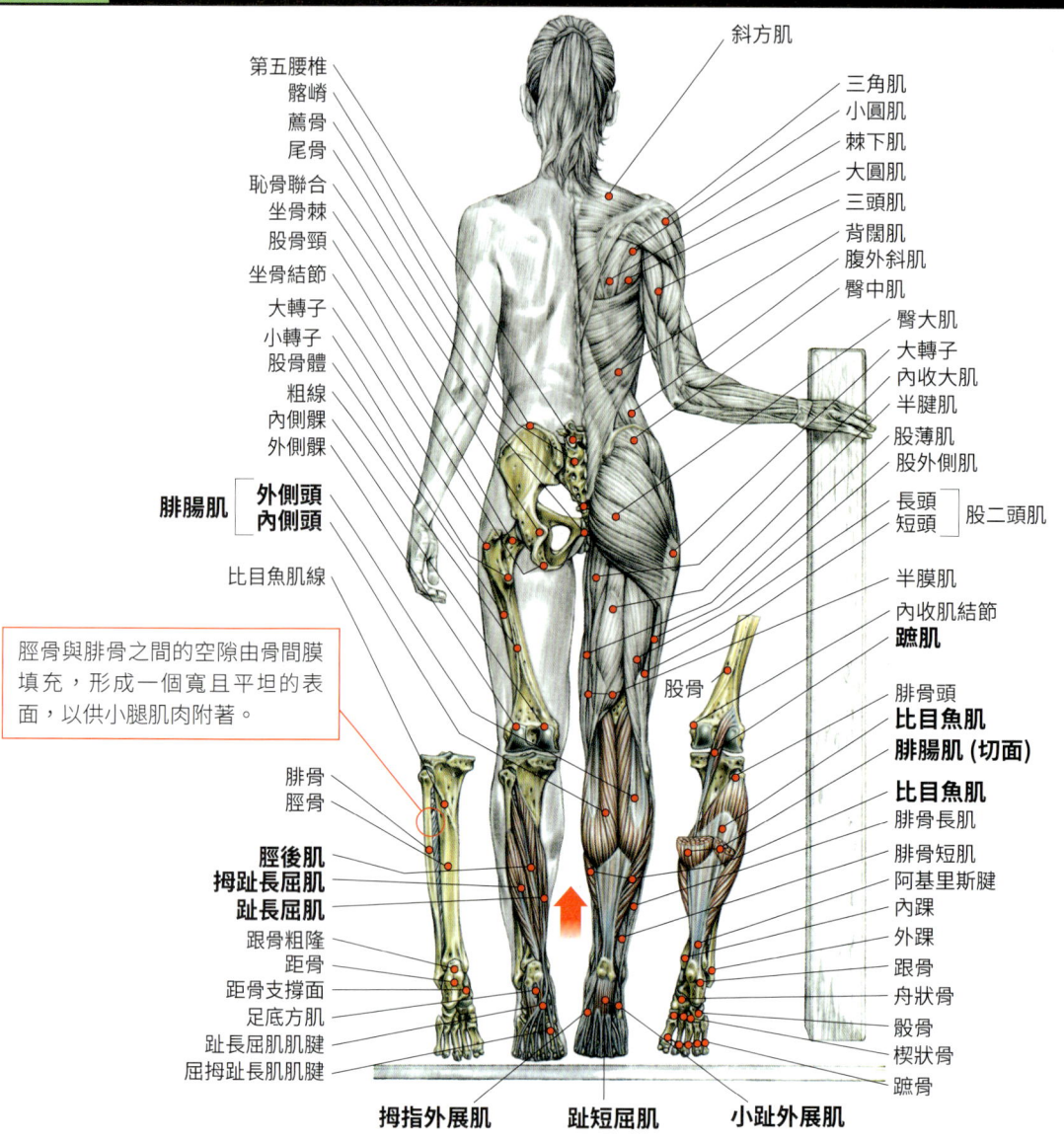

站在階梯或踏板前端，腳掌前半部著地，腳跟懸空。單手可扶牆或支撐物以保持穩定：

- 緩緩向下屈曲腳部（踝關節背屈），以充分拉伸小腿肌群；
- 接著向上伸展腳部（踝關節蹠屈），腳跟上提，膝關節可保持伸直或微微彎曲。

此動作應緩慢進行，並採用長組數訓練，直至產生肌肉燃燒感。由於同時包括肌肉伸展與收縮，可作為小腿訓練的暖身動作，幫助預防運動傷害，也可在訓練後進行，以加強肌肉充血感。不僅有助於提升足部靈活度，也能減少足底筋膜炎的風險！

訓練到的肌群包括腓腸肌與比目魚肌，以及拇指長屈肌、脛後肌、趾長屈肌（這三組肌肉位於小腿深層）。

重點提醒

這個動作還能有效伸展足底肌群，特別是：趾短屈肌、足底方肌與足底筋膜。

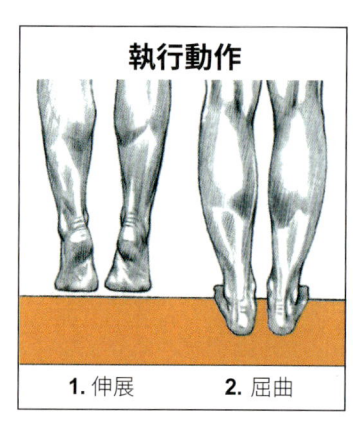

執行動作

1. 伸展　　2. 屈曲

器械舉踵 33

執行動作

起始　結束

變化式

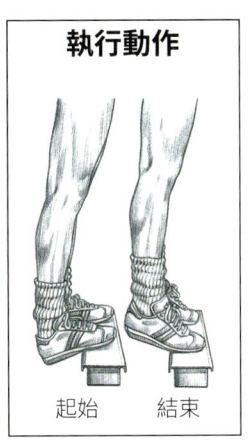

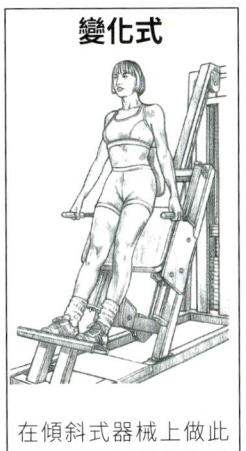

在傾斜式器械上做此動作，可訓練小腿肌群且減少背部負擔。

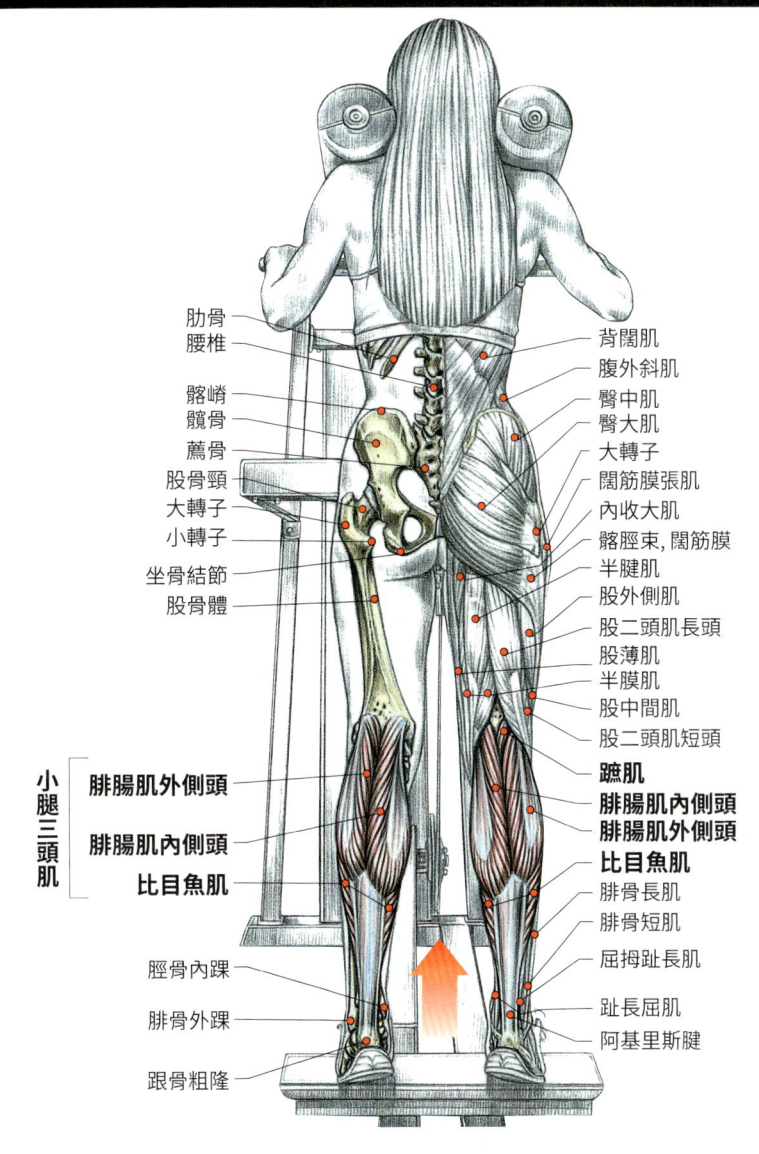

標註（左側，由上至下）：
肋骨、腰椎、髂嵴、髖骨、薦骨、股骨頸、大轉子、小轉子、坐骨結節、股骨體

小腿三頭肌： 腓腸肌外側頭、腓腸肌內側頭、比目魚肌

脛骨內踝、腓骨外踝、跟骨粗隆

標註（右側，由上至下）：
背闊肌、腹外斜肌、臀中肌、臀大肌、大轉子、闊筋膜張肌、內收大肌、髂脛束,闊筋膜、半腱肌、股外側肌、股二頭肌長頭、股薄肌、半膜肌、股中間肌、股二頭肌短頭、蹠肌、腓腸肌內側頭、腓腸肌外側頭、比目魚肌、腓骨長肌、腓骨短肌、屈拇趾長肌、趾長屈肌、阿基里斯腱

站在小腿訓練機上，保持背部挺直，肩膀抵在軟墊下。腳掌前半部踩在踏板上，使腳跟懸空，腳踝處於自然中立位（或輕微足背屈）。開始執行足底屈，使腳跟上提，同時保持膝關節完全伸直。

此動作主要鍛鍊到小腿肌群，特別是腓腸肌（內側頭與外側頭）及比目魚肌。在每次反覆動作時，應確保達到充分的踝關節活動範圍，使肌肉獲得完整的收縮與伸展，以提升訓練效果。

膝蓋伸直時主要是訓練腓腸肌，因為它是雙關節肌（跨膝與踝）；膝蓋彎曲時則減少腓腸肌參與，而增加對比目魚肌的刺激，因為比目魚肌是單關節肌（只跨踝關節）。

重點提醒

若沒有小腿訓練機可用，也可利用史密斯架，如此在固定的垂直軌道下，能更專注於腳踝與小腿的伸展。另外，也可使用槓鈴，此方法需要較高的平衡控制能力。

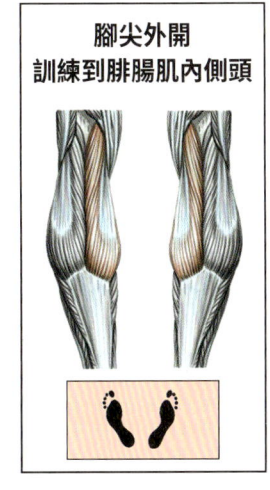

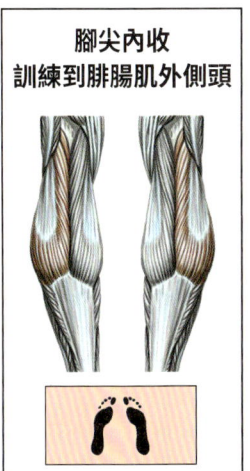

腳尖外開
訓練到腓腸肌內側頭

腳尖內收
訓練到腓腸肌外側頭

腿部肌群訓練　97

34 驢式舉踵

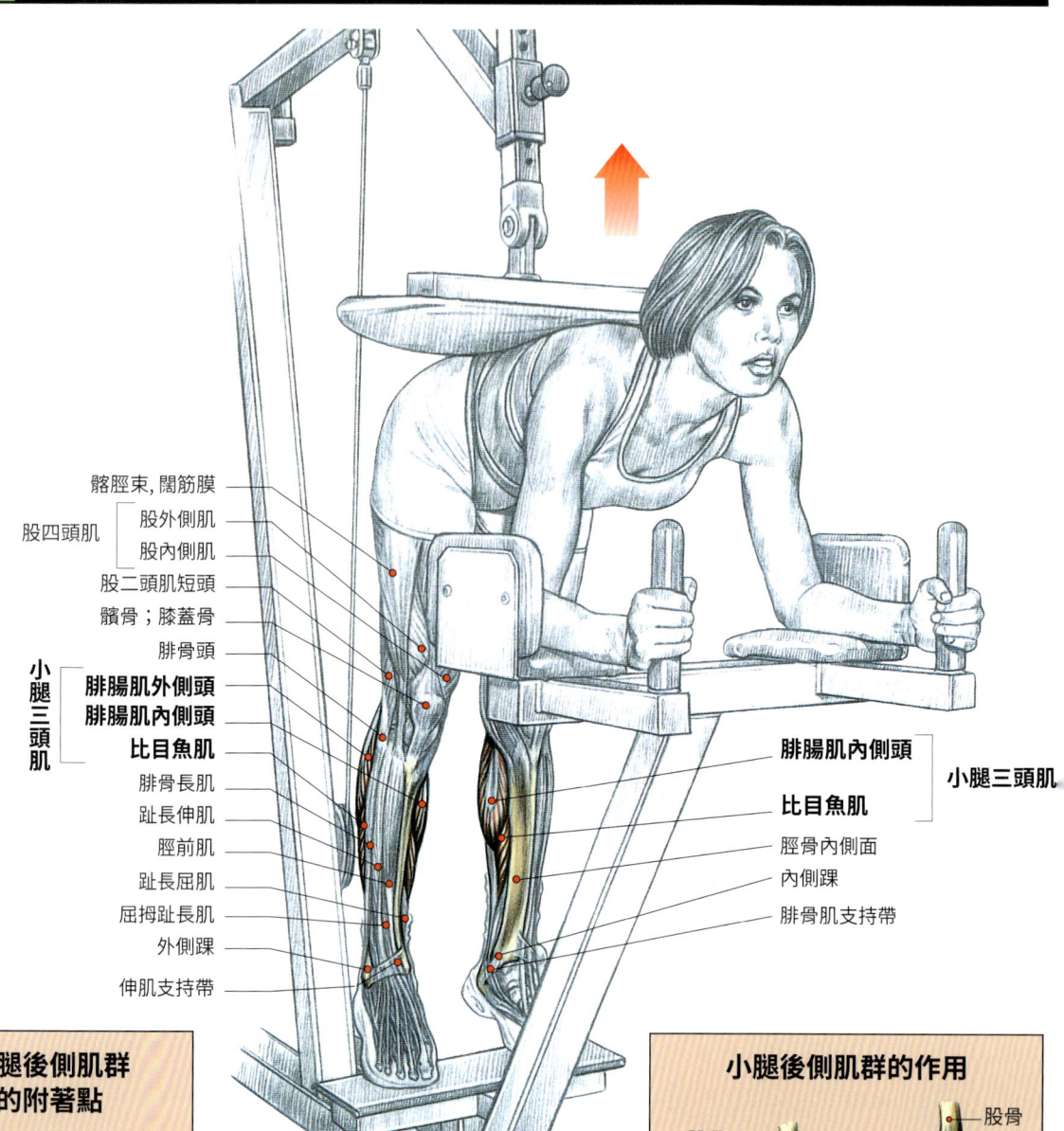

標註（左側，由上而下）：
- 髂脛束, 闊筋膜
- 股四頭肌
  - 股外側肌
  - 股內側肌
- 股二頭肌短頭
- 髕骨；膝蓋骨
- 腓骨頭
- 小腿三頭肌
  - **腓腸肌外側頭**
  - **腓腸肌內側頭**
  - **比目魚肌**
- 腓骨長肌
- 趾長伸肌
- 脛前肌
- 趾長屈肌
- 屈拇趾長肌
- 外側踝
- 伸肌支持帶

標註（右側）：
- **腓腸肌內側頭**
- **比目魚肌**
- 小腿三頭肌
- 脛骨內側面
- 內側踝
- 腓骨肌支持帶

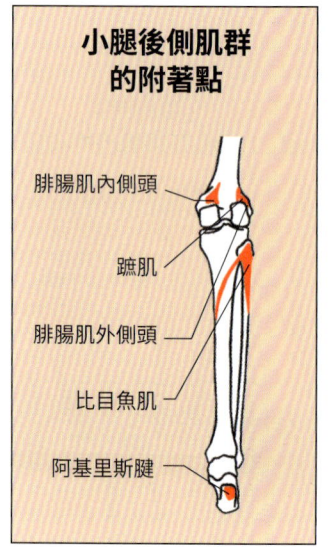

小腿後側肌群的附著點
- 腓腸肌內側頭
- 蹠肌
- 腓腸肌外側頭
- 比目魚肌
- 阿基里斯腱

小腿後側肌群的作用
- 股骨
- 髕骨；膝蓋骨
- 脛骨
- 腓骨
- 腓腸肌
- 比目魚肌
- 脛骨
- 腓骨
- 阿基里斯腱
- 距骨
- 楔骨
- 跟骨
- 骰骨
- 跖骨

踩在訓練機的踏板上，雙腳處於自然背屈狀態。雙腿伸直，上半身前傾，前臂放在前方支撐靠墊上，骨盆抵住器械上方的軟墊以固定身體。接著即可執行足部屈伸。

此動作主要訓練到小腿後側肌群，特別是腓腸肌。

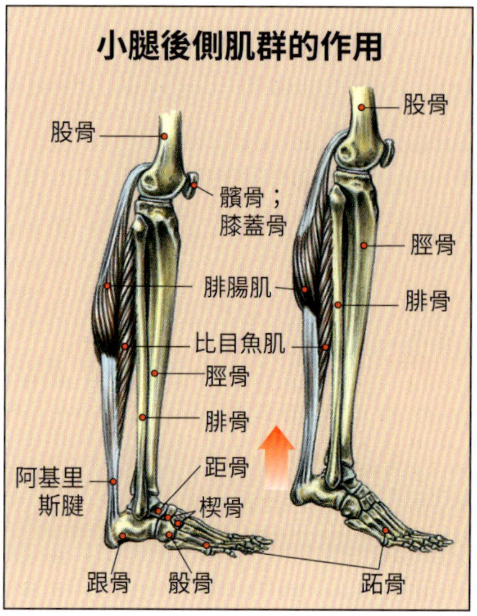

腿部肌群訓練

弓步小腿肌伸展

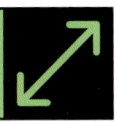

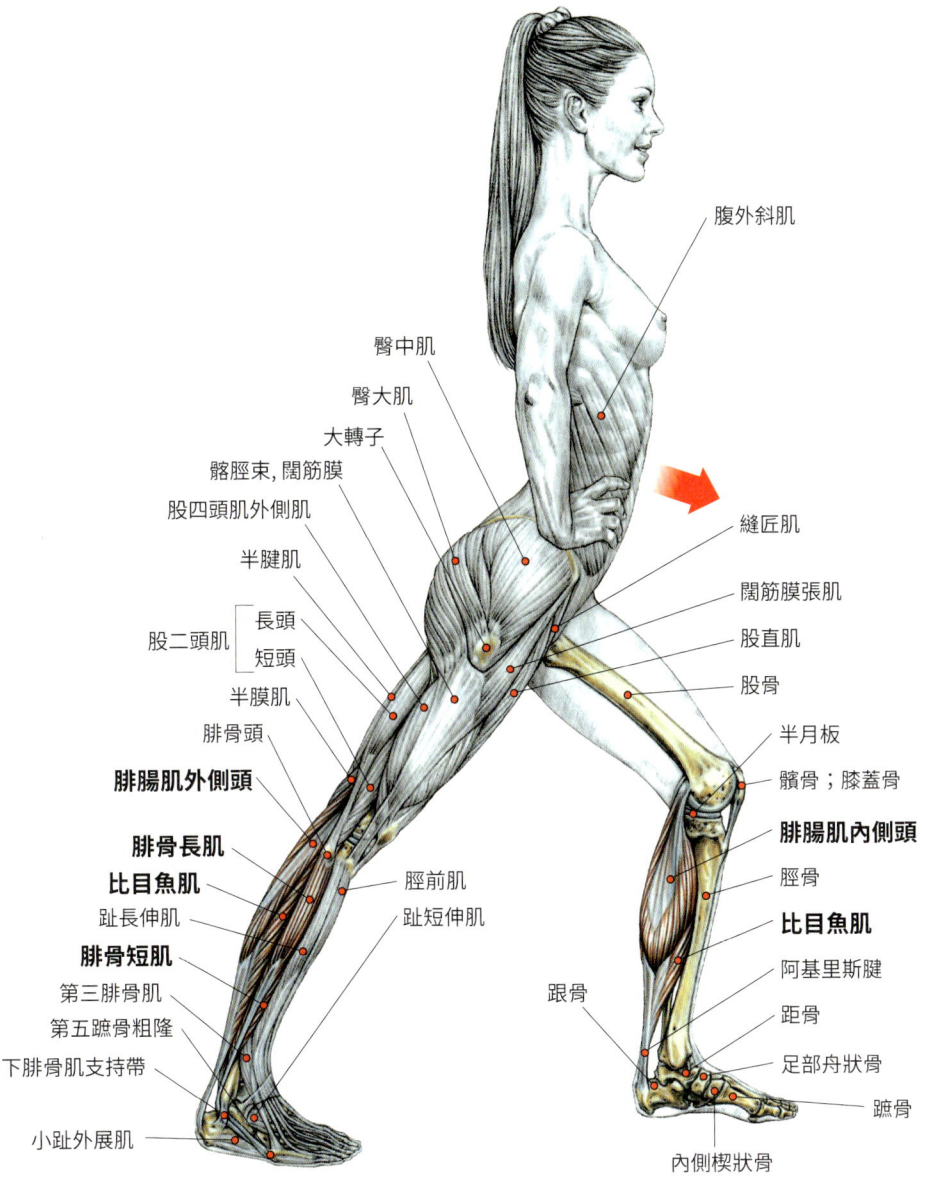

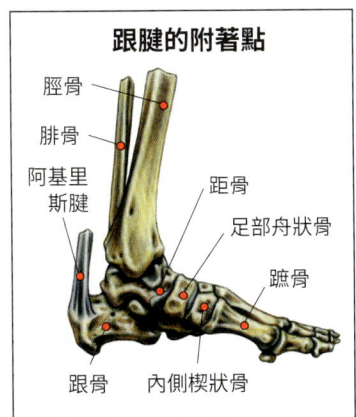

解剖標示（左側人體，由上至下）：
- 臀中肌
- 臀大肌
- 大轉子
- 髂脛束, 闊筋膜
- 股四頭肌外側肌
- 半腱肌
- 股二頭肌〔長頭／短頭〕
- 半膜肌
- 腓骨頭
- **腓腸肌外側頭**
- **腓骨長肌**
- **比目魚肌**
- 趾長伸肌
- **腓骨短肌**
- 第三腓骨肌
- 第五蹠骨粗隆
- 下腓骨肌支持帶
- 小趾外展肌
- 脛前肌
- 趾短伸肌

右側標示：
- 腹外斜肌
- 縫匠肌
- 闊筋膜張肌
- 股直肌
- 股骨
- 半月板
- 髕骨；膝蓋骨
- **腓腸肌內側頭**
- 脛骨
- **比目魚肌**
- 阿基里斯腱
- 距骨
- 足部舟狀骨
- 蹠骨
- 內側楔狀骨
- 跟骨

跟腱的附著點
- 脛骨
- 腓骨
- 阿基里斯腱
- 距骨
- 足部舟狀骨
- 蹠骨
- 跟骨
- 內側楔狀骨

站姿，雙手放在髖部上方，一條腿向前伸展，膝蓋伸直，雙腳與膝蓋朝同一方向。然後：

- 前腿膝蓋彎曲，同時將髖部向前移動，確保後腿伸直，並讓腳跟保持貼地，
- 維持此姿勢，充分感受後腿的小腿肌群伸展。

此動作主要伸展小腿後側肌群，包括腓腸肌與比目魚肌，以及較深層的趾屈肌與脛後肌。此外，它也能稍微伸展到腓骨長肌與腓骨短肌。

腿部肌群訓練 | 99

35 啞鈴單腳舉踵

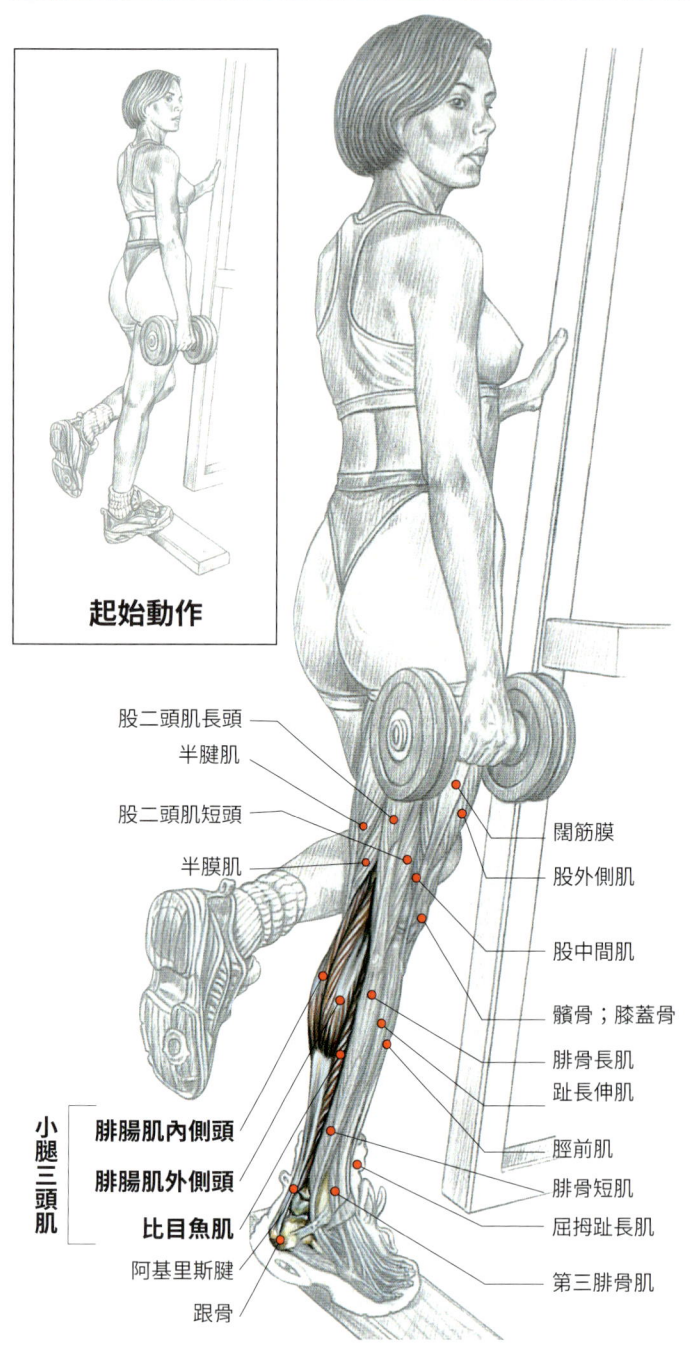

起始動作

兩種類型的腓腸肌

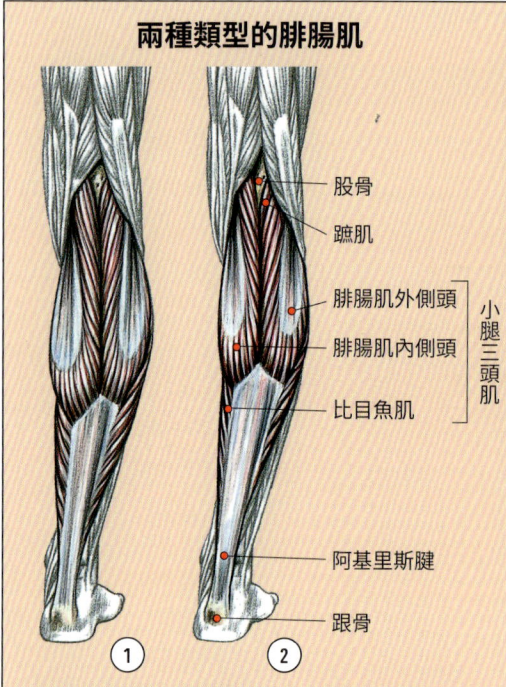

1. 長型腓腸肌：腓腸肌與比目魚肌延伸較低。
2. 短型腓腸肌：腓腸肌與比目魚肌位置較高，且肌腱較長。

有些人的小腿肌肉天生不容易因訓練而變大。小腿肌肉較長的人（如左圖）比較容易練粗小腿；而小腿肌肉較短的人（如右圖）就比較難讓小腿練粗。

小腿後三頭肌

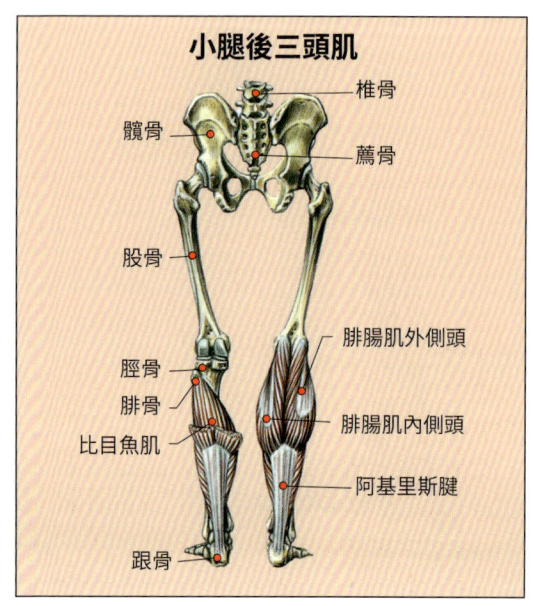

單腳前腳掌踩在墊高的踏板上，腳跟自然下降。一手握住啞鈴，另一手抓住器械或支撐物以保持平衡。接著抬高腳跟舉踵，保持膝關節伸直或微彎，然後回到起始位置。

此動作主要訓練到比目魚肌與腓腸肌的內外側頭。

每次動作應確保腳完全屈曲，以充分拉伸與收縮小腿後側肌群。採長組數訓練，直到肌肉產生燃燒感才能獲得效果。

槓鈴舉踵　36

起始動作

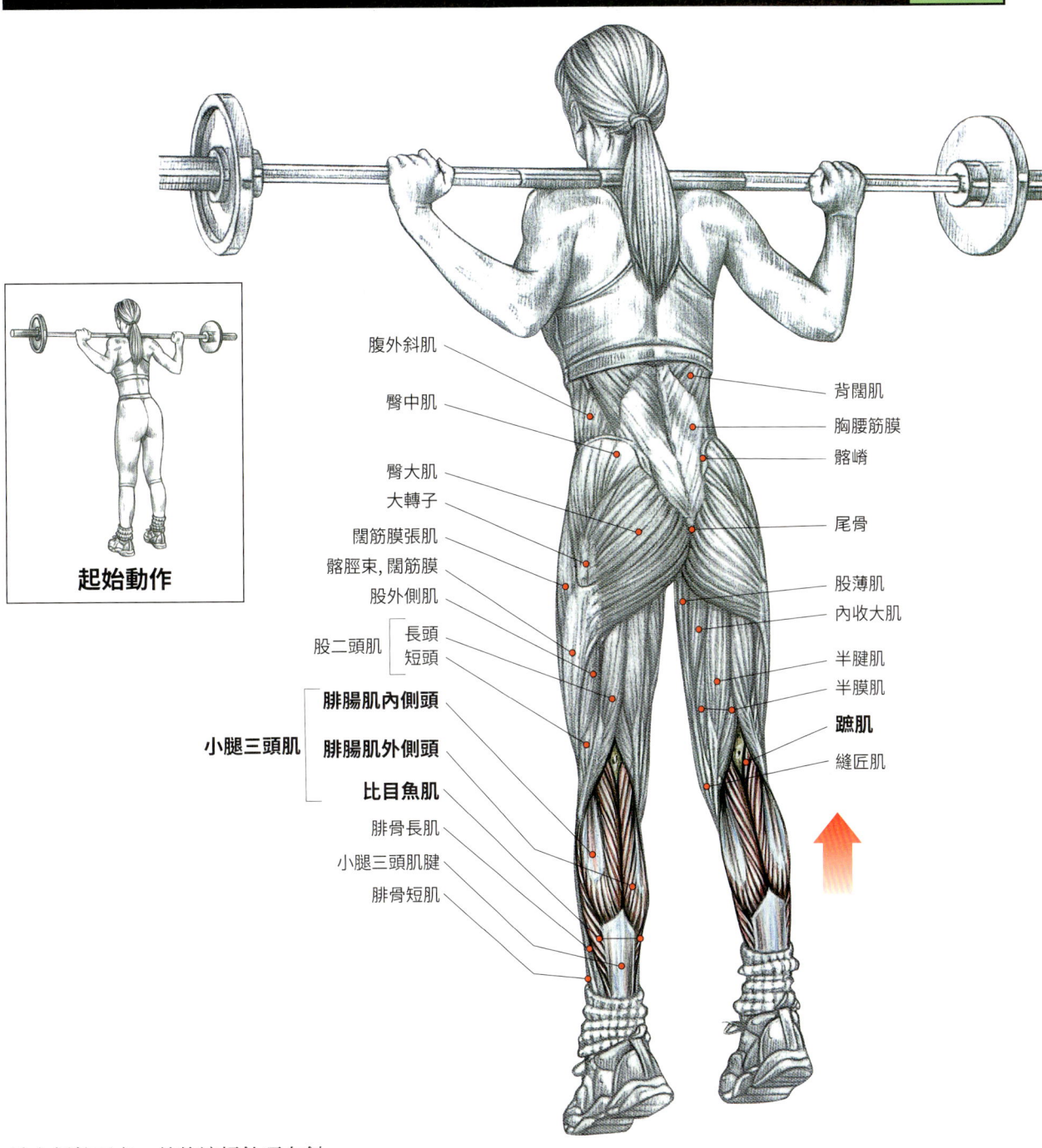

腹外斜肌
臀中肌
臀大肌
大轉子
闊筋膜張肌
髂脛束, 闊筋膜
股外側肌
股二頭肌
　長頭
　短頭
小腿三頭肌
　腓腸肌內側頭
　腓腸肌外側頭
　比目魚肌
腓骨長肌
小腿三頭肌腱
腓骨短肌

背闊肌
胸腰筋膜
髂嵴
尾骨
股薄肌
內收大肌
半腱肌
半膜肌
蹠肌
縫匠肌

站在槓鈴下方，然後讓槓鈴頂在斜方肌上方，略高於三角肌後束。雙手牢牢握住槓鈴，將槓鈴從支架上抬起，後退一步並保持下背部微微拱起。接著進行舉踵訓練，執行 10 到 20 次反覆次數。此動作主要訓練小腿後側肌群，尤其是腓腸肌。

變化式

為了更明確感受小腿肌群的發力，可在完成負重訓練後，立即進行高次數的徒手舉踵。例如，先進行 20 次槓鈴舉踵，再接續 50 次無負重舉踵。

重點提醒

小腿後側肌群是強壯且耐力很好的肌群，在我們日常行走時持續承受身體的負重。因此，在訓練時不妨挑戰較重的負荷，以獲得更好的訓練效果。

腿部肌群訓練　101

37 槓鈴坐姿舉踵

起始動作

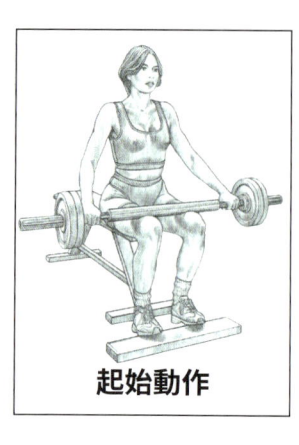

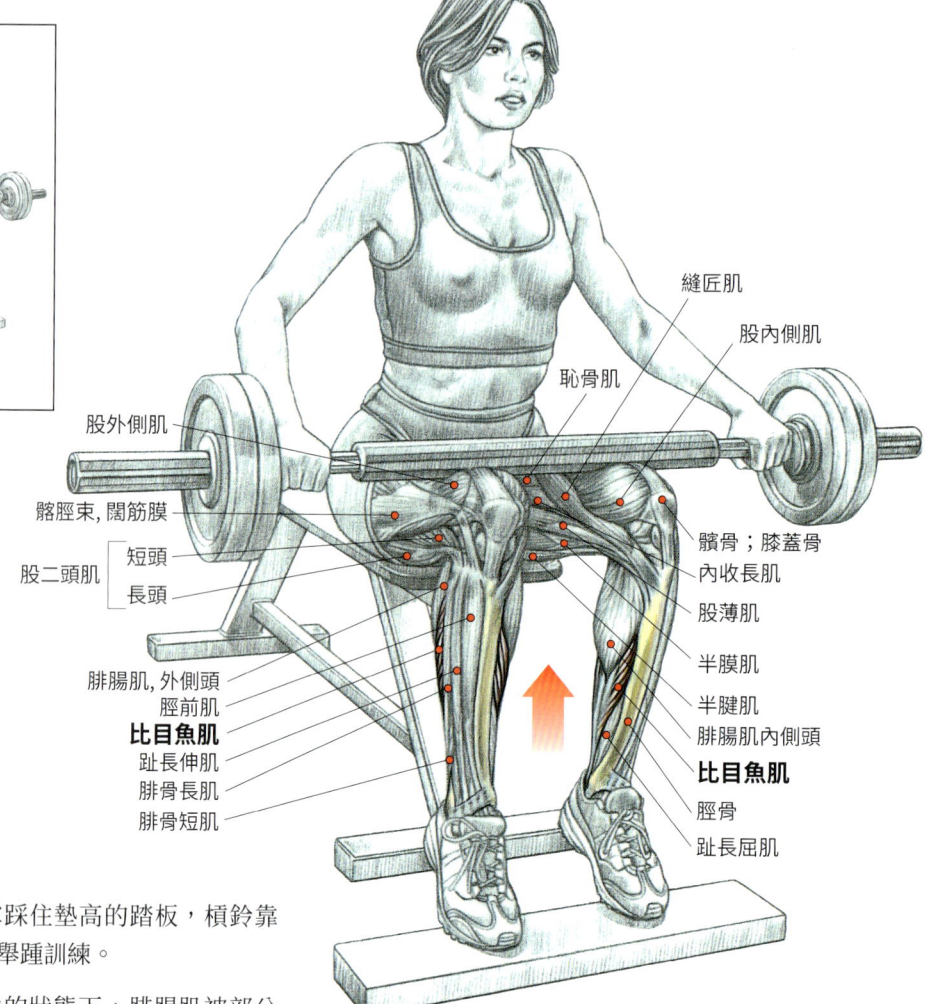

標註（人體圖）：
- 縫匠肌
- 股內側肌
- 恥骨肌
- 股外側肌
- 髂脛束, 闊筋膜
- 股二頭肌（短頭、長頭）
- 腓腸肌, 外側頭
- 脛前肌
- **比目魚肌**
- 趾長伸肌
- 腓骨長肌
- 腓骨短肌
- 髕骨；膝蓋骨
- 內收長肌
- 股薄肌
- 半膜肌
- 半腱肌
- 腓腸肌內側頭
- **比目魚肌**
- 脛骨
- 趾長屈肌

坐在長凳上，前腳掌踩住墊高的踏板，槓鈴靠在大腿上，然後進行舉踵訓練。

此動作因在膝蓋彎曲的狀態下，腓腸肌被部分抑制，而比目魚肌仍能發力，故主要是訓練比目魚肌。比目魚肌上端附著於脛骨與腓骨上方，並透過跟腱連接至跟骨，其主要功能是踝關節伸展。槓鈴坐姿舉踵因要用大腿承重，通常無法使用過重的負荷。因此，建議以 18 至 20 次的中高反覆次數訓練。若要加大訓練強度，可採用器械坐姿舉踵（p.103）。

重點提醒
建議在槓鈴上加裝橡膠墊，或在槓鈴與大腿間墊上折疊的毛巾，以減輕大腿不適。

變化式
此動作可在椅子或長凳上不使用額外負重進行。在此情況下，應進行極長反覆次數（直到產生燃燒感）以提高訓練效果。

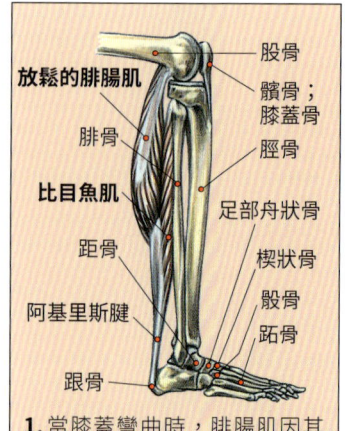

放鬆的腓腸肌
- 股骨
- 髕骨；膝蓋骨
- 腓骨
- 脛骨
- 比目魚肌
- 足部舟狀骨
- 距骨
- 楔狀骨
- 骰骨
- 跖骨
- 阿基里斯腱
- 跟骨

1. 當膝蓋彎曲時，腓腸肌因其附著於膝關節上方而處於放鬆狀態。在這種姿勢下，它對足部伸展（足底屈）的貢獻較小，主要的工作則由比目魚肌負責。

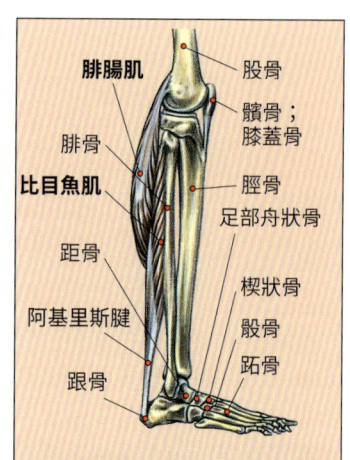

腓腸肌
- 股骨
- 髕骨；膝蓋骨
- 腓骨
- 脛骨
- 比目魚肌
- 足部舟狀骨
- 距骨
- 楔狀骨
- 骰骨
- 跖骨
- 阿基里斯腱
- 跟骨

2. 當膝關節伸直時，腓腸肌會被拉長。在這種姿勢下，腓腸肌會積極參與足部伸展（足底屈），並與比目魚肌共同發揮作用。

器械坐姿舉踵 38

小腿後三頭肌

椎骨
髖骨
薦骨
股骨
脛骨
腓骨
比目魚肌
腓腸肌外側頭
腓腸肌內側頭
阿基里斯腱
跟骨

椎骨
薦骨
髖骨
股骨
髕骨；膝蓋骨
*腓骨長肌
脛骨
腓骨
*脛後肌
*趾長屈肌
*屈拇趾長肌
*腓骨短肌
腓骨
背面　側面

* 這幾個肌肉的主要功能並非足部伸展，但它們在舉踵時也有參與。

股四頭肌
- 股直肌
- 股外側肌
- 股中間肌

闊筋膜張肌

髂脛束, 闊筋膜

臀大肌

股二頭肌
- 長頭
- 短頭

阿基里斯腱
下腓骨肌支持帶

半膜肌

髕骨；膝蓋骨
髂脛束, 闊筋膜
髕韌帶
腓骨頭
脛前肌
趾長伸肌
腓骨長肌
腓腸肌
比目魚肌
腓骨短肌
屈拇趾長肌
第三腓骨肌
外踝
伸肌支持帶
趾短伸肌

跟骨粗隆

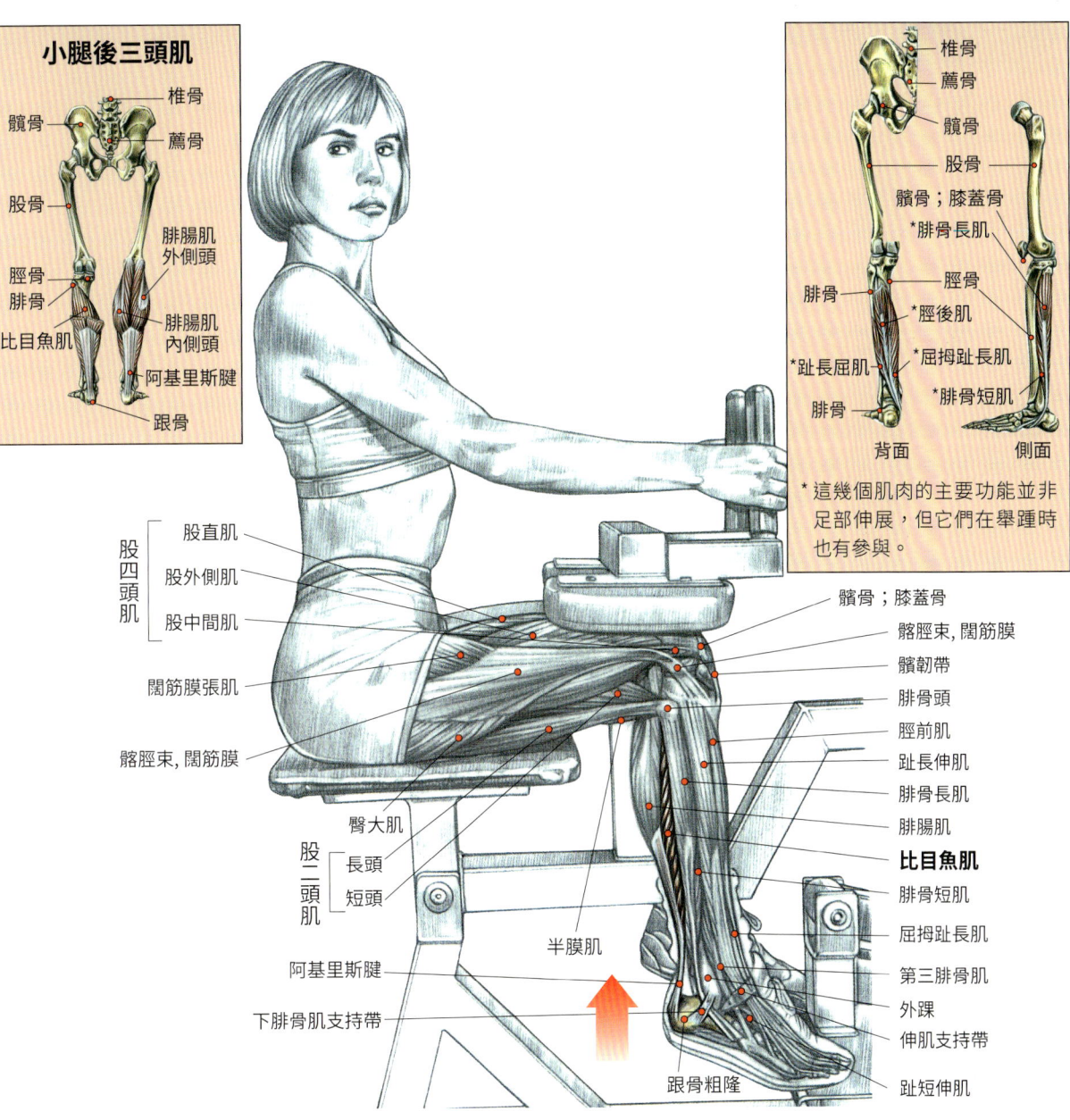

坐於小腿推蹬機上，將大腿前半固定於腿墊下，前腳掌踩在踏板上，腳踝則呈自然屈曲狀態，然後進行舉踵訓練。

此動作主要鍛鍊到比目魚肌。此肌肉起始於脛骨與腓骨上方、膝關節下方，並透過跟腱附著於跟骨，主要功能為足部伸展。由於採用坐姿，使腓腸肌參與較低，主要由比目魚肌承擔負荷。

變化式

可以選擇坐在長凳上，腳下放一塊踏板，並將槓鈴放在大腿進行訓練（即 p.102）。建議在槓鈴加裝橡膠軟墊，或使用毛巾墊於大腿上。

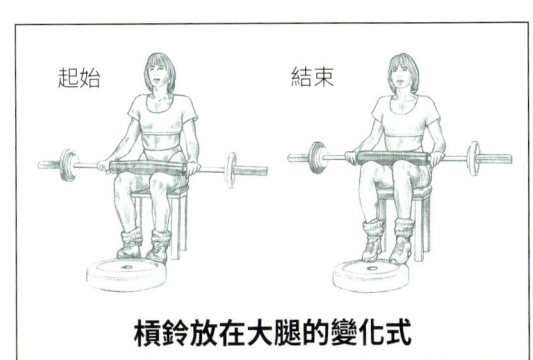

起始　結束

槓鈴放在大腿的變化式

腿部肌群訓練　103

3 核心腹肌訓練

腹部淺層肌群

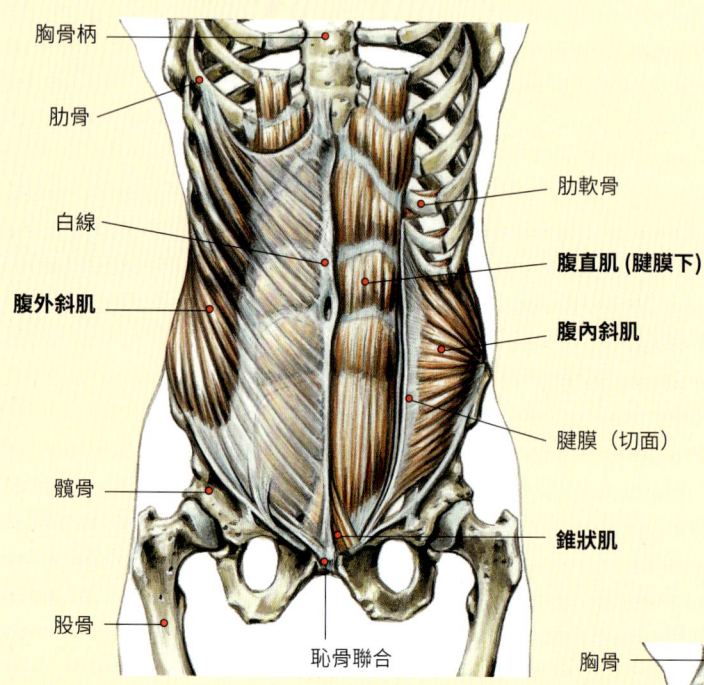

- 胸骨柄
- 肋骨
- 白線
- **腹外斜肌**
- 髖骨
- 股骨
- 肋軟骨
- **腹直肌 (腱膜下)**
- **腹內斜肌**
- 腱膜（切面）
- **錐狀肌**
- 恥骨聯合

腹部深層肌群

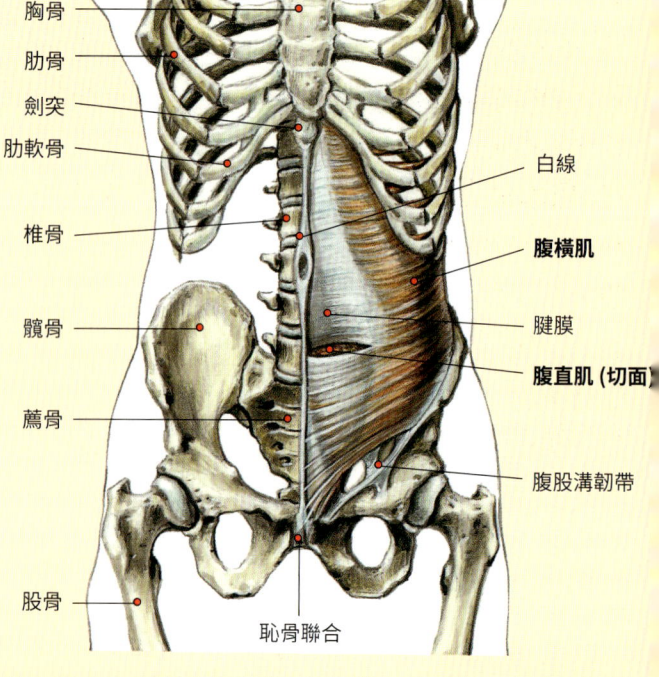

- 胸骨
- 肋骨
- 劍突
- 肋軟骨
- 椎骨
- 髖骨
- 薦骨
- 股骨
- 白線
- **腹橫肌**
- 腱膜
- **腹直肌 (切面)**
- 腹股溝韌帶
- 恥骨聯合

注意事項 ... 106
1. 抬腿捲腹 ... 107
2. 捲腹 ... 108
3. 搖搖椅捲腹 ... 109
4. 仰臥起坐 ... 110
仰臥起坐用到的肌群 ... 111
5. 手前伸仰臥起坐 ... 112
6. 墊腿仰臥起坐 ... 113
產後鍛鍊腹肌的重點 ... 113
7. 低抬腿腿伸展 ... 114
8. 高抬腿腿伸展 ... 115
9. 固定腳仰臥起坐 ... 116
10. 坐姿舉腿 ... 117
11. 斜板坐姿仰臥起坐 ... 118
12. 斜板屈腿仰臥起坐 ... 119
13. 懸吊仰臥起坐 ... 120
14. 屈膝抬腿 ... 121
15. 懸吊抬腿 ... 122
16. 斜板仰臥抬腿 ... 123
17. 仰臥抬腿（反向捲腹） ... 124
18. 仰臥轉體 ... 125
19. 轉體捲腹 ... 126
腹部的幾種不同類型 ... 127
20. 仰臥自行車轉體 ... 128
21. 地板側屈 ... 129
22. 高拉滑輪捲腹 ... 130
23. 器械捲腹 ... 131
24. 羅馬椅側屈 ... 132
25. 搖搖椅側屈 ... 133
26. 低位滑輪側屈 ... 134
27. 高位滑輪側屈 ... 135
28. 啞鈴側屈 ... 136
29. 站姿槓鈴轉體 ... 137
30. 坐姿棍棒轉體 ... 138
骨盆前傾程度的性別差異 ... 139
31. 坐姿器械轉體 ... 140
32. 旋轉盤骨盆扭轉 ... 141
33. 跪姿收腹訓練 ... 142
34. 棒式（平板支撐） ... 143
↗ 腹部伸展 ... 144
↗ 上半身伸展 ... 145

注意事項

在負重訓練（如深蹲、硬舉）時，脊椎會承受來自負重的壓力沿著脊椎縱軸作用。若背部圓背，則椎間盤髓核可能向後擠壓，增加神經壓迫風險，導致椎間盤突出或坐骨神經痛。因此，負重訓練時應維持腰椎前凸（自然生理曲線），以均勻分散壓力並降低受傷風險。

然而在腹肌訓練（如捲腹）時，要主動讓脊椎捲曲。若維持腰椎前凸，則會導致髖屈肌（特別是腰大肌）主導動作而增加腰椎壓力，這可能引發腰痛。因此，應收緊腹肌並讓脊椎適當捲曲，避免腰椎前凸。

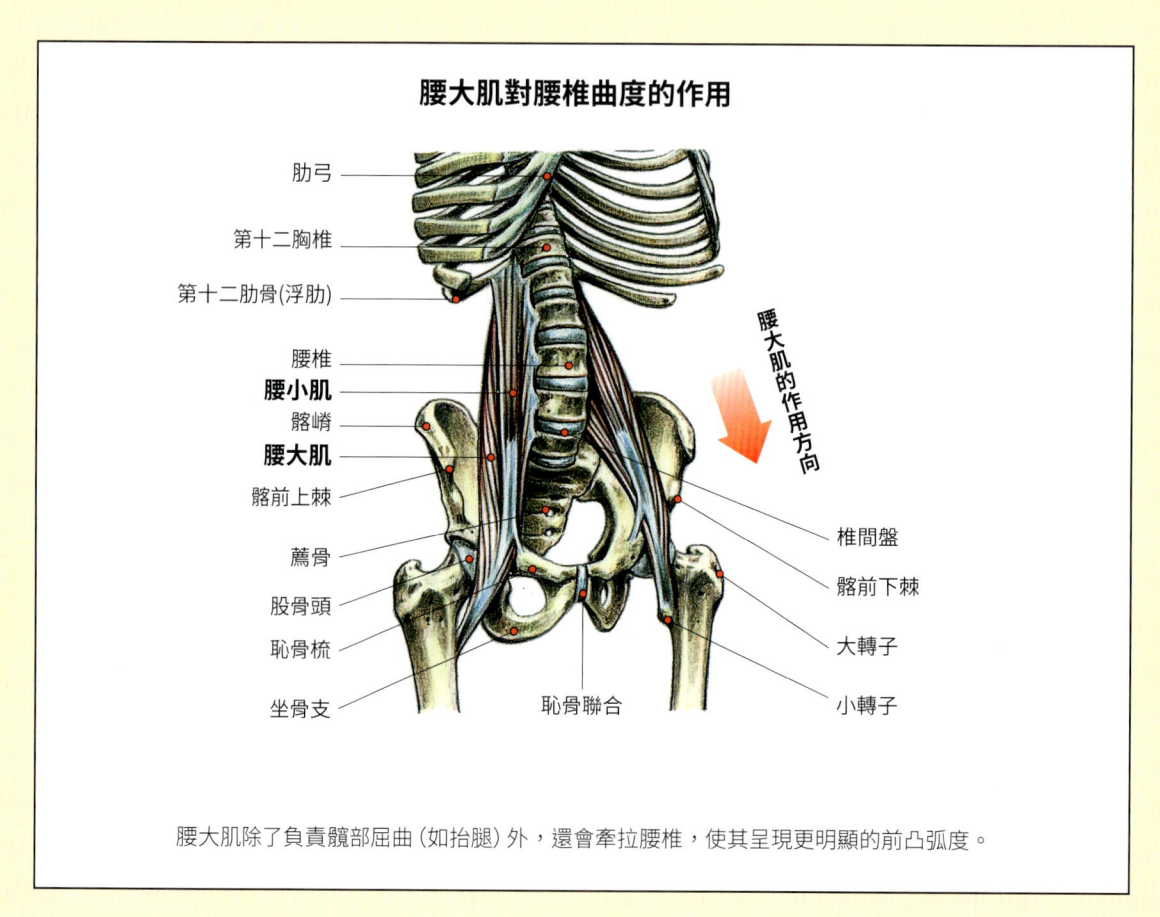

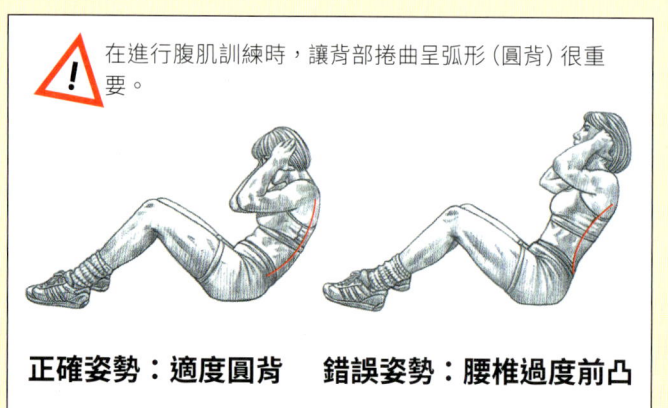

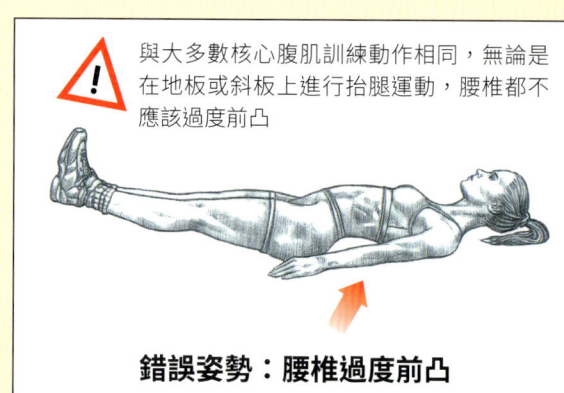

腰大肌對腰椎曲度的作用

標示：肋弓、第十二胸椎、第十二肋骨(浮肋)、腰椎、腰小肌、髂嵴、腰大肌、髂前上棘、薦骨、股骨頭、恥骨梳、坐骨支、恥骨聯合、椎間盤、髂前下棘、大轉子、小轉子、腰大肌的作用方向

腰大肌除了負責髖部屈曲（如抬腿）外，還會牽拉腰椎，使其呈現更明顯的前凸弧度。

⚠ 在進行腹肌訓練時，讓背部捲曲呈弧形（圓背）很重要。

正確姿勢：適度圓背　　**錯誤姿勢：腰椎過度前凸**

⚠ 與大多數核心腹肌訓練動作相同，無論是在地板或斜板上進行抬腿運動，腰椎都不應該過度前凸

錯誤姿勢：腰椎過度前凸

106　核心腹肌訓練

抬腿捲腹　1

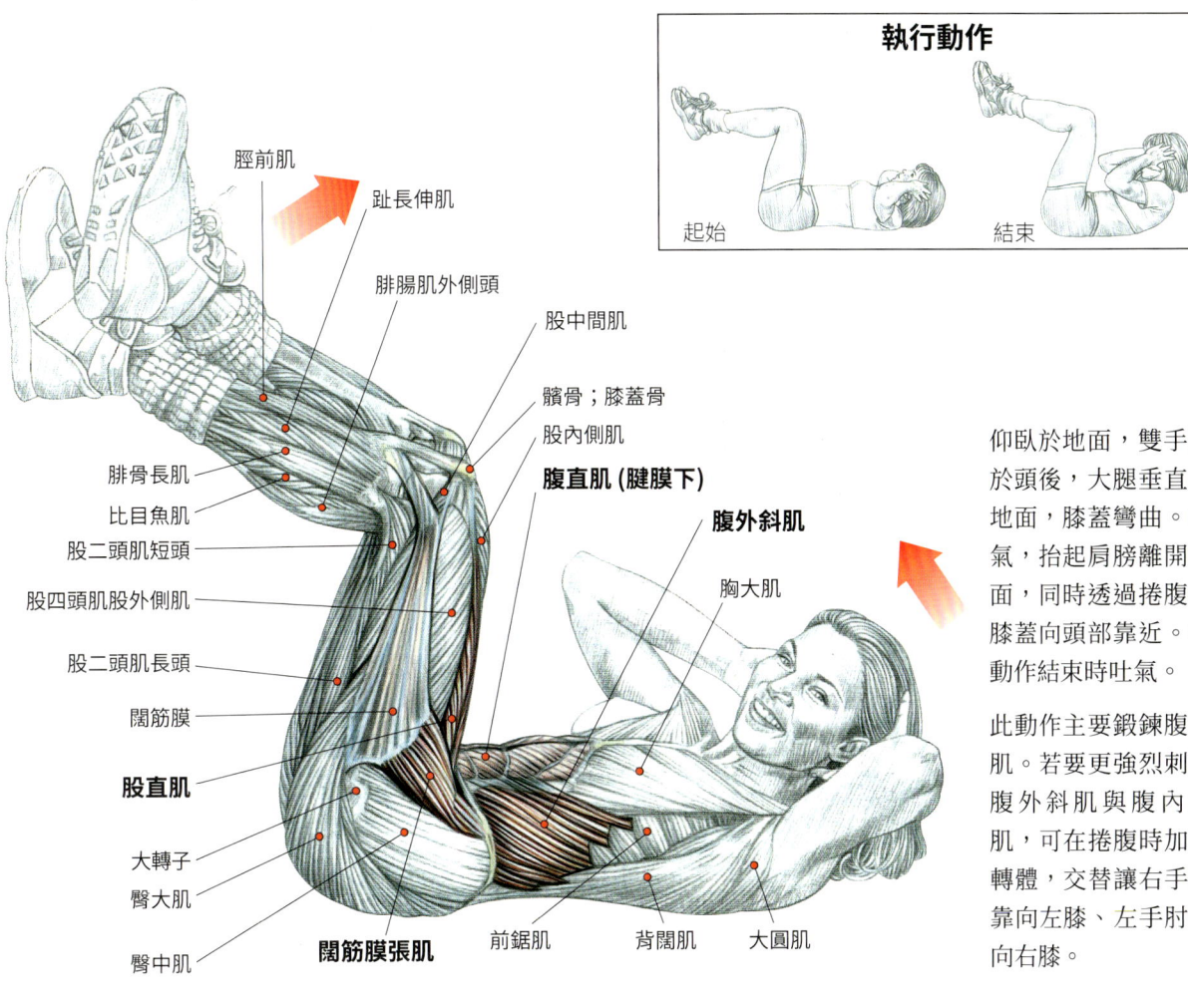

執行動作
起始　　結束

仰臥於地面，雙手置於頭後，大腿垂直於地面，膝蓋彎曲。吸氣，抬起肩膀離開地面，同時透過捲腹將膝蓋向頭部靠近。在動作結束時吐氣。

此動作主要鍛鍊腹直肌。若要更強烈刺激腹外斜肌與腹內斜肌，可在捲腹時加上轉體，交替讓右手肘靠向左膝、左手肘靠向右膝。

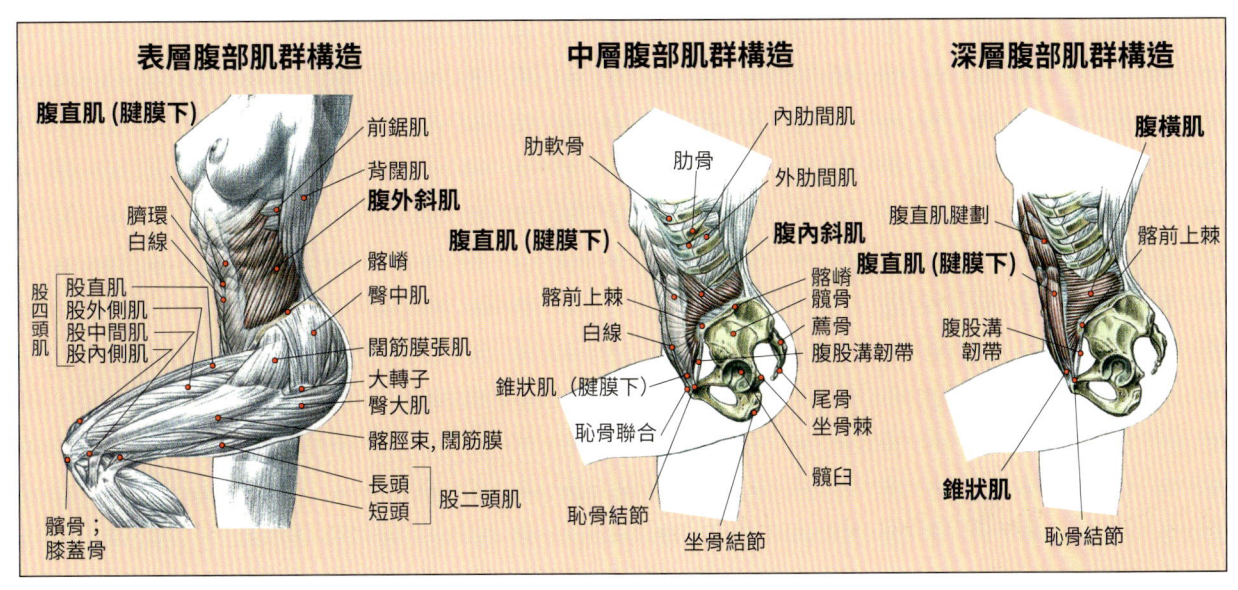

主圖標註（左腿至軀幹）：
脛前肌、趾長伸肌、腓腸肌外側頭、股中間肌、髕骨；膝蓋骨、股內側肌、**腹直肌 (腱膜下)**、**腹外斜肌**、胸大肌、腓骨長肌、比目魚肌、股二頭肌短頭、股四頭肌股外側肌、股二頭肌長頭、闊筋膜、**股直肌**、大轉子、臀大肌、臀中肌、**闊筋膜張肌**、前鋸肌、背闊肌、大圓肌

表層腹部肌群構造
腹直肌 (腱膜下)、前鋸肌、背闊肌、腹外斜肌、臍環、白線、髂嵴、臀中肌、闊筋膜張肌、大轉子、臀大肌、髂脛束, 闊筋膜、長頭、短頭、股二頭肌、股四頭肌｛股直肌、股外側肌、股中間肌、股內側肌｝、髕骨；膝蓋骨

中層腹部肌群構造
內肋間肌、肋軟骨、肋骨、外肋間肌、腹直肌 (腱膜下)、腹內斜肌、髂嵴、髂骨、薦骨、腹股溝韌帶、髂前上棘、白線、錐狀肌 (腱膜下)、尾骨、坐骨棘、恥骨聯合、髖臼、恥骨結節、坐骨結節

深層腹部肌群構造
腹橫肌、腹直肌腱劃、髂前上棘、腹股溝韌帶、**錐狀肌**、恥骨結節

核心腹肌訓練　107

2 捲腹

腹直肌 (腱膜下)
腹外斜肌
髂前上棘
肋骨
髂嵴
股骨
恥骨結節
坐骨結節
外肋間肌　腰椎　髖骨　腹股溝韌帶　股骨頭
薦骨

執行動作

起始

結束

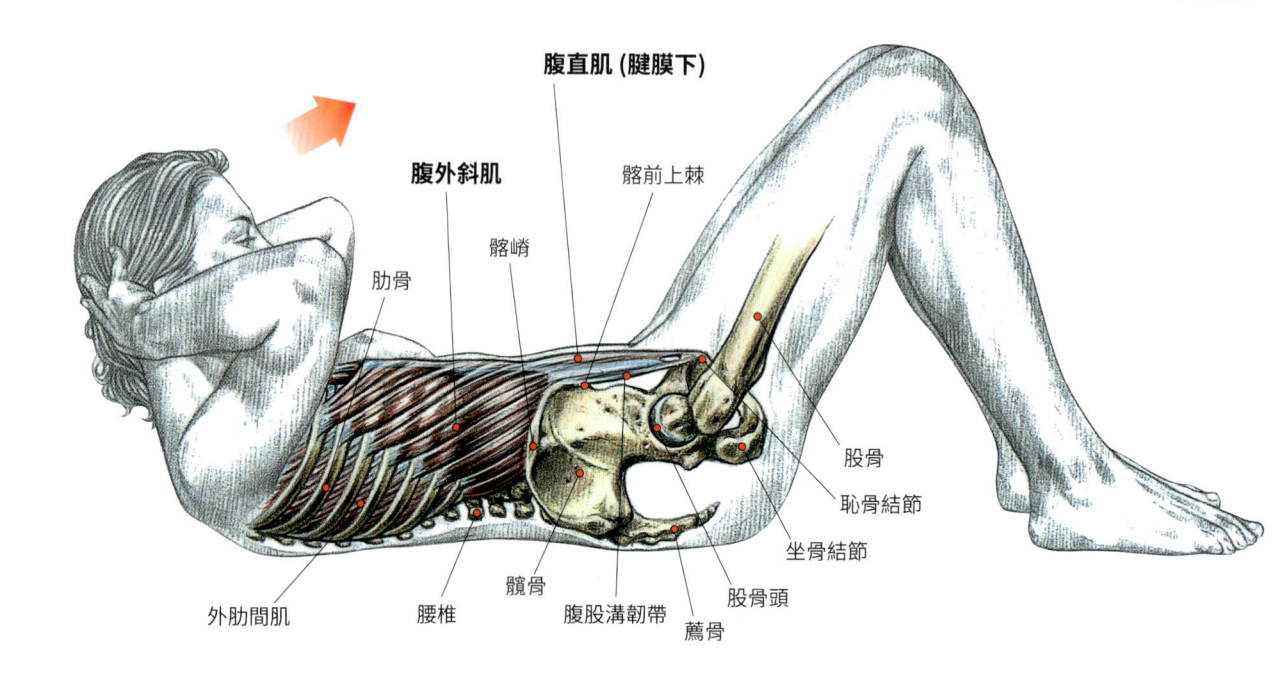

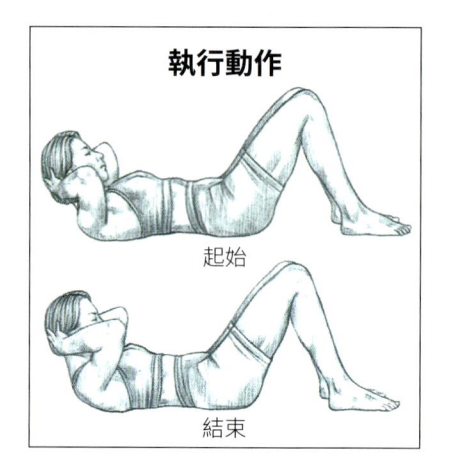

仰臥於地面，雙手輕靠頭後或耳旁，大腿彎曲，雙腳踩地。吸氣，腹肌發力將肩膀抬離地板，雙手切勿出力拉頭。動作結束時吐氣。

此動作主要訓練到腹直肌，特別是肚臍以上的區域，較小程度上刺激到腹斜肌。

雙腳著地的捲腹是個很適合新手的核心訓練動作，也適合背部不適的人進行，同時也是婦女產後恢復腹肌張力的推薦運動。以慢速長組數訓練，能獲得良好效果。

重點提醒

如同所有腹部訓練動作，建議眼睛在執行時看向腹部，並讓下巴稍微靠近胸口，這樣能觸發腹直肌的輕微反射性收縮，提高訓練效果。

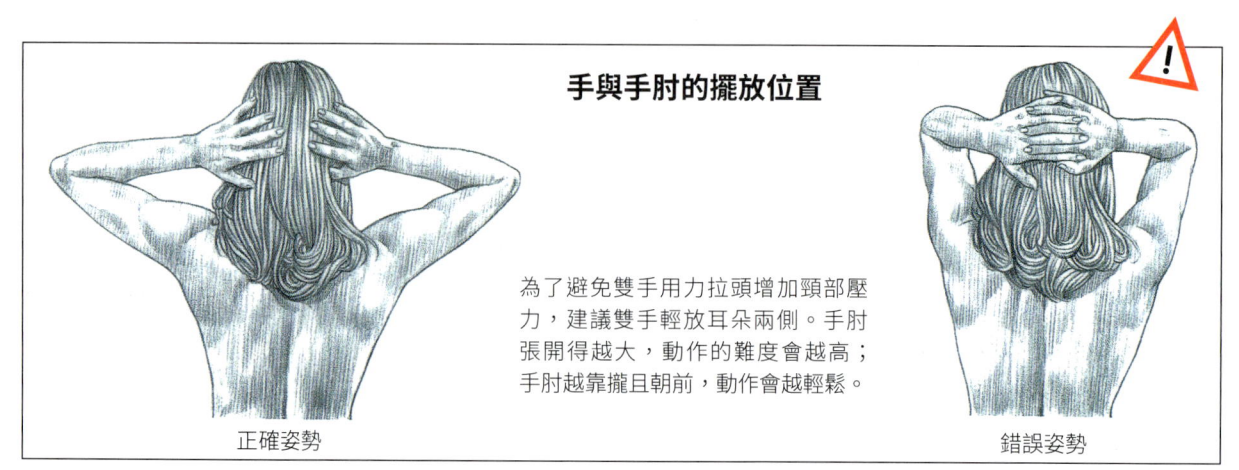

手與手肘的擺放位置

為了避免雙手用力拉頭增加頸部壓力，建議雙手輕放耳朵兩側。手肘張開得越大，動作的難度會越高；手肘越靠攏且朝前，動作會越輕鬆。

正確姿勢　　　錯誤姿勢

108　核心腹肌訓練

搖搖椅捲腹　3

解剖圖標示：
- 肱二頭肌
- 肱肌
- 三角肌
- 肱三頭肌
- 小圓肌
- 大圓肌
- 前鋸肌
- 背闊肌
- 臀中肌
- 闊筋膜張肌
- 臀大肌
- 髂脛束, 闊筋膜
- 腹直肌 (腱膜下)
- 腹外斜肌
- 股內側肌
- 股直肌
- 股中間肌
- 股外側肌
- 股四頭肌
- 脛前肌
- 腓腸肌
- 腓骨長肌
- 比目魚肌
- 趾長伸肌
- 腓骨短肌
- 第三腓骨肌
- 屈拇趾長肌
- 趾短伸肌
- 短頭
- 長頭
- 股二頭肌

執行動作

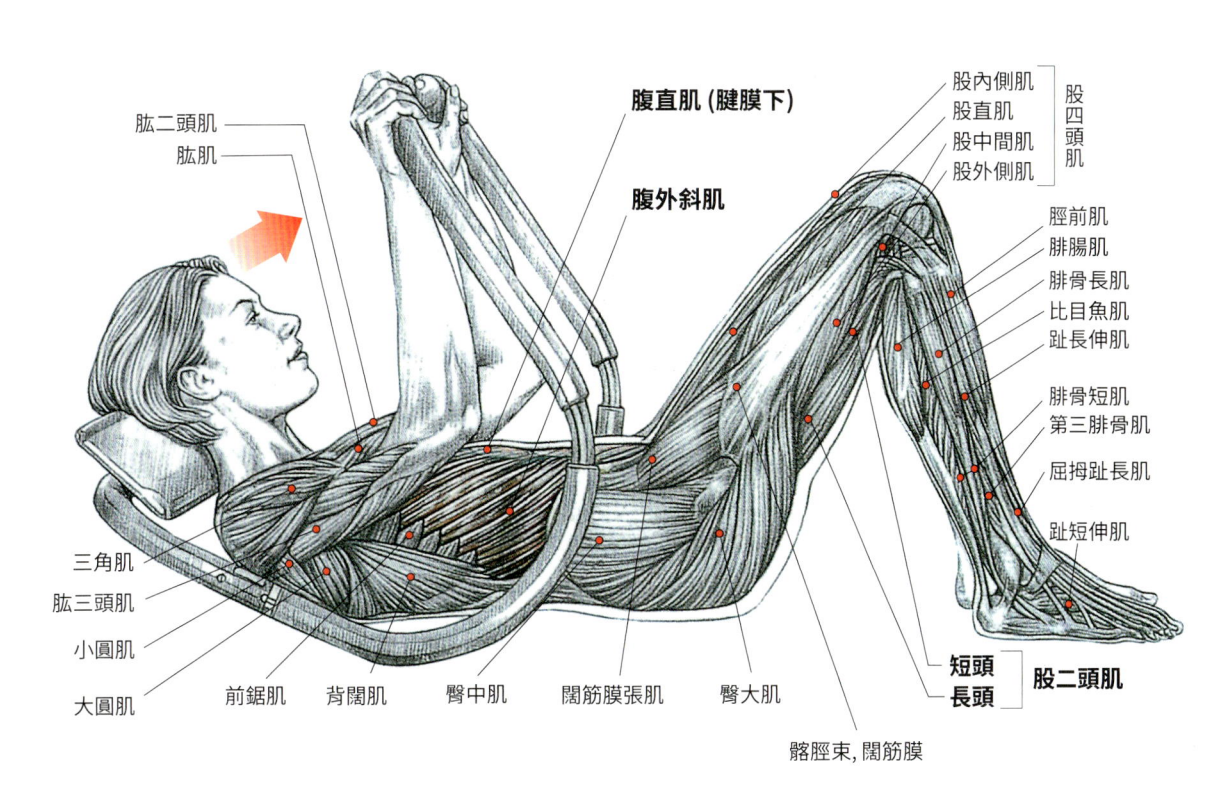

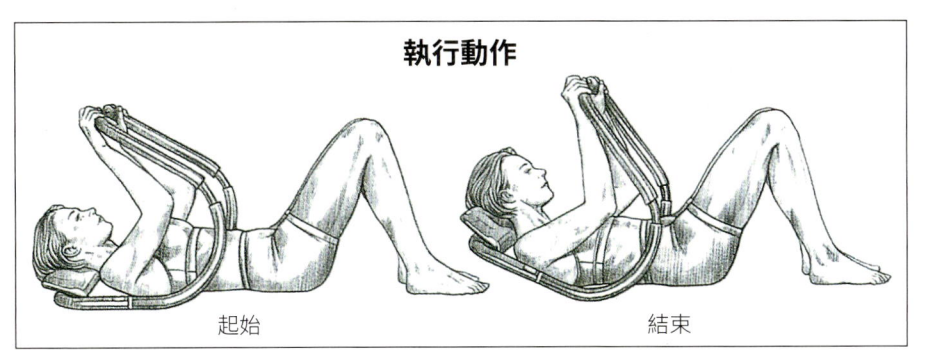

起始　結束

仰臥，頭部靠在搖搖椅訓練器的頭墊上，雙手握住兩邊把手，膝蓋彎曲，雙腳平放於地面。吸氣，收緊腹部將上半身盡可能向上抬起（注意！是用腹肌出力，雙手只是輕扶握把，不要用力壓），同時捲曲脊椎使背部呈圓弧狀，確保頭部始終貼住頭墊，下背部保持貼地。動作結束時吐氣。緩緩回到起始位置，然後重複動作。

此動作主要鍛鍊到腹直肌，特別集中於上半部，同時也會刺激腹內外斜肌。建議進行 10 至 20（或更多）次長組數訓練。

重點提醒

這是少數能讓初學者立即感受腹部核心肌群發力的運動之一。

變化式

將手放在握把較低的位置，可增加訓練強度。

核心腹肌訓練 | 109

4　仰臥起坐

解剖標示：
- 胸大肌
- 腹直肌 (腱膜下)
- 股外側肌
- 股內側肌
- 髕骨；膝蓋骨
- 股二頭肌短頭
- 半膜肌
- 脛前肌
- 趾長伸肌
- 腓骨長肌
- 比目魚肌
- 腓腸肌外側頭
- 半腱肌
- 股二頭肌長頭
- 髂脛束, 闊筋膜
- 臀大肌
- 大轉子
- 闊筋膜張肌
- 臀中肌
- 腹外斜肌
- 前鋸肌
- 背闊肌
- 股直肌

1. 執行動作
2. 雙臂向前伸展可輔助動作完成

變化式：由夥伴固定雙腳，比較容易完成

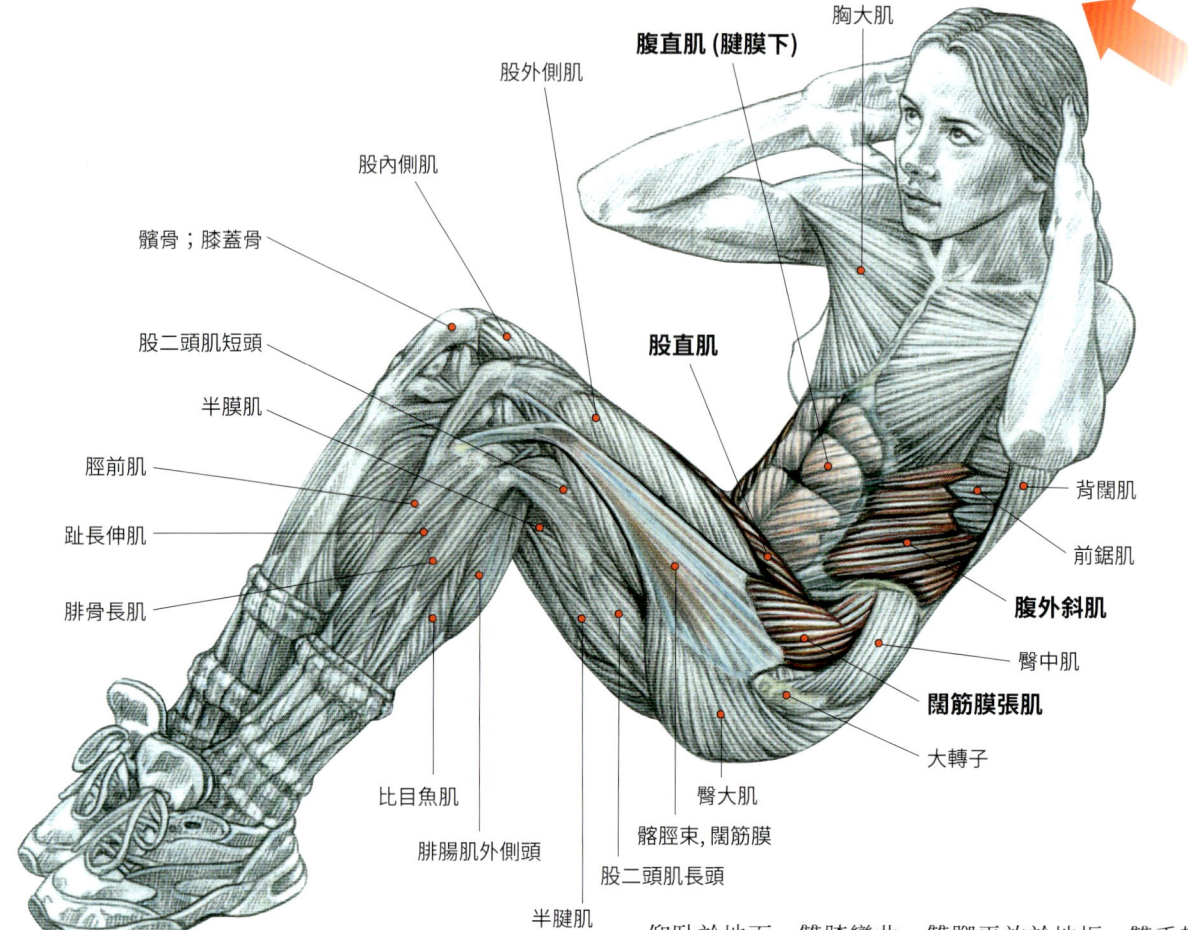

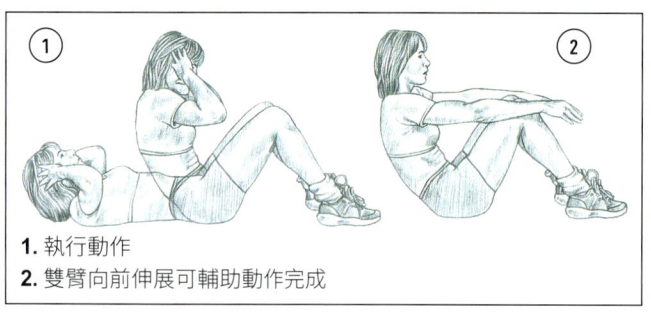

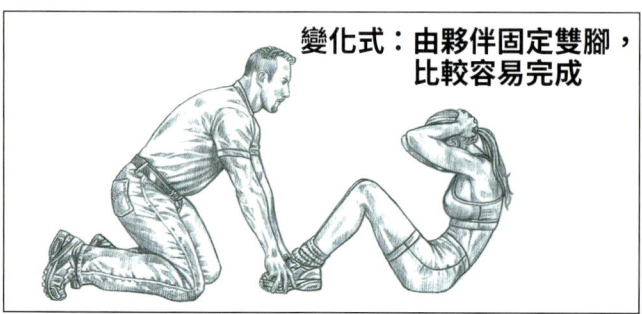

仰臥於地面，雙膝彎曲，雙腳平放於地板，雙手輕放頭後或耳旁。吸氣，腹肌收緊捲腹，帶動上半身抬起後呼氣(注意！雙手只是輕扶頭後，不要用力拉頭)。接著，緩緩回到起始位置，但上半身不要完全躺回地面。然後重複動作，直到腹部產生燃燒感。

此動作主要訓練到腹直肌，同時也可訓練到髖屈肌群以及腹斜肌。

變化式

- 可請夥伴固定雙腳幫助穩定，以降低難度。
- 將雙臂向前伸展可減少難度，適合初學者。
- 可在頭下腳上的斜板進行(p.119)以提高難度。

重點提醒

由於女性上半身肌肉大多較不發達，而腿部在比例上又通常比男性更為粗壯，因此做此動作時比較容易維持雙腳貼地。若腳很容易抬離地面，可減少上半身抬起的幅度。

核心腹肌訓練

仰臥起坐用到的肌群

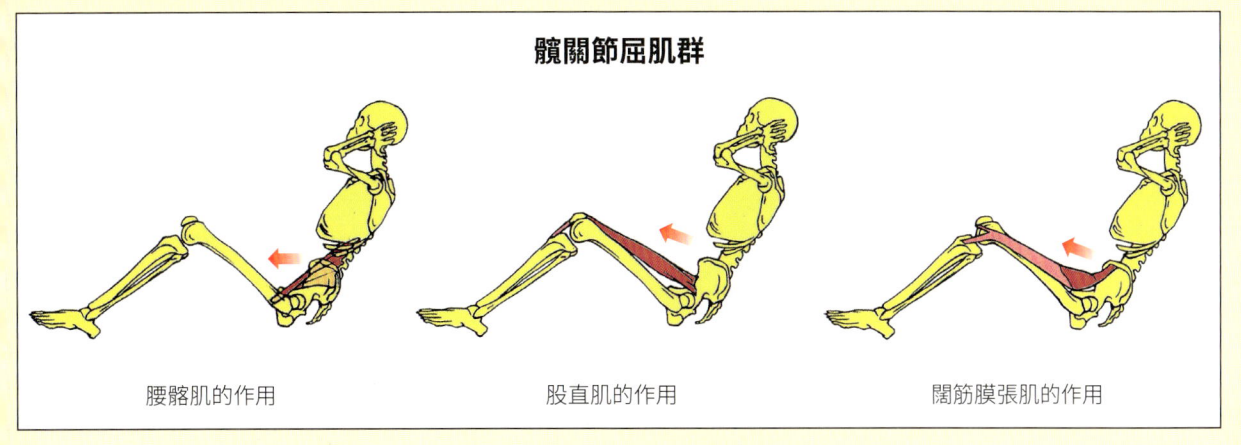

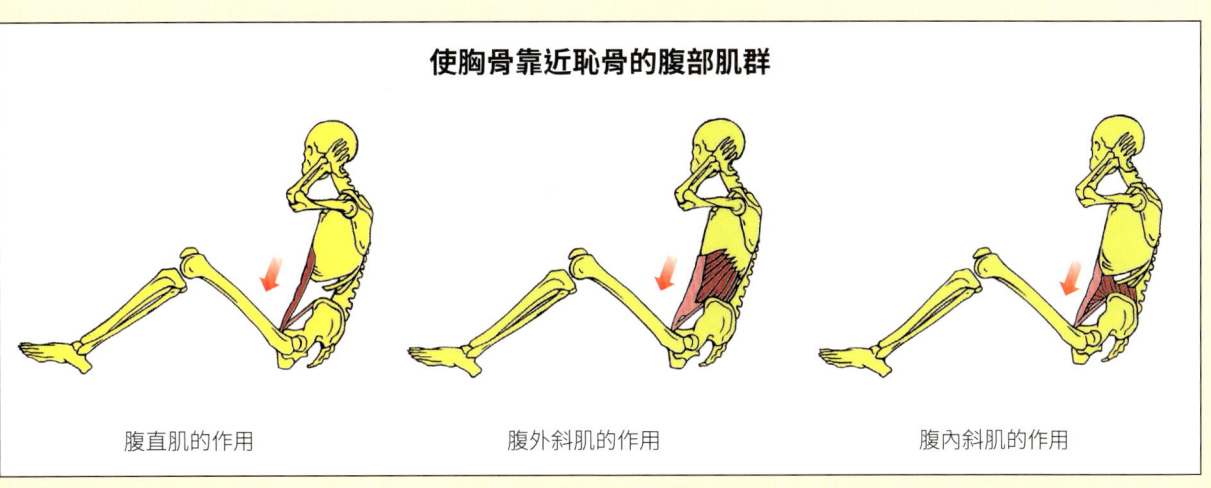

髖關節屈肌群

腰髂肌的作用　　　　　股直肌的作用　　　　　闊筋膜張肌的作用

使胸骨靠近恥骨的腹部肌群

腹直肌的作用　　　　　腹外斜肌的作用　　　　　腹內斜肌的作用

腹部肌群對脊柱的作用		
動作	主要肌肉	輔助肌肉
屈曲	腹直肌	腹外斜肌 腹內斜肌 髂腰肌
側屈	腹外斜肌 腹內斜肌 腰方肌 豎脊肌群	腹直肌
旋轉	腹外斜肌 腹內斜肌 豎脊肌群	
伸展	豎脊肌群	背闊肌

5 手前伸仰臥起坐

起始動作

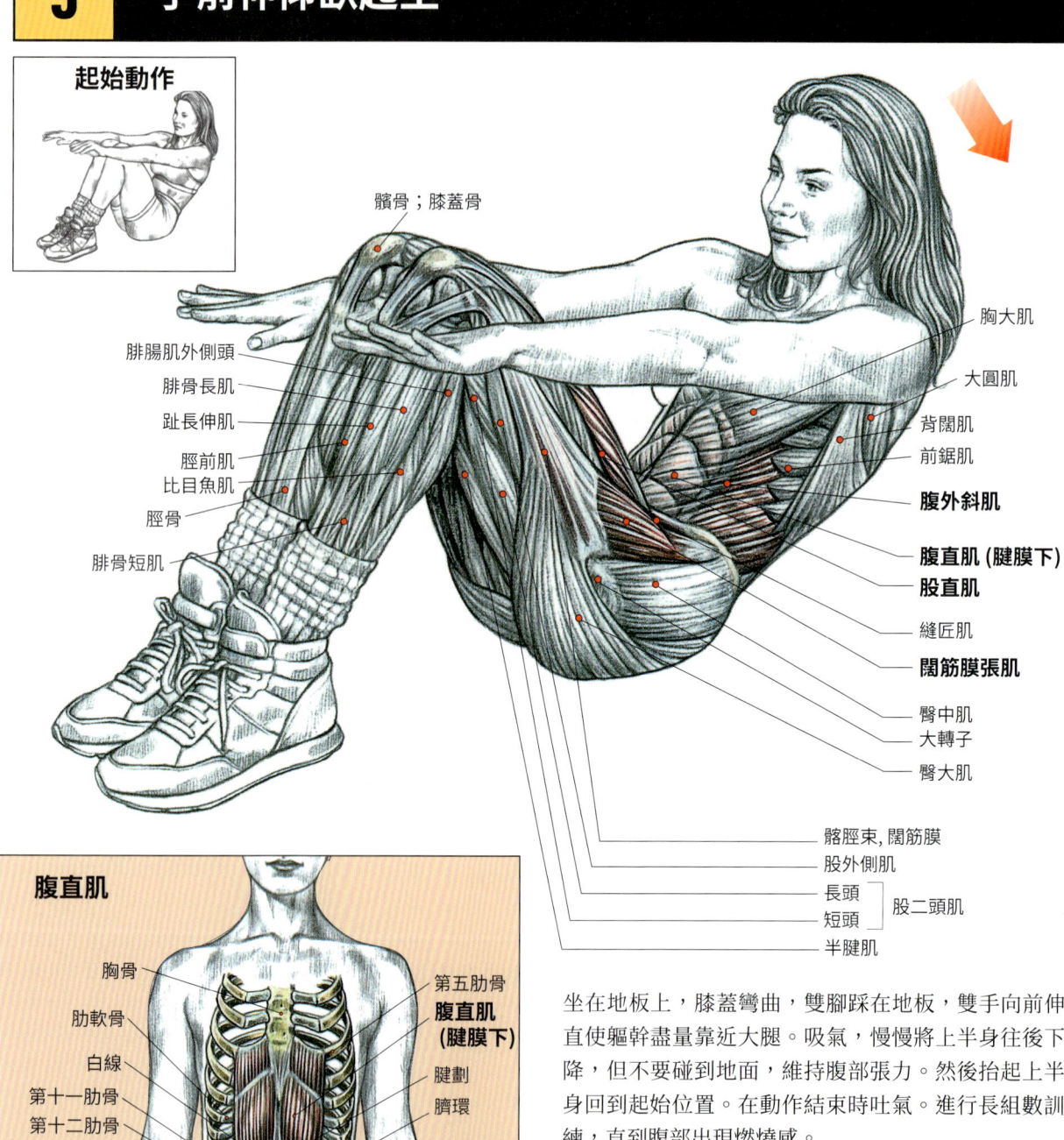

解剖圖標示

- 髕骨；膝蓋骨
- 腓腸肌外側頭
- 腓骨長肌
- 趾長伸肌
- 脛前肌
- 比目魚肌
- 脛骨
- 腓骨短肌
- 胸大肌
- 大圓肌
- 背闊肌
- 前鋸肌
- **腹外斜肌**
- **腹直肌 (腱膜下)**
- **股直肌**
- 縫匠肌
- **闊筋膜張肌**
- 臀中肌
- 大轉子
- 臀大肌
- 髂脛束, 闊筋膜
- 股外側肌
- 長頭 ⎫
- 短頭 ⎬ 股二頭肌
- 半腱肌

腹直肌

- 胸骨
- 肋軟骨
- 白線
- 第十一肋骨
- 第十二肋骨
- 髂窩
- 髂前上棘
- 股骨頭
- 恥骨結節
- 大轉子
- 第五肋骨
- 腹直肌 (腱膜下)
- 腱劃
- 臍環
- 錐狀肌
- 腹股溝韌帶
- 股骨頸
- 股骨
- 恥骨聯合

坐在地板上，膝蓋彎曲，雙腳踩在地板，雙手向前伸直使軀幹盡量靠近大腿。吸氣，慢慢將上半身往後下降，但不要碰到地面，維持腹部張力。然後抬起上半身回到起始位置。在動作結束時吐氣。進行長組數訓練，直到腹部出現燃燒感。

此動作主要訓練到腹直肌上部，輔助肌群則為腹外斜肌、腹內斜肌與髖屈肌群。

重點提醒

為了確保有效訓練到腹部核心肌群，動作過程中應保持背部略微捲曲。

變化式

在下降到最低位置時，維持靜止約 10 秒的等長收縮，可增加訓練強度。

墊腿仰臥起坐　6

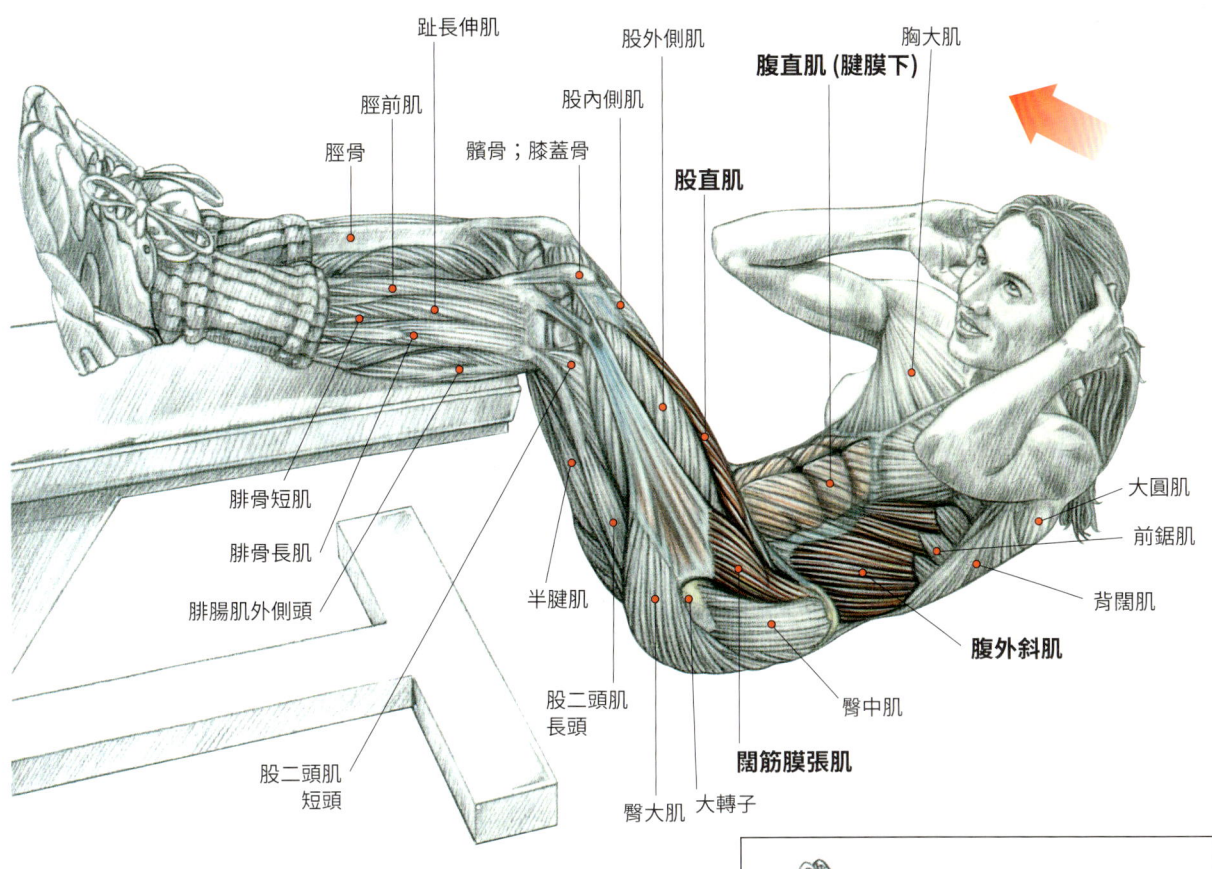

仰臥於地面，小腿放在長凳上，雙手置於頭後或耳旁。吸氣，收腹抬起上半身使肩膀離地。動作結束時吐氣。此動作主要鍛鍊到腹直肌，特別是肚臍以上的部分。

需要注意的是，當上半身與長凳的距離增加時，骨盆的活動度會提高，使得動作中更容易借力到髂腰肌、闊筋膜張肌及股直肌來完成軀幹的抬起，從而減少對腹直肌的刺激。

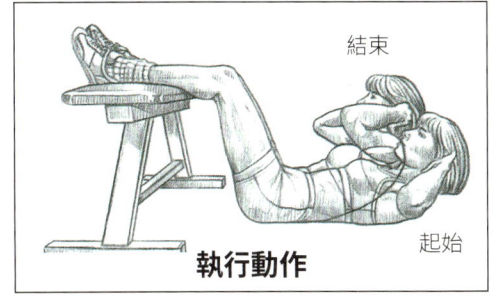

產後鍛鍊腹肌的重點

懷孕後期，腹部肌肉會被過度拉伸，因此產後應鍛鍊以幫助恢復肌肉張力並使其收縮。為此，建議採用捲腹等小幅度的動作，並保持背部呈弧狀以確保正確發力。

重點提醒

為了避免過度拉伸腹部肌群，在尚未恢復足夠肌力前，應避免大幅度的動作，例如抬腿捲腹、仰臥起坐、抬腿腿部伸展等動作，以免對腹部造成額外負擔。

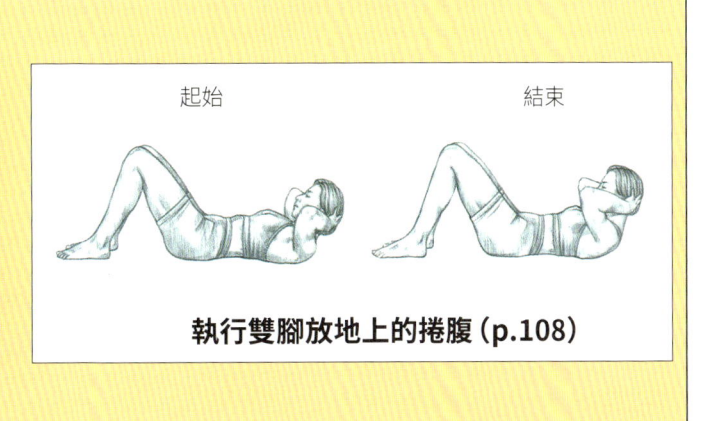

核心腹肌訓練

7 低抬腿腿伸展

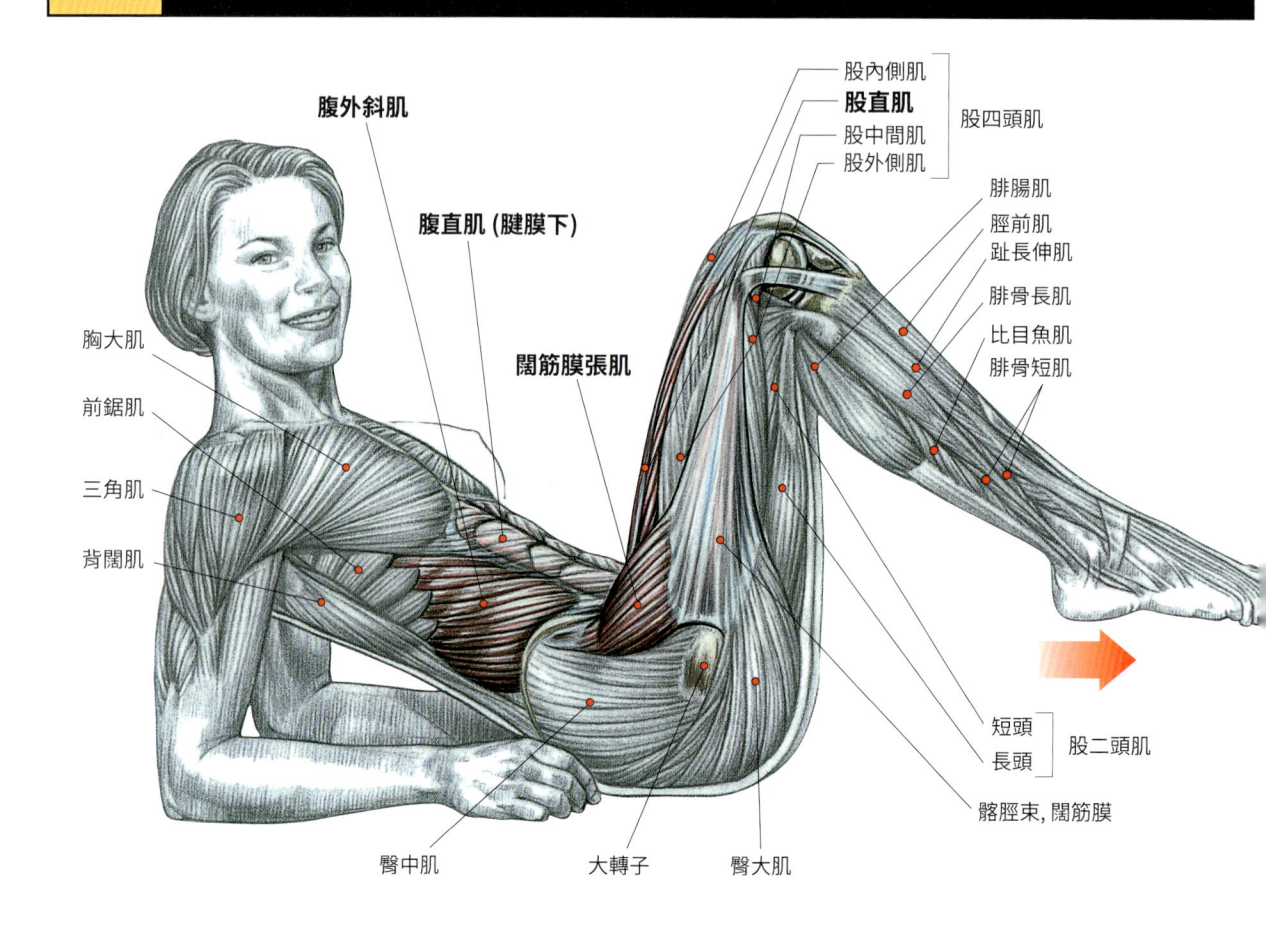

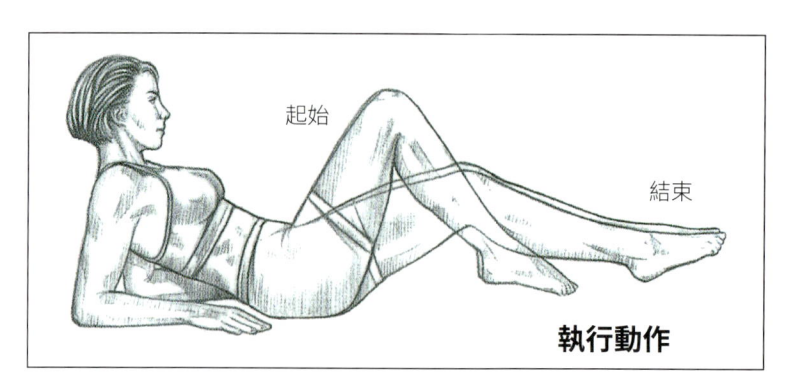

腹外斜肌
腹直肌 (腱膜下)
闊筋膜張肌
胸大肌
前鋸肌
三角肌
背闊肌
臀中肌
大轉子
臀大肌

股內側肌
股直肌
股中間肌
股外側肌
股四頭肌
腓腸肌
脛前肌
趾長伸肌
腓骨長肌
比目魚肌
腓骨短肌
短頭
長頭
股二頭肌
髂脛束, 闊筋膜

起始　結束
執行動作

坐在地面，手肘置於身後撐起上半身，雙腿微彎輕放地面。吸氣，雙腿離地緩緩向前平伸。然後收回雙腿，不要碰到地面，最大程度收縮核心肌群。動作結束時吐氣。

動作應緩慢可控，避免快速彈震，以確保腹肌維持緊收。背部微微圓弧狀，有助於感受腹肌收縮，同時減少下背壓力，避免腰部不適。建議進行長組數訓練。

主要鍛鍊到的肌肉包括腹直肌（特別是下部）、腹外斜肌、腹內斜肌、髖部屈肌群（闊筋膜張肌、股直肌、髂腰肌）。

重點提醒

當雙腳向前伸出時，腹部前側會產生較大的伸展感。因此，剛生產完的女性應避免此動作，以免過度拉扯腹肌而影響產後恢復。

114　核心腹肌訓練

高抬腿腿伸展　8

解剖圖標註（由上而下、由左至右）：

- 腹直肌 (腱膜下)
- 闊筋膜張肌
- 股直肌
- 股外側肌
- 股中間肌
- 股四頭肌
- 髕骨；膝蓋骨
- 脛前肌
- 胸大肌
- 前鋸肌
- 背闊肌
- 腹外斜肌
- 髂嵴
- 腓骨短肌
- 趾長伸肌
- 比目魚肌
- 腓骨長肌
- 腓腸肌
- 半膜肌
- 短頭
- 長頭
- 股二頭肌
- 半腱肌
- 臀中肌
- 大轉子
- 臀大肌
- 髂脛束, 闊筋膜

執行動作：起始 → 結束

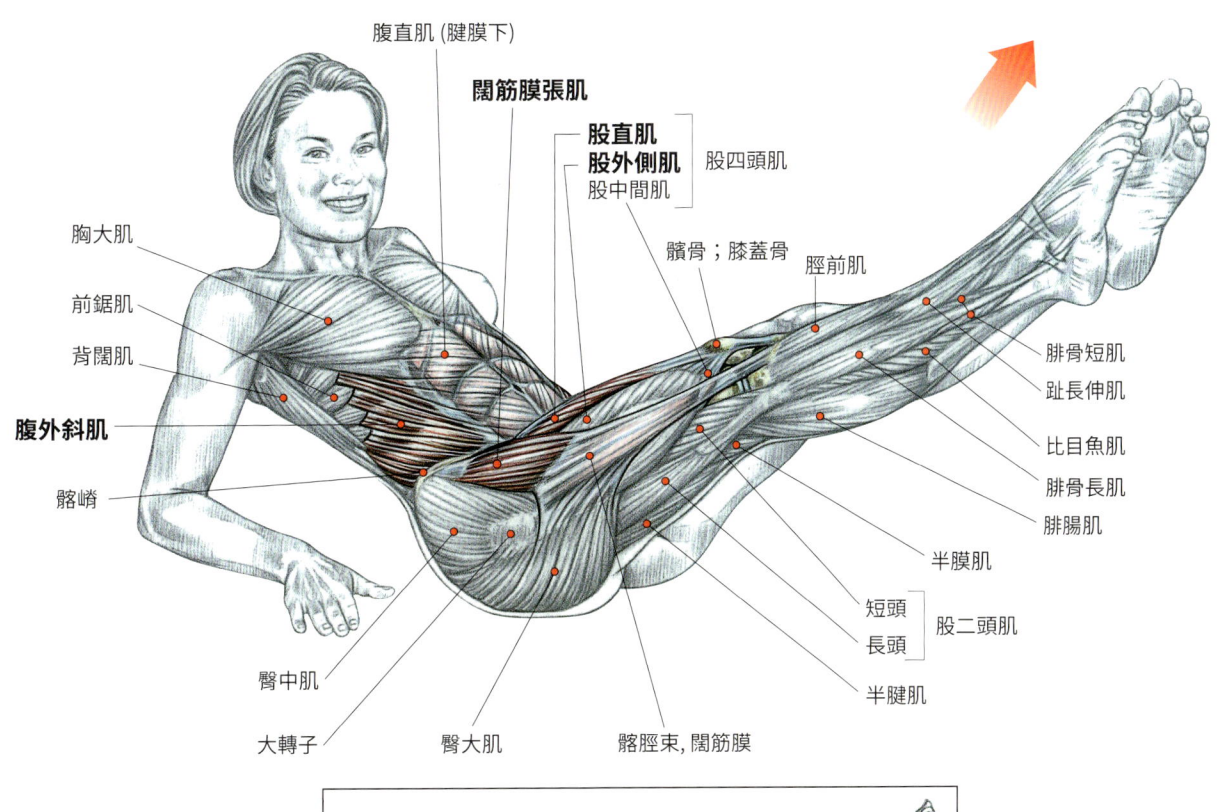

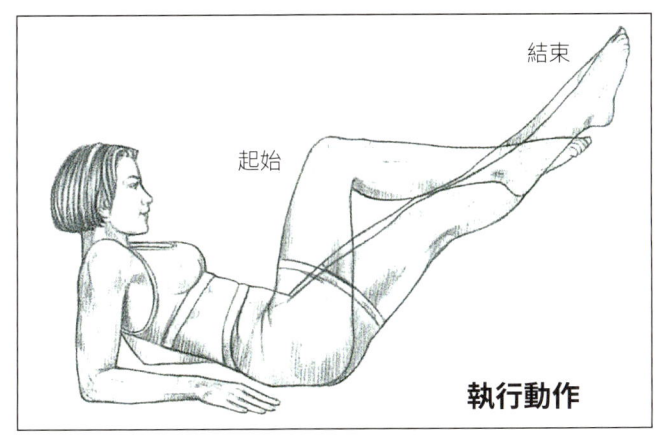

坐在地上，手肘在身後撐起上半身，大腿抬高垂直於地面，小腿則與地面平行。吸氣，將雙腿向前向上伸直，最大程度收縮核心肌群，然後收回雙腿到起始位置。動作結束時吐氣。

保持動作緩慢可控，避免快速彈震，以確保腹肌維持張力並減少不必要的壓力。保持背部微微圓弧，有助於感受腹肌收縮，同時減少下背壓力。長組數訓練能帶來最佳效果，應執行至腹部產生燃燒感。

主要鍛鍊到的肌群是腹直肌，以及輔助的腹外斜肌、腹內斜肌、髖屈肌群（闊筋膜張肌、股直肌、髂腰肌、部分恥骨肌）。

重點提醒

請務必控制速度，避免突然出力，以減少對腰部的壓力並確保腹肌穩定發力。剛生產完應避免此動作，因為雙腿懸空會拉伸腹肌，可能影響產後恢復。

9　固定腳仰臥起坐

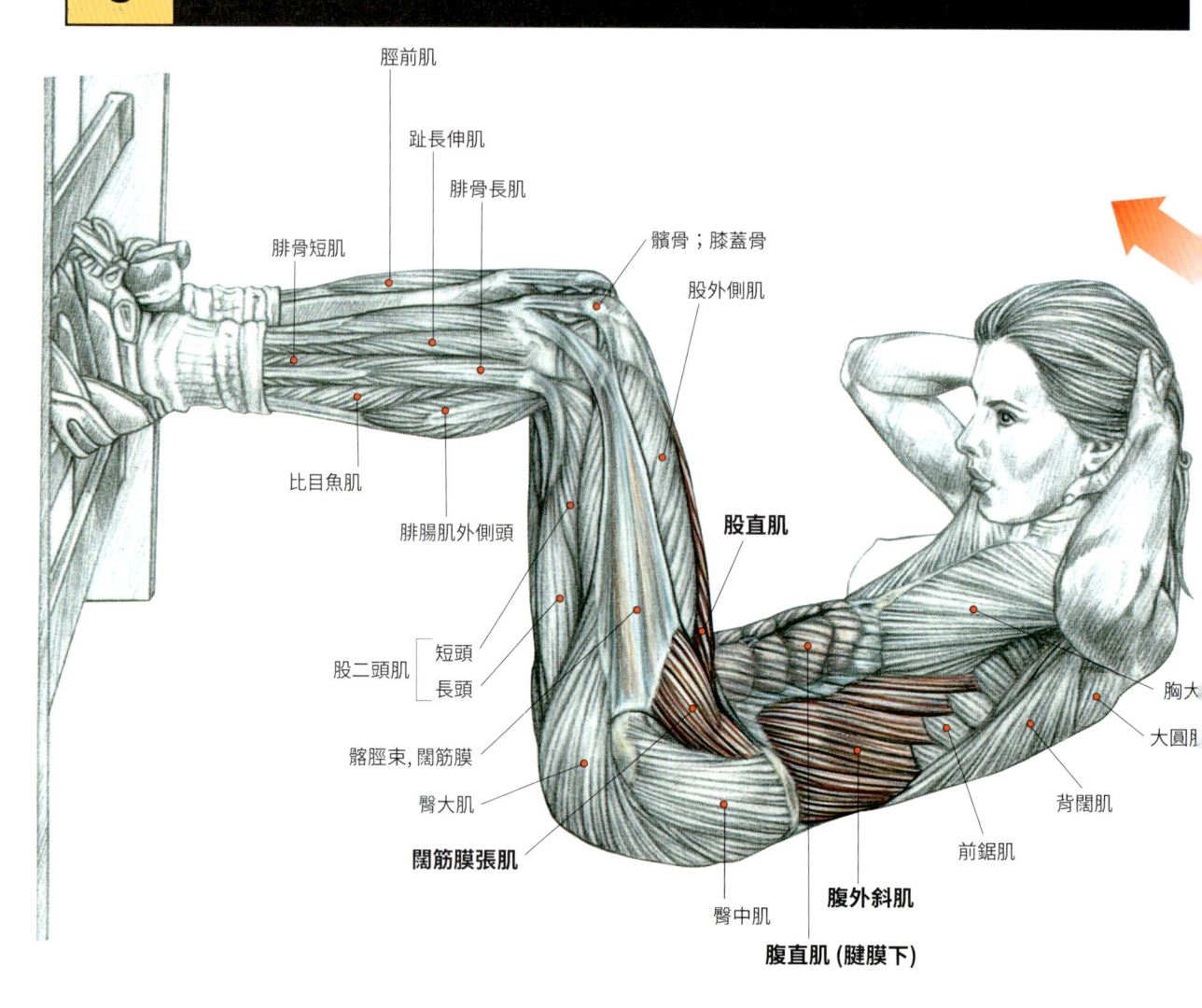

脛前肌
趾長伸肌
腓骨長肌
腓骨短肌
髕骨；膝蓋骨
股外側肌
比目魚肌
腓腸肌外側頭
股直肌
股二頭肌 短頭／長頭
髂脛束, 闊筋膜
臀大肌
闊筋膜張肌
臀中肌
腹直肌 (腱膜下)
腹外斜肌
前鋸肌
背闊肌
大圓肌
胸大肌

雙腳固定在瑞典牆訓練器（能固定雙腳的器材皆可），大腿垂直於地面，背部平躺在地上，雙手放在頭後或耳旁。吸氣，捲腹將上半身盡量向上抬起。動作結束時吐氣。

主要鍛鍊到腹直肌，並輔助鍛鍊腹外斜肌與腹內斜肌。

如果上半身離瑞典牆比較遠，並將雙腳固定在較低的位置，會增加髖關節的活動度，使動作幅度更大，容易借力到髖屈肌（髂腰肌、股直肌及闊筋膜張肌）的參與。

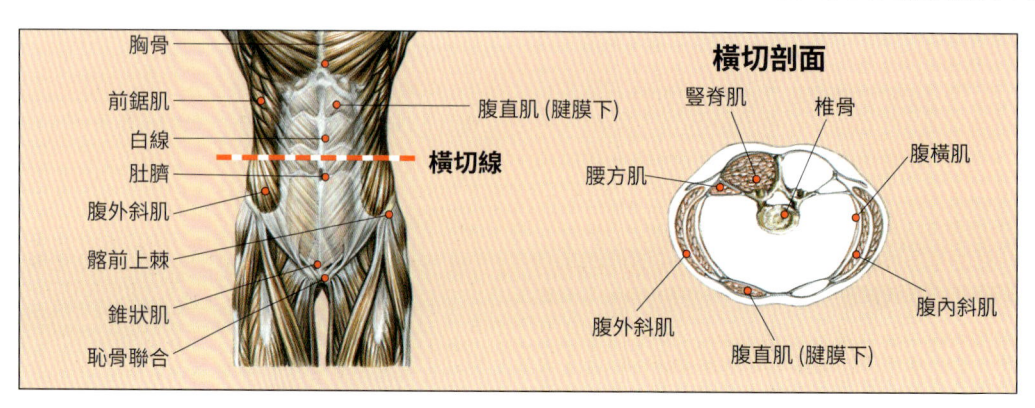

胸骨
前鋸肌
白線
肚臍
腹外斜肌
髂前上棘
錐狀肌
恥骨聯合
腹直肌 (腱膜下)
橫切線

橫切剖面
豎脊肌
椎骨
腰方肌
腹橫肌
腹外斜肌
腹內斜肌
腹直肌 (腱膜下)

116　核心腹肌訓練

坐姿舉腿　10

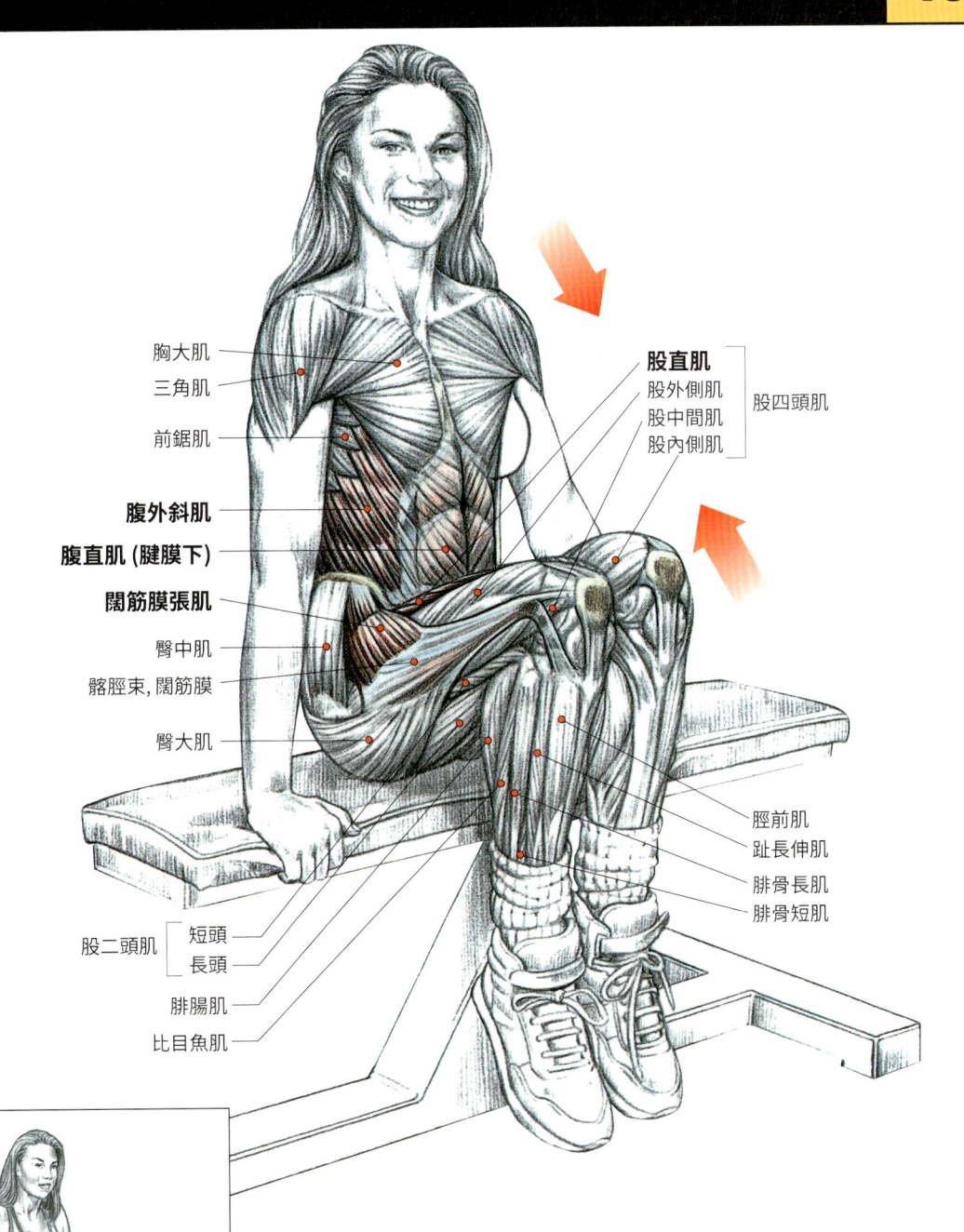

胸大肌
三角肌
前鋸肌

腹外斜肌
腹直肌 (腱膜下)
闊筋膜張肌
臀中肌
髂脛束, 闊筋膜
臀大肌

股二頭肌 ｛短頭 / 長頭｝
腓腸肌
比目魚肌

股直肌
股外側肌
股中間肌　｝股四頭肌
股內側肌

脛前肌
趾長伸肌
腓骨長肌
腓骨短肌

結束動作

坐在凳子的長邊，雙手抓住臀部兩側的凳緣，雙腳離地。吸氣，腹肌發力將膝蓋朝胸部方向提高，背部略微彎曲。呼氣，慢慢回到起始位置並重複動作。

此動作主要鍛鍊到腹直肌。同時也會刺激腹外斜肌、腹內斜肌以及髖屈肌群（如闊筋膜張肌、股直肌和深層的髂腰肌）。

重點提醒

為了充分感受腹直肌的收縮，建議在膝蓋上抬到頂點時維持 1 至 2 秒的等長收縮。執行 20 次以上的長組數訓練效果更好。

核心腹肌訓練　117

11 斜板坐姿仰臥起坐

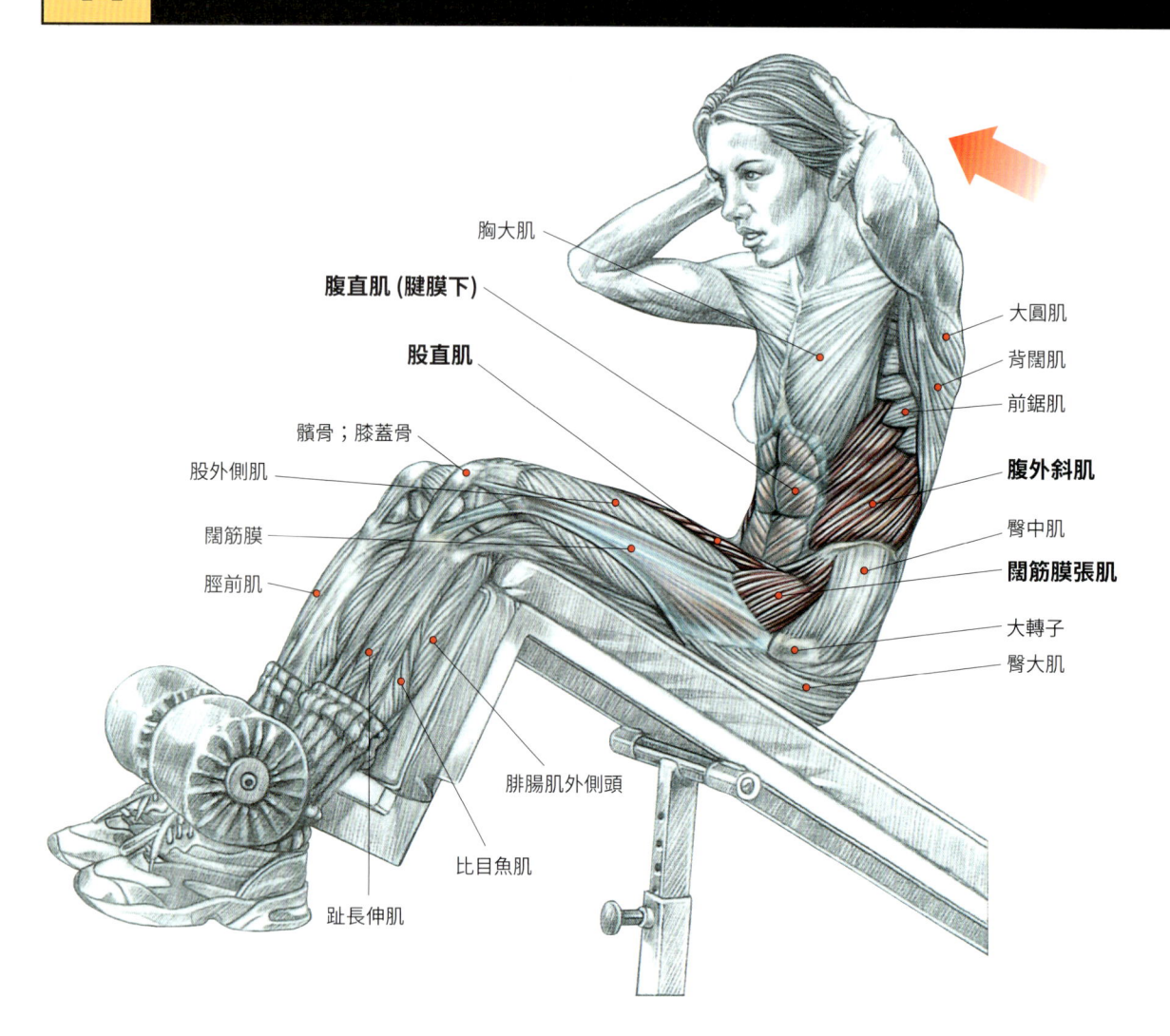

胸大肌
腹直肌（腱膜下）
股直肌
髕骨；膝蓋骨
股外側肌
闊筋膜
脛前肌
趾長伸肌
比目魚肌
腓腸肌外側頭

大圓肌
背闊肌
前鋸肌
腹外斜肌
臀中肌
闊筋膜張肌
大轉子
臀大肌

坐直在斜板上，雙腳固定在滾筒腳墊下，雙手放在頭後或耳旁，稍微圓背抬高上半身。吸氣，稍向後仰但不需超過 20 度角，集中鍛鍊腹直肌。然後收腹回到起始姿勢。動作結束時呼氣。

此動作以長組數訓練為主，能鍛鍊到整體腹部核心肌群，包括腹直肌、髂腰肌、闊筋膜張肌以及大腿股直肌。這些肌肉在骨盆前傾（髖部屈曲）中發揮作用。

變化式

在抬起上半身時可做左右轉體，將一部分的鍛鍊重點放在兩側腹斜肌上。例如，向左側旋轉時，會更強烈鍛鍊到右側腹外斜肌、左側腹內斜肌以及腹直肌右側。可兩側交替轉體，或訓練完單側後再換另一側。無論採用哪種方式，目標都是集中在腹肌。

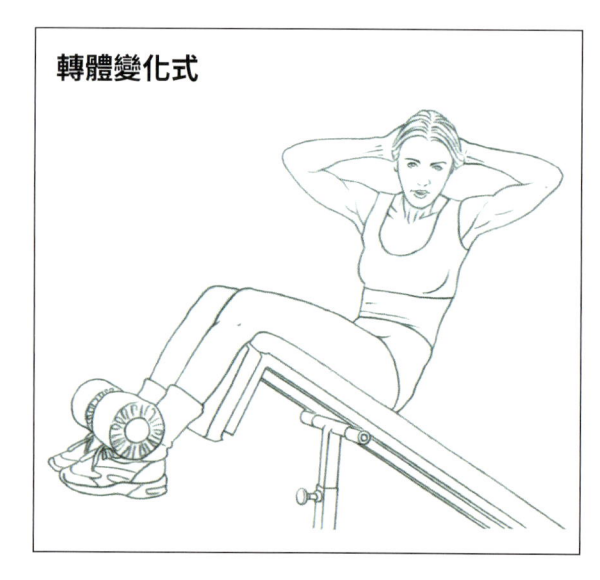

轉體變化式

118 核心腹肌訓練

斜板屈腿仰臥起坐　12

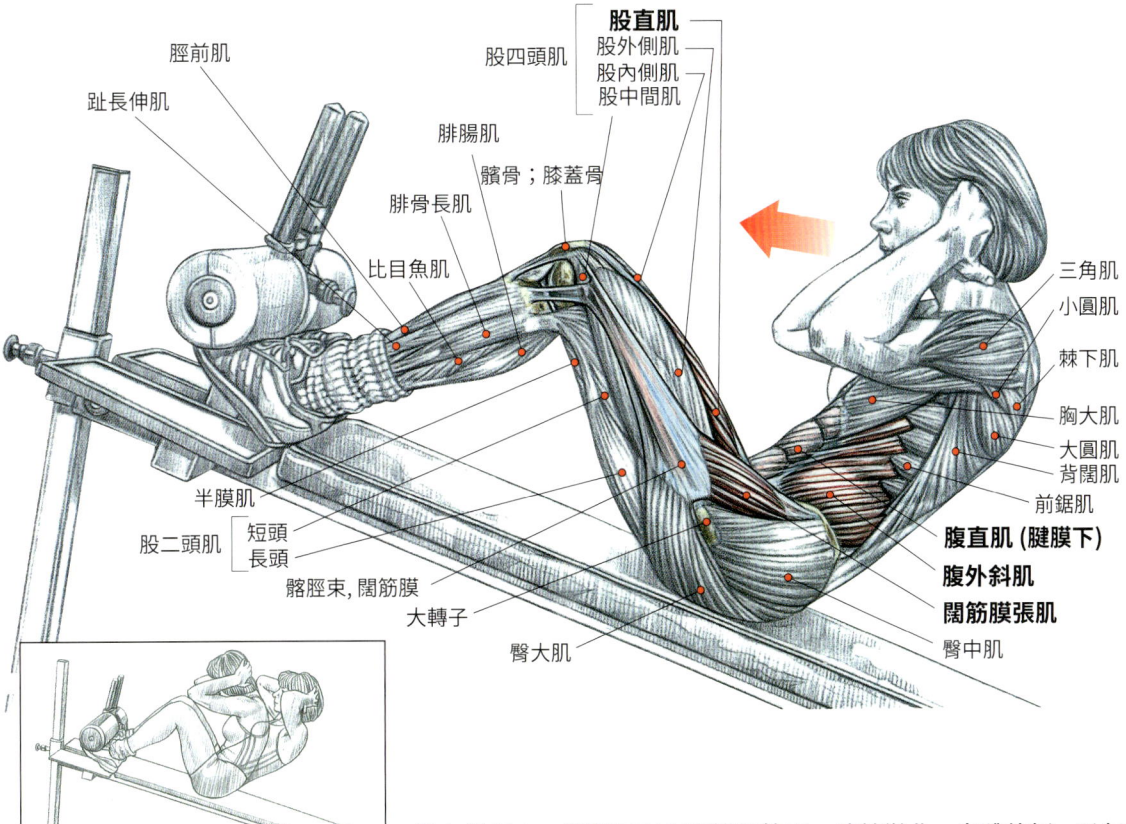

解剖標示：
- 脛前肌
- 趾長伸肌
- 股四頭肌
- 股直肌
- 股外側肌
- 股內側肌
- 股中間肌
- 腓腸肌
- 髕骨；膝蓋骨
- 腓骨長肌
- 比目魚肌
- 半膜肌
- 股二頭肌（短頭、長頭）
- 髂脛束，闊筋膜
- 大轉子
- 臀大肌
- 臀中肌
- 闊筋膜張肌
- 腹外斜肌
- **腹直肌（腱膜下）**
- 前鋸肌
- 背闊肌
- 大圓肌
- 胸大肌
- 棘下肌
- 小圓肌
- 三角肌

執行動作

坐在斜板上，雙腳固定在滾筒腳墊下，膝蓋彎曲，身體後傾。吸氣並收緊腹部，圓背抬起上半身，然後吐氣。接著，身體緩緩後傾回到起始位置。重複動作直到腹部產生燃燒感。

此動作主要訓練到腹部肌群，特別是腹直肌，也會強烈刺激到髖屈肌群，包括腰髂肌、闊筋膜張肌、縫匠肌和大腿股直肌。可依不同變化進行每組 10 至 20 次的反覆次數。

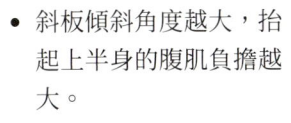

變化式

- 斜板傾斜角度越大，抬起上半身的腹肌負擔越大。
- 身體前後擺動的幅度可大可小，最困難的是後傾到幾乎接觸斜板板面後再起身。
- 若向前伸直手臂，可降低動作的難度。

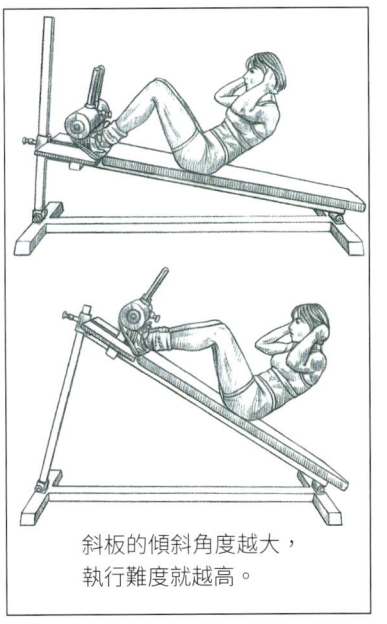

斜板的傾斜角度越大，執行難度就越高。

雙臂向前伸展降低難度的變化式

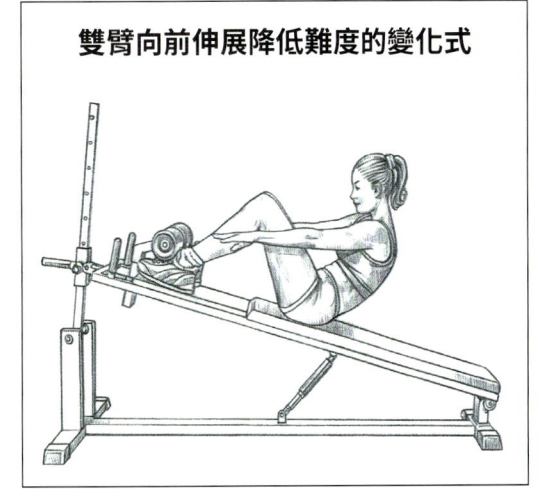

核心腹肌訓練

13　懸吊仰臥起坐

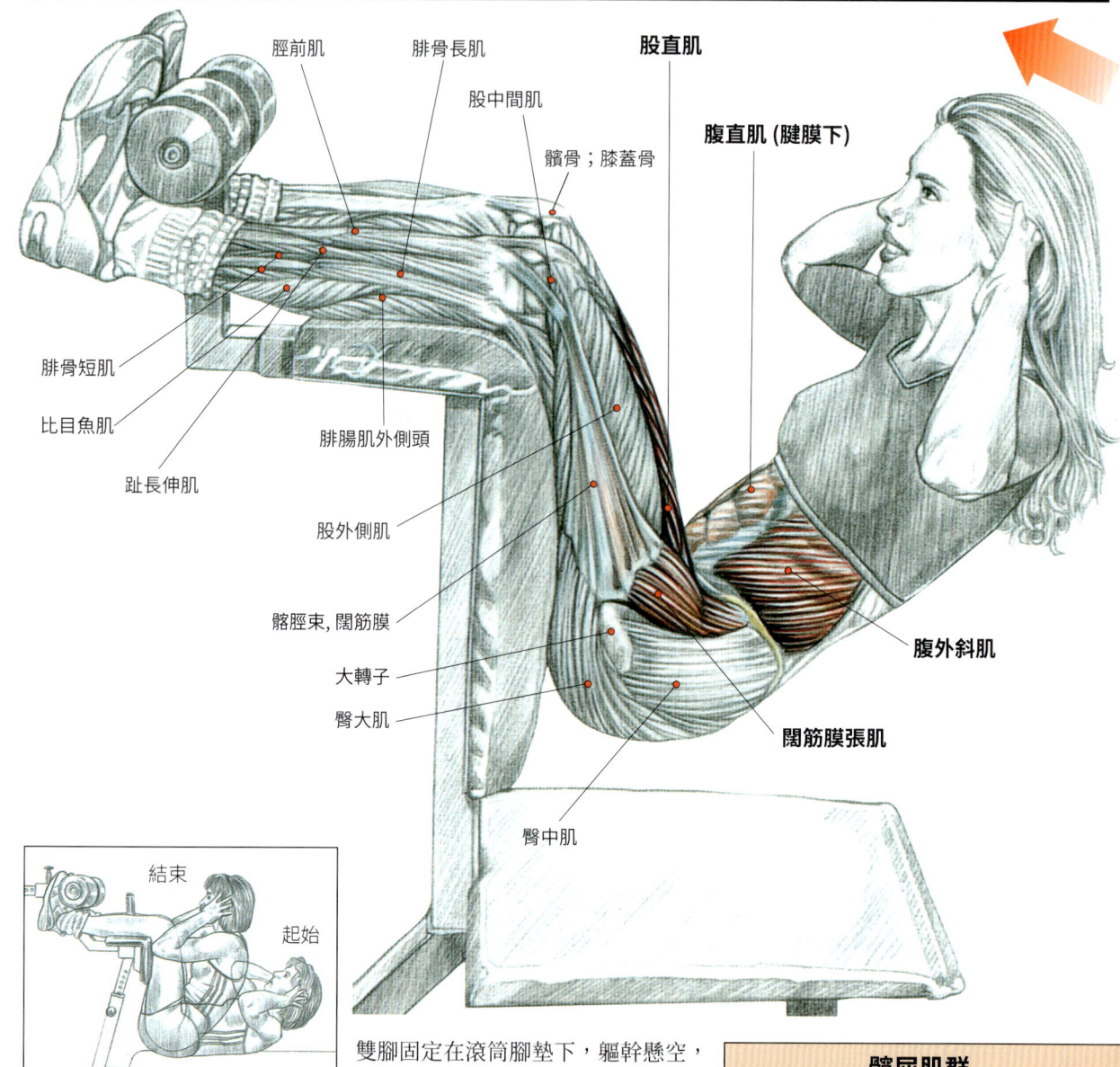

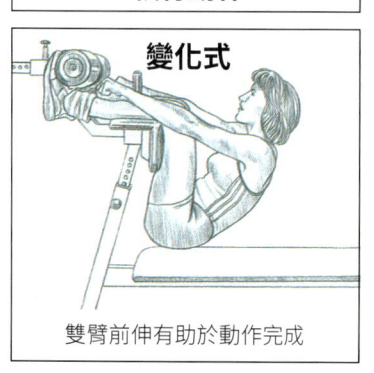

解剖標示：
- 脛前肌
- 腓骨長肌
- 股中間肌
- 髕骨；膝蓋骨
- 股直肌
- 腹直肌 (腱膜下)
- 腓骨短肌
- 比目魚肌
- 趾長伸肌
- 腓腸肌外側頭
- 股外側肌
- 髂脛束, 闊筋膜
- 大轉子
- 臀大肌
- 腹外斜肌
- 闊筋膜張肌
- 臀中肌

執行動作

變化式

雙臂前伸有助於動作完成

雙腳固定在滾筒腳墊下，軀幹懸空，雙手置於耳旁。吸氣並抬起上半身，將胸部朝膝蓋靠近。於最高點時呼氣，然後緩緩回到起始姿勢。

此動作鍛鍊腹直肌極有效，同時也會刺激到腹內斜肌與腹外斜肌。此外，在骨盆前傾時，股直肌、髂腰肌以及闊筋膜張肌也會參與。

重點提醒

此動作幾乎沒有休息的位置，需要較強的腹肌力量，再挑戰此動作。

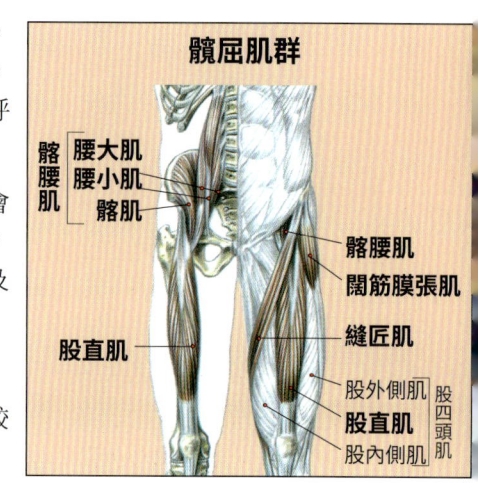

髖屈肌群：
- 髂腰肌（腰大肌、腰小肌、髂肌）
- 髂腰肌
- 闊筋膜張肌
- 股直肌
- 縫匠肌
- 股外側肌
- 股直肌
- 股內側肌
- 股四頭肌

屈膝抬腿　14

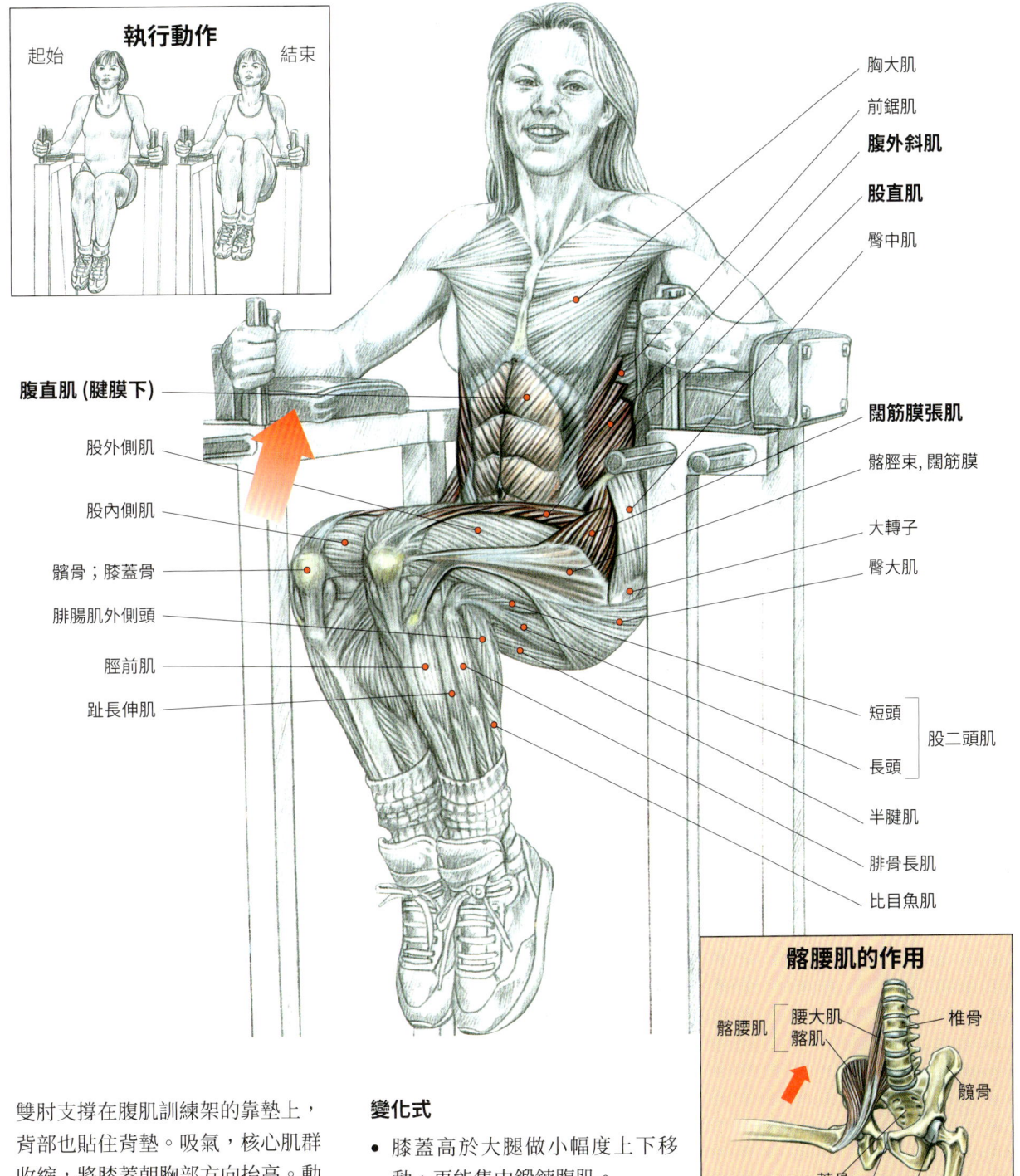

執行動作
起始　結束

解剖標示（左側）：
- 腹直肌（腱膜下）
- 股外側肌
- 股內側肌
- 髕骨；膝蓋骨
- 腓腸肌外側頭
- 脛前肌
- 趾長伸肌

解剖標示（右側）：
- 胸大肌
- 前鋸肌
- 腹外斜肌
- 股直肌
- 臀中肌
- 闊筋膜張肌
- 髂脛束, 闊筋膜
- 大轉子
- 臀大肌
- 短頭 ┐ 股二頭肌
- 長頭 ┘
- 半腱肌
- 腓骨長肌
- 比目魚肌

髂腰肌的作用

- 髂腰肌（腰大肌、髂肌）
- 椎骨
- 髂骨
- 薦骨
- 恥骨聯合
- 股骨頭
- 股骨

髂腰肌是髖關節的屈肌，負責大腿外旋。

雙肘支撐在腹肌訓練架的靠墊上，背部也貼住背墊。吸氣，核心肌群收縮，將膝蓋朝胸部方向抬高。動作結束時吐氣。

主要訓練到的肌群包括髖屈肌群（特別是髂腰肌）、腹直肌（主要作用於下腹部）、腹內斜肌與腹外斜肌。

變化式
- 膝蓋高於大腿做小幅度上下移動，更能集中鍛鍊腹肌。
- 將雙腿向前伸直可增加強度，但需要良好的腿後肌柔軟度。
- 膝蓋靠近胸口停留數秒等長收縮，可增加肌耐力。

核心腹肌訓練　121

15 懸吊抬腿

變化式

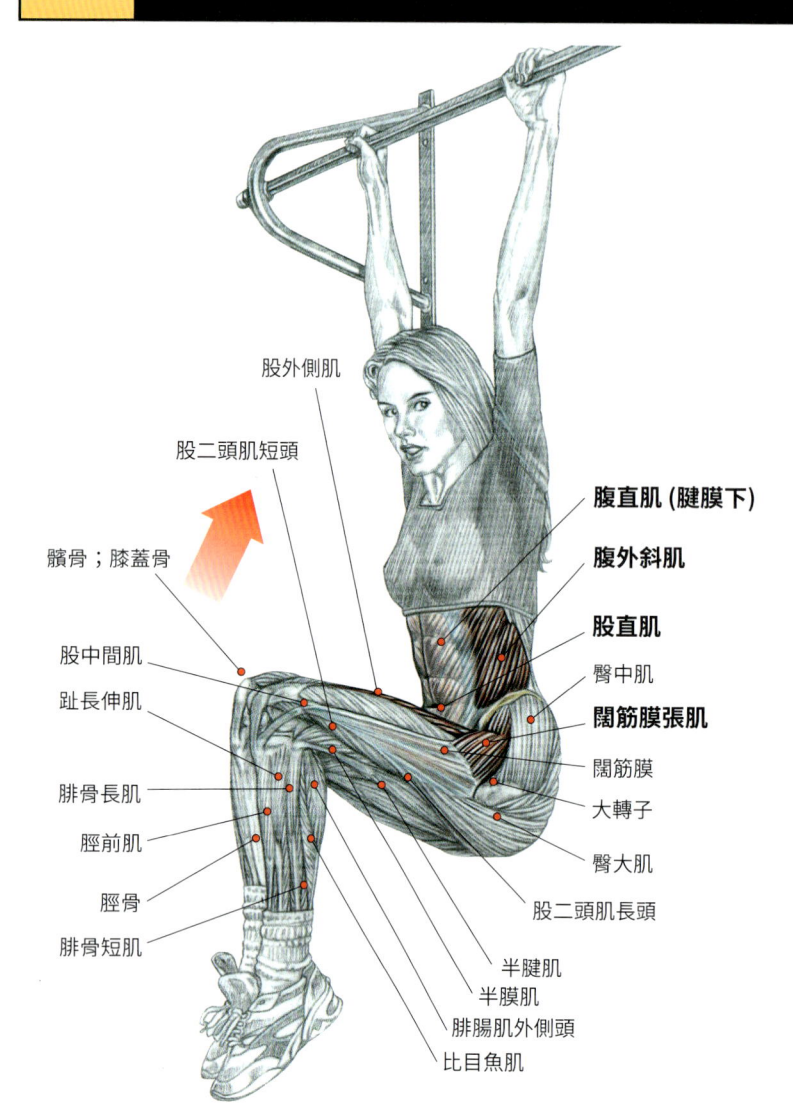

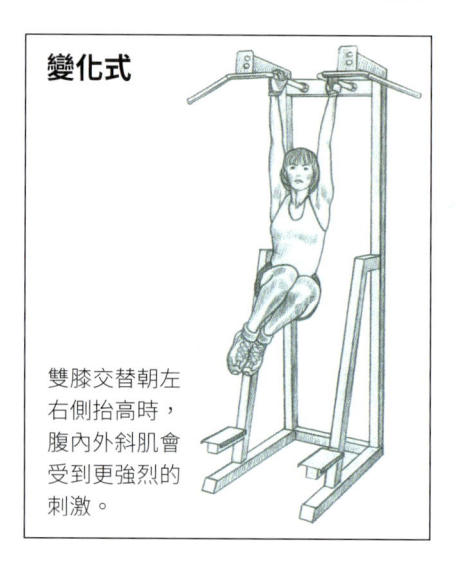

雙膝交替朝左右側抬高時，腹內外斜肌會受到更強烈的刺激。

股外側肌
股二頭肌短頭
髕骨；膝蓋骨
股中間肌
趾長伸肌
腓骨長肌
脛前肌
脛骨
腓骨短肌

腹直肌 (腱膜下)
腹外斜肌
股直肌
臀中肌
闊筋膜張肌
闊筋膜
大轉子
臀大肌
股二頭肌長頭
半腱肌
半膜肌
腓腸肌外側頭
比目魚肌

雙手握住橫槓，身體自然懸掛。吸氣，捲腹盡可能將雙膝抬高朝胸部靠近。動作結束時呼氣。

此動作的訓練重點：

- 在抬腿過程中，主要刺激髂腰肌、股直肌與闊筋膜張肌。
- 捲腹朝胸部靠近的階段，主要訓練腹直肌，並較小程度刺激腹斜肌。

為了讓訓練更集中於核心肌群，建議將膝蓋抬高到大腿上方，進行小幅度上下移動。

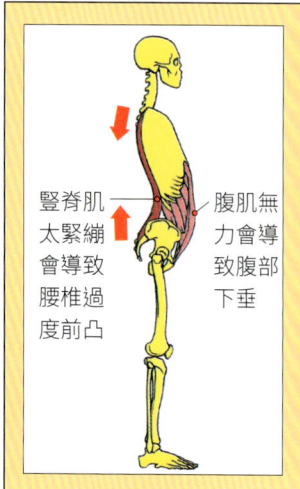

腹肌與腰椎的平衡

豎脊肌太緊繃會導致腰椎過度前凸
腹肌無力會導致腹部下垂

保持腹肌與脊椎伸展肌群（豎脊肌）之間的力量平衡非常重要。這兩組肌群若有一方過於強壯或無力，就會導致姿勢不良，長期下來甚至可能引發脊椎相關疾病。

範例

豎脊肌過度緊繃、腹肌無力：可能導致腰椎過度前凸，伴隨腹部鬆弛下垂。可加強腹肌訓練（如捲腹、棒式），來減少骨盆前傾的問題。

腹肌過度緊繃、豎脊肌無力：可能導致上背圓肩駝背，伴隨腰椎過度平直。可加強豎脊肌訓練（如羅馬椅背伸展、硬舉）來恢復正常的脊椎曲線。

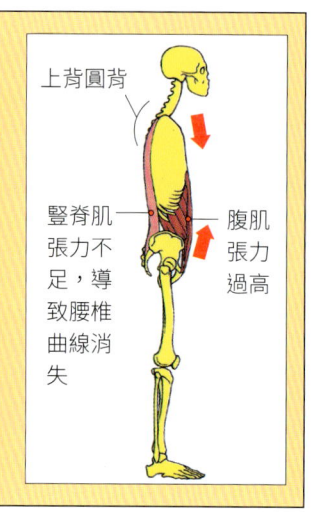

上背圓背
豎脊肌張力不足，導致腰椎曲線消失
腹肌張力過高

122 核心腹肌訓練

斜板仰臥抬腿　16

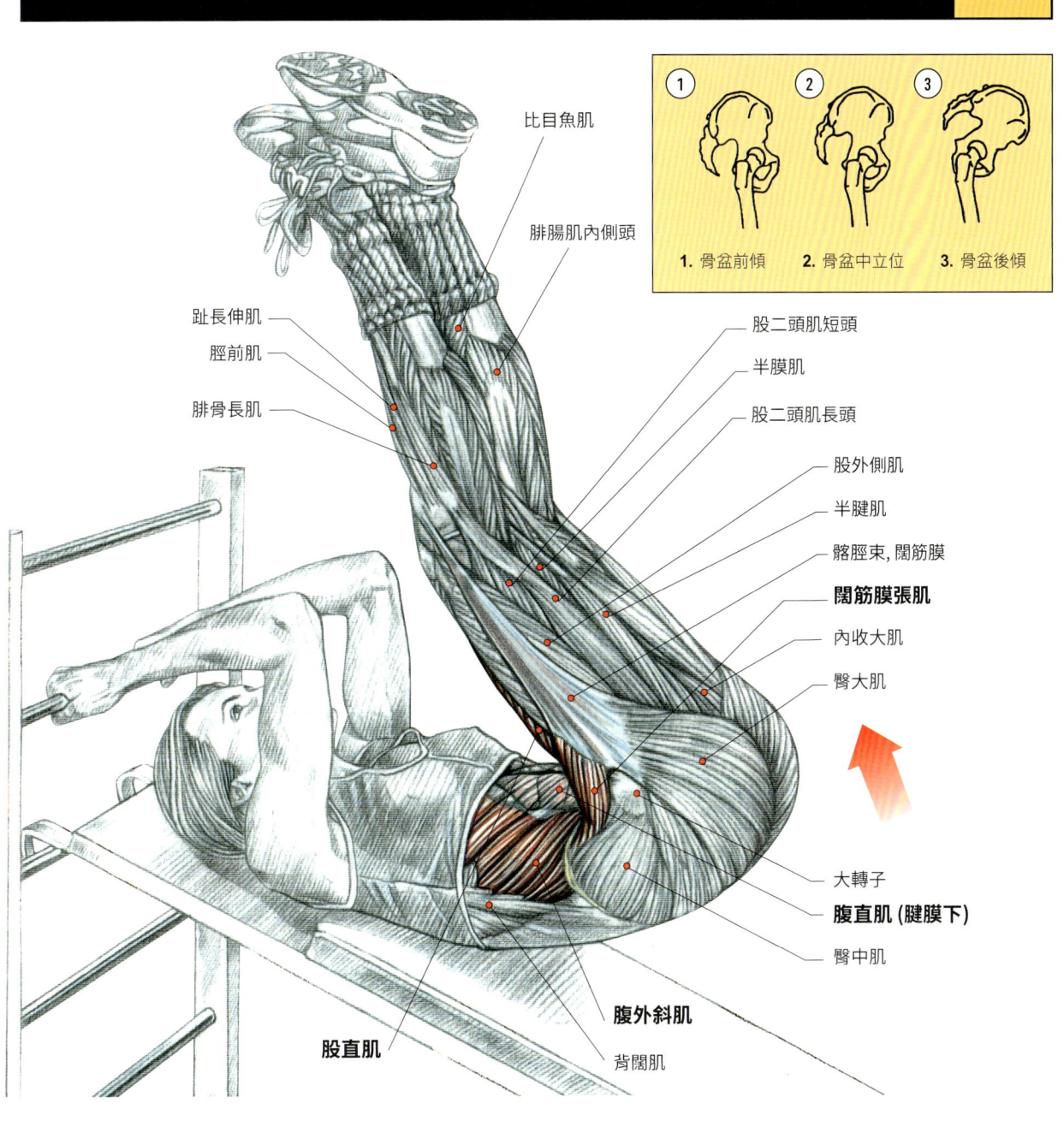

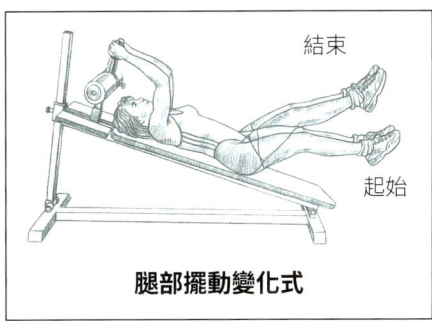

1. 骨盆前傾　**2.** 骨盆中立位　**3.** 骨盆後傾

比目魚肌
腓腸肌內側頭
趾長伸肌
脛前肌
腓骨長肌
股二頭肌短頭
半膜肌
股二頭肌長頭
股外側肌
半腱肌
髂脛束, 闊筋膜
闊筋膜張肌
內收大肌
臀大肌
大轉子
腹直肌 (腱膜下)
臀中肌
腹外斜肌
股直肌
背闊肌

腿部擺動變化式　結束　起始

仰臥於斜板上，頭上腳下，雙手抓握橫桿。雙腿伸直微彎抬至水平位置，然後抬腿提起下半身，並捲腹抬高骨盆，使大腿直直舉到頭部上方。

此動作的第一階段（抬腿）主要鍛鍊髂腰肌、闊筋膜張肌與大腿股直肌。第二階段（骨盆抬離與捲腹）則主要刺激核心肌群，尤其是腹直肌的下腹區域。

重點提醒

此動作特別適合不易感受下腹部訓練效果的人。由於動作難度較高，建議初學者將斜板的傾斜角度調低到接近水平。

核心腹肌訓練　123

17 仰臥抬腿（反向捲腹）

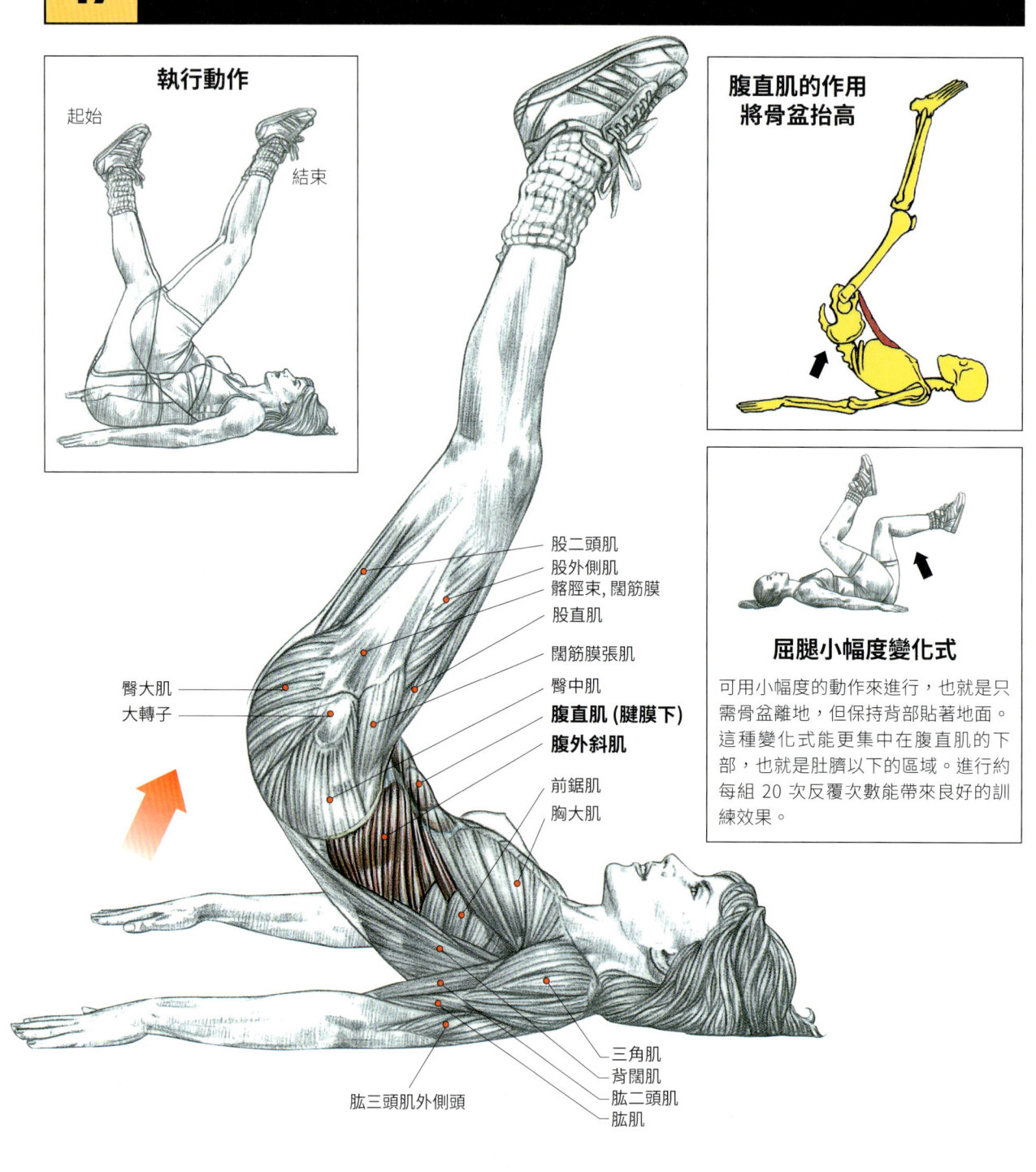

執行動作
起始　結束

腹直肌的作用 將骨盆抬高

屈腿小幅度變化式

可用小幅度的動作來進行，也就是只需骨盆離地，但保持背部貼著地面。這種變化式能更集中在腹直肌的下部，也就是肚臍以下的區域。進行約每組 20 次反覆次數能帶來良好的訓練效果。

肌肉標示：
- 股二頭肌
- 股外側肌
- 髂脛束, 闊筋膜
- 股直肌
- 闊筋膜張肌
- 臀中肌
- **腹直肌 (腱膜下)**
- **腹外斜肌**
- 前鋸肌
- 胸大肌
- 臀大肌
- 大轉子
- 三角肌
- 背闊肌
- 肱二頭肌
- 肱肌
- 肱三頭肌外側頭

仰臥於地面，雙臂放在身體兩側，雙腿可依腿後肌群的柔軟度適度伸直或彎曲。吸氣，抬高臀部，使雙腳盡可能向上伸展。緩緩回到起始位置，並在過程中吐氣，然後重複動作。

此動作主要鍛鍊到腹直肌，以及腹內外斜肌。

重點提醒

若動作放慢，可專注於核心肌群的收縮感受，每組約 10 次反覆次數以獲得良好的訓練效果。

仰臥轉體　18

解剖標示（上圖）：
- 股四頭肌
  - 股內側肌
  - 股外側肌
  - 股直肌
- 闊筋膜張肌
- **腹外斜肌**
- 胸大肌
- 前鋸肌
- 肩胛下肌
- 大圓肌
- 三角肌
- 尾骨
- 髂嵴
- 胸腰筋膜
- 背闊肌
- 小圓肌
- 肱三頭肌
  - 長頭
  - 內側頭
- 肱二頭肌
- 肱肌

起始動作

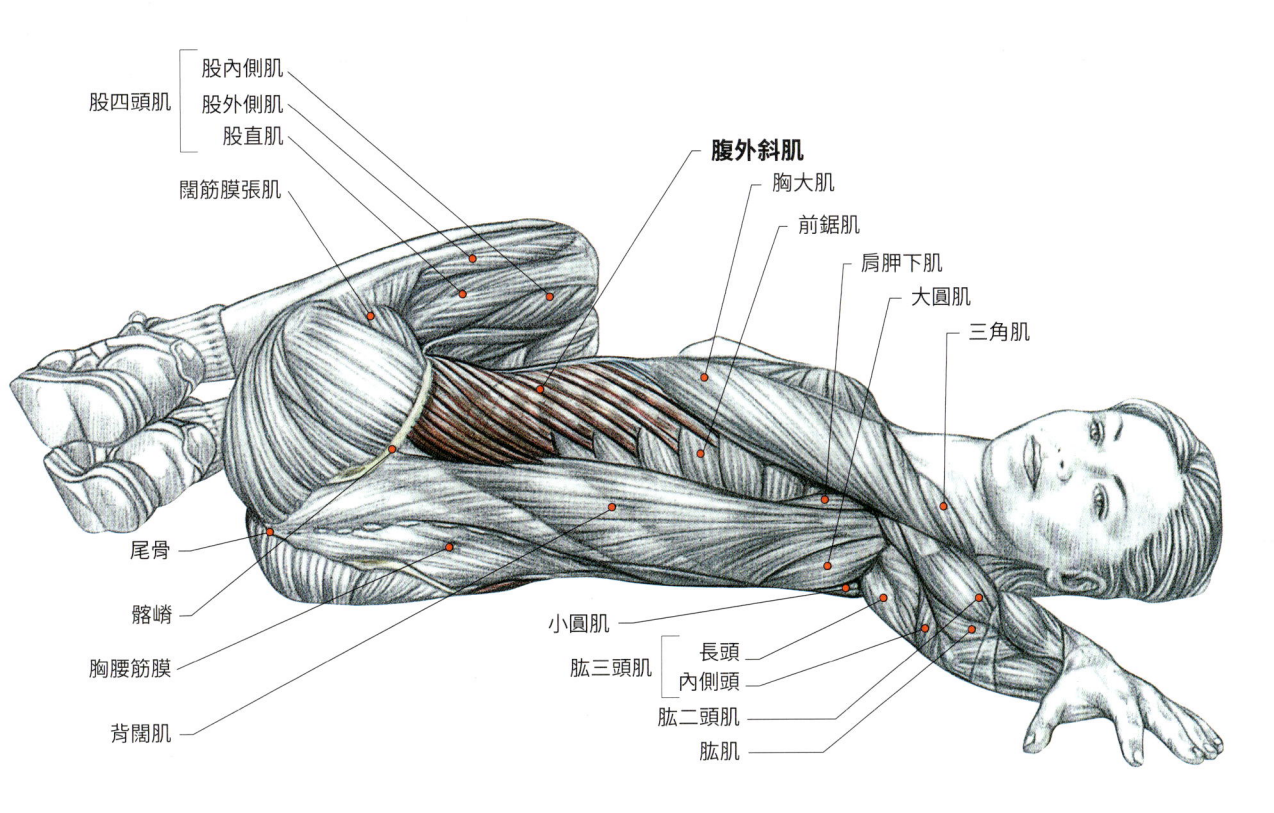

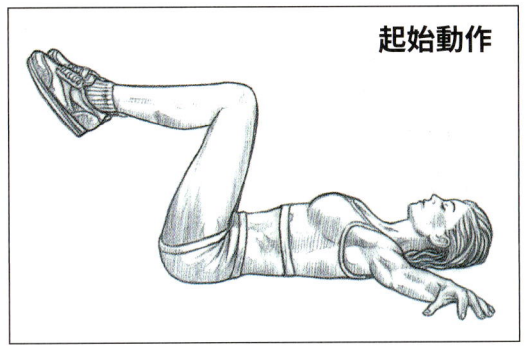

仰臥於地面，雙臂於身體兩側張開，大腿與地面垂直，膝蓋彎曲。先吸一口氣，然後在吐氣時緩緩將雙膝轉向同側地面，再吸氣回到起始位置。然後立即向另一側做相同的動作。

此動作主要鍛鍊到腹內外斜肌，以及腹直肌的下腹區域（肚臍以下），也會刺激到髖屈肌群。每組 20 到 30 次轉體，以緩慢且控制良好的方式進行。

重點提醒

為了確保動作正確且有效伸展腹斜肌，每次將雙膝轉向側邊時，應保持頭部與肩膀貼地不動。

變化式

- 腿後肌群較柔軟的人，轉體時可嘗試將雙腿伸直，以提高強度。
- 為了進一步伸展腹斜肌，每次骨盆旋轉時可搭配頭部轉向對側。例如當雙膝下降至左側時，頭就向右轉。可做為腹斜肌與腰部區域的伸展運動。

核心腹肌訓練　125

19 轉體捲腹

解剖圖標示（由上至下、由左至右）：

- 髕骨；膝蓋骨
- 髂脛束
- 腓腸肌外側頭
- 腓骨長肌
- 趾長伸肌
- 脛前肌
- 比目魚肌
- 腓骨短肌
- 三角肌
- 肱三頭肌
- 前鋸肌
- **腹外斜肌**
- **腹直肌 (腱膜下)**
- 股二頭肌短頭
- 股外側肌
- 股二頭肌長頭
- 臀大肌
- 股直肌
- 髂脛束, 闊筋膜
- 縫匠肌
- 臀中肌
- **闊筋膜張肌**
- 大轉子
- 斜方肌
- 棘下肌
- 小圓肌
- 大圓肌

起始動作

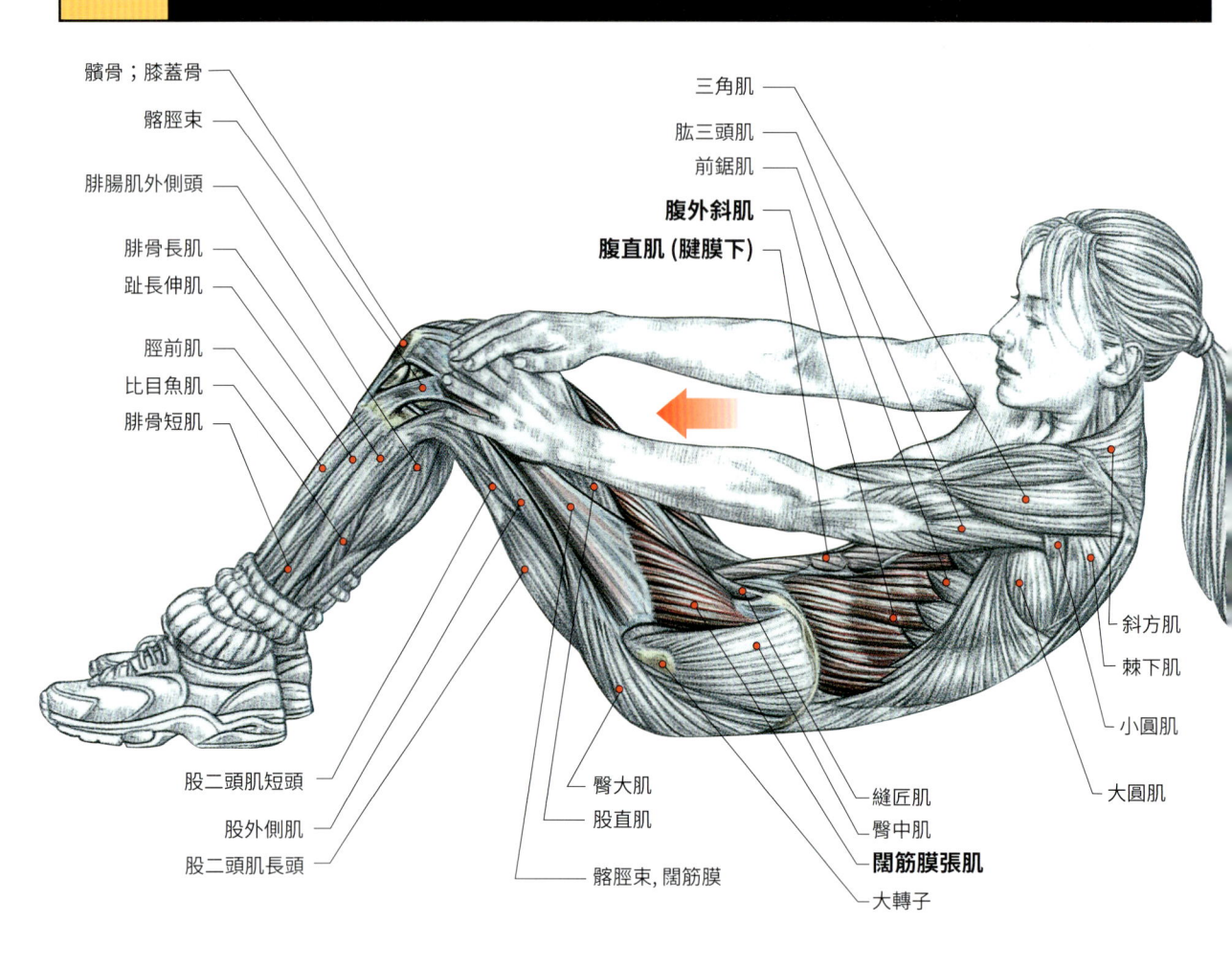

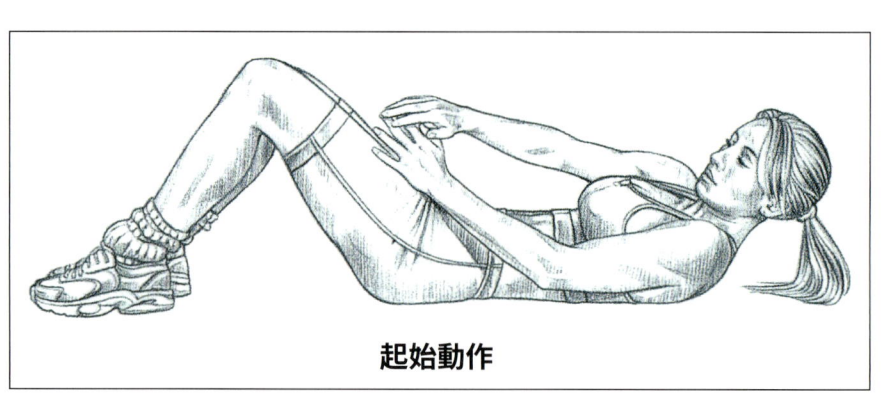

仰臥於地面，膝蓋彎曲，雙腳平放地面，雙臂伸向大腿。吸氣，捲腹抬起肩膀離地，同時轉體雙手觸碰單側膝蓋。在動作結束時吐氣。接著回到起始位置，但上半身不要躺回地面，保持腹肌張力，然後換另一側，如此左右交替進行，直到感受到腹肌的燃燒感。

此動作主要鍛鍊到腹內外斜肌以及腹直肌。此外，由於髖關節的活動幅度較小，大腿股直肌、髂腰肌及闊筋膜張肌也會受到輕微刺激。

腹部的幾種不同類型

脂肪層較薄且平坦的腹部通常被視為緊實的象徵。然而，有些體型較豐滿的人，即使擁有強壯的核心肌群，腹部也會因為被脂肪覆蓋而看不出來。若想讓腹肌明顯，唯一的方法就是透過均衡飲食搭配規律運動降低體脂肪比例。

相反地，有些人雖然身材纖細、脂肪也不多，但因為核心肌群無力、腹部肌肉鬆弛，導致腹部凸出。對於這一類人來說，就需要針對腹部肌群訓練，讓腹肌緊實才能使小腹消失。

不同類型腹壁的剖面圖

A. 正常的腹壁，肌肉緊實有力。
B. 正常的腹壁，肌肉緊實，但皮下脂肪過多，導致腹部凸出。
C. 腹肌無力導致腹壁鬆弛，但沒有多餘脂肪。
D. 腹肌無力導致腹壁鬆弛，並伴隨過多的脂肪堆積。

若支撐結構（如肌肉、結締組織、韌帶）鬆弛，會導致其位置下移。當腹壁肌肉缺乏足夠的張力時，就無法有效支撐內臟器官，因此內臟就會向下移動，導致腹部下垂，形成一個類似囊袋的結構，腸道就會集中在此區域，使腹部更加凸出或下垂。

這種情況常見於：

- 產後女性（懷孕期間腹部撐大，導致肌肉鬆弛）
- 老年人（肌肉張力隨年齡減弱）
- 久坐、缺乏運動者（核心肌群無力）
- 短時間內體重減輕過快的人（皮膚和肌肉無法迅速適應變化）

這就是為什麼核心肌群訓練（如深層腹肌訓練）對維持腹部緊實，和防止腹部下垂非常重要的原因。

20　仰臥自行車轉體

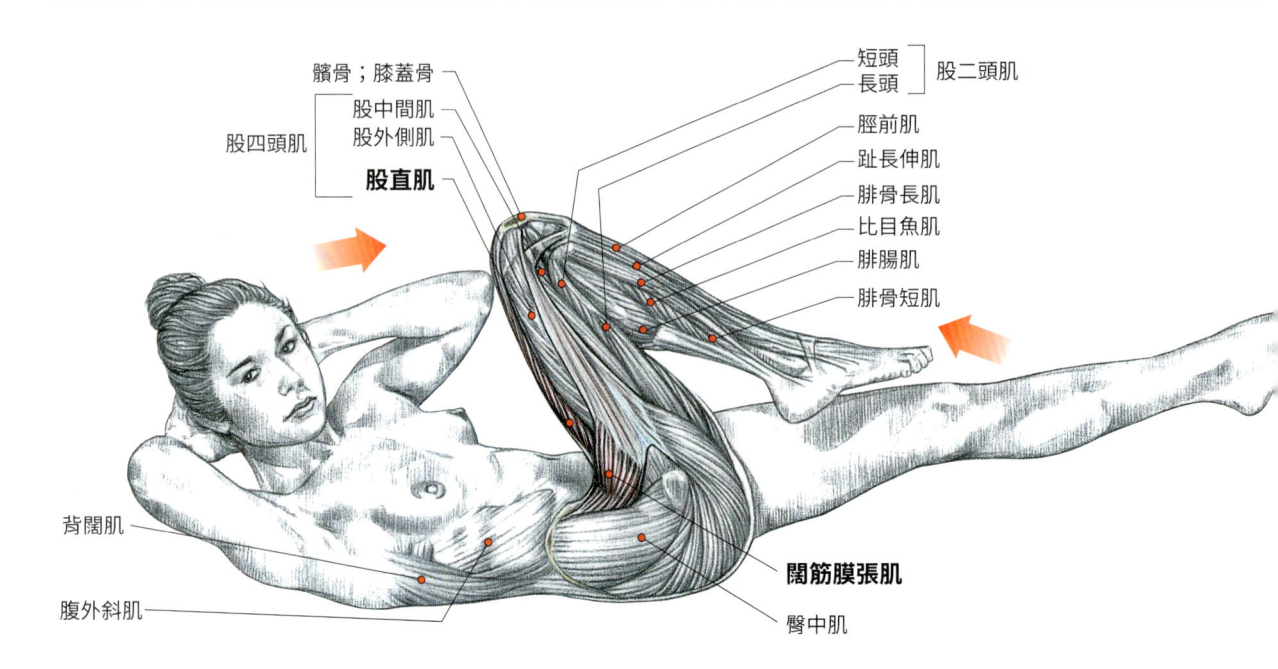

仰臥於地面，雙手放在頭後或耳旁，交替轉體讓一側的手肘去觸碰對側腿的膝蓋。為了確保動作正確，每次手肘與膝蓋接近時，應捲腹讓肩膀離開地面。此外，當腿向前伸展時，腳不能接觸地面，以維持核心肌群的張力。此動作應以長組數進行，直到腹肌產生燃燒感。

主要鍛鍊的肌群包括腹部核心肌群（腹外斜肌、腹內斜肌以及腹直肌）、髖部與大腿肌群（髖部屈曲時會刺激股直肌、闊筋膜張肌、縫匠肌以及深層的髂腰肌）。

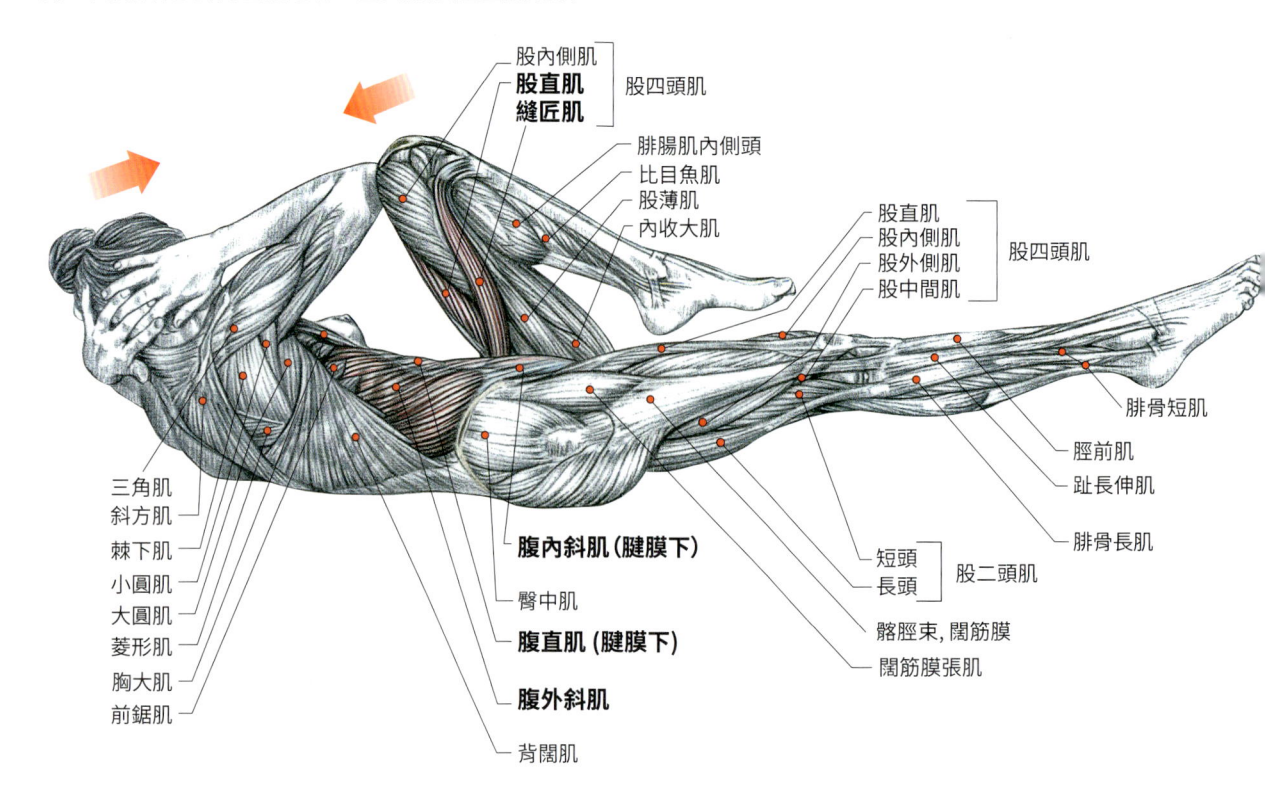

地板側屈　21

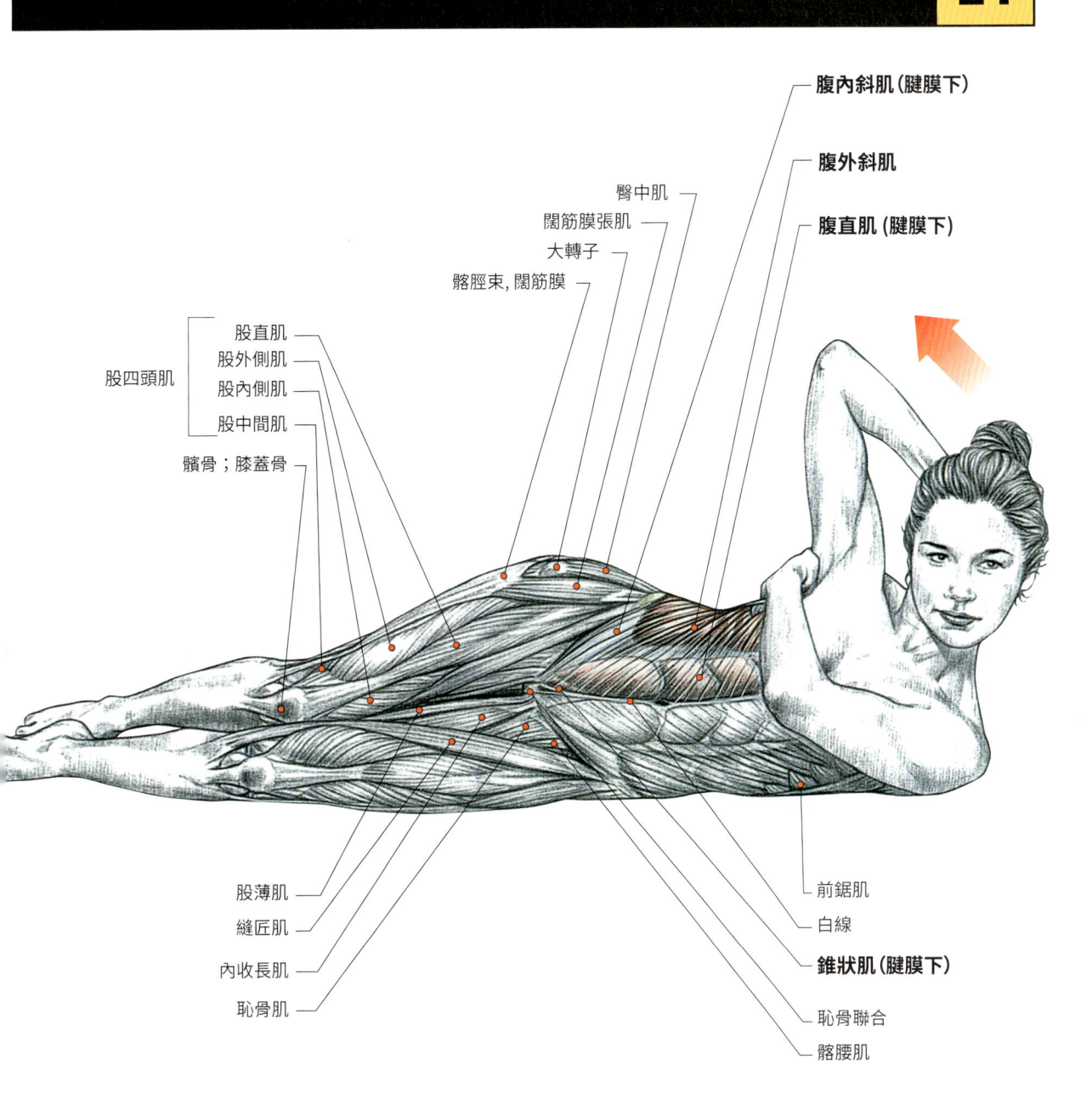

腹內斜肌（腱膜下）
腹外斜肌
腹直肌（腱膜下）
臀中肌
闊筋膜張肌
大轉子
髂脛束, 闊筋膜
股直肌
股外側肌
股四頭肌
股內側肌
股中間肌
髕骨；膝蓋骨
股薄肌
縫匠肌
內收長肌
恥骨肌
前鋸肌
白線
錐狀肌（腱膜下）
恥骨聯合
髂腰肌

側臥於地板，雙腿伸直，上方手放在頭後，下方手則扣在腰側。然後腹部側屈使肩膀上抬，最好能將肩膀抬離地面約 10 公分。接著回到起始位置，但不要讓肩膀完全貼地以保持核心張力，然後繼續重複動作。採長組數進行，且左右兩側交替訓練，專注於腹肌的燃燒感。

此動作主要鍛鍊到腹外斜肌、腹內斜肌、腹直肌以及腰方肌。此外，豎脊肌也會參與到。

變化式
可將雙腳固定在家具下方、在健身房可使用橫槓或請夥伴固定雙腳，如此可增加雙腿的支撐和穩定性，可降低實施的難度。

22 高拉滑輪捲腹

解剖標示：
- 胸大肌
- 前鋸肌
- **腹外斜肌**
- **腹直肌 (腱膜下)**
- **錐狀肌**
- 髂腰肌
- 恥骨肌
- 股直肌
- 縫匠肌
- 背闊肌
- 髂嵴
- 臀中肌
- 闊筋膜張肌
- 大轉子
- 臀大肌
- 髂脛束, 闊筋膜

腹直肌的作用

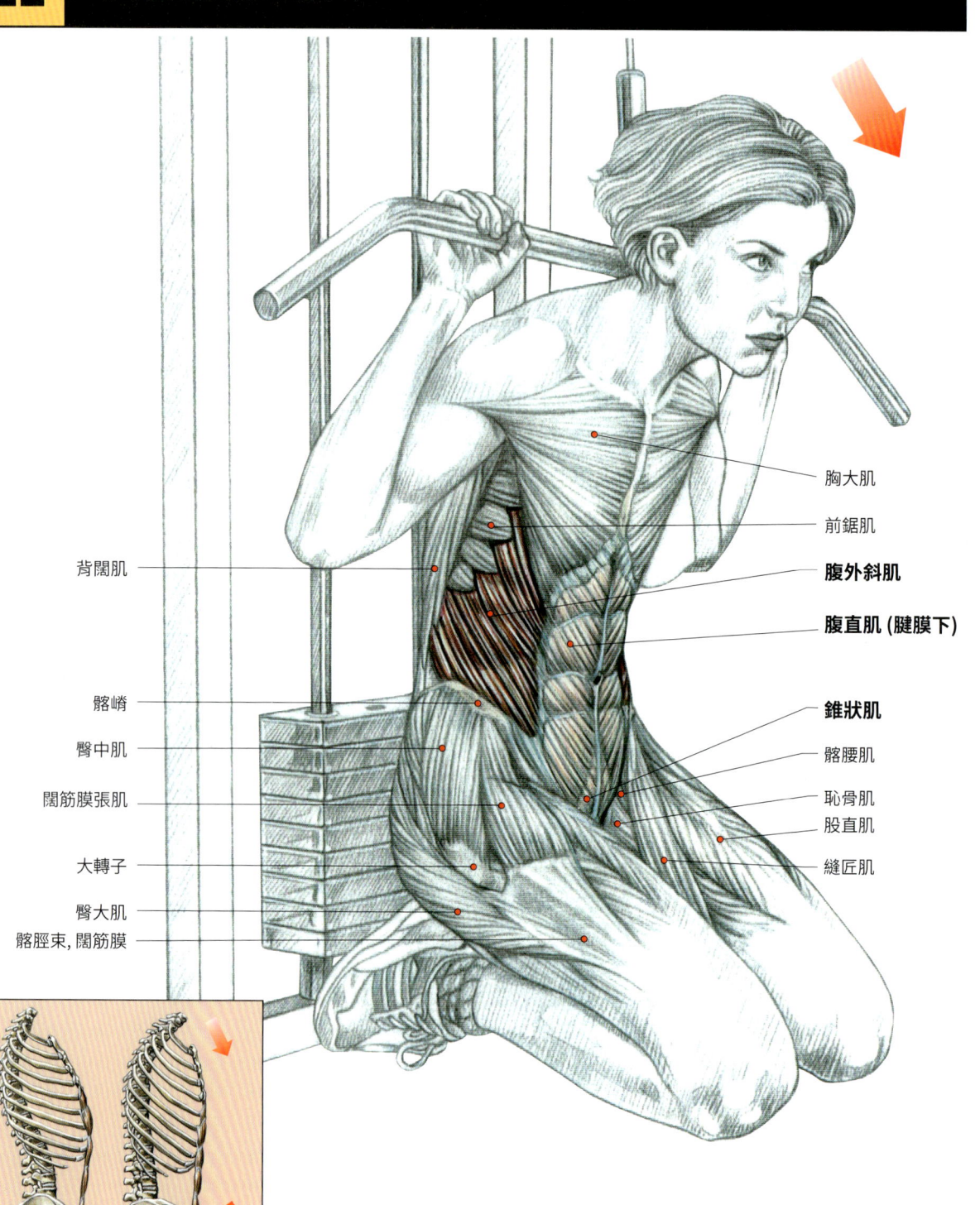

背對滑輪機，雙手於頸後握住滑輪槓（或高拉槓），然後跪在地面。吸氣，捲腹使胸口朝恥骨方向靠近。在動作過程中吐氣，並保持核心收縮。

此動作不要使用過重的負荷，應專注於核心肌群的感受，以確保腹肌（尤其是腹直肌）能獲得最大的刺激。注意！出力的重點是腹肌，不是靠雙手用力下拉。

130　核心腹肌訓練

器械捲腹　23

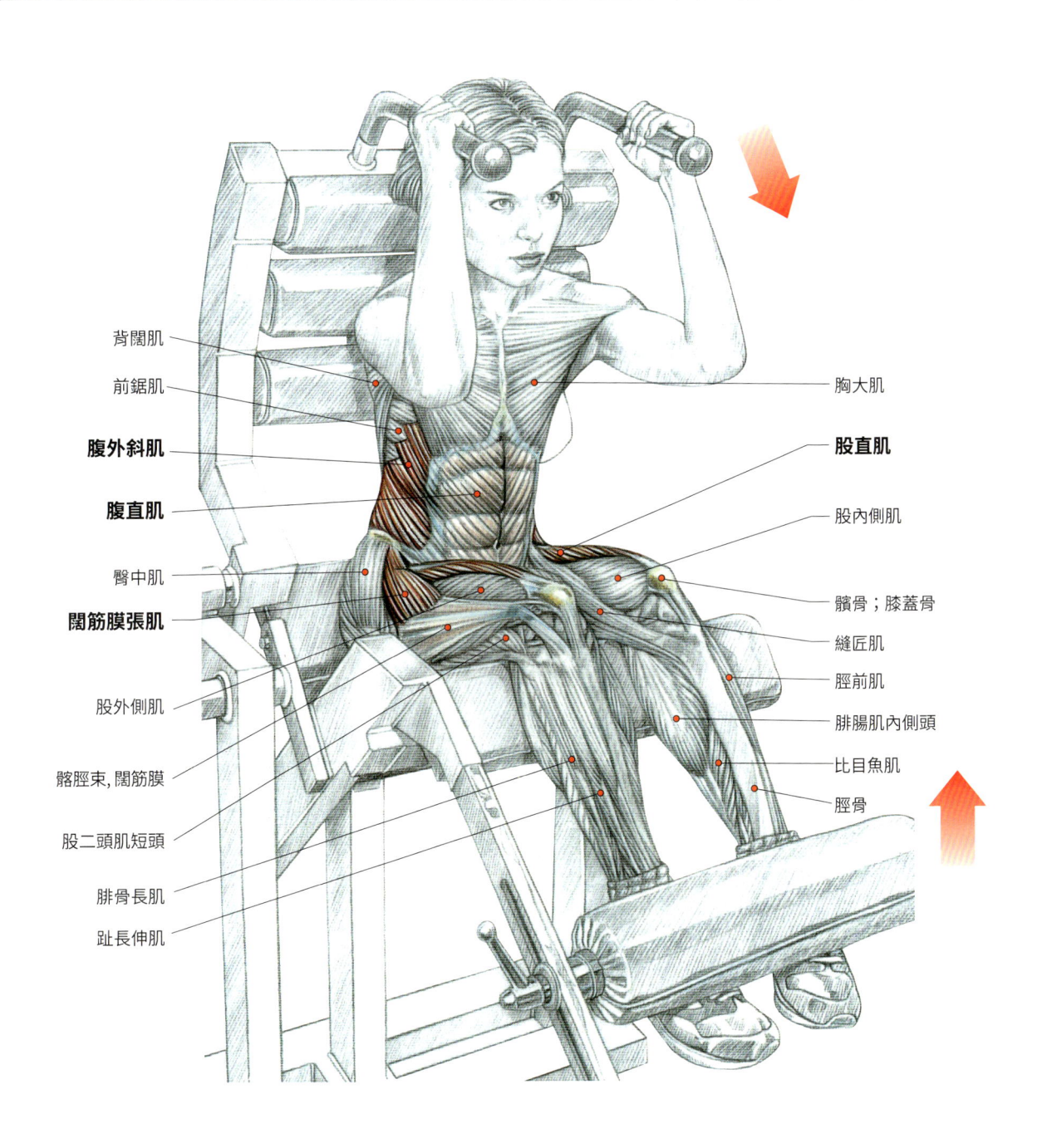

背闊肌
前鋸肌
腹外斜肌
腹直肌
臀中肌
闊筋膜張肌
股外側肌
髂脛束, 闊筋膜
股二頭肌短頭
腓骨長肌
趾長伸肌

胸大肌
股直肌
股內側肌
髕骨；膝蓋骨
縫匠肌
脛前肌
腓腸肌內側頭
比目魚肌
脛骨

坐在腹肌訓練機上，雙手握住把手，雙腳固定在腳墊下。吸氣，然後捲腹讓胸口朝恥骨方向靠近。在動作結束時吐氣。

這個動作可根據訓練者的能力調整負荷。初學者可使用較輕的負荷，以建立核心肌群的穩定性與肌耐力。進階運動員則可使用較重的負荷，且由於器械設備本身就有支撐，能夠安全進行高負荷訓練，不易造成受傷風險。

核心腹肌訓練　131

24 羅馬椅側屈

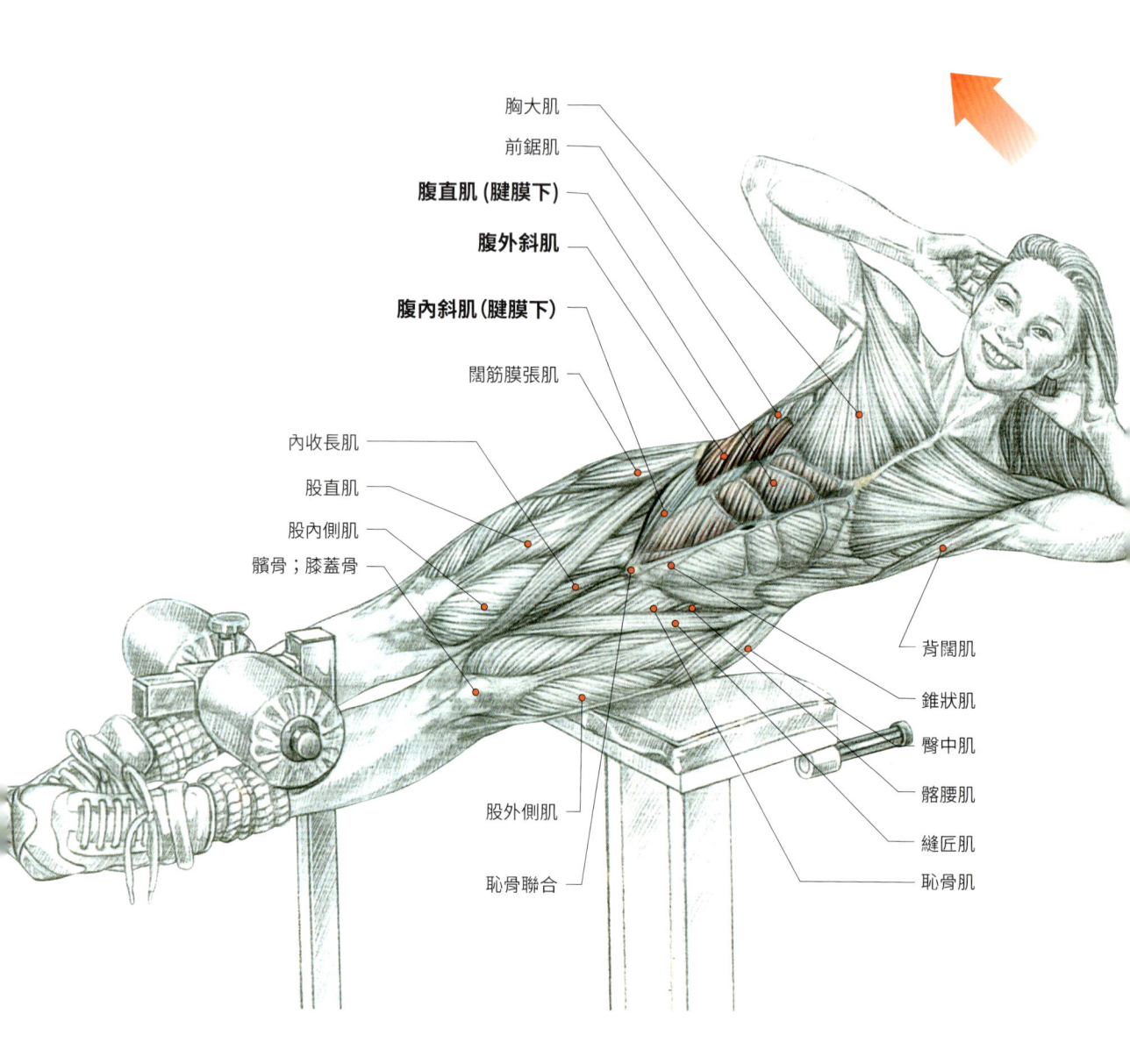

解剖圖標示：
- 胸大肌
- 前鋸肌
- **腹直肌 (腱膜下)**
- **腹外斜肌**
- **腹內斜肌 (腱膜下)**
- 闊筋膜張肌
- 內收長肌
- 股直肌
- 股內側肌
- 髕骨；膝蓋骨
- 背闊肌
- 錐狀肌
- 臀中肌
- 髂腰肌
- 縫匠肌
- 股外側肌
- 恥骨肌
- 恥骨聯合

羅馬椅原本用於下背伸展訓練，也可用於訓練腹肌（若無羅馬椅，也可側臥於長凳，請夥伴固定雙腳）。側臥於椅上，讓髖部貼住椅面，上半身懸空。雙手可放在頭後或於胸前交叉，雙腳則固定於滾筒腳墊下方。執行側彎動作，將軀幹向上抬起，然後在控制下回到起始位置。

此動作主要訓練側腹肌群，包括腹內斜肌、腹外斜肌以及腹直肌的側邊（靠近側屈一側）。對側的腹內斜肌與腹直肌也會透過等長收縮來維持軀幹穩定，防止身體過度向下傾斜。此外，腰方肌亦會在側屈過程中做為輔助。

重點提醒

設備舒適度會影響訓練品質，若椅墊過硬或支撐不佳，可能會壓迫髖部，導致不適或疼痛。由於腰方肌在側屈時會參與，若腰部不適或有下背問題的人，應謹慎調整強度或選擇其他替代動作。

132　核心腹肌訓練

搖搖椅側屈　25

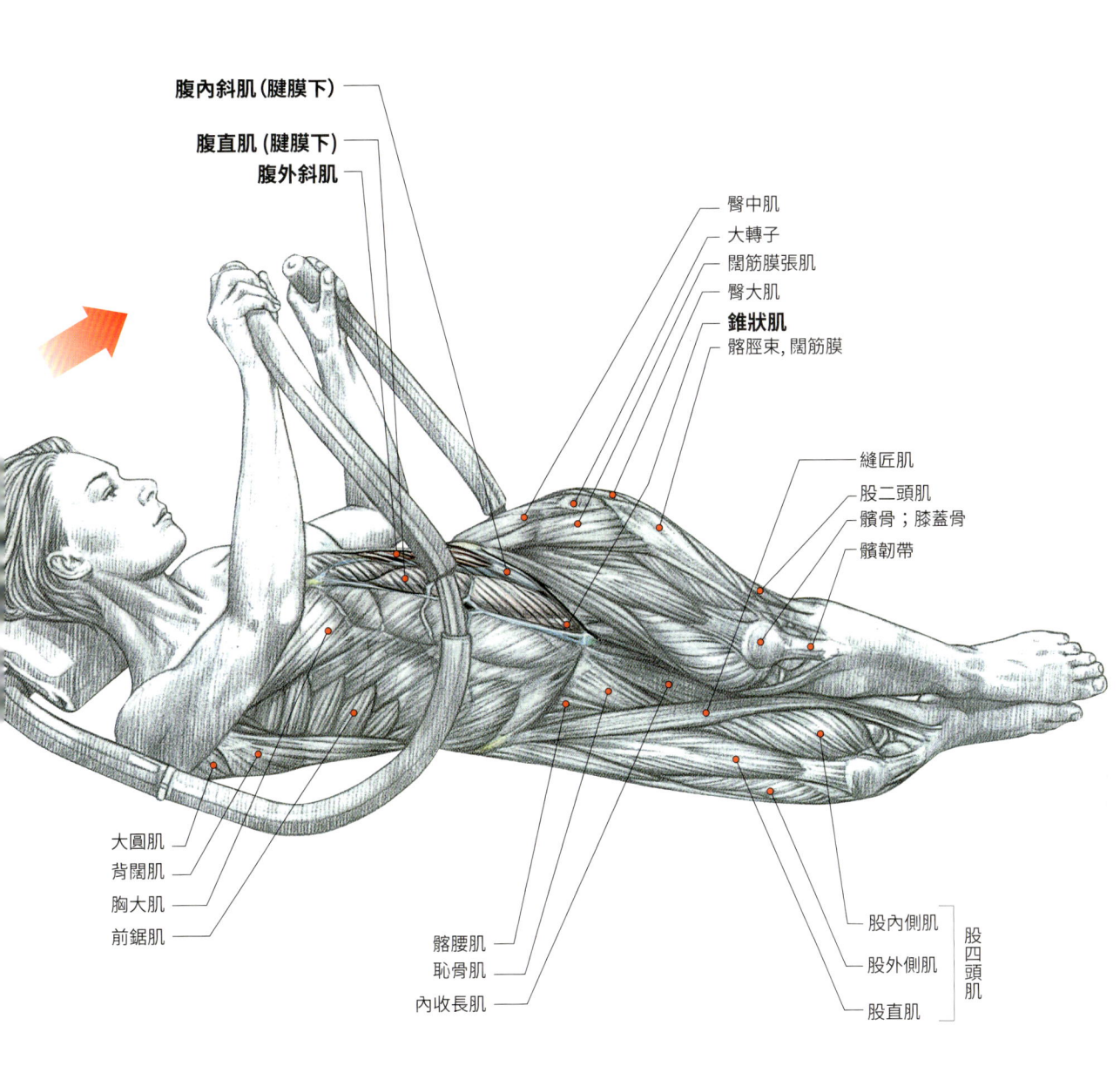

腹內斜肌 (腱膜下)
腹直肌 (腱膜下)
腹外斜肌

臀中肌
大轉子
闊筋膜張肌
臀大肌
錐狀肌
髂脛束, 闊筋膜

縫匠肌
股二頭肌
髕骨；膝蓋骨
髕韌帶

大圓肌
背闊肌
胸大肌
前鋸肌

髂腰肌
恥骨肌
內收長肌

股內側肌
股外側肌　股四頭肌
股直肌

頭部靠在搖搖椅的頭枕上，身體側臥，大腿與膝蓋稍微彎曲，雙手握住把手上方。吸氣，然後側向抬起上半身。在動作結束時吐氣，接著緩慢回到起始位置，再重複動作。

此動作主要訓練側屈一側的腹外斜肌與腹內斜肌。腹直肌也會參與發力，但作用較小。應採長組數進行，且左右兩側交替訓練。

核心腹肌訓練　133

26　低位滑輪側屈

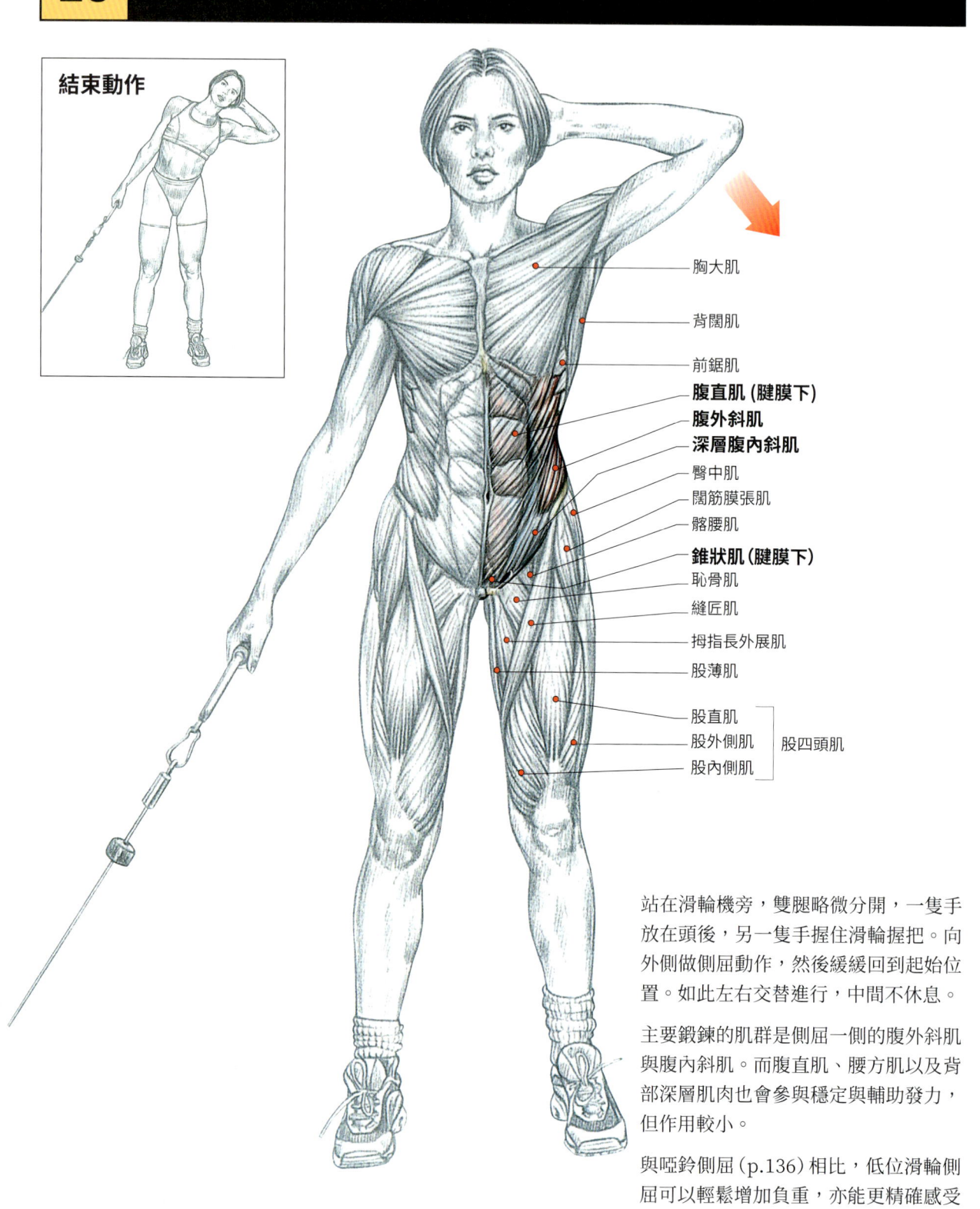

結束動作

胸大肌
背闊肌
前鋸肌
腹直肌 (腱膜下)
腹外斜肌
深層腹內斜肌
臀中肌
闊筋膜張肌
髂腰肌
錐狀肌 (腱膜下)
恥骨肌
縫匠肌
拇指長外展肌
股薄肌
股直肌
股外側肌　　股四頭肌
股內側肌

站在滑輪機旁，雙腿略微分開，一隻手放在頭後，另一隻手握住滑輪握把。向外側做側屈動作，然後緩緩回到起始位置。如此左右交替進行，中間不休息。

主要鍛鍊的肌群是側屈一側的腹外斜肌與腹內斜肌。而腹直肌、腰方肌以及背部深層肌肉也會參與穩定與輔助發力，但作用較小。

與啞鈴側屈（p.136）相比，低位滑輪側屈可以輕鬆增加負重，亦能更精確感受到腹斜肌的發力與收縮，適合進一步加強側腹肌群的訓練。

高位滑輪側屈　27

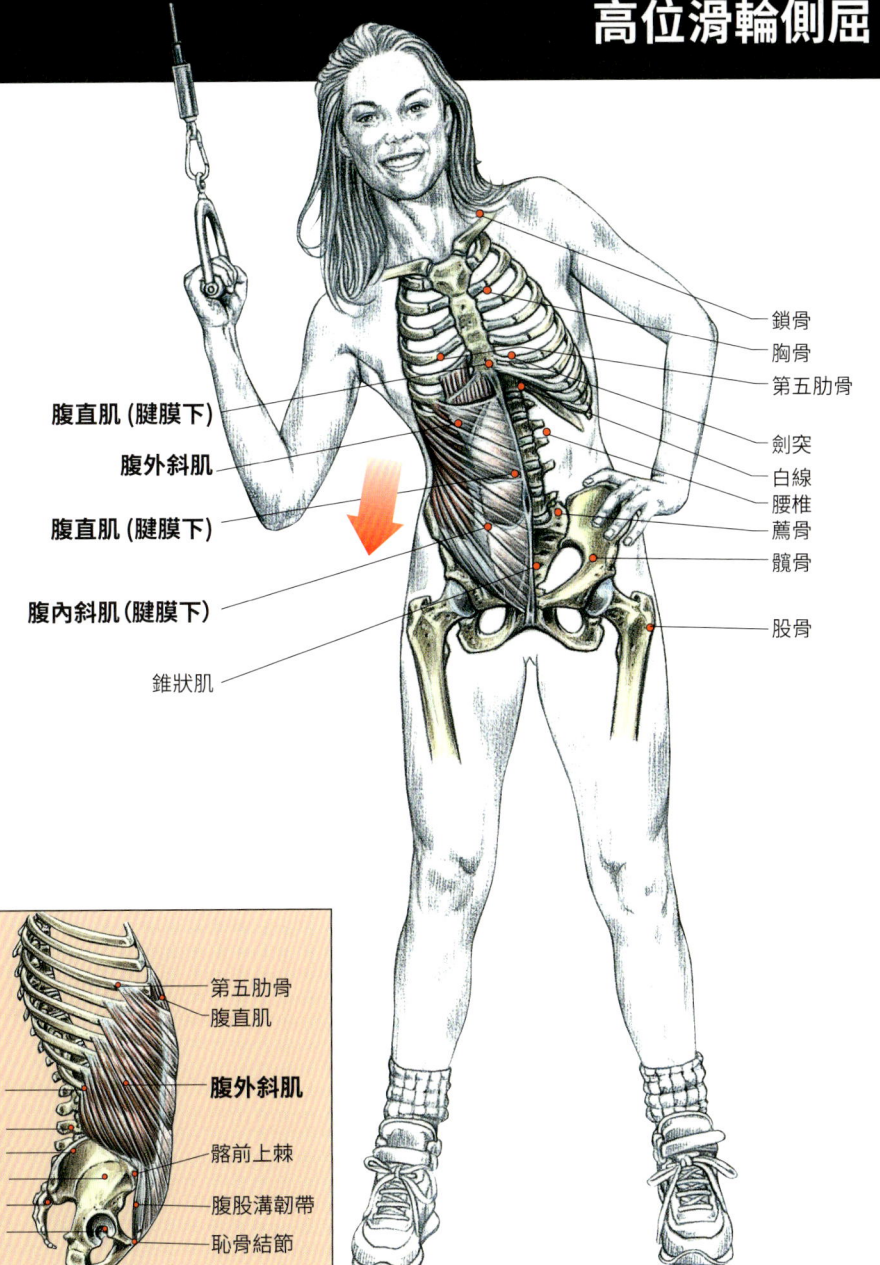

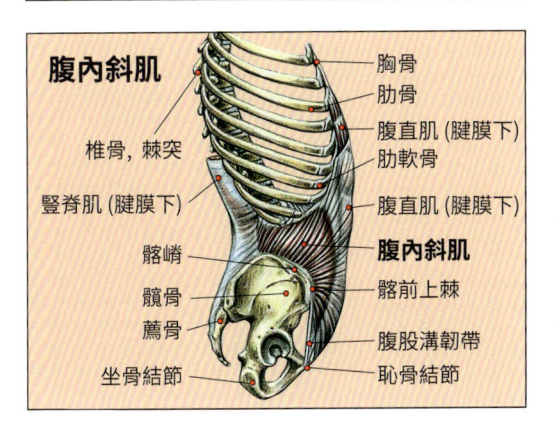

腹直肌 (腱膜下)
腹外斜肌
腹直肌 (腱膜下)
腹內斜肌 (腱膜下)
錐狀肌

鎖骨
胸骨
第五肋骨
劍突
白線
腰椎
薦骨
髂骨
股骨

腹外斜肌

第五肋骨
腹直肌
第十二肋骨
腰椎
髂嵴
髖骨
薦骨
髖臼窩
腹外斜肌
髂前上棘
腹股溝韌帶
恥骨結節

腹內斜肌

胸骨
肋骨
腹直肌 (腱膜下)
肋軟骨
椎骨, 棘突
豎脊肌 (腱膜下)
腹直肌 (腱膜下)
髂嵴
髖骨
薦骨
坐骨結節
腹內斜肌
髂前上棘
腹股溝韌帶
恥骨結節

站在滑輪機旁，雙腳略比肩寬，靠近滑輪的手握住位於滑輪高位的握把，另一手則放在髖部。然後腹肌側屈，帶動滑輪下拉。接著回到起始位置。

主要鍛鍊的肌群包括腹外斜肌與腹內斜肌（側屈一側發力最多），腹直肌輕度參與，深層背肌與腰方肌則輔助穩定。

建議長組數訓練，且左右交替進行，無需休息時間，以達到最大耐力訓練效果。也可以減少每組反覆次數，但增加滑輪負重以提高強度。

變化式

在側屈時，內側肩膀稍微向前扭轉，可進一步強化腹斜肌的收縮與刺激。

核心腹肌訓練　135

28 啞鈴側屈

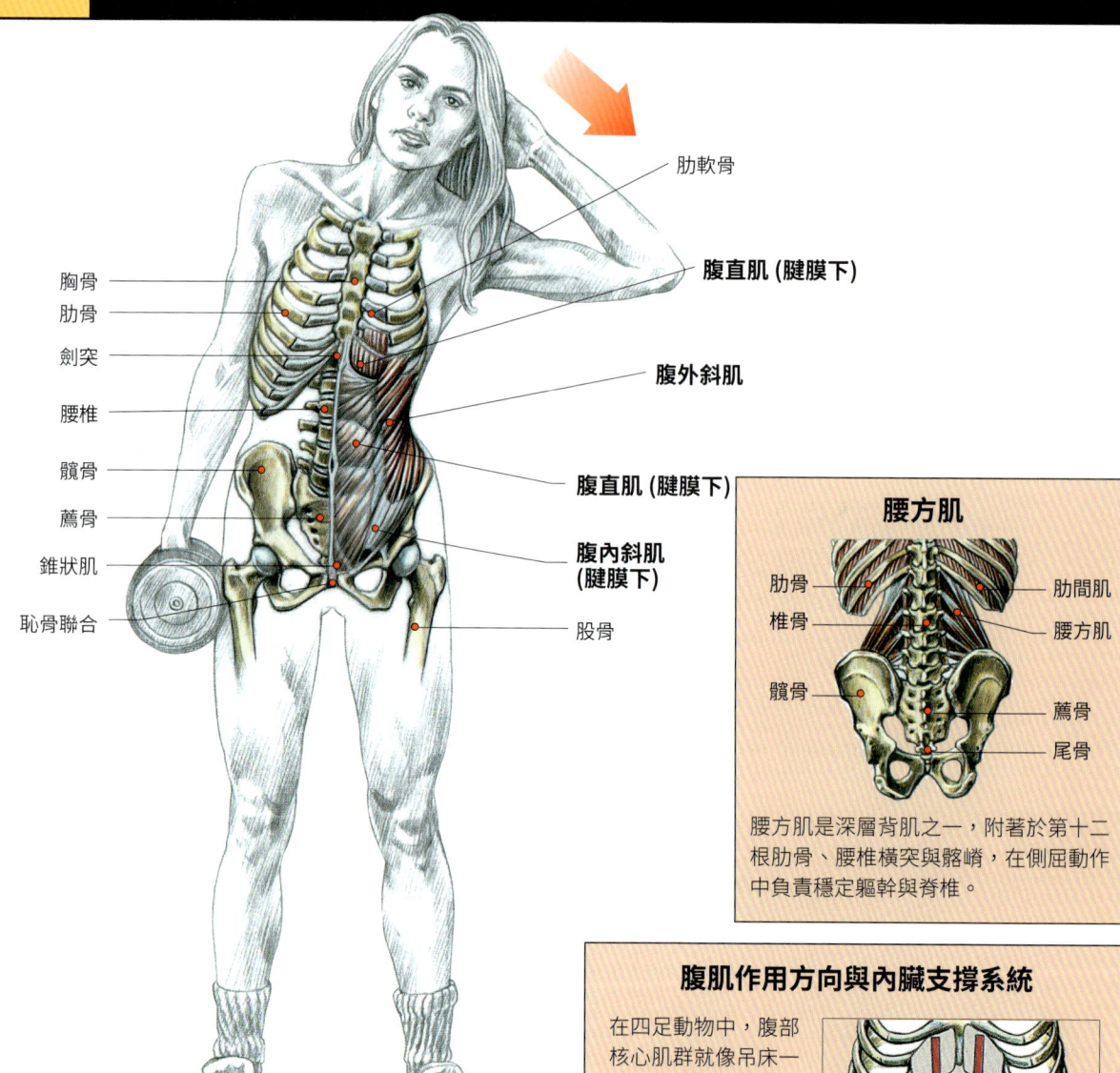

標示（人體圖）：
- 胸骨
- 肋骨
- 劍突
- 腰椎
- 髖骨
- 薦骨
- 錐狀肌
- 恥骨聯合
- 肋軟骨
- 腹直肌（腱膜下）
- 腹外斜肌
- 腹直肌（腱膜下）
- 腹內斜肌（腱膜下）
- 股骨

腰方肌

標示：
- 肋骨
- 椎骨
- 髖骨
- 肋間肌
- 腰方肌
- 薦骨
- 尾骨

腰方肌是深層背肌之一，附著於第十二根肋骨、腰椎橫突與髂嵴，在側屈動作中負責穩定軀幹與脊椎。

腹肌作用方向與內臟支撐系統

在四足動物中，腹部核心肌群就像吊床一樣被動地支撐內臟。然而，在人類演化為直立行走的過程中，核心肌群變得更為發達和強壯，以確保在直立姿勢下，骨盆與軀幹能夠穩定連結，並防止上半身在行走或奔跑時過度前傾。

因此，核心肌群已演變為強大的內臟支撐系統，不僅被動支撐內臟，還能主動收縮提供更強的核心穩定性。

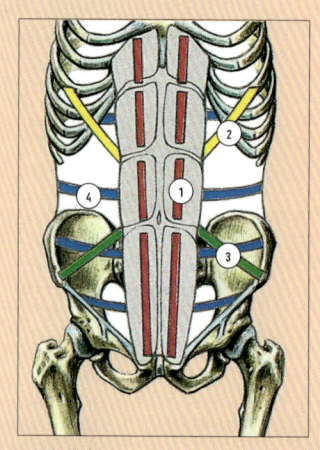

1. 腹直肌
2. 腹外斜肌
3. 腹內斜肌
4. 腹橫肌

站姿，雙腿稍微分開，一隻手放在頭後，另一隻手握住啞鈴。朝向啞鈴的對側做側屈動作。然後回到起始位置（或稍微越過起始位置）。兩側交替進行，中間不休息。可根據需求調整啞鈴重量與側屈範圍，較輕的啞鈴適合長組數鍛鍊核心穩定性，較重的啞鈴可提高肌肉強度。

主要鍛鍊肌群包括腹外斜肌、腹內斜肌（主要發力肌群），腹直肌輕度參與，深層背肌與腰方肌做為輔助穩定。

站姿槓鈴轉體　29

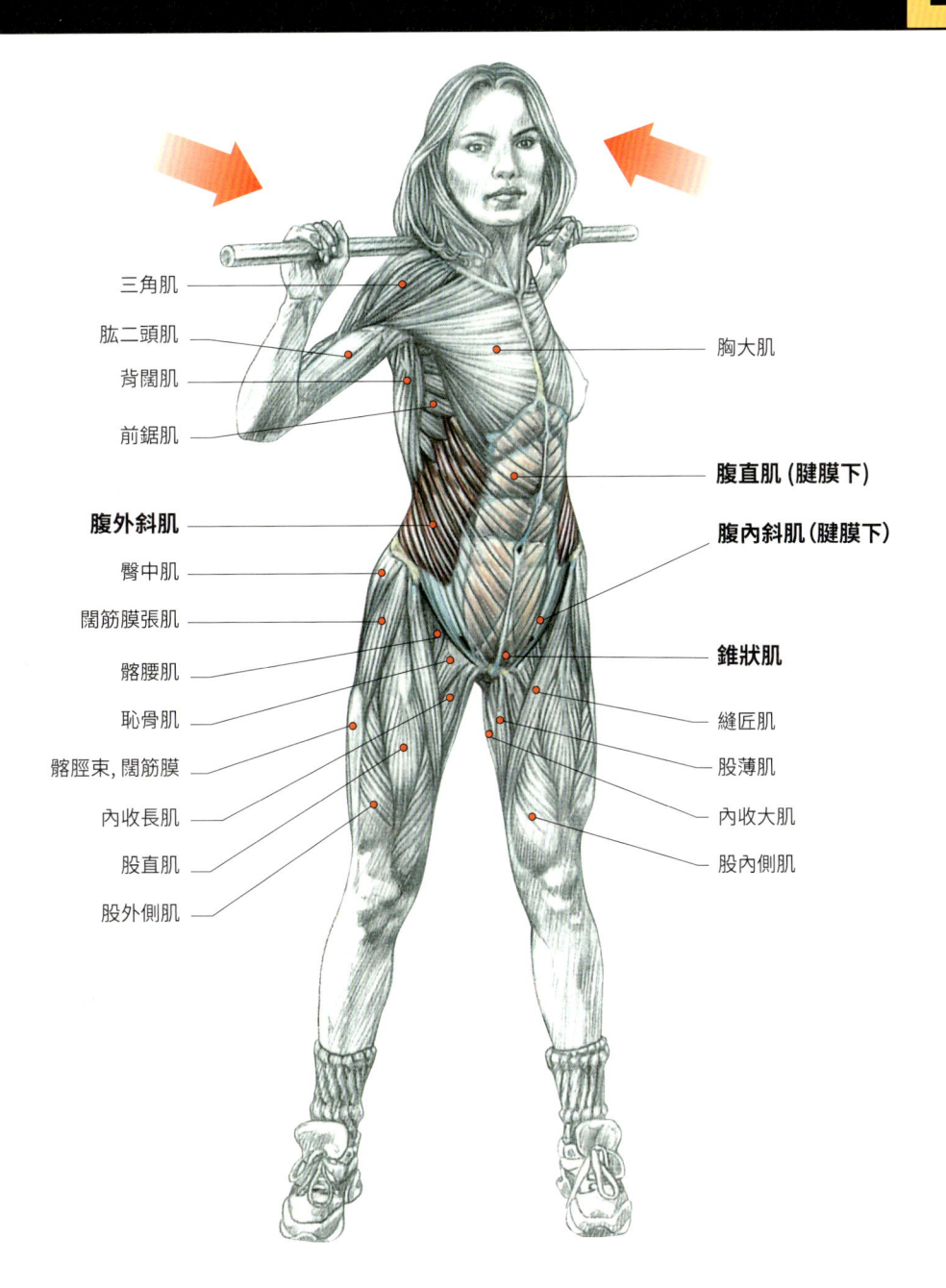

- 三角肌
- 肱二頭肌
- 背闊肌
- 前鋸肌
- **腹外斜肌**
- 臀中肌
- 闊筋膜張肌
- 髂腰肌
- 恥骨肌
- 髂脛束, 闊筋膜
- 內收長肌
- 股直肌
- 股外側肌

- 胸大肌
- **腹直肌 (腱膜下)**
- **腹內斜肌 (腱膜下)**
- **錐狀肌**
- 縫匠肌
- 股薄肌
- 內收大肌
- 股內側肌

站姿，雙腿打開約與肩同寬。將槓鈴（或棍棒）靠在斜方肌上，稍微高於三角肌後束，雙手輕握槓鈴。在維持骨盆朝向前方的前提下，讓軀幹左右旋轉。採用長組數訓練可獲得最佳效果，特別適合核心耐力與旋轉穩定性訓練。

當右肩向前旋轉時，主要鍛鍊到右側腹外斜肌，同時刺激深層的左側腹內斜肌、腹直肌、腰方肌，豎脊肌也會輕度參與，以維持軀幹穩定。

想要增加訓練強度，可在軀幹旋轉時稍微圓背，以刺激腹斜肌與核心肌群。若是坐在長凳上進行轉體（p.138），同樣維持骨盆朝前固定不動，訓練會更集中於核心肌群。

核心腹肌訓練 | 137

30　坐姿棍棒轉體

肌肉標註：
- 胸大肌
- 三角肌
- 喙肱肌
- 肱二頭肌
- 肱三頭肌
- 前鋸肌
- **腹外斜肌**
- **腹直肌**
- **深層腹內斜肌**
- 髂腰肌
- 股直肌
- 股內側肌
- 縫匠肌
- 恥骨肌
- 內收長肌
- 股薄肌
- 半膜肌
- 半腱肌
- 臀中肌
- 闊筋膜張肌
- 臀大肌
- 髂脛束, 闊筋膜
- 股外側肌
- 長頭 ┐
- 短頭 ┘ 股二頭肌

坐在長凳上，將棍棒（或槓鈴）放在斜方肌上方，稍微高於三角肌後束，雙手輕握棍棒。左右旋轉軀幹，保持穩定節奏。建議採長組數訓練，有助於增強核心耐力與軀幹旋轉控制能力。

當右肩向前旋轉時，主要鍛鍊到右側腹外斜肌，同時刺激深層的左側腹內斜肌，腹直肌右側也會輕度參與。左側腰方肌及左側豎脊肌亦會參與穩定

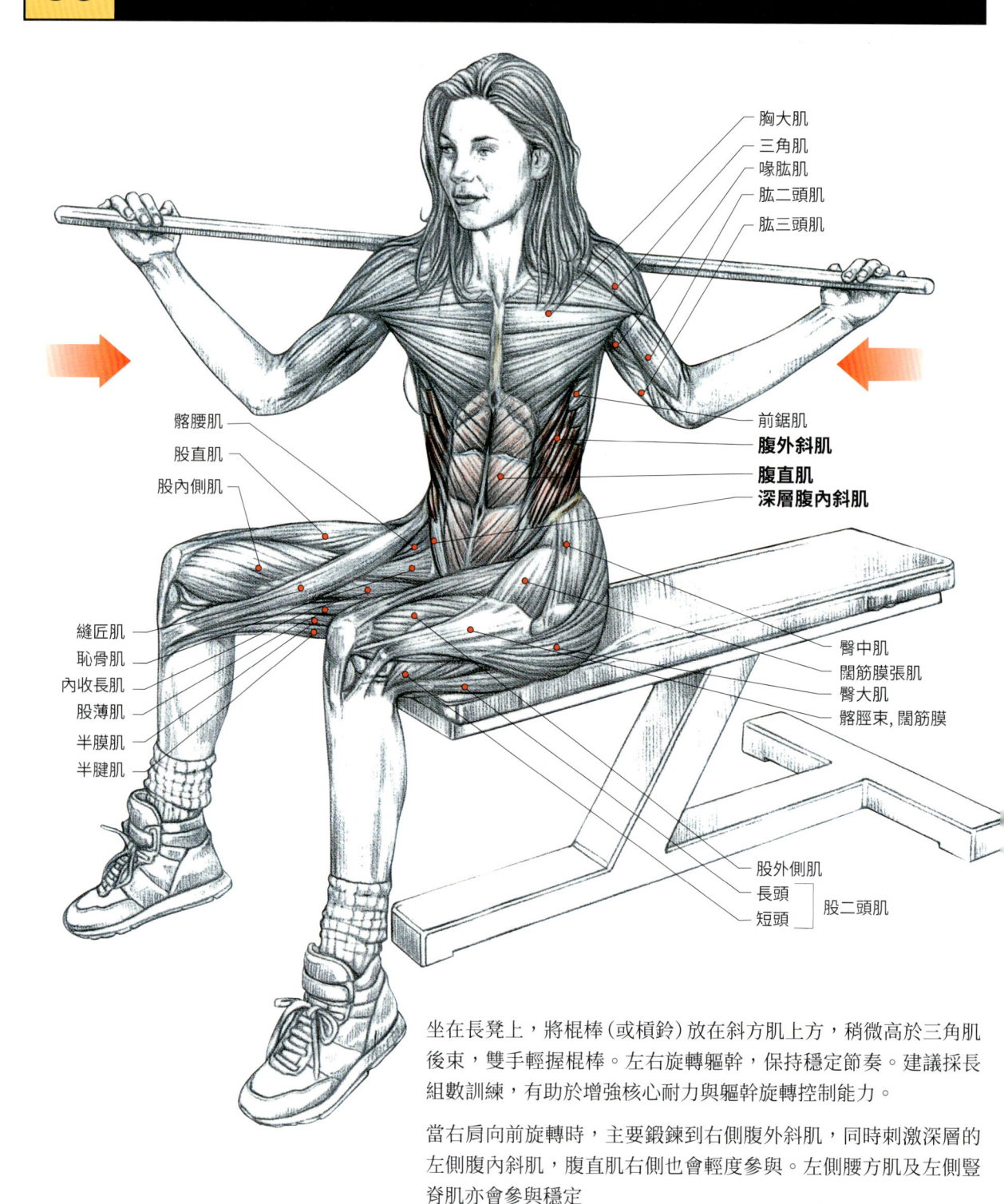

想要增加訓練強度，可在旋轉時稍微圓背，加強對腹斜肌與核心的刺激。也可以在同一組訓練中，交替慢速與快速轉動，例如先做 10 次慢速轉體，立刻接著做 30 次快速轉體。

骨盆前傾程度的性別差異

女性的骨盆通常比男性前傾，這種前傾姿勢會使得：

- 臀部較為突出
- 恥骨較為內收（位於跨下）
- 下腹稍微凸出，形成所謂的小腹

這與男性形成對比，因為男性的骨盆前傾程度較小，腹壁通常較為垂直，除非是體重過重，否則比較少出現小腹。

女性骨盆前傾，使其在懷孕期間能減少胎兒對內臟的壓迫，因為部分胎兒的重量會由腹部核心肌群承受，而不會完全壓迫到腹腔內的器官。

骨盆前側與恥骨前側的傾斜角度

女性的髂前上棘比較靠外，男性的恥骨結節比較靠外

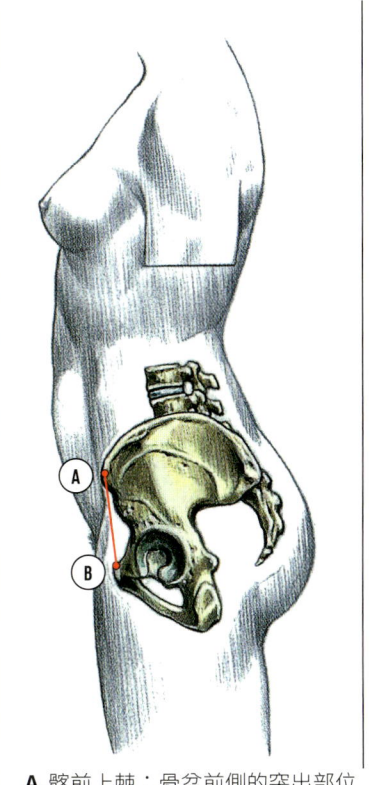

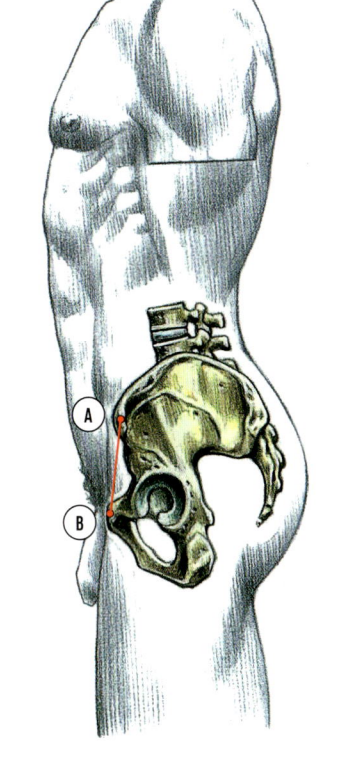

A. 髂前上棘：骨盆前側的突出部位
B. 恥骨結節：恥骨前側的突出部位

孕婦腹部剖面示意圖

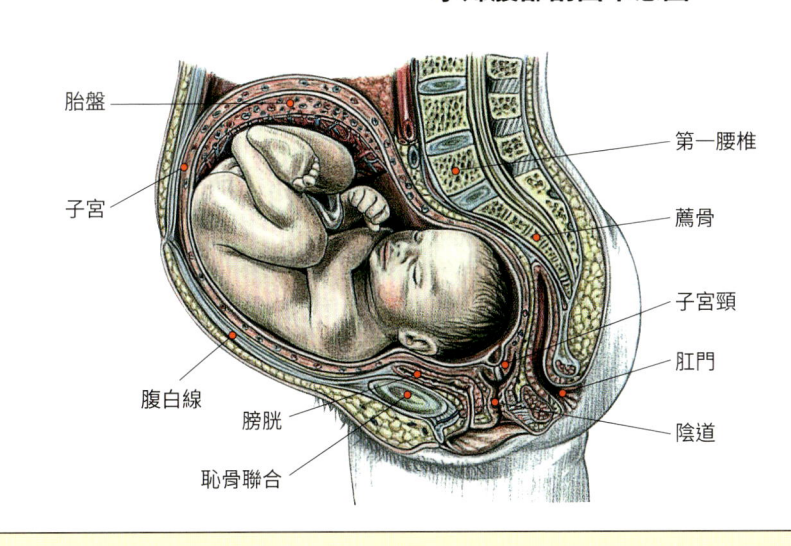

胎盤
子宮
腹白線
膀胱
恥骨聯合
第一腰椎
薦骨
子宮頸
肛門
陰道

女性骨盆前傾的姿勢，使腹部核心肌群類似於吊床的概念，胎兒的重量能部分轉移其上，幫助承托胎兒，減少對內臟的壓迫。

核心腹肌訓練 | 139

31　坐姿器械轉體

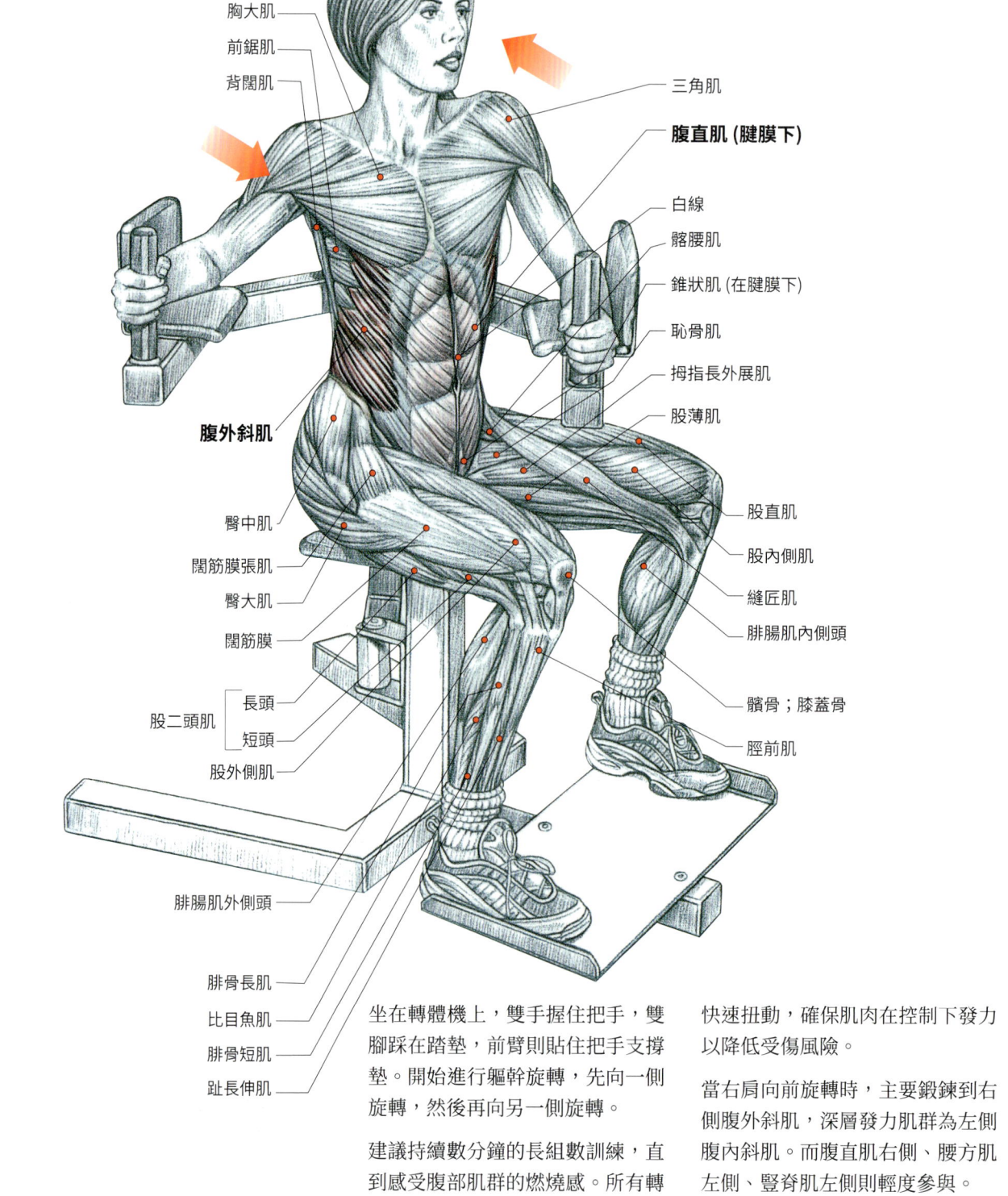

胸大肌
前鋸肌
背闊肌
三角肌
腹直肌 (腱膜下)
白線
髂腰肌
錐狀肌 (在腱膜下)
恥骨肌
拇指長外展肌
股薄肌
腹外斜肌
股直肌
股內側肌
縫匠肌
腓腸肌內側頭
臀中肌
闊筋膜張肌
臀大肌
闊筋膜
髕骨；膝蓋骨
脛前肌
股二頭肌 長頭 短頭
股外側肌
腓腸肌外側頭
腓骨長肌
比目魚肌
腓骨短肌
趾長伸肌

坐在轉體機上，雙手握住把手，雙腳踩在踏墊，前臂則貼住把手支撐墊。開始進行軀幹旋轉，先向一側旋轉，然後再向另一側旋轉。

建議持續數分鐘的長組數訓練，直到感受腹部肌群的燃燒感。所有轉體動作都應緩慢進行，避免反彈或快速扭動，確保肌肉在控制下發力以降低受傷風險。

當右肩向前旋轉時，主要鍛鍊到右側腹外斜肌，深層發力肌群為左側腹內斜肌。而腹直肌右側、腰方肌左側、豎脊肌左側則輕度參與。

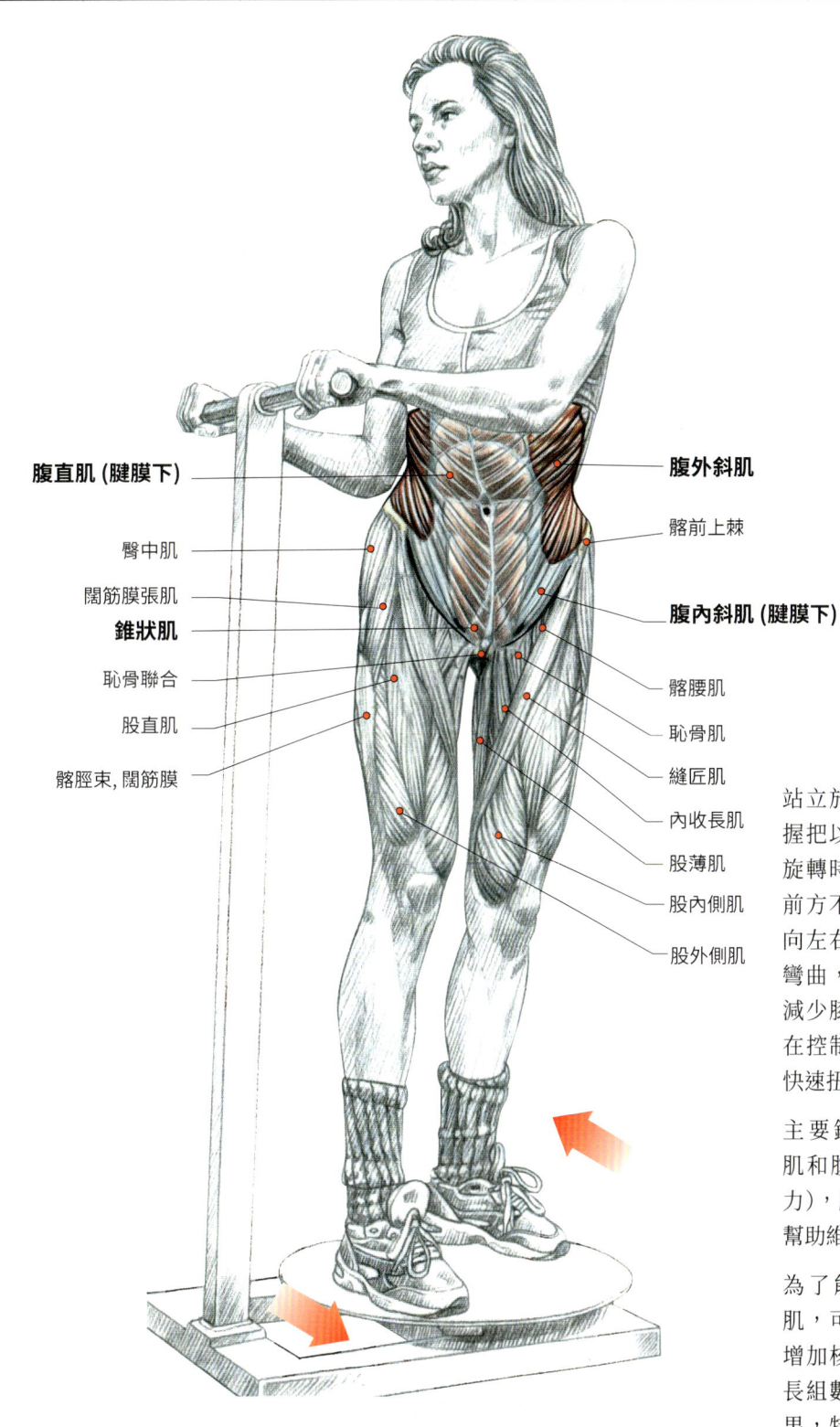

旋轉盤骨盆扭轉　32

腹直肌 (腱膜下)
臀中肌
闊筋膜張肌
錐狀肌
恥骨聯合
股直肌
髂脛束, 闊筋膜

腹外斜肌
髂前上棘
腹內斜肌 (腱膜下)
髂腰肌
恥骨肌
縫匠肌
內收長肌
股薄肌
股內側肌
股外側肌

站立於旋轉盤上，雙手抓住握把以維持平衡。進行骨盆旋轉時，上半身應保持朝向前方不動，靠腹肌力量依序向左右兩側扭轉。膝蓋稍微彎曲，避免韌帶過度拉伸並減少膝部壓力。扭轉動作應在控制下進行，避免反彈或快速扭動。

主要鍛鍊肌群包括腹外斜肌和腹內斜肌（核心旋轉發力），腹直肌也會輕度參與，幫助維持穩定。

為了能更強烈刺激到腹斜肌，可在旋轉時略微弓背，增加核心肌群的張力。採用長組數訓練可獲得較好的效果，特別適合強化核心耐力與旋轉控制能力。

核心腹肌訓練　141

33 跪姿收腹訓練

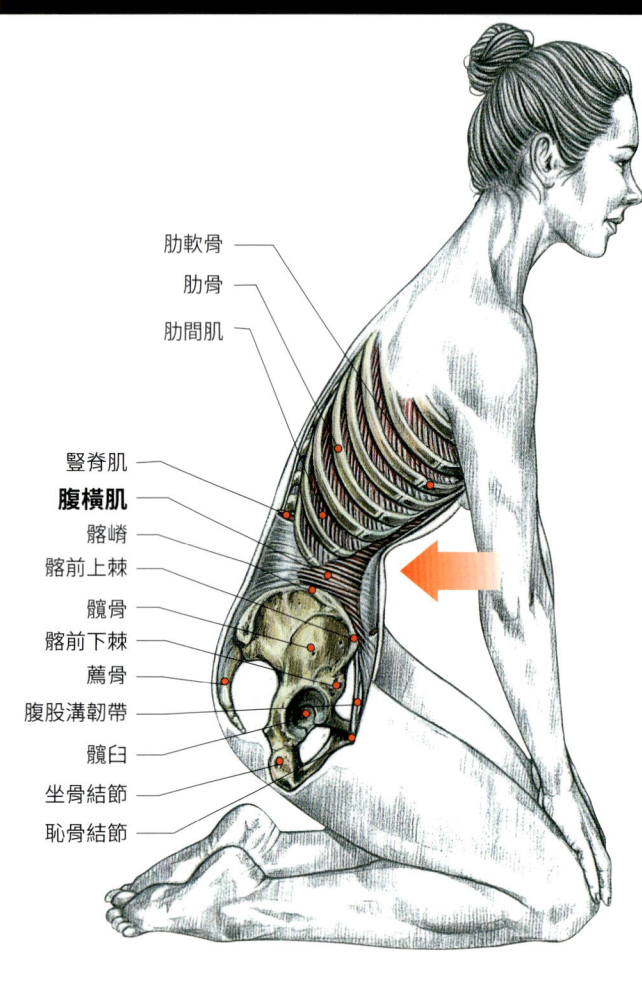

起始動作

肋軟骨
肋骨
肋間肌
豎脊肌
腹橫肌
髂嵴
髂前上棘
髖骨
髂前下棘
薦骨
腹股溝韌帶
髖臼
坐骨結節
恥骨結節

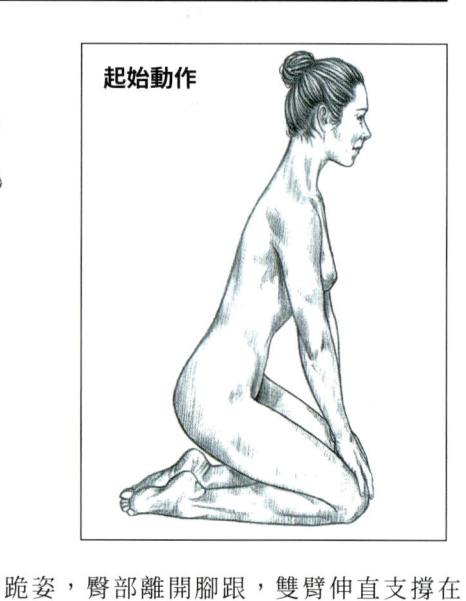

跪姿，臀部離開腳跟，雙臂伸直支撐在大腿前端，背部略微拱起。吸氣，屏住呼吸，然後讓腹部盡可能內收。接著吐氣並回到起始位置。此運動特別適合產後恢復，因為它能強化懷孕期間鬆弛的腹橫肌。

此動作主要鍛鍊腹部最深層的腹橫肌，其環狀與水平肌纖維在收縮時可縮小腹部直徑。

重點提醒

一般比較難感受到腹橫肌收縮，因此建議專注於感受肌肉內收就好，而非用很大的力氣做收縮。

變化式

此動作可採取四足跪姿進行，背部略微拱起。與坐姿版本相同，吸氣、屏住呼吸、收腹，然後在吐氣時回到起始位置。

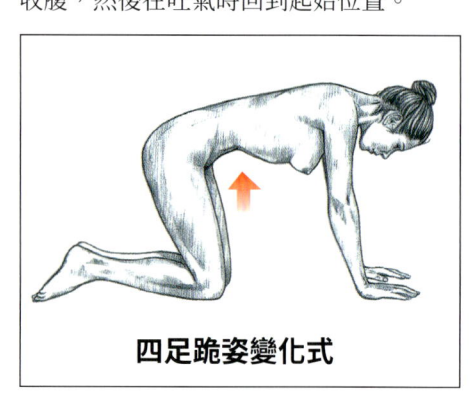

腹部深層肌群

胸骨
第五肋骨
腹直肌（腱膜下）
臍環
腹內斜肌
髂前上棘
股骨頭
恥骨結節
大轉子

肋軟骨
白線
腹橫筋膜
腹橫肌
腹直肌 (切面)
腹股溝韌帶
股骨頸
恥骨聯合
股骨

四足跪姿變化式

142　核心腹肌訓練

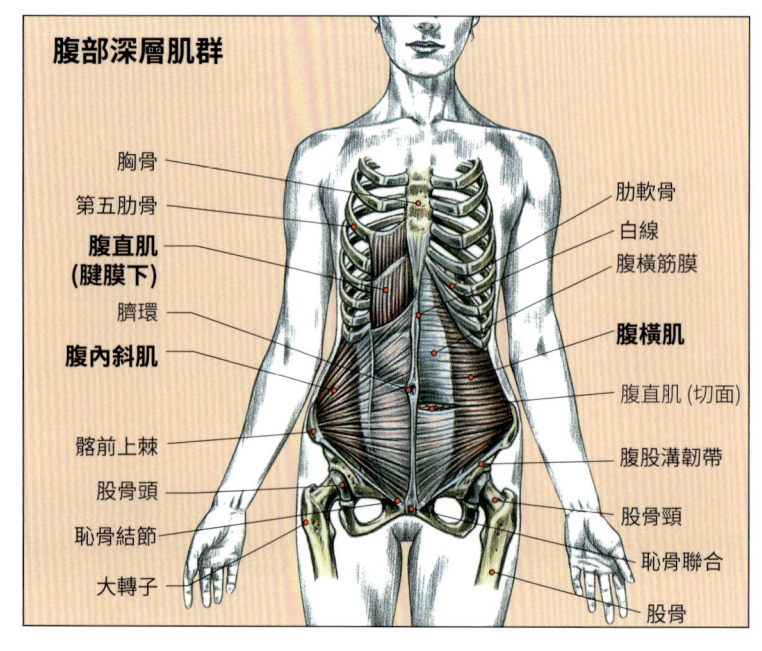

棒式（平板支撐） 34

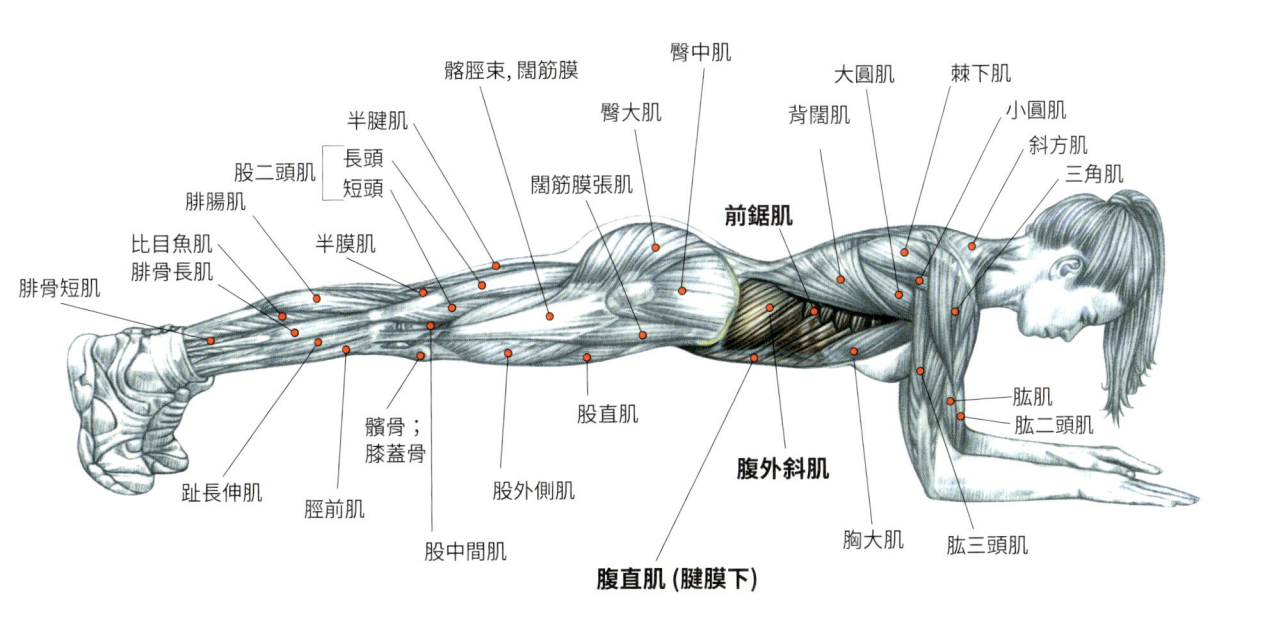

解剖標註（由左至右、由下至上）：
腓骨短肌、比目魚肌、腓腸肌、股二頭肌、半腱肌、髂脛束,闊筋膜、臀中肌、大圓肌、棘下肌、小圓肌、斜方肌、三角肌、背闊肌、臀大肌、闊筋膜張肌、長頭、短頭、半膜肌、**前鋸肌**、趾長伸肌、脛前肌、髕骨；膝蓋骨、股外側肌、股中間肌、股直肌、**腹外斜肌**、胸大肌、肱三頭肌、肱肌、肱二頭肌、**腹直肌（腱膜下）**

俯臥姿，雙手手肘撐地，雙腳腳尖著地，身體騰空盡可能保持平直，避免腹部下墜。頭頂自然朝前，避免給頸部過多的壓力，同時眼睛看向地面。維持此姿勢 10 至 30 秒，期間保持正常呼吸。

此動作主要鍛鍊腹直肌，以及腹外斜肌與腹內斜肌。在執行過程中，前鋸肌也會被動參與，以幫助固定肩胛骨，防止肩胛骨過度內縮或從背後翹起（翼狀肩胛）。

重點提醒

棒式是一種靜態等長收縮運動，建議在完成動態運動（如仰臥起坐或捲腹）後，可加入此靜態動作以增強核心穩定性。

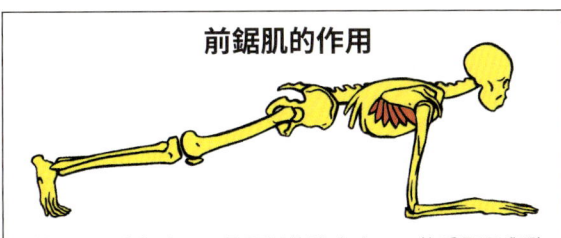

前鋸肌的作用

前鋸肌是穩定肩胛骨最關鍵的肌肉之一，使肩胛骨與胸廓保持緊密對齊，不讓肩胛骨過度突出或失去穩定性。

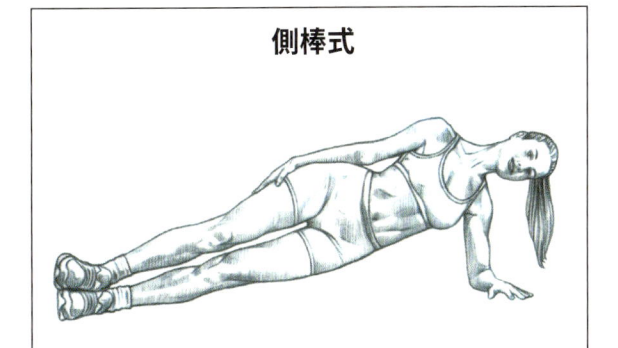

側棒式

如果想要強化腹斜肌，可採用側棒式。亦可透過一些動態的變化來增加挑戰性，例如讓骨盆緩緩下降但不接觸地面，然後回到起始位置。建議以穩定的動作進行側棒式，每組 10 次，並保持在控制下操作。

核心腹肌訓練

腹部伸展

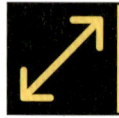

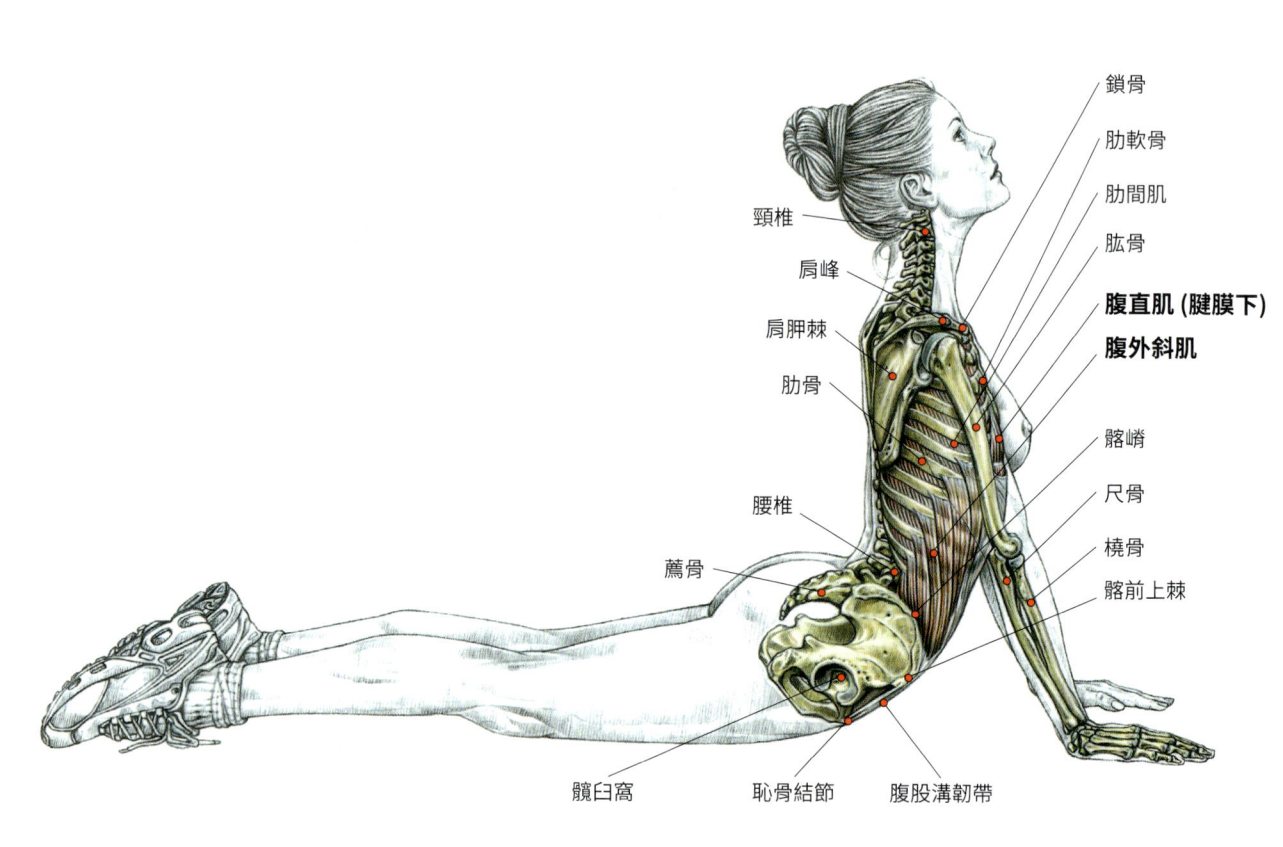

解剖標示（由上而下、由近而遠）：
- 鎖骨
- 肋軟骨
- 肋間肌
- 肱骨
- **腹直肌 (腱膜下)**
- **腹外斜肌**
- 髂嵴
- 尺骨
- 橈骨
- 髂前上棘
- 頸椎
- 肩峰
- 肩胛棘
- 肋骨
- 腰椎
- 薦骨
- 髖臼窩
- 恥骨結節
- 腹股溝韌帶

俯臥，雙手撐地並將手臂伸直：

- 緩緩抬起上半身，同時稍微向後仰頭
- 保持此姿勢數秒，配合緩慢呼吸，充分感受腹部前側肌群的伸展
- 避免過度拱背，以免對腰椎造成壓力。

重點提醒

若有腰部不適，應避免腹肌的伸展動作。

變化式

腹肌伸展也可以透過以下方式進行：

- 雙手撐在長凳上，雙腳踩地，藉由身體後仰來伸展腹部。
- 仰躺於健身球上，利用球體的弧度增加腹部的伸展幅度。

上半身伸展

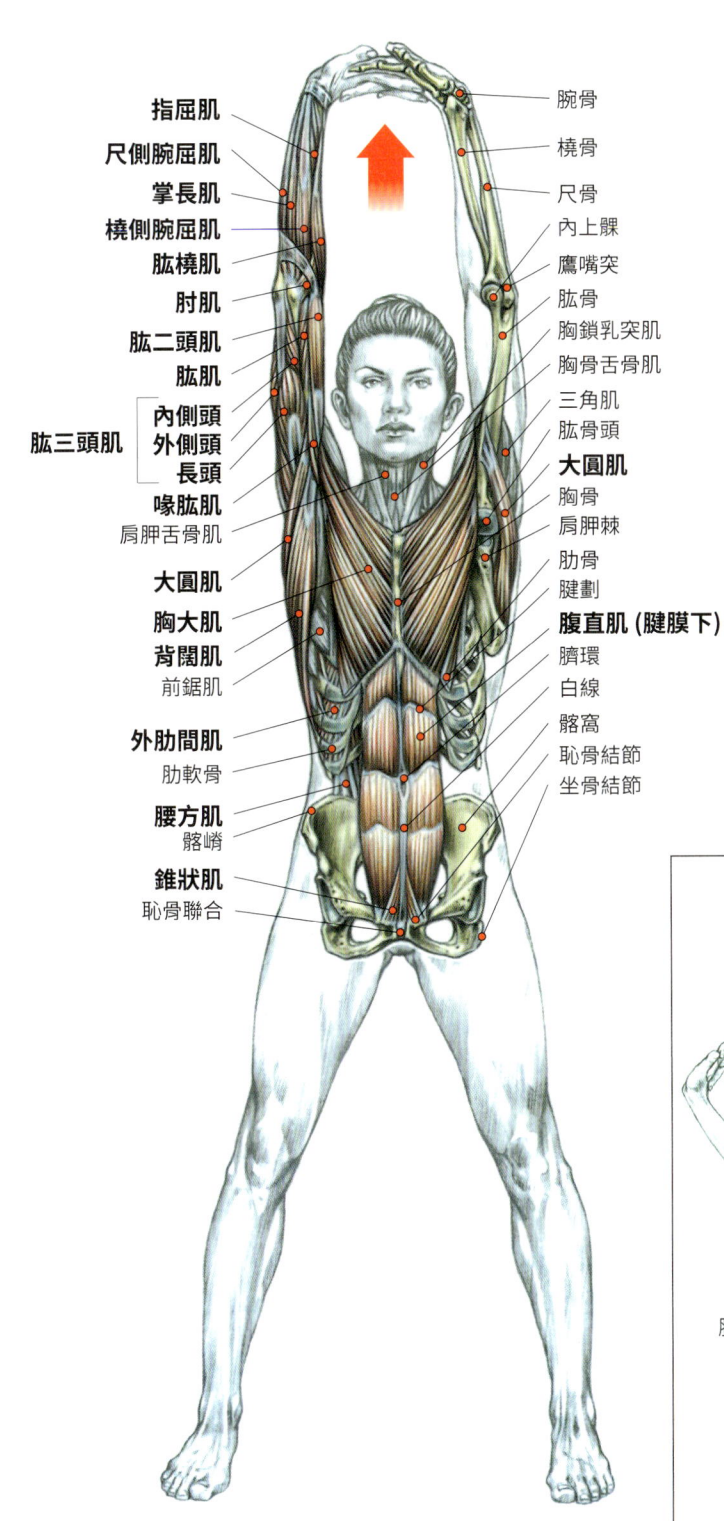

站姿，雙腳比髖部寬，背部保持挺直。雙臂向上伸直，雙手合攏，手指交叉，掌心朝上。吸氣，擴展胸腔並伸展肋間肌，同時努力向上推伸，保持背部與頭部挺直。緩緩吐氣，放鬆身體，然後重複動作。

此動作特別針對以下肌群：肋間肌、腹直肌、背闊肌、大圓肌、肱三頭肌長頭。

重點提醒

此伸展動作非常適合作為放鬆運動，特別是在高強度訓練後(如腿推舉、深蹲或硬舉)，幫助胸廓與脊椎釋放壓力，促進身體恢復。

變化式

側向伸展變化式：若軀幹側彎，可更強烈伸展到腹內斜肌、腹外斜肌、腰方肌、豎脊肌下部與中部。

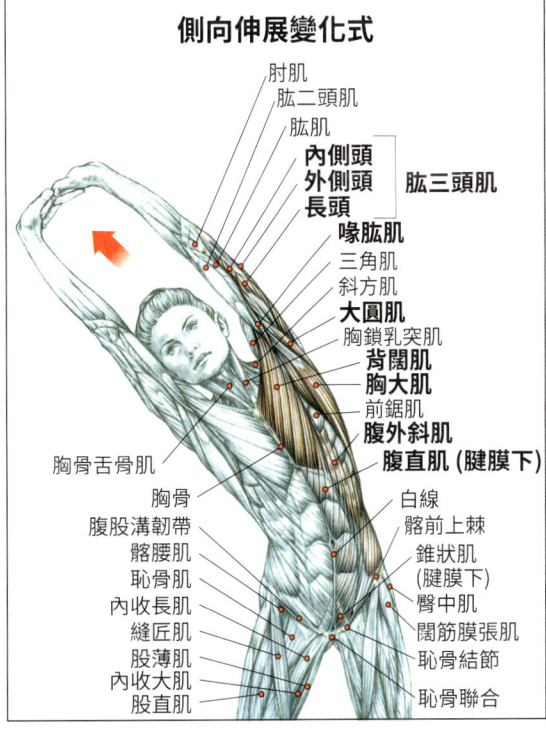

左側標示： 指屈肌、尺側腕屈肌、掌長肌、橈側腕屈肌、肱橈肌、肘肌、肱二頭肌、肱肌、肱三頭肌(內側頭、外側頭、長頭)、喙肱肌、肩胛舌骨肌、大圓肌、胸大肌、背闊肌、前鋸肌、外肋間肌、肋軟骨、腰方肌、髂嵴、錐狀肌、恥骨聯合

右側標示： 腕骨、橈骨、尺骨、內上髁、鷹嘴突、肱骨、胸鎖乳突肌、胸骨舌骨肌、三角肌、肱骨頭、大圓肌、胸骨、肩胛棘、肋骨、腱劃、腹直肌(腱膜下)、臍環、白線、髂窩、恥骨結節、坐骨結節

側向伸展變化式

右側標示： 肘肌、肱二頭肌、肱肌、肱三頭肌(內側頭、外側頭、長頭)、喙肱肌、三角肌、斜方肌、大圓肌、胸鎖乳突肌、背闊肌、胸大肌、前鋸肌、腹外斜肌、腹直肌(腱膜下)、白線、髂前上棘、錐狀肌(腱膜下)、臀中肌、闊筋膜張肌、恥骨結節、恥骨聯合

左側標示： 胸骨舌骨肌、胸骨、腹股溝韌帶、髂腰肌、恥骨肌、內收長肌、縫匠肌、股薄肌、內收大肌、股直肌

核心腹肌訓練 | 145

4 背肌肌群、斜方肌與

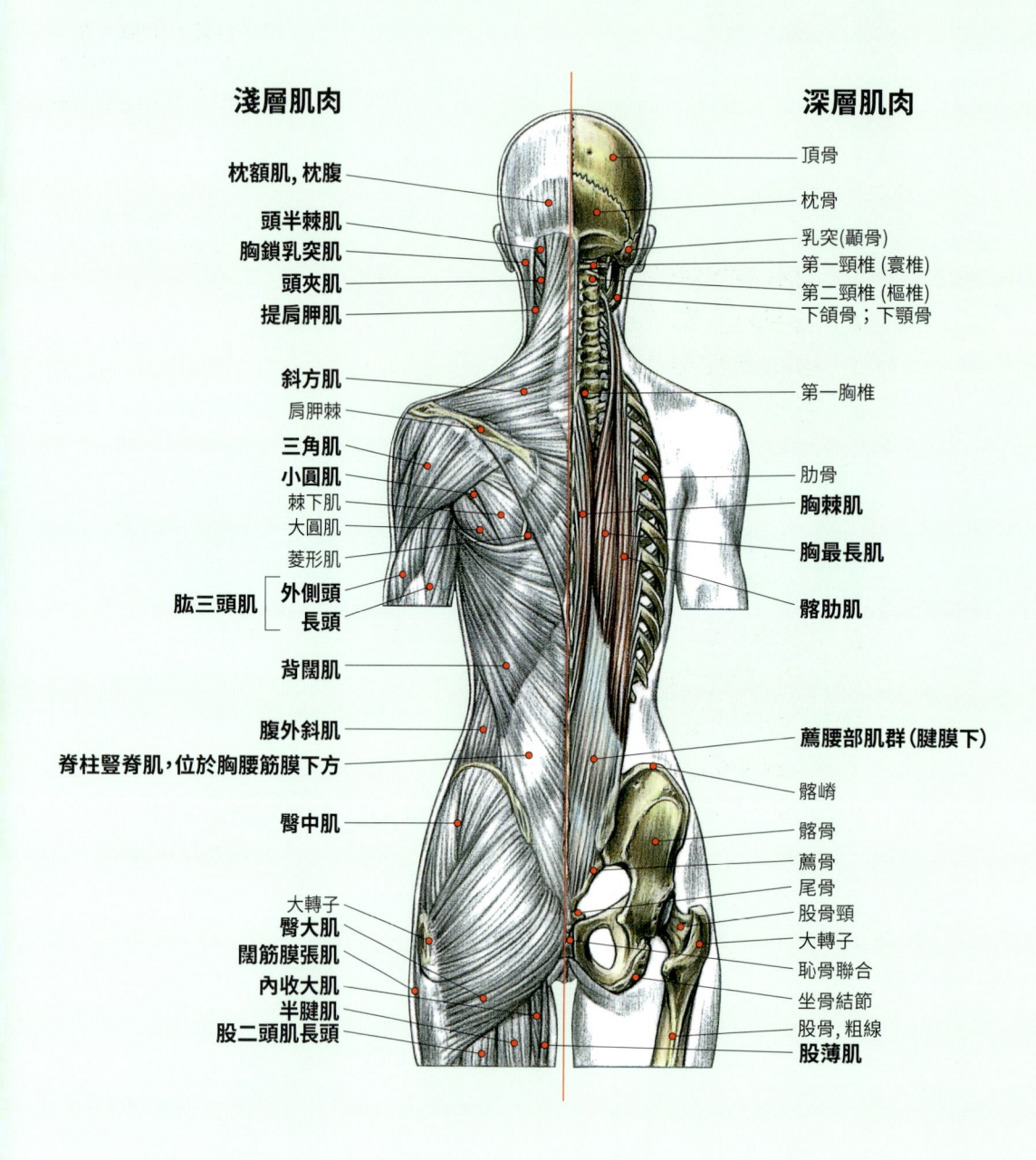

淺層肌肉

- 枕額肌, 枕腹
- 頭半棘肌
- 胸鎖乳突肌
- 頭夾肌
- 提肩胛肌
- 斜方肌
- 肩胛棘
- 三角肌
- 小圓肌
- 棘下肌
- 大圓肌
- 菱形肌
- 肱三頭肌 { 外側頭 / 長頭 }
- 背闊肌
- 腹外斜肌
- 脊柱豎脊肌，位於胸腰筋膜下方
- 臀中肌
- 大轉子
- 臀大肌
- 闊筋膜張肌
- 內收大肌
- 半腱肌
- 股二頭肌長頭

深層肌肉

- 頂骨
- 枕骨
- 乳突(顳骨)
- 第一頸椎 (寰椎)
- 第二頸椎 (樞椎)
- 下頜骨；下顎骨
- 第一胸椎
- 肋骨
- 胸棘肌
- 胸最長肌
- 髂肋肌
- 薦腰部肌群(腱膜下)
- 髂嵴
- 髂骨
- 薦骨
- 尾骨
- 股骨頸
- 大轉子
- 恥骨聯合
- 坐骨結節
- 股骨, 粗線
- 股薄肌

頸部訓練

1. 地板俯臥伸展 148
2. 跪姿超人棒式 149
3. 羅馬椅背部伸展 150
4. 硬舉 152
5. 直膝硬舉 153
執行硬舉的正確姿勢 154
急性腰部扭傷 156
該不該讓腰椎前凸 156
6. 相撲硬舉 157
硬舉採用槓鈴與六角槓鈴
的肌肉徵召區別 158
7. 坐姿後仰 159
8. 啞鈴划船 160
留意頸部姿勢！ 161
☑ 三角肌與斜方肌伸展 162
☑ 頸部側彎 163

1 地板俯臥伸展

肌肉標示：
臀中肌、臀大肌、豎脊肌深層 (胸腰筋膜下)、大轉子、闊筋膜張肌、髂脛束 闊筋膜、背闊肌、大菱形肌、斜方肌、棘下肌、腓腸肌、股二頭肌 (長頭/短頭)、腓骨短肌、比目魚肌、腓骨長肌、趾長伸肌、脛前肌、髕骨；膝蓋骨、股中間肌、股內側肌、股外側肌、股直肌 (股四頭肌)、腹外斜肌、前鋸肌、肱三頭肌、三角肌、小圓肌、大圓肌、胸大肌

起始動作

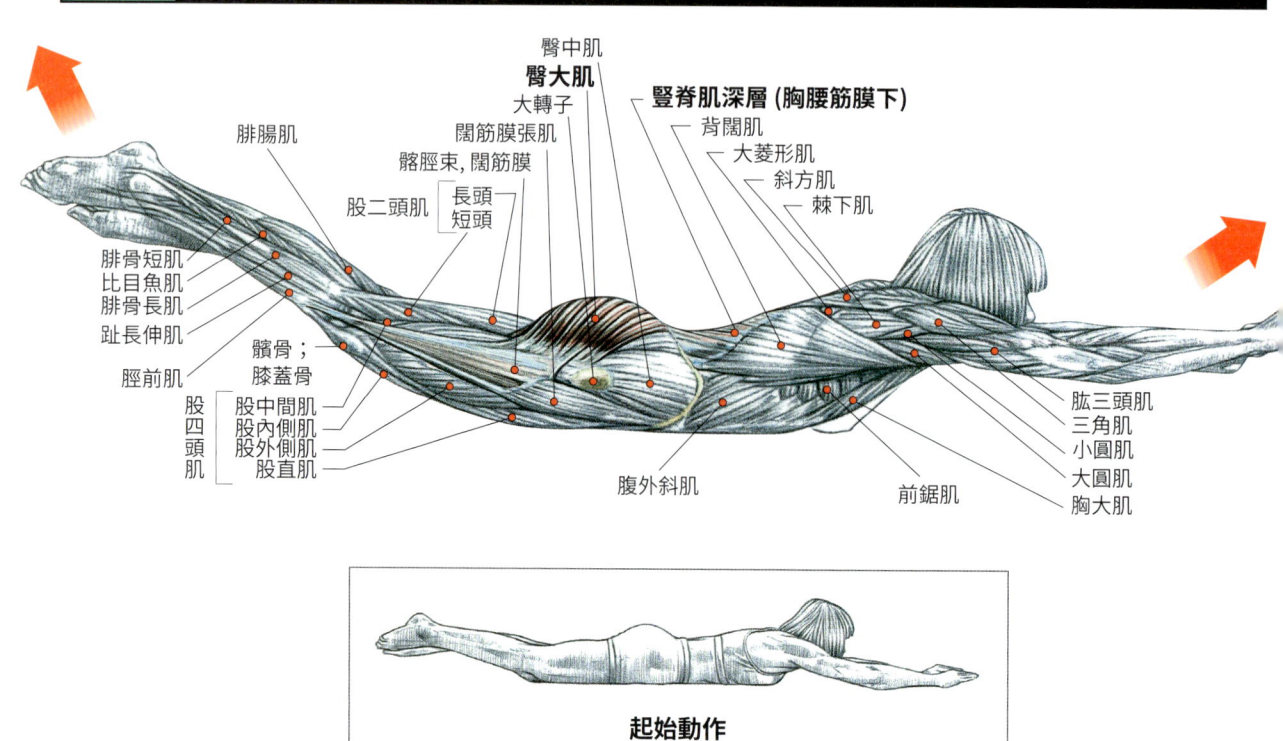

俯臥於地面，頭部稍微抬起，目視前方，雙臂往前、雙腿往後伸直且略微離開地面。接著伸展軀幹，雙臂與雙腿同時向上抬起，保持此動作幾秒鐘，然後緩緩回到起始位置。建議以緩慢控制的方式進行，每組 10 至 15 次。

這是鍛鍊整體豎脊肌群 (特別是腰部區域) 很好的動作。可改善脊椎穩定性、強化背部肌群，特別適合作為背部與核心穩定訓練的一部分。此外，臀大肌、頸部肌群與斜方肌上部也會參與發力。

俯臥手臂後移伸展

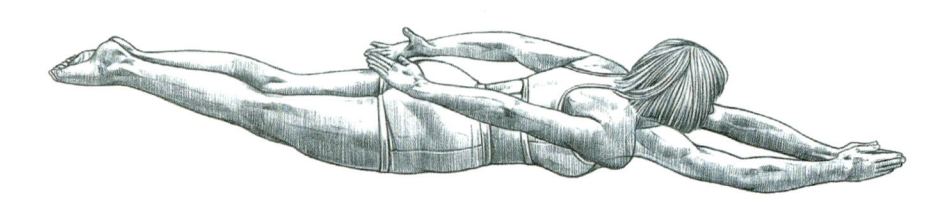

俯臥於地面，頭部稍微抬起，目視前方，雙臂與雙腿前後伸直並離地數公分，雙手前伸合攏。接著將雙手划到背後相觸，然後回到起始位置，過程中手與腳皆勿觸地。建議進行每組 10 至 15 次的反覆次數。

此訓練動作需要雙臂前後移動，除了鍛鍊到豎脊肌，還額外強化了菱形肌與斜方肌中部與下部。

重點提醒

由於此動作有大幅度的手臂擺動，若有肩部不適者應避免之，以免加重傷害。

跪姿超人棒式　2

解剖圖標示（從左至右、由外而內）：
- 股二頭肌（長頭、短頭）
- 腓腸肌
- 腓骨短肌
- 腓骨長肌
- 趾長伸肌
- 脛前肌
- 髕骨；膝蓋骨
- 股直肌
- 股外側肌
- 闊筋膜張肌
- 半腱肌
- 臀中肌
- **臀大肌**
- 大轉子
- 豎脊肌, 胸腰筋膜下
- 背闊肌
- 斜方肌
- 棘下肌
- 小圓肌
- 三角肌
- 肱三頭肌
- 肱肌
- 肱橈肌
- 橈側伸腕長肌
- 髂前上棘
- 腹外斜肌
- **前鋸肌**
- 胸大肌

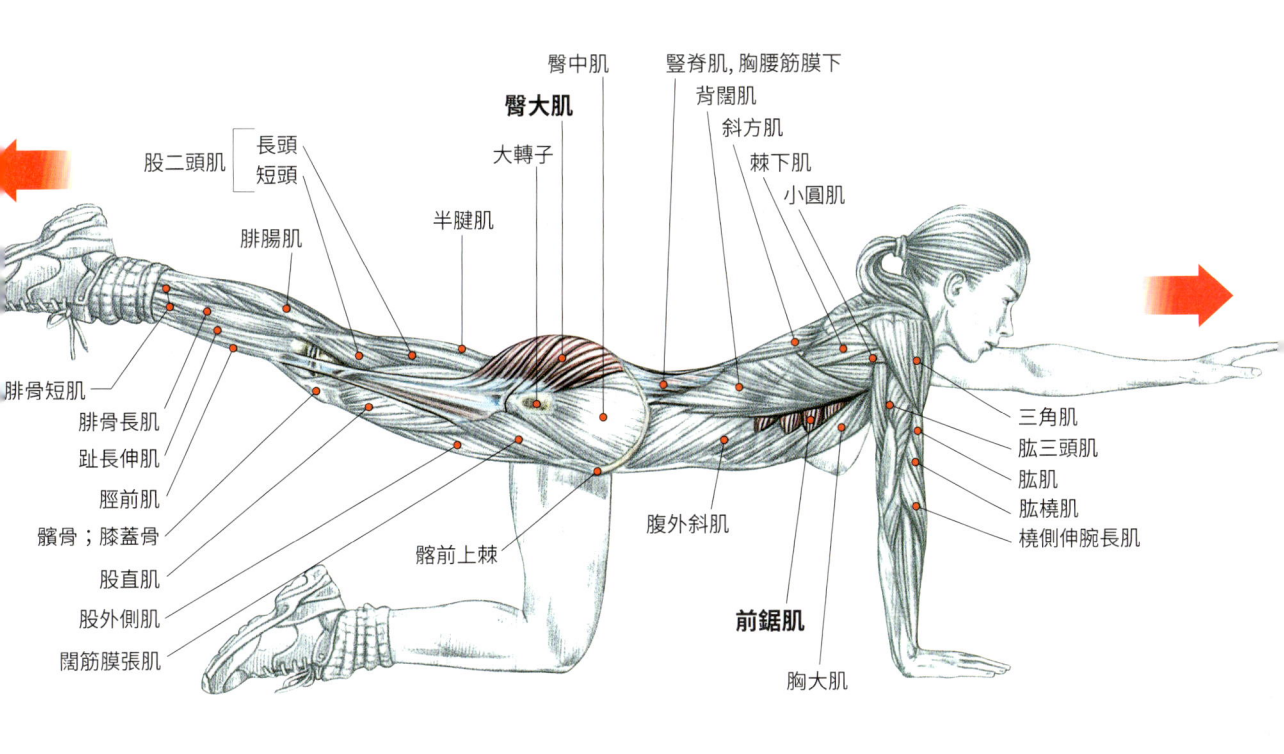

左膝跪地，右手撐地作為支撐。吸氣，緩緩抬起右腿與左臂，同時保持背部儘量挺直，動作頂點時吐氣。保持此姿勢 10 至 20 秒，並以緩慢的節奏呼吸。回到起始位置後，換邊重複動作。

訓練到的肌群包括臀大肌、腰方肌、豎脊肌群、當手臂抬起時參與發力的三角肌，以及位於支撐手一側負責穩定肩胛骨的前鋸肌。

變化式

此動作也可交替抬手抬腿（無須在最高點停留），以流暢的方式持續進行，提高運動強度與動態穩定性。

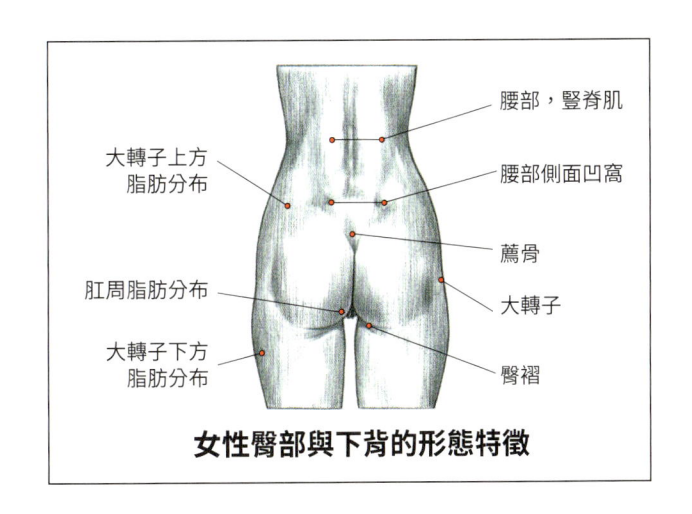

女性臀部與下背的形態特徵：
- 大轉子上方脂肪分布
- 肛周脂肪分布
- 大轉子下方脂肪分布
- 腰部，豎脊肌
- 腰部側面凹窩
- 薦骨
- 大轉子
- 臀褶

女性臀部與下背的形態特徵

背肌肌群、斜方肌與頸部訓練　149

3 羅馬椅背部伸展

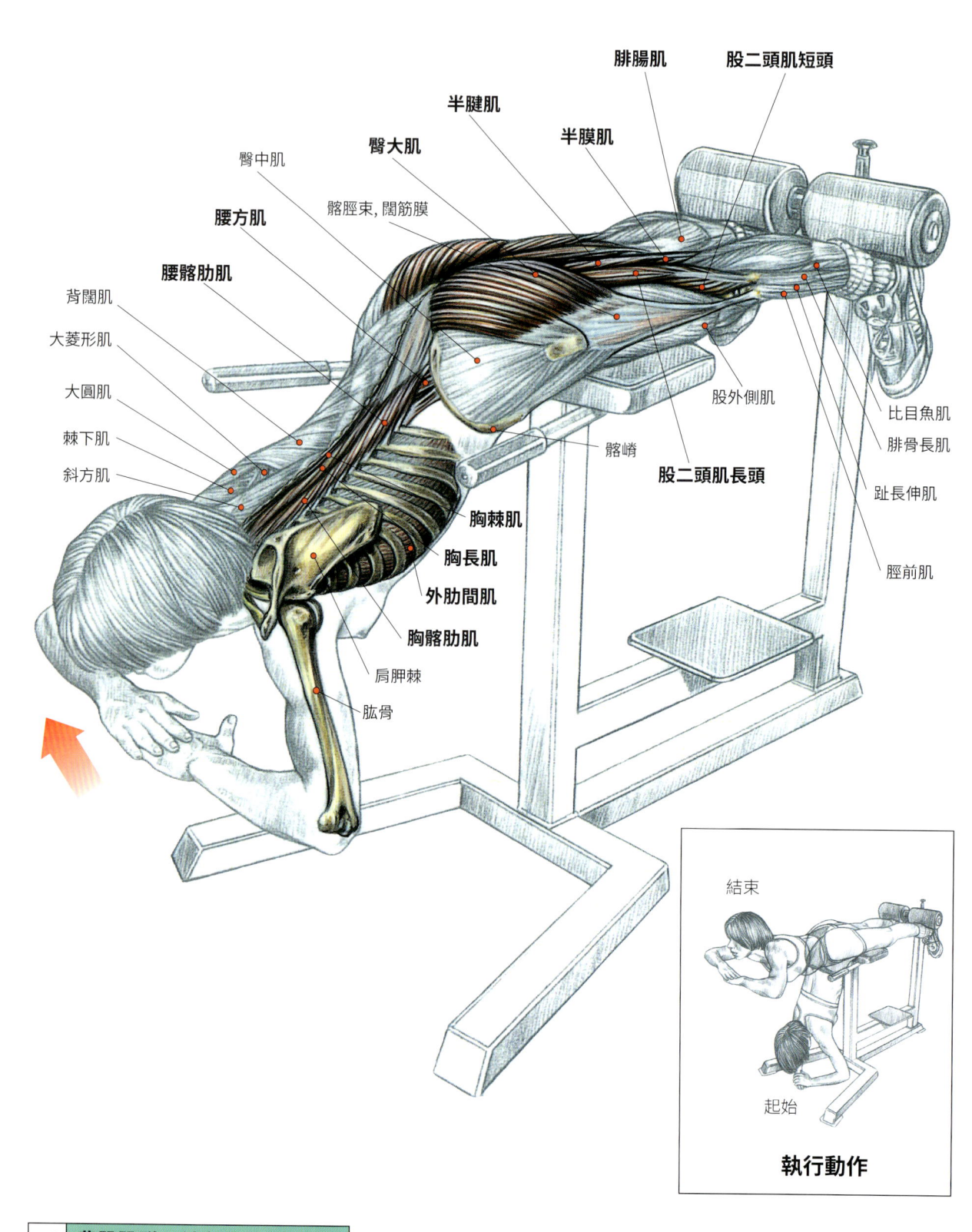

腓腸肌　股二頭肌短頭
半腱肌
臀大肌　半膜肌
臀中肌
髂脛束, 闊筋膜
腰方肌
腰髂肋肌
背闊肌
大菱形肌
大圓肌
棘下肌
斜方肌
股外側肌
髂嵴
股二頭肌長頭
比目魚肌
腓骨長肌
趾長伸肌
脛前肌
胸棘肌
胸長肌
外肋間肌
胸髂肋肌
肩胛棘
肱骨

結束
起始
執行動作

150　背肌肌群、斜方肌與頸部訓練

俯臥於羅馬椅，腳踝固定在腳墊下，恥骨要超過椅墊（才便於髖關節活動），以髖關節為軸，讓上半身自然垂下。動作開始時，上半身抬高伸展至與地面平行，並抬起頭部。還可以嘗試再進一步抬高上半身做超伸展，此時腰椎前凸曲度會增加，應謹慎執行以保護腰椎。

此動作主要訓練到豎脊肌群，包括髂肋肌、最長肌、棘肌、頭夾肌、頭半棘肌以及腰方肌。此外，臀大肌與腿後肌群（不包含股二頭肌短頭）也會輔助參與發力。完整的上半身前屈有助於提高薦腰肌群的柔軟度。為了更加刺激肌群，可在動作頂點（水平位置）維持數秒。

變化式
- 有上斜設計的羅馬椅適合初學者，可讓動作更舒適。
- 在肩上持棍可固定上背，讓訓練更集中於豎脊肌下部。
- 專用器械可更精確訓練薦腰區域的豎脊肌群（p.159）。
- 若想提高訓練強度，可手抱槓片於胸前或置於頸後訓練。

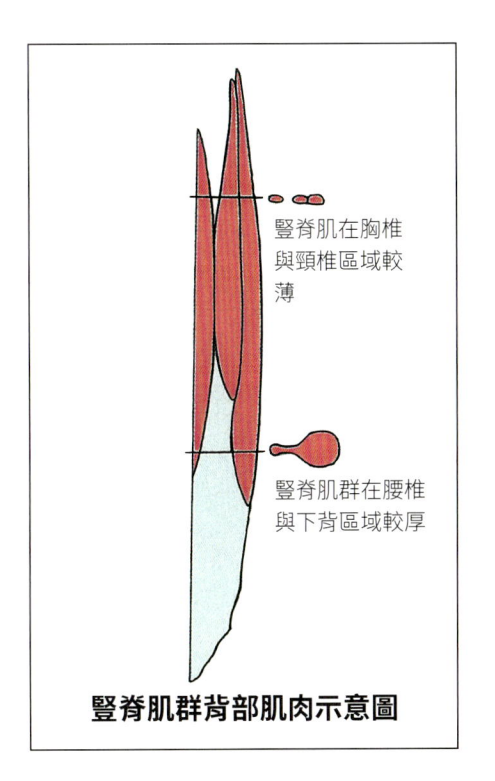

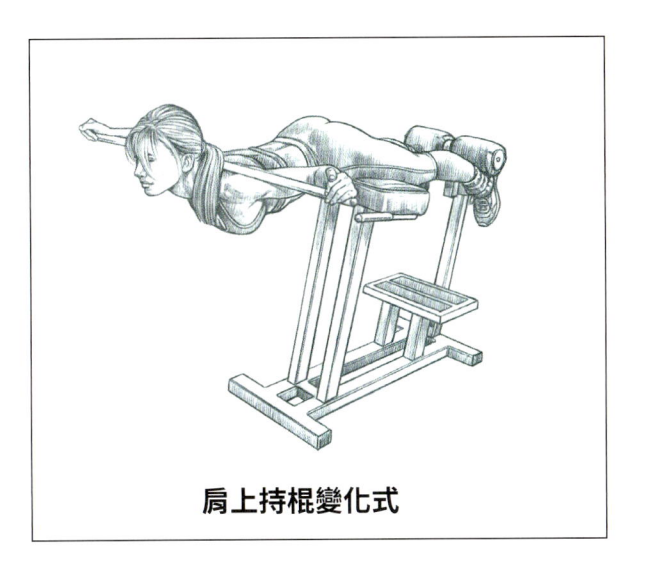

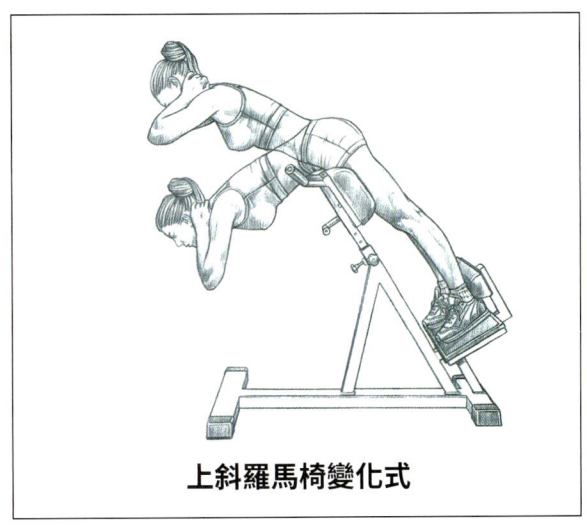

豎脊肌在胸椎與頸椎區域較薄

豎脊肌群在腰椎與下背區域較厚

豎脊肌群背部肌肉示意圖

肩上持棍變化式

上斜羅馬椅變化式

背肌肌群、斜方肌與頸部訓練

4 硬舉

解剖圖標示：
- 頭夾肌
- 提肩胛肌
- 斜方肌
- 胸大肌 (鎖骨部分)
- 三角肌
- 胸大肌 (胸骨部分)
- 胸大肌 (腹部部分)
- 前鋸肌
- 腹外斜肌
- 臀中肌
- 闊筋膜張肌
- 大轉子
- 臀大肌
- 縫匠肌
- 拇指長外展肌
- 髂脛束, 闊筋膜
- 股二頭肌 [長頭 / 短頭]
- 半膜肌
- 腓腸肌外側頭
- 腓骨長肌
- 比目魚肌
- 趾長伸肌
- 脛前肌
- 腓骨短肌
- 胸鎖乳突肌
- 斜角肌
- 腹直肌 (腱膜下)
- 腹內斜肌 (腱膜下)
- 髂腰肌
- 恥骨肌
- 錐狀肌 (腱膜下)
- 股直肌
- 股外側肌
- 股內側肌
- 股中間肌 } 股四頭肌
- 髕骨；膝蓋骨
- 共同附著點
- 腓腸肌內側頭
- 比目魚肌
- 脛骨內側面
- 腓腸肌肌腱

執行動作

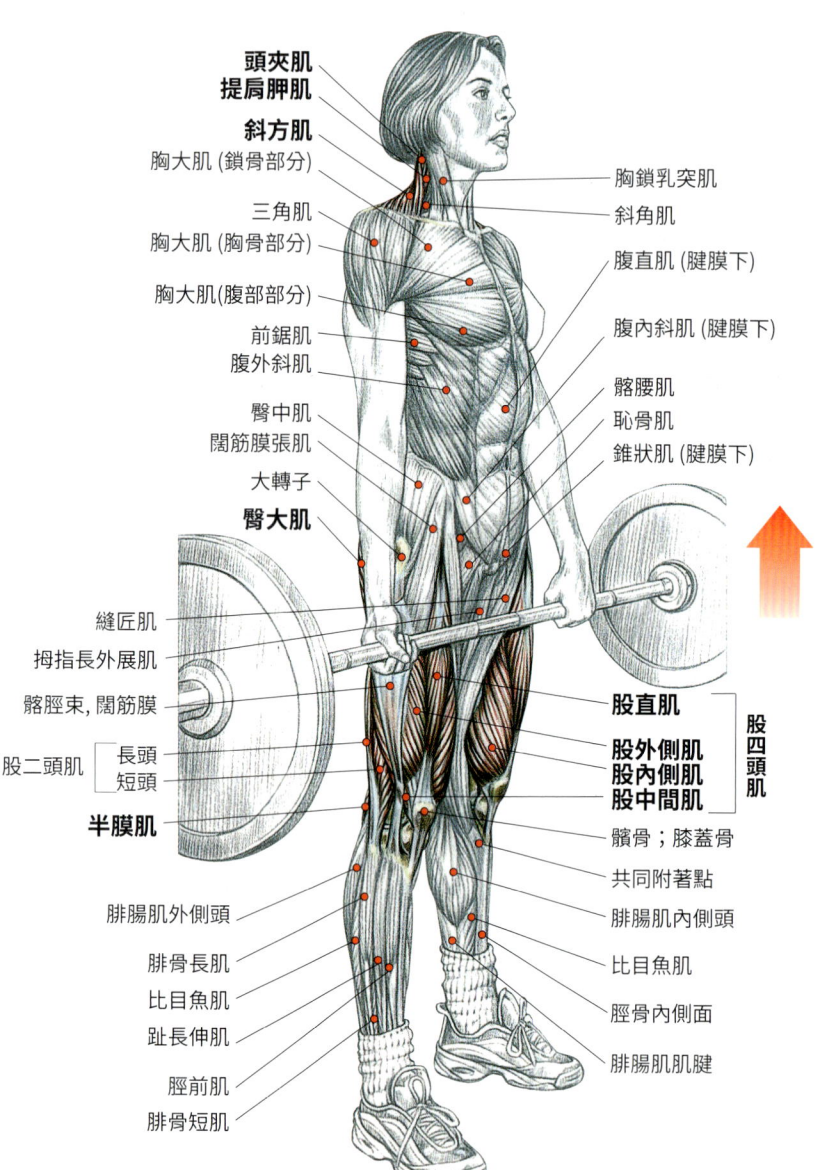

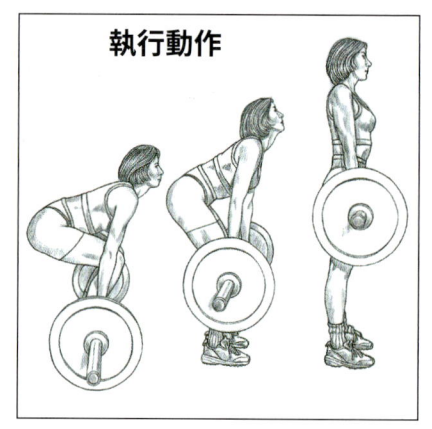

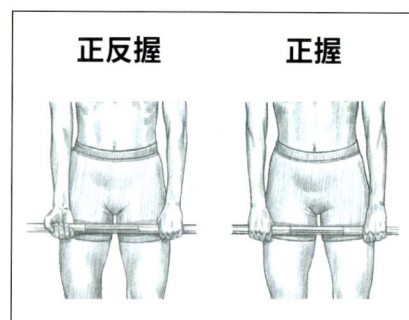

正反握　　正握

普通重量可採用一般人較習慣的正握（右圖）。若要舉大重量，可採用正反握（左圖）以避免槓鈴脫手滑落。

站立面向槓鈴，雙腳略微打開。屈膝、屈髖下蹲（背挺直），大腿約略接近水平。股骨較短且手臂較短的人，大腿通常能降至水平位置；股骨較長且手臂較長的人，大腿可能會稍高於水平位置。雙手伸直略寬於肩，正握抓住槓鈴。若使用正反握可防止槓鈴滾動，有助於穩定大重量負荷。

吸氣，屏住呼吸，收緊核心與腹部肌群，挺髖（勿圓背），雙腿用力蹬地，使槓鈴沿著脛骨向上拉動。當槓鈴達到膝蓋高度時，上半身伸展挺直並將槓鈴舉到大腿位置後吐氣。保持身體伸展姿勢約 2 秒，然後髖部前屈讓槓鈴回到起始位置。核心腹肌在整個過程中都要保持收緊，背挺直以免腰椎受傷。

此動作訓練到全身肌肉，特別是臀大肌、豎脊肌群、腿後肌與股四頭肌。是強化髖伸展肌與下背穩定的最佳訓練動作之一。

直膝硬舉　5

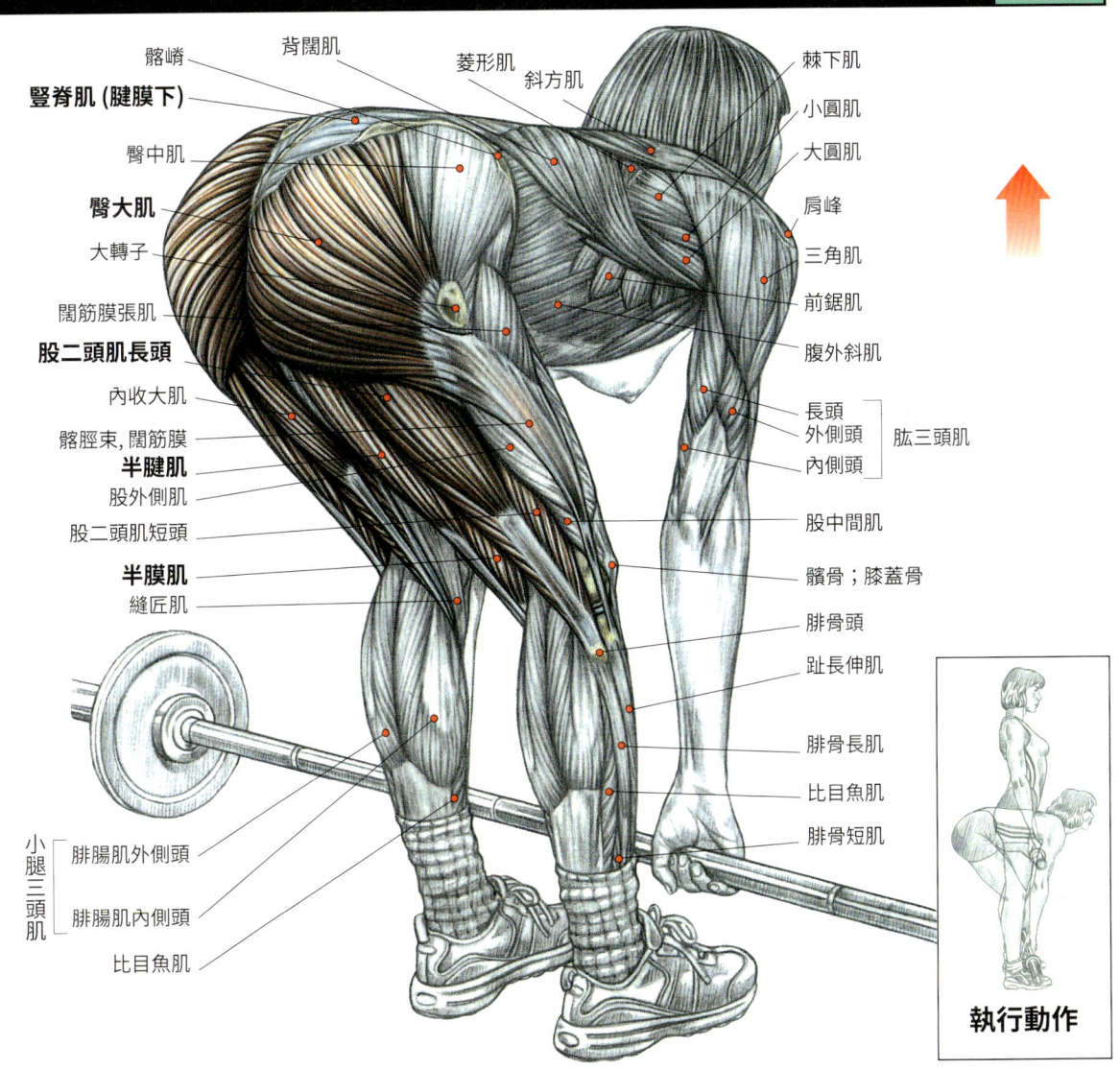

站立面向槓鈴，雙腳略微打開。吸氣，上半身由髖部前屈，保持背部盡可能平直，維持雙腿伸直（或者微微屈膝）。雙手正握抓住槓鈴，利用挺髖帶動上半身挺起，讓槓鈴沿脛骨上拉至身體直立，保持背部穩定，吐氣。接著髖部前屈將槓鈴下放回到起始位置，但不要完全觸地，然後重複動作。動作過程中務必保持背部挺直，避免圓背以防受傷。

此動作訓練到的肌群包括豎脊肌群、臀大肌、腿後肌群（包括股二頭肌長頭、半腱肌、半膜肌）。若想進一步加強腿後肌群的伸展效果，可將腳稍微墊高。

重點提醒

使用輕重量時，可作為腿後肌群的伸展訓練。若使用較大重量時，臀大肌將承擔更多負荷以幫助髖關節伸展並恢復直立姿勢。

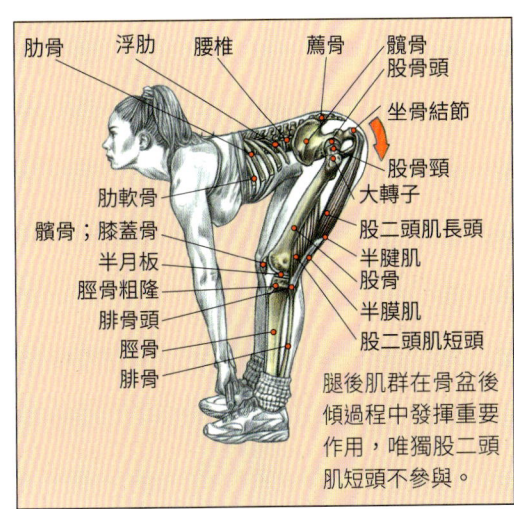

腿後肌群在骨盆後傾過程中發揮重要作用，唯獨股二頭肌短頭不參與。

背肌肌群、斜方肌與頸部訓練

執行硬舉的姿勢

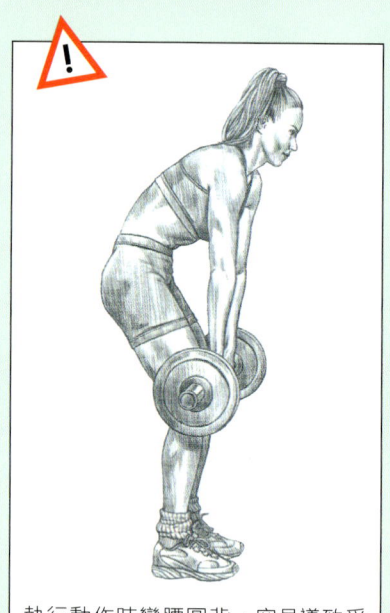

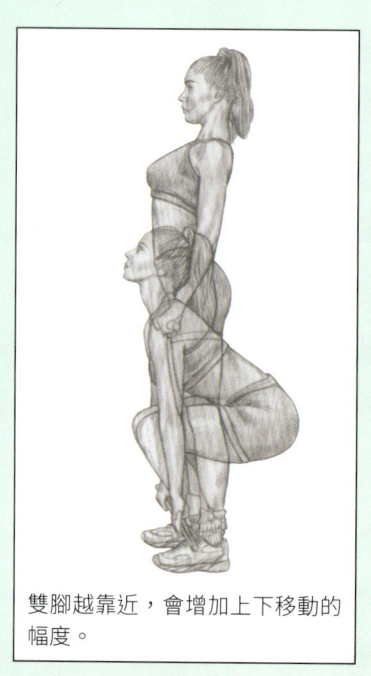

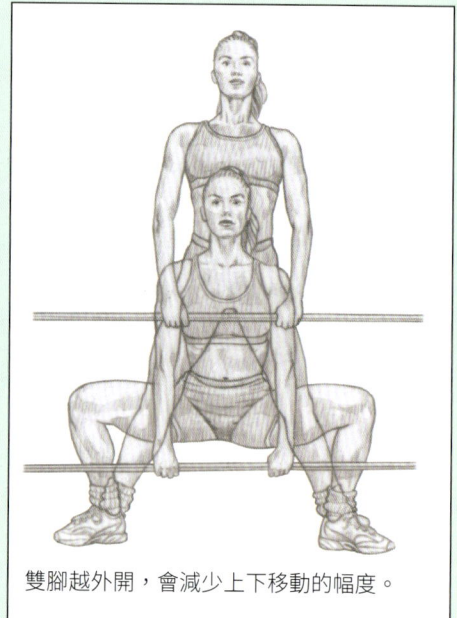

執行動作時彎腰圓背，容易導致受傷。

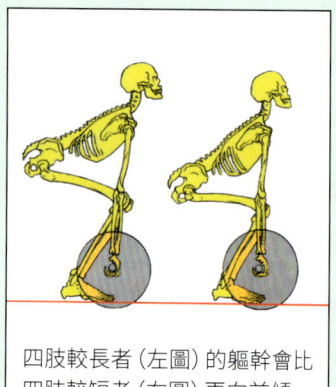

雙腳越靠近，會增加上下移動的幅度。

雙腳越外開，會減少上下移動的幅度。

四肢較長者（左圖）的軀幹會比四肢較短者（右圖）更向前傾。

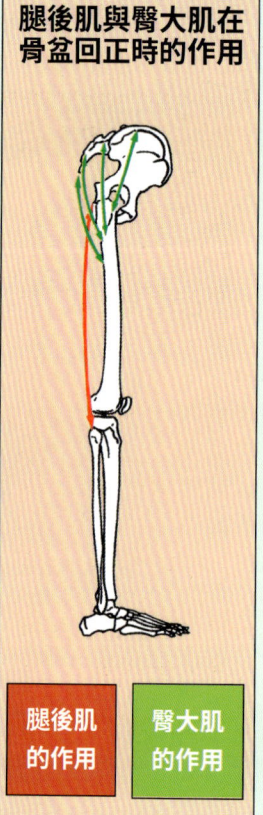

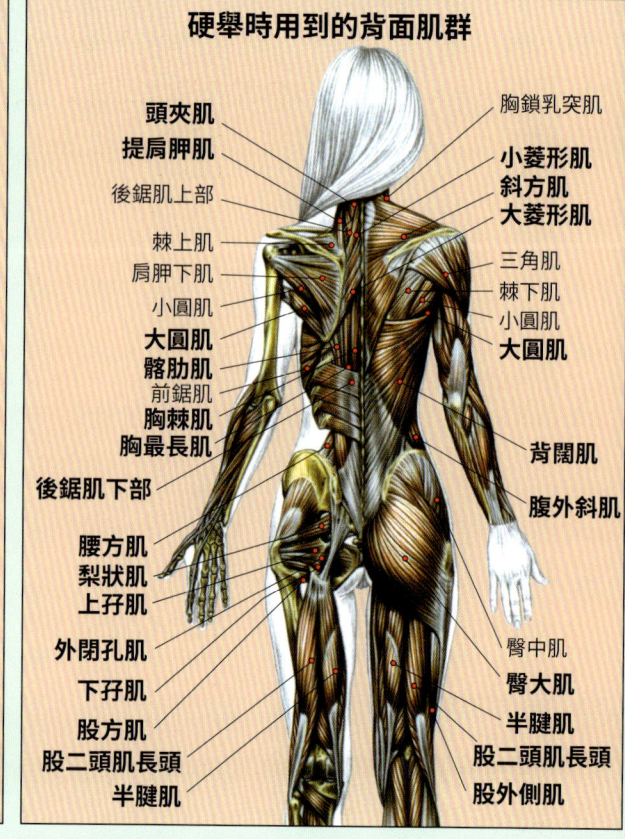

腿後肌與臀大肌在骨盆回正時的作用

腿後肌的作用

臀大肌的作用

硬舉時用到的背面肌群

頭夾肌
提肩胛肌
後鋸肌上部
棘上肌
肩胛下肌
小圓肌
大圓肌
髂肋肌
前鋸肌
胸棘肌
胸最長肌
後鋸肌下部
腰方肌
梨狀肌
上孖肌
外閉孔肌
下孖肌
股方肌
股二頭肌長頭
半腱肌

胸鎖乳突肌
小菱形肌
斜方肌
大菱形肌
三角肌
棘下肌
小圓肌
大圓肌
背闊肌
腹外斜肌
臀中肌
臀大肌
半腱肌
股二頭肌長頭
股外側肌

154　背肌肌群、斜方肌與頸部訓練

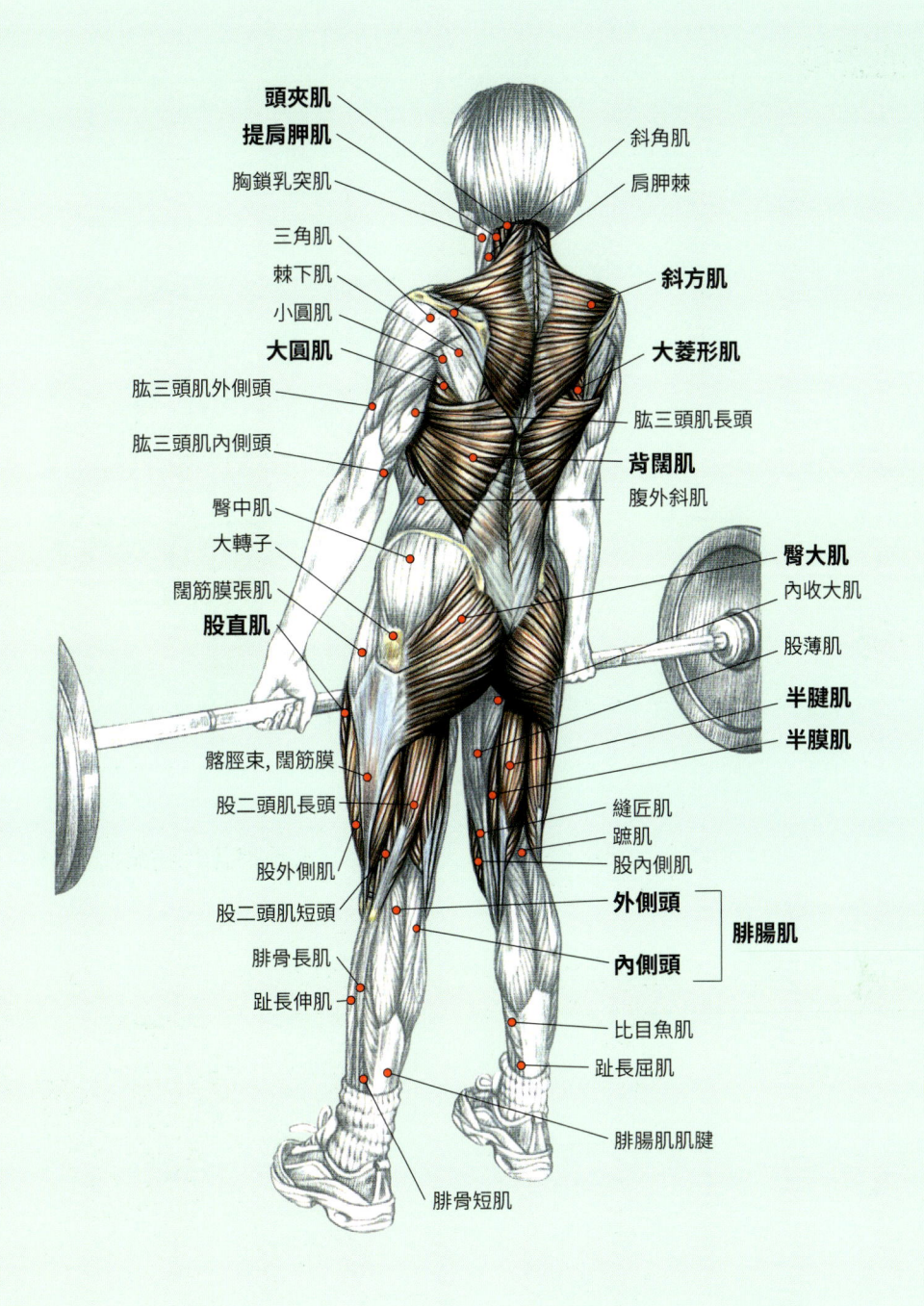

無論執行何種動作,只要是高負重訓練,都必須讓身體維持「固定」:

- 深吸氣擴張胸腔並屏住呼吸,使肺部充氣如氣球般膨脹,進而強化胸腔的剛性,防止上半身向前傾倒。
- 收緊整個核心肌群提高腹內壓,以防止軀幹前屈或塌陷。
- 收縮腰部肌群,維持腰椎適當前凸,確保下背穩定,脊椎維持在伸展狀態。

這三個動作同步進行,即可做到「固定」,其主要作用是防止圓背。在高負重訓練中,若圓背或姿勢鬆散會大幅提高受傷風險。

背肌肌群、斜方肌與頸部訓練

急性腰部扭傷

急性腰部扭傷（或稱急性下背痛）是最常見的腰椎區域疼痛問題之一，通常並無嚴重危害。主要由深層豎脊肌群出現痙攣引起，這些肌肉負責穩定椎骨間的運動與支撐。

當脊椎在未受控的旋轉或過度伸展時，肌肉若遭遇過度拉伸或輕微撕裂，便會發生反射性肌肉收縮（肌肉痙攣）。此時，鄰近肌群與較淺層的豎脊肌也會同步收縮，使背部進入疼痛性的僵直狀態。此反應是為了限制過度活動，避免傷勢加重。通常可透過休息、冰敷、止痛藥物和適當的活動調整緩解。

若未得到適當處理，即使原始傷害已癒合，局部的肌肉緊繃仍可能持續數週甚至數年，導致慢性下背痛。

重點提醒

雖然急性腰部扭傷通常不算嚴重，但若疼痛持續或加劇，可能與以下更嚴重的脊椎疾病有關：椎間盤突出、副脊椎肌與韌帶撕裂（肌肉或韌帶過度受力）、脊椎壓迫性骨折（多見於年長者或骨質疏鬆者），建議尋求復健科、骨科或神經科專業醫師評估。

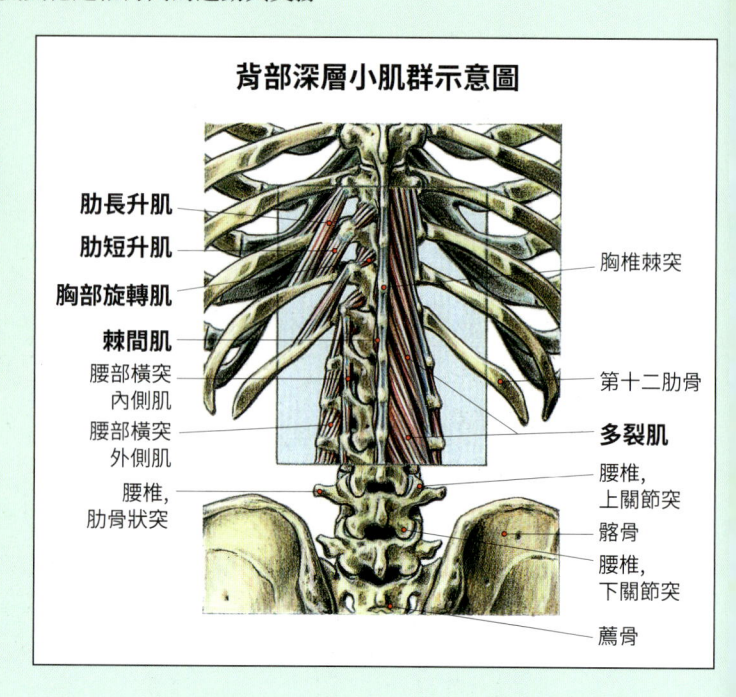

背部深層小肌群示意圖

肋長升肌
肋短升肌
胸部旋轉肌
棘間肌
腰部橫突內側肌
腰部橫突外側肌
腰椎, 肋骨狀突
胸椎棘突
第十二肋骨
多裂肌
腰椎, 上關節突
髂骨
腰椎, 下關節突
薦骨

該不該讓腰椎前凸？

沒有脊椎問題的人，在運動時適度維持腰椎前凸並不會增加受傷風險。而在深蹲與硬舉等負重動作中，若未能維持適當的腰椎穩定性，可能導致腰椎喪失自然前凸，進而出現圓背狀況。因此，適當保持腰椎前凸有助於減少受傷風險。

運動時若腰椎過度前凸（過度伸展），可能會增加受傷風險，例如：

- 先天性椎弓解離症患者：這類人因椎弓未完全癒合，如果讓腰椎過度前凸，可能導致脊椎滑脫。若滑脫的椎體壓迫到神經，可能引發坐骨神經痛，導致下背痛與腿部放射性疼痛。
- 骨骼尚未完全發育的青少年，或有骨質疏鬆的年長者：在這些族群中，腰椎過度前凸伸展可能導致椎弓骨折。當椎弓骨折後，固定椎體的後方結構失去作用，可能導致脊椎滑脫，壓迫神經引發坐骨神經痛。

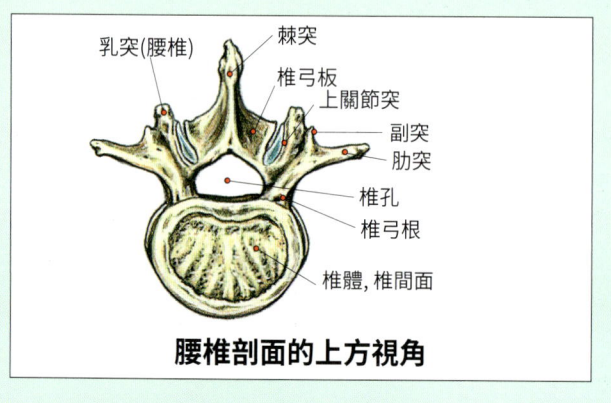

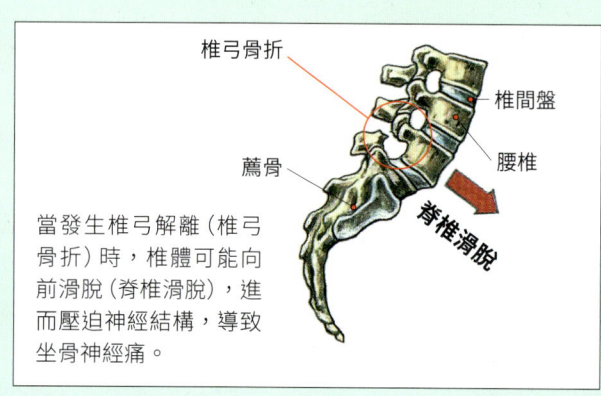

乳突(腰椎)
棘突
椎弓板
上關節突
副突
肋突
椎孔
椎弓根
椎體, 椎間面

腰椎剖面的上方視角

椎弓骨折
椎間盤
薦骨
腰椎
脊椎滑脫

當發生椎弓解離（椎弓骨折）時，椎體可能向前滑脫（脊椎滑脫），進而壓迫神經結構，導致坐骨神經痛。

相撲硬舉　6

結束動作

參與相撲硬舉的深層肌群

主圖標示肌群：
- 胸鎖乳突肌
- 斜角肌
- 三角肌
- 腹外斜肌
- 腹直肌（腱膜下）
- 股四頭肌：股直肌、股外側肌、股內側肌
- 髕骨；膝蓋骨
- 縫匠肌
- 腓腸肌內側頭
- 脛前肌
- 比目魚肌
- 脛骨
- 胸骨舌骨肌
- 斜方肌
- 肩胛舌骨肌
- 胸大肌
- 肱二頭肌
- 肱肌
- 肱三頭肌
- 闊筋膜張肌
- 髂腰肌
- 內收肌群：恥骨肌、內收長肌、股薄肌、內收大肌
- 半膜肌
- 半腱肌
- 股二頭肌
- 臀大肌

深層肌群圖標示：
- 乳突（顱骨）
- 椎骨
- 頸髂肋肌
- 頸最長肌
- 肋骨
- 胸髂肋肌
- 胸最長肌
- 胸棘肌
- 腰髂肋肌
- 腰方肌
- 附著腱膜
- 頭半棘肌
- 頭夾肌
- 頸夾肌
- 後鋸肌上部
- 後鋸肌下部
- 髖骨
- 薦骨
- 尾骨
- 股骨

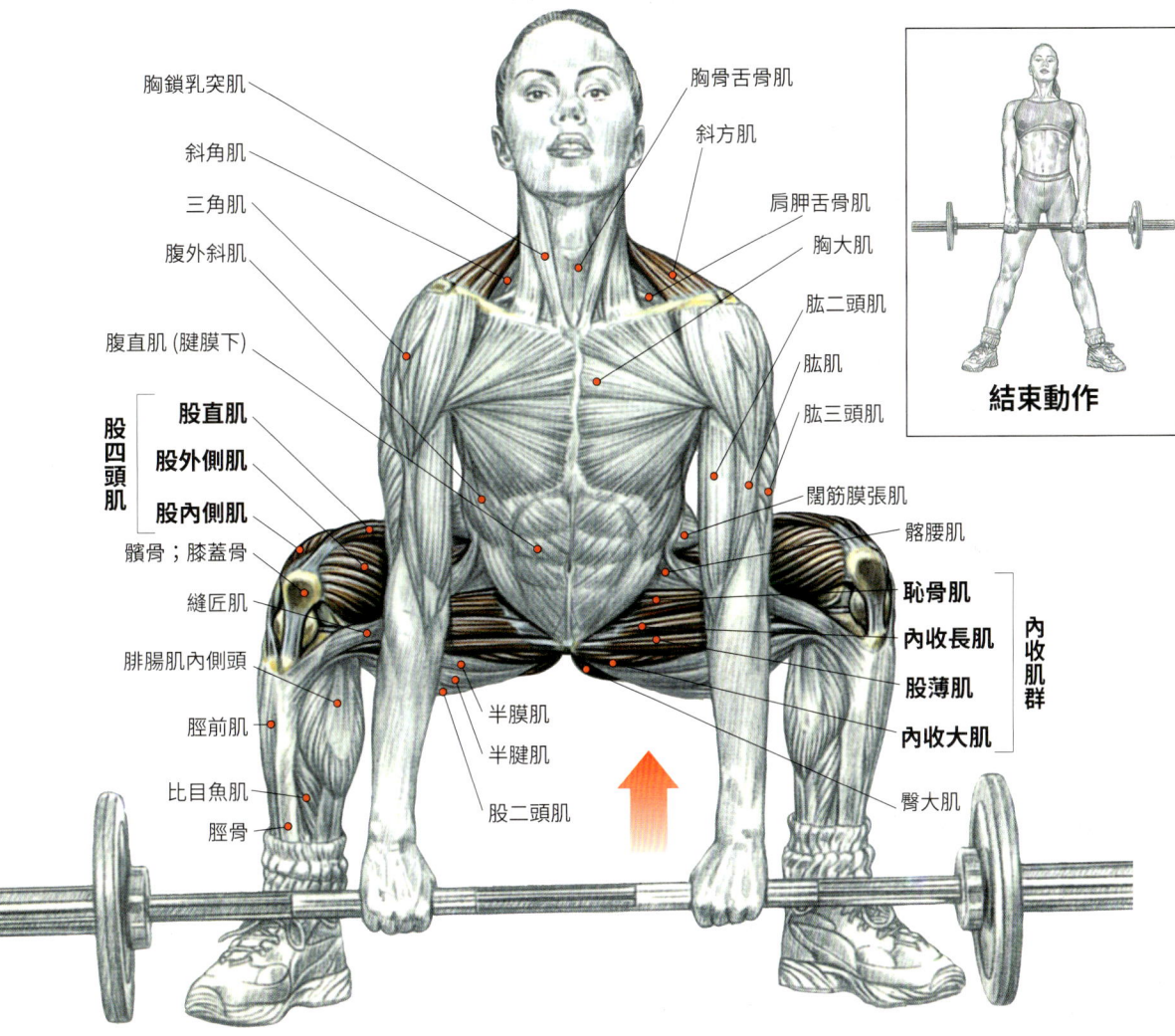

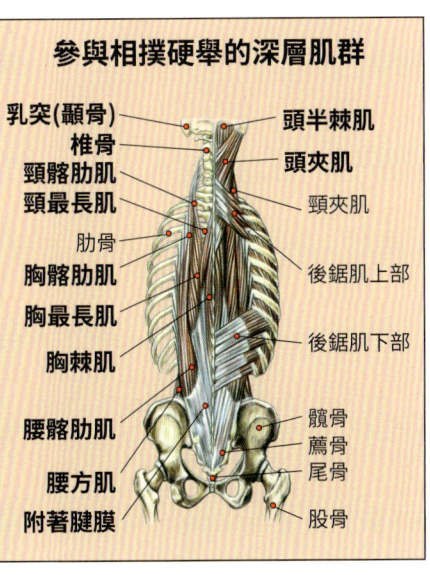

站立面向槓鈴，雙腳張開一大步，腳尖朝外，膝蓋朝向腳尖方向。屈膝屈髖下蹲，使大腿接近平行於地面。雙手伸直略寬於肩，採用正握握住槓鈴（若做大重量訓練，可改為正反握，防止槓鈴滑落）。

吸氣，屏住呼吸，背部微微拱起（維持自然腰椎前凸），收緊核心肌群，挺髖伸展雙腿並挺直軀幹，回到直立姿勢，同時肩胛骨向後收緊。到達動作頂點時吐氣。回放槓鈴時屏住呼吸，屈髖並確保背部平直。

相撲硬舉比正常站距的硬舉更著重於股四頭肌與內收肌群發力，而由於上半身在起始姿勢較為直立，相對減少了背部的負擔。

重點提醒

動作開始時，應確保槓鈴沿著脛骨上滑以維持穩定。若以輕重量進行長組數（最多 12 次）訓練，可作為腰椎與腿部的強化訓練。然而，當訓練負重增加時就需格外留意動作正確，以免對髖關節、內收肌群及薦腰區域施加過大壓力而導致傷害。

背肌肌群、斜方肌與頸部訓練

硬舉採用槓鈴與六角槓鈴的肌肉徵召區別

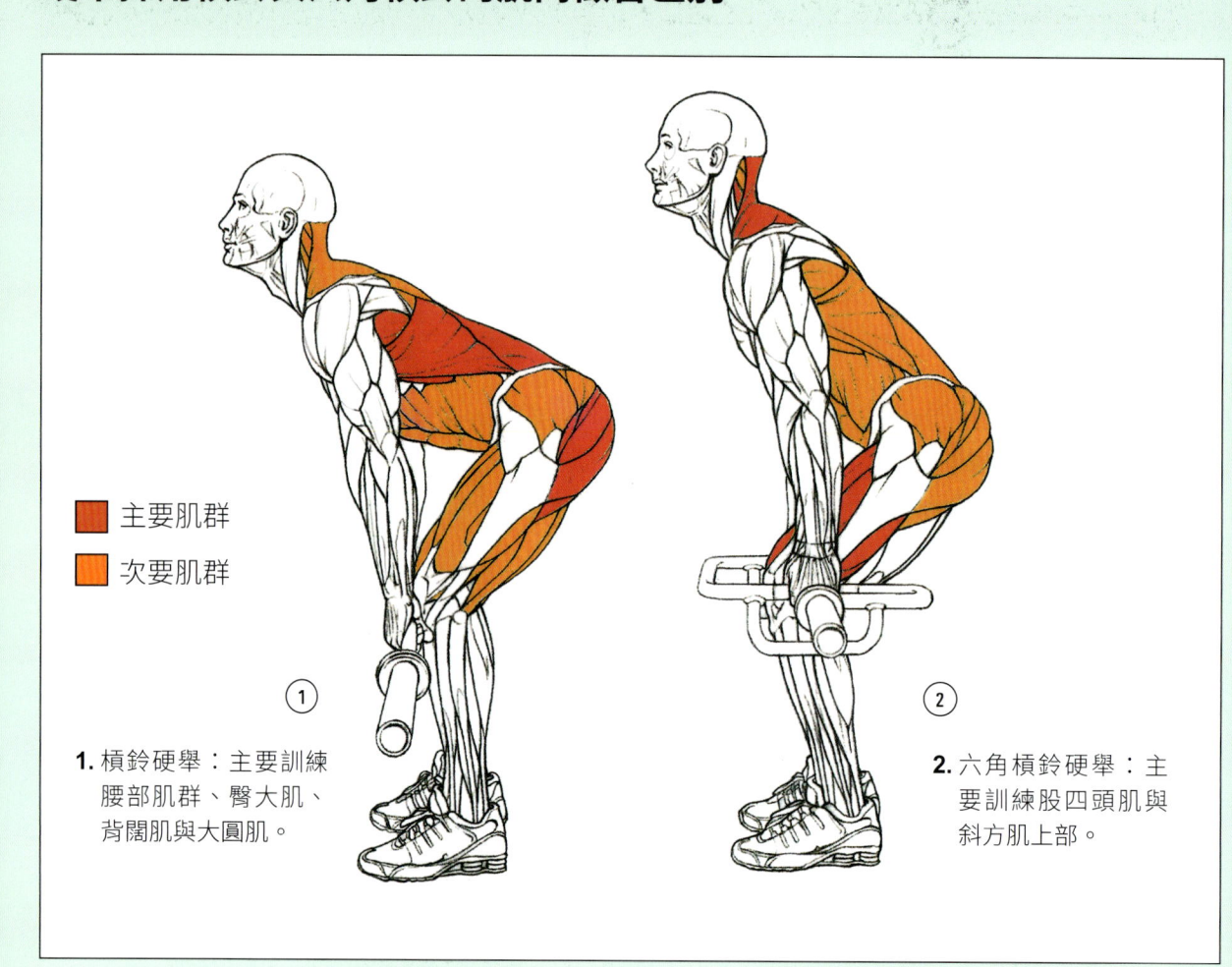

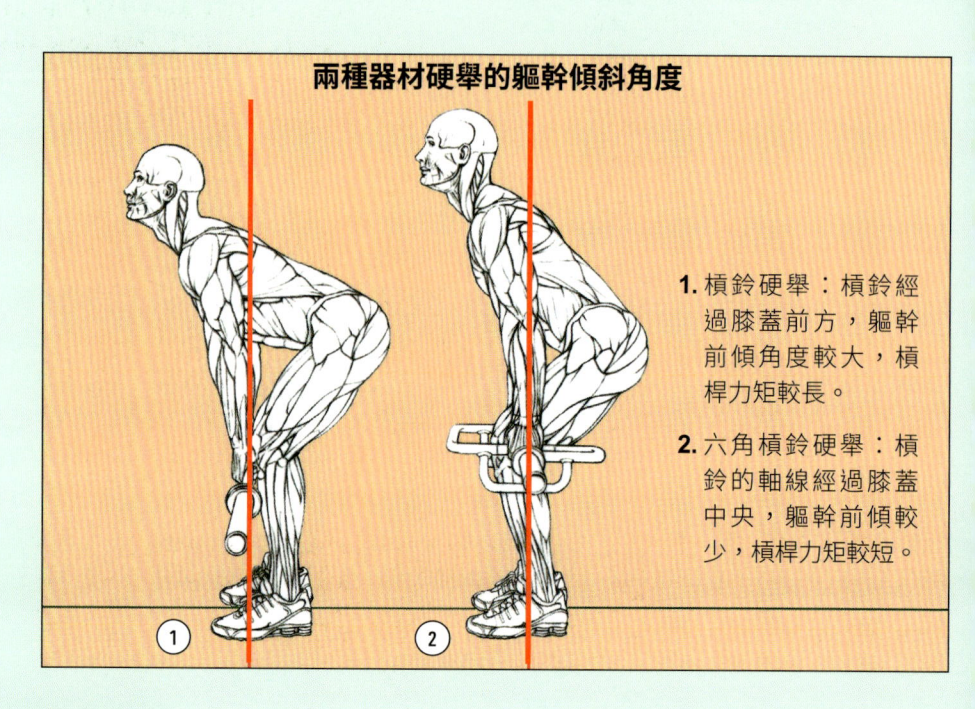

1. 槓鈴硬舉：主要訓練腰部肌群、臀大肌、背闊肌與大圓肌。

2. 六角槓鈴硬舉：主要訓練股四頭肌與斜方肌上部。

■ 主要肌群
■ 次要肌群

兩種器材硬舉的軀幹傾斜角度

1. 槓鈴硬舉：槓鈴經過膝蓋前方，軀幹前傾角度較大，槓桿力矩較長。

2. 六角槓鈴硬舉：槓鈴的軸線經過膝蓋中央，軀幹前傾較少，槓桿力矩較短。

坐姿後仰　7

標示（由上至下）：

左側：肩胛棘、肱骨、橈骨、尺骨、股骨、股骨頸、脛骨、腓骨

右側：背棘肌、背最長肌、外肋間肌、肋骨、腰部髂肋肌、腰方肌、髂嵴、薦腰部肌群（腱膜下）、髖骨

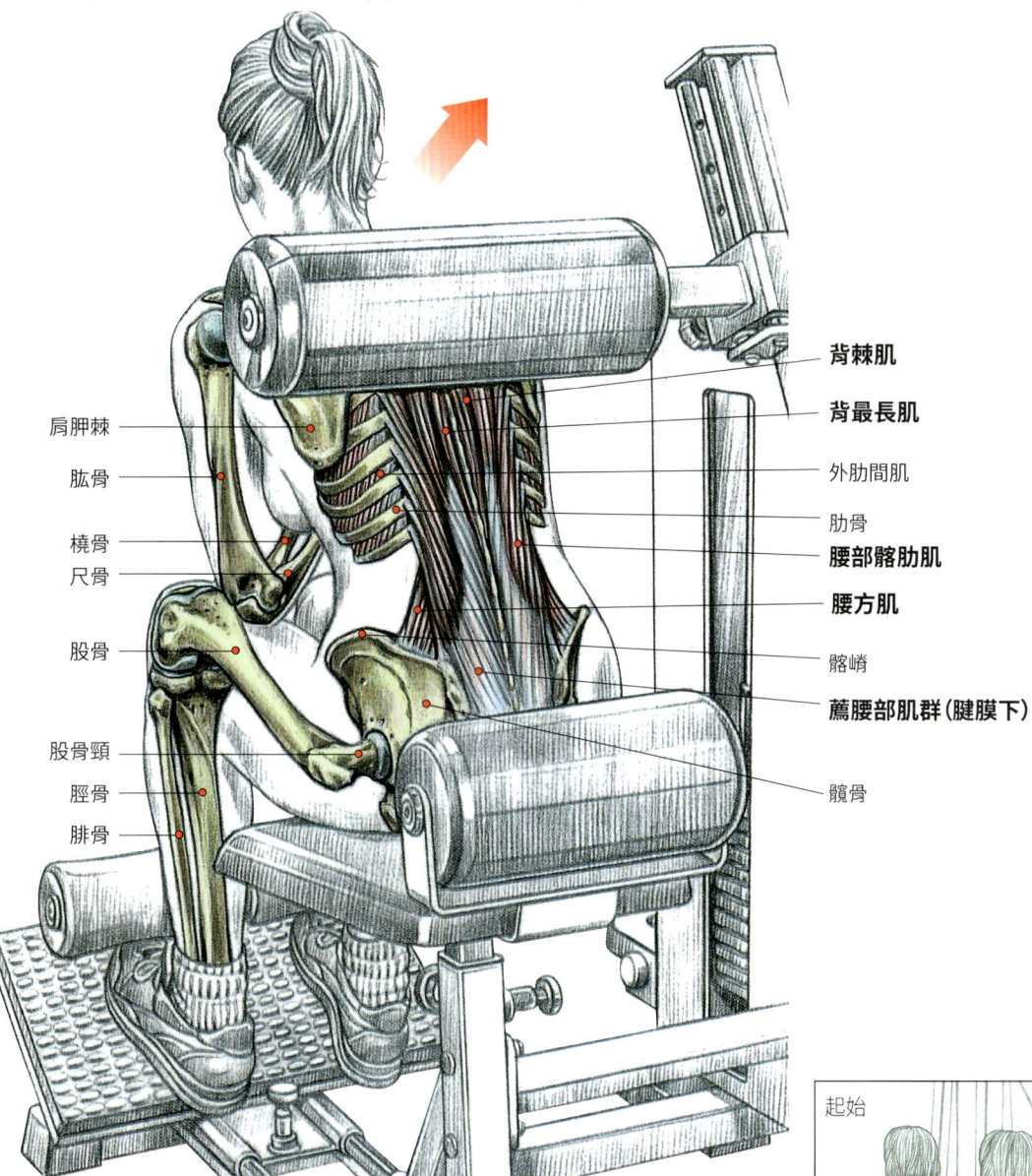

坐在後仰機的座墊上，上半身前傾，讓滾筒背墊固定在肩胛骨位置。吸氣，上半身盡可能伸展回正，然後在吐氣時緩緩回到前傾的起始位置，並重複動作。

此動作主要訓練到豎脊肌群，特別是薦腰部，著重於下背肌群的發力。

這是一個適合初學者的動作，通常每組 12 到 20 次反覆次數，能幫助建立足夠的下背肌力，為後續進階的背部訓練打下基礎。

此動作也可使用較重的負荷，並減少每組的反覆次數。例如，可先以中等負荷進行兩組各 18 次反覆，再以較重負荷進行兩組各 7 次的短幅度訓練，以變換肌肉的受力模式。

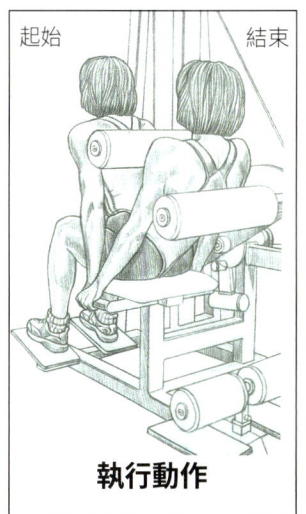

起始　結束

執行動作

背肌肌群、斜方肌與頸部訓練　159

8　啞鈴划船

解剖圖標註（由上至下、由左至右）：

- 胸鎖乳突肌
- 頭夾肌
- 提肩胛肌
- 斜角肌
- **斜方肌**
- **棘下肌**
- **菱形肌**
- **小圓肌**
- **大圓肌**
- **背闊肌**
- 肩胛棘
- 前鋸肌
- 胸大肌
- 三角肌 [後束、中束]
- 肱三頭肌 [長頭、外側頭、內側頭]
- **肱橈肌**
- 橈側伸腕長肌
- 肘肌
- 尺側屈腕肌
- 橈側伸腕短肌
- 伸指肌
- 伸小指肌
- 尺側伸腕肌
- 豎脊肌（腱膜下）
- 腹外斜肌
- 臀中肌
- 臀大肌
- 闊筋膜張肌
- 股直肌
- 股外側肌
- 半腱肌
- 髂脛束, 闊筋膜
- 股二頭肌 [長頭、短頭]
- 股中間肌
- 小腿三頭肌 [腓腸肌內側頭、腓腸肌外側頭]
- 比目魚肌
- 趾長伸肌
- 脛前肌
- 腓骨長肌
- 腓骨短肌

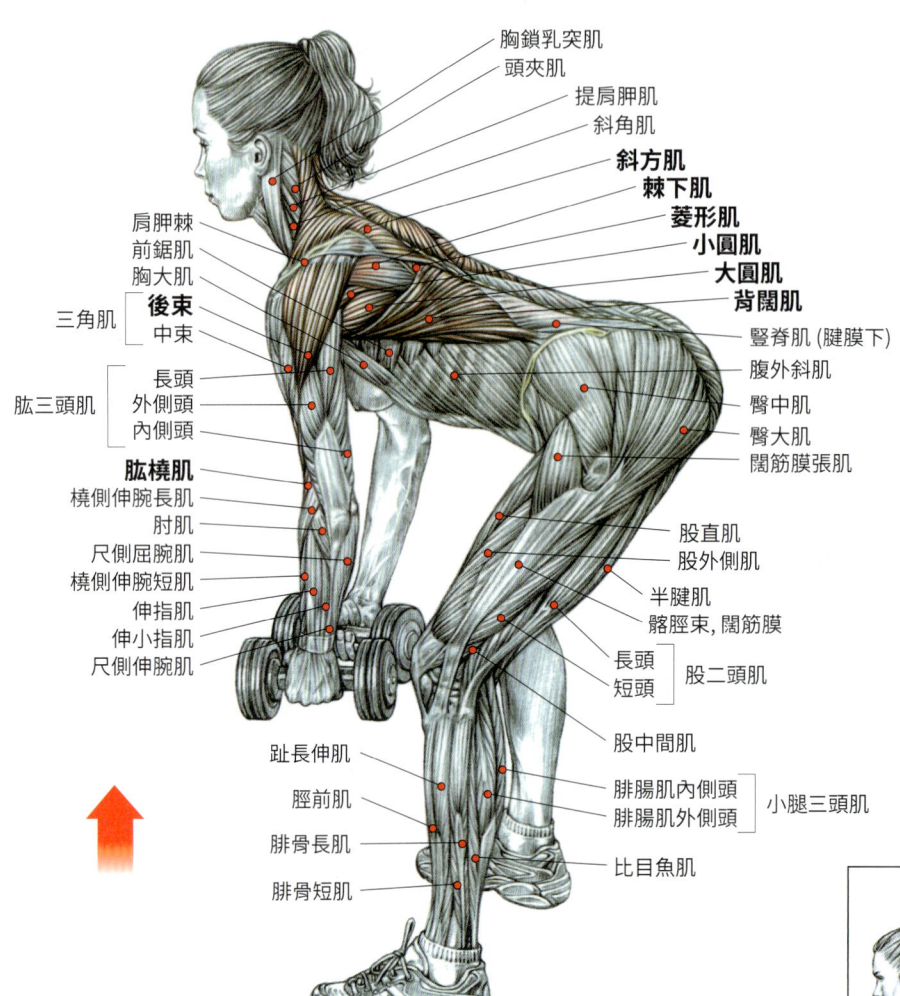

站姿，膝蓋微彎，上半身前傾約 45 度，背部保持平直，雙手各握一個啞鈴，手臂自然下垂，掌心相對。吸氣，屏住呼吸並收緊核心肌群，背肌發力將啞鈴向上提高，確保手肘貼近身體，並在動作頂點時後收肩胛骨。在控制下回放至起始位置並吐氣。

此動作主要訓練到背闊肌、大圓肌、三角肌後束、手臂屈肌群。當肩胛骨內收時，還會刺激到菱形肌與斜方肌。由於上半身呈前傾姿勢，脊椎肌群會進行等長收縮以穩定軀幹。

變化式

可透過調整軀幹角度，強化不同部位的背肌：

- 上半身較直立，會更強調斜方肌上部。
- 上半身較平行地面，會更著重於背闊肌、大圓肌、菱形肌以及斜方肌的中下部。

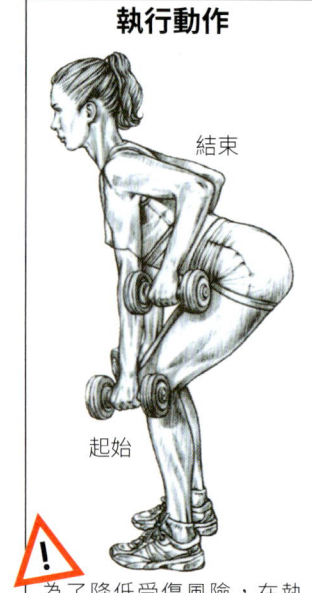

執行動作

結束 / 起始

⚠️ 為了降低受傷風險，在執行動作時務必保持背部平直，避免圓背。

背肌肌群、斜方肌與頸部訓練

留意頸部姿勢！

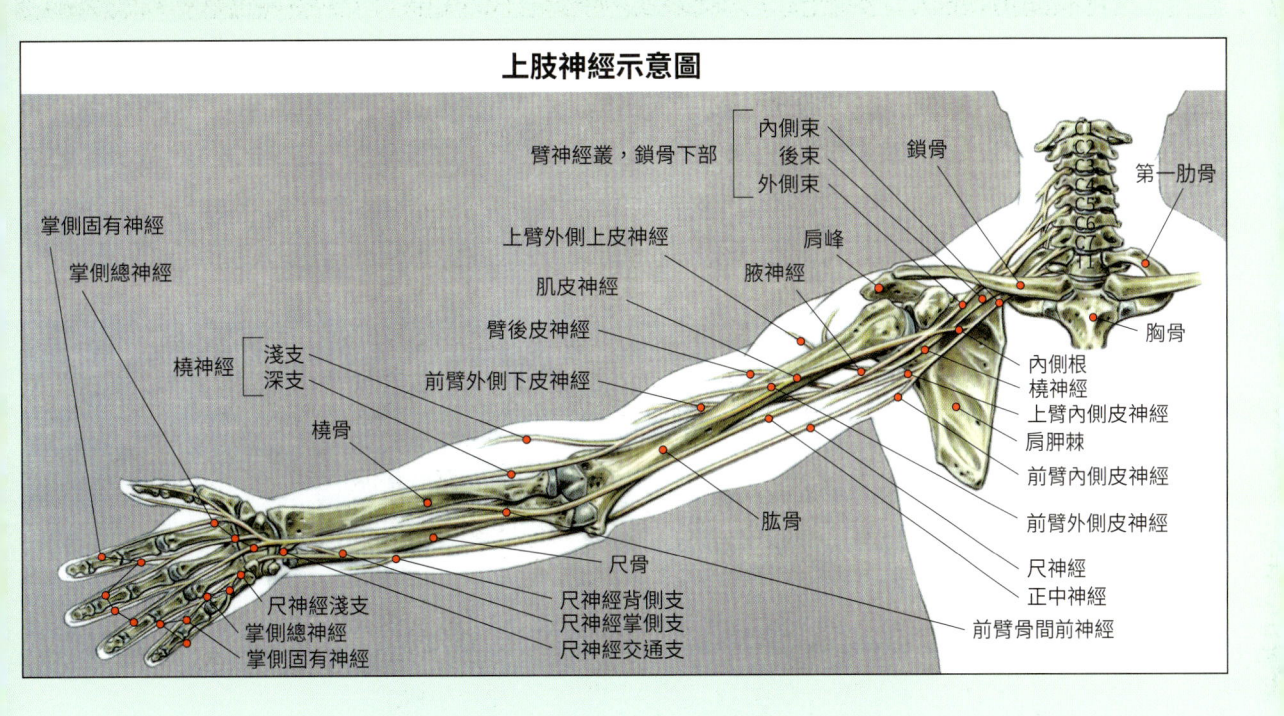

上肢神經示意圖

（圖中標示：臂神經叢，鎖骨下部、內側束、後束、外側束、鎖骨、第一肋骨、上臂外側上皮神經、肩峰、腋神經、胸骨、掌側固有神經、肌皮神經、掌側總神經、臂後皮神經、內側根、橈神經、橈神經、淺支、深支、前臂外側下皮神經、上臂內側皮神經、肩胛棘、橈骨、前臂內側皮神經、前臂外側皮神經、肱骨、尺神經、尺骨、正中神經、尺神經淺支、尺神經背側支、掌側總神經、尺神經掌側支、前臂骨間前神經、掌側固有神經、尺神經交通支）

重量訓練中的頸部姿勢與神經壓迫風險

錯誤的頸部姿勢可能導致某些人出現神經痛而影響日常活動。這類神經痛通常表現為手臂麻木、刺痛或局部遲鈍。這些症狀最常在深蹲與硬舉訓練後數天出現，特別是習慣頸部過度伸展（頭部過度後仰）者。

這樣的姿勢可能導致頸部深層肌群產生痙攣與收縮，進而壓迫從頸椎離開的脊神經。此類壓迫往往會影響臂神經叢，特別是 C4、C5、C6、C7、C8 和 T1 脊神經（C 代表頸椎，T 代表胸椎）。若要確定受影響的神經根，可參考上肢神經示意圖，追蹤發生麻木與刺痛的部位，並逆向回溯至對應的頸椎位置。

預防建議

在進行深蹲或硬舉時，應保持頸部中立，眼睛朝前，避免頭部過度後仰。若已出現神經痛，應立

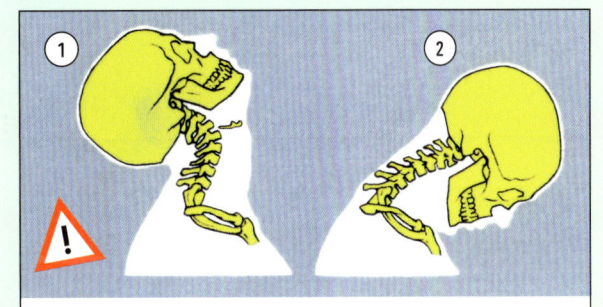

1. **頸部過度伸展**：在深蹲、硬舉、雙槓撐體等訓練時，此姿勢具有潛在危險性。
2. **頸部前傾，下巴貼近胸口**：對於容易發生頸神經痛的人，這種姿勢在雙槓撐體時較為推薦。

即停止所有會讓頭部後仰、頸部過度伸展的動作，以減少神經壓迫。

正確的頸部姿勢不僅能預防神經痛，也能減少訓練時的不適與潛在風險。

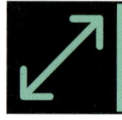

三角肌與斜方肌伸展

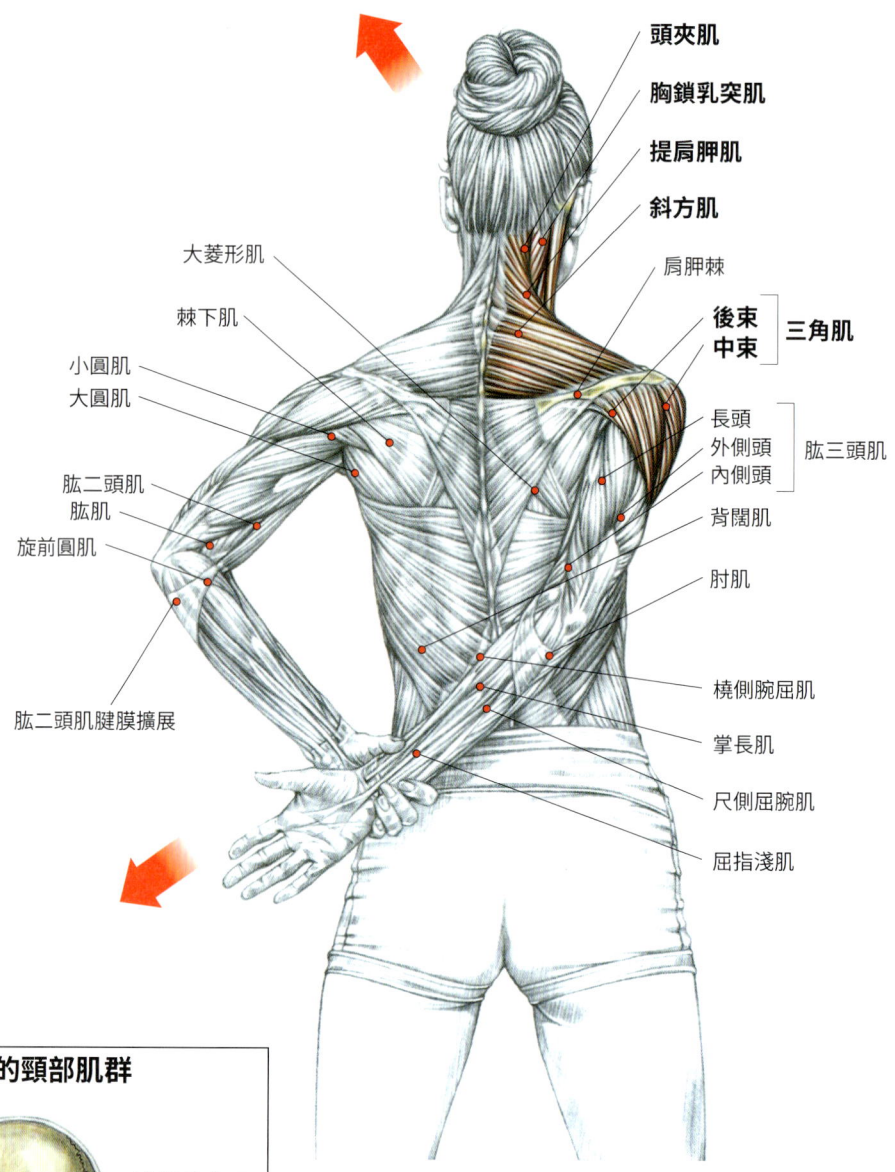

解剖標示（背面圖）：
- 頭夾肌
- 胸鎖乳突肌
- 提肩胛肌
- 斜方肌
- 肩胛棘
- 大菱形肌
- 棘下肌
- 三角肌（後束、中束）
- 小圓肌
- 大圓肌
- 肱三頭肌（長頭、外側頭、內側頭）
- 肱二頭肌
- 肱肌
- 旋前圓肌
- 背闊肌
- 肘肌
- 橈側腕屈肌
- 掌長肌
- 尺側屈腕肌
- 屈指淺肌
- 肱二頭肌腱膜擴展

伸展到的頸部肌群
- 前斜角肌
- 中斜角肌
- 後斜角肌
- 胸鎖乳突肌
- 頸椎
- 鎖骨
- 肩峰
- 胸骨

站姿，雙腳略微打開，背部保持挺直。右手放在背後，左手從背後握住右手手腕並緩緩往下往外拉，以感受三角肌（主要為後束與中束）以及斜方肌的伸展。

變化式

為了更明顯伸展到頸部肌肉，可在執行此動作時，緩緩將頭部朝對側側彎。如此能有效伸展頸椎周圍深層的小肌群，包括斜角肌群與胸鎖乳突肌。

162　背肌肌群、斜方肌與頸部訓練

頸部側彎 ↗

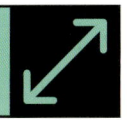

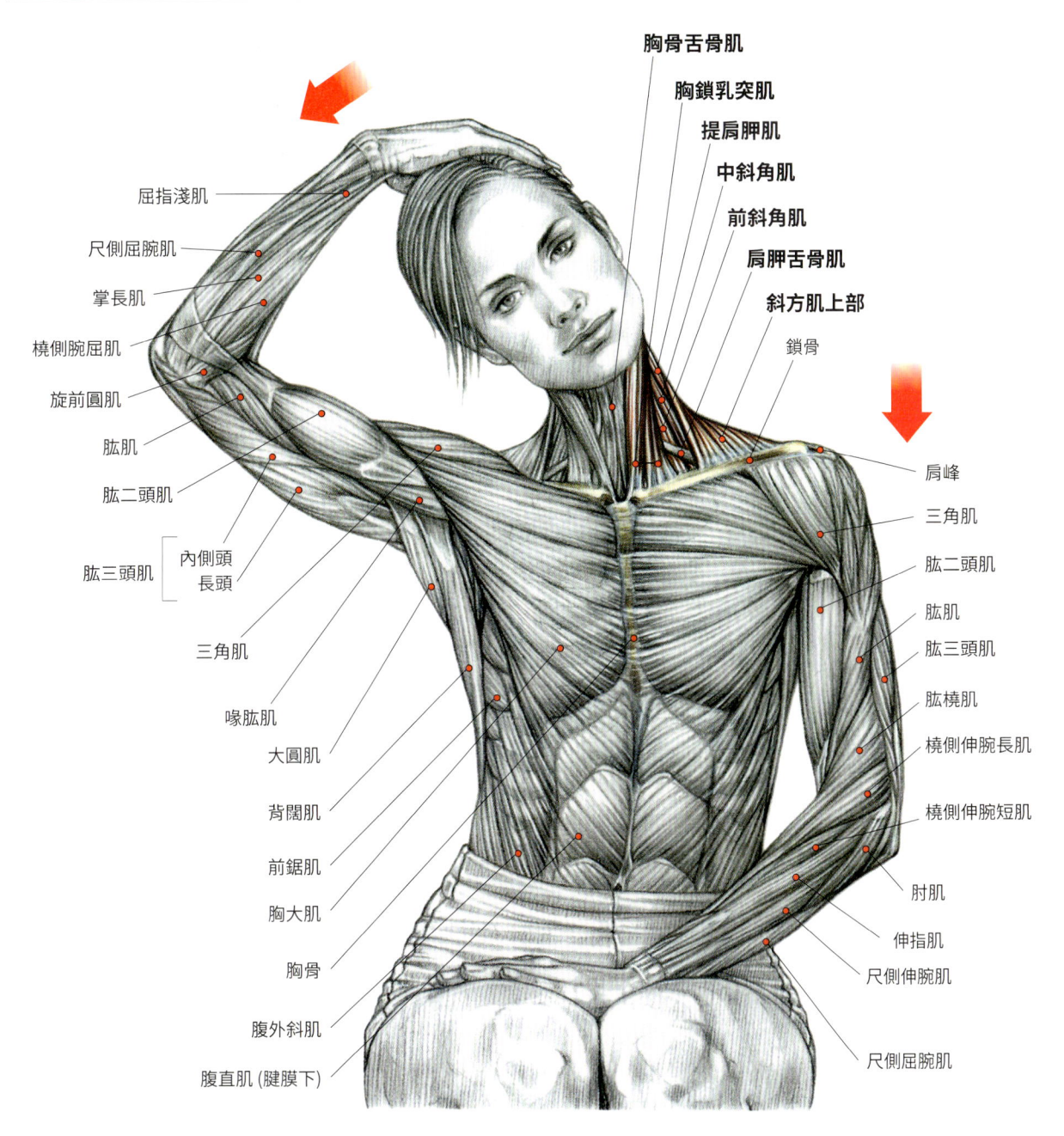

胸骨舌骨肌
胸鎖乳突肌
提肩胛肌
中斜角肌
前斜角肌
肩胛舌骨肌
斜方肌上部
鎖骨
肩峰
三角肌
肱二頭肌
肱肌
肱三頭肌
肱橈肌
橈側伸腕長肌
橈側伸腕短肌
肘肌
伸指肌
尺側伸腕肌
尺側屈腕肌

屈指淺肌
尺側屈腕肌
掌長肌
橈側腕屈肌
旋前圓肌
肱肌
肱二頭肌
肱三頭肌 [內側頭 長頭]
三角肌
喙肱肌
大圓肌
背闊肌
前鋸肌
胸大肌
胸骨
腹外斜肌
腹直肌 (腱膜下)

一隻手放在頭頂，緩緩輕拉頭部進行側彎。由於頸部本身就比較脆弱，側彎對頸椎有一定程度的風險，活動範圍以不誘發頸部不適為限。

此動作可有效伸展胸鎖乳突肌、斜角肌群、斜方肌上部、頭夾肌與頸夾肌。此外，也能伸展到較深層的肌群，如半棘肌、頸長肌、頭前直肌、頭外直肌與頭長肌。

重點提醒

為了更有效伸展斜方肌上部，建議同時放鬆並下壓肩膀。此動作應逐步進行，確保拉動頭部時要緩慢且謹慎。

背肌肌群、斜方肌與頸部訓練 | 163

5 肩膀與胸部肌群訓練

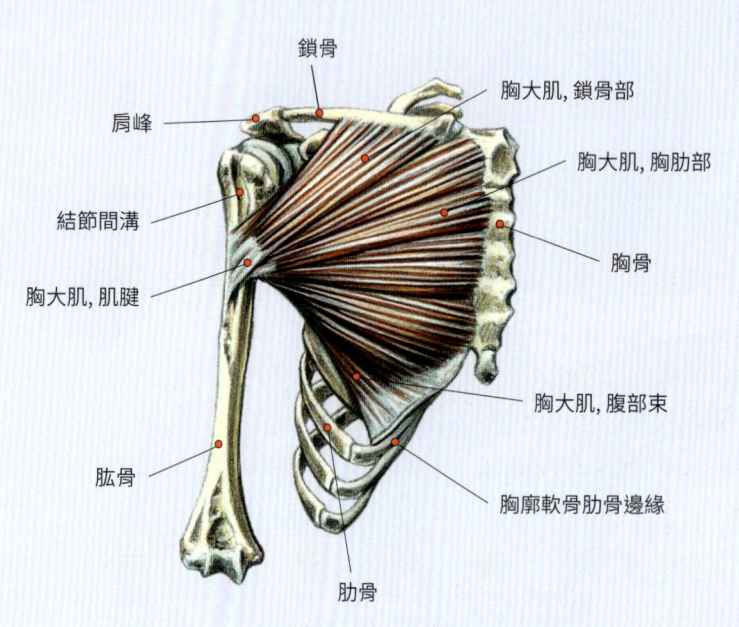

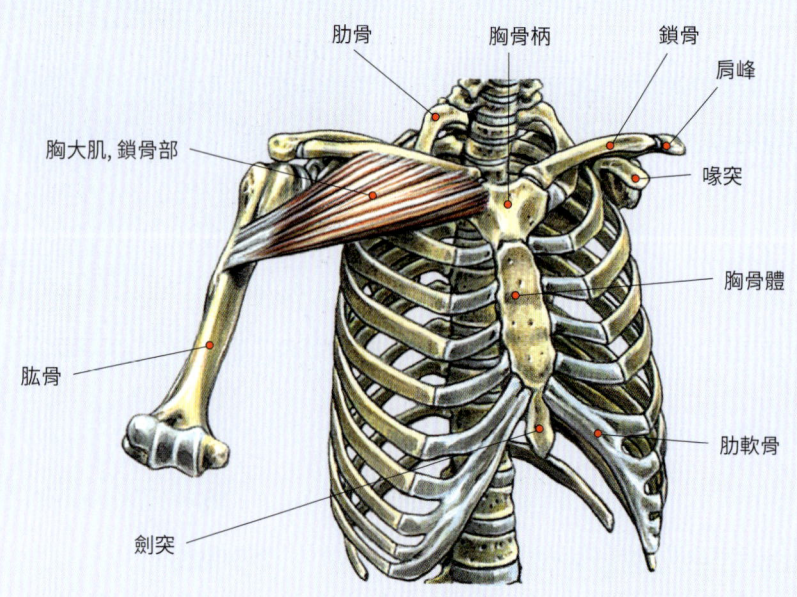

保持肩膀挺直的重要性 166
1. 器械飛鳥(蝴蝶機夾胸) 168
2. 上斜槓鈴推舉 169
   ↗ 上半身深展 170
   ↗ 胸大肌伸展 171
3. 槓鈴寬握直立划船 172
4. 啞鈴側平舉 173
   ↗ 三角肌前束伸展 174
   ↗ 三角肌後束伸展 175

保持肩膀挺直的重要性

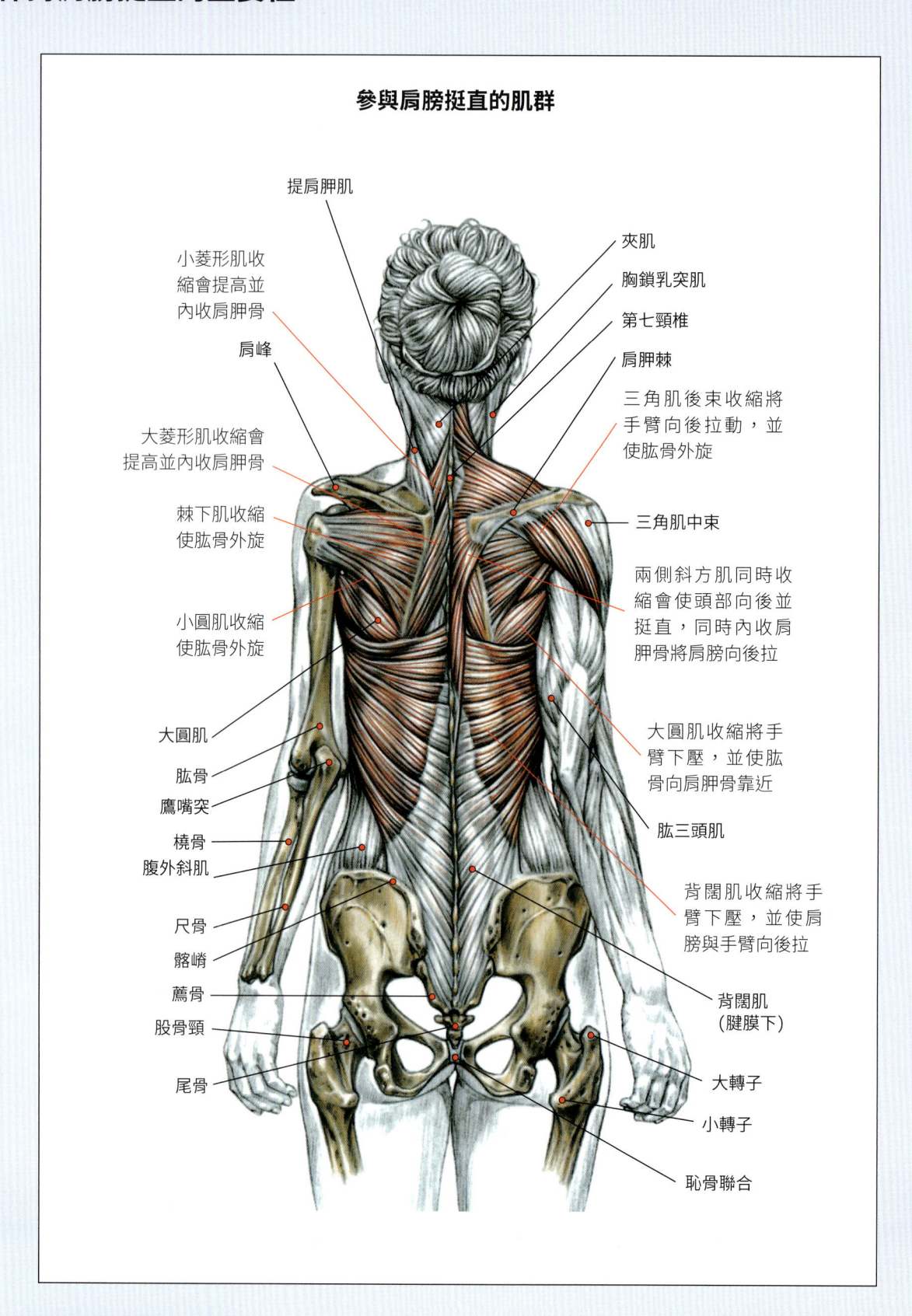

參與肩膀挺直的肌群

- 提肩胛肌
- 夾肌
- 胸鎖乳突肌
- 第七頸椎
- 肩胛棘
- 小菱形肌收縮會提高並內收肩胛骨
- 肩峰
- 三角肌後束收縮將手臂向後拉動,並使肱骨外旋
- 大菱形肌收縮會提高並內收肩胛骨
- 三角肌中束
- 棘下肌收縮使肱骨外旋
- 兩側斜方肌同時收縮會使頭部向後並挺直,同時內收肩胛骨將肩膀向後拉
- 小圓肌收縮使肱骨外旋
- 大圓肌收縮將手臂下壓,並使肱骨向肩胛骨靠近
- 大圓肌
- 肱骨
- 鷹嘴突
- 肱三頭肌
- 橈骨
- 腹外斜肌
- 背闊肌收縮將手臂下壓,並使肩膀與手臂向後拉
- 尺骨
- 髂嵴
- 薦骨
- 股骨頸
- 背闊肌(腱膜下)
- 尾骨
- 大轉子
- 小轉子
- 恥骨聯合

166　肩膀與胸部肌群訓練

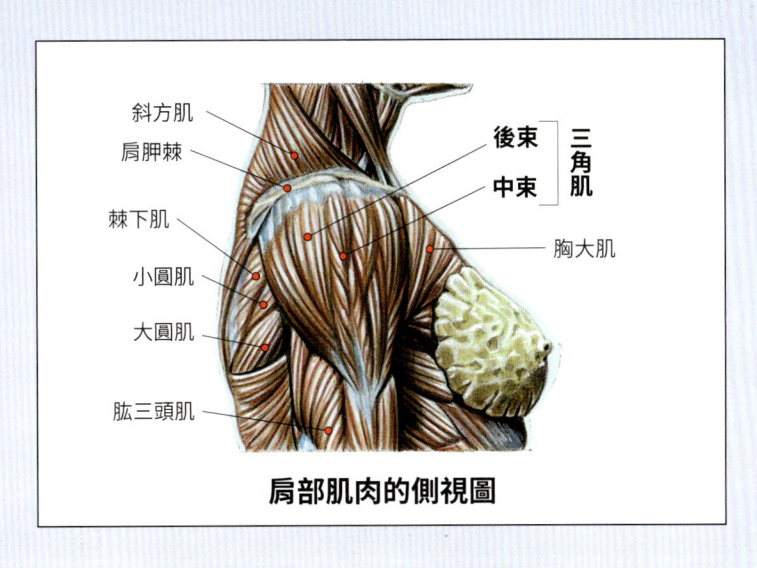

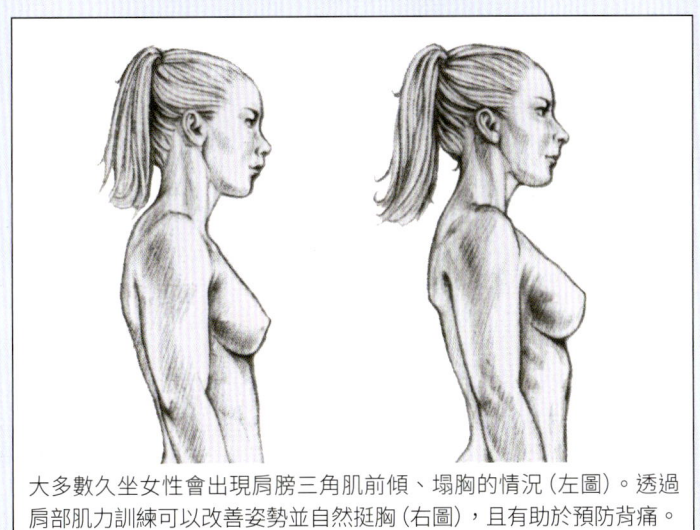

肩部肌肉的側視圖中標示:斜方肌、肩胛棘、棘下肌、小圓肌、大圓肌、肱三頭肌、後束、中束(三角肌)、胸大肌

大多數久坐女性會出現肩膀三角肌前傾、塌胸的情況(左圖)。透過肩部肌力訓練可以改善姿勢並自然挺胸(右圖),且有助於預防背痛。

現代社會長時間久坐最容易出現的姿勢問題就是頸前伸、上背圓背,同時肩膀也向前收。

這種不良姿勢通常是由於負責肩胛骨內收的肌群與手臂外旋肌群的肌力不足(肌肉張力過低)所導致。

有些健身者在重量訓練中過度著重於胸肌(例如做大量臥推),而忽略了肩膀三角肌與背肌訓練,會讓胸肌張力過大,在缺乏肩膀與背肌的平衡下,就會將肩膀往前拉而加劇姿勢問題。

無論是久坐者或是健身者,都應透過針對性的訓練來調整姿勢,強化幫助肩膀挺直的肌群,以達到上半身的前後肌力平衡。

肩膀與胸部肌群訓練 | 167

1 器械飛鳥（蝴蝶機夾胸）

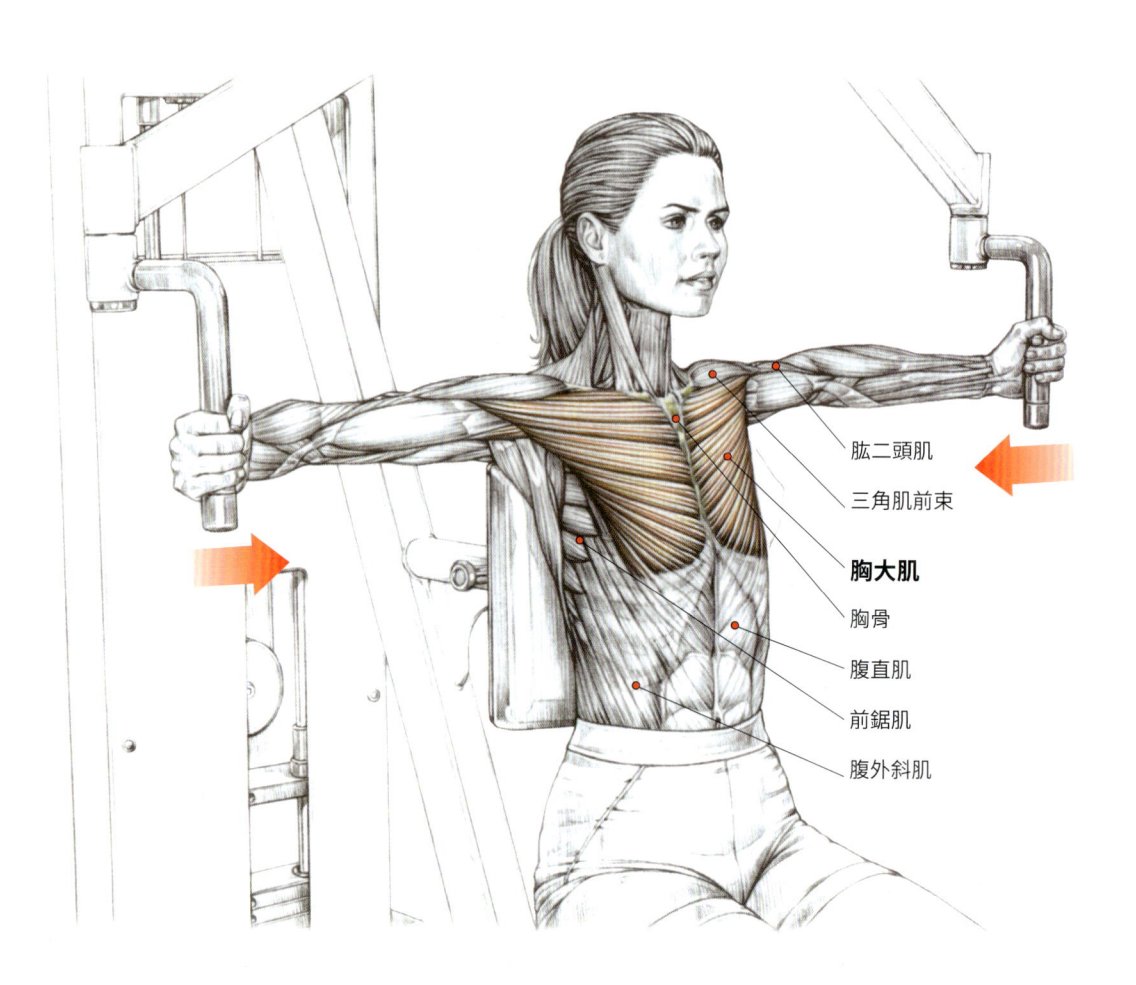

肱二頭肌
三角肌前束
胸大肌
胸骨
腹直肌
前鋸肌
腹外斜肌

執行動作

坐上蝴蝶機，雙臂左右張開與地面平行，手肘微彎，雙手握住左右把手。吸氣，將雙臂慢慢向內收攏，雙手手掌盡量靠近，感受胸肌收縮，而非只有手臂用力。動作完成時吐氣。在胸肌收縮位置暫停 1 秒做等長收縮，然後緩緩回到起始位置，感受胸肌伸展，再重複動作。

此動作主要目標是胸大肌，並在手臂內收時特別強調胸大肌的中下部位。此外，也會刺激到三角肌前束、喙肱肌與肱二頭肌短頭。

建議以每組 8 至 12 次反覆次數慢速訓練，以確保胸大肌完整伸展與收縮。此動作特別適合初學者，能夠幫助建立胸肌力量，為後續進階的胸肌訓練動作做好準備。

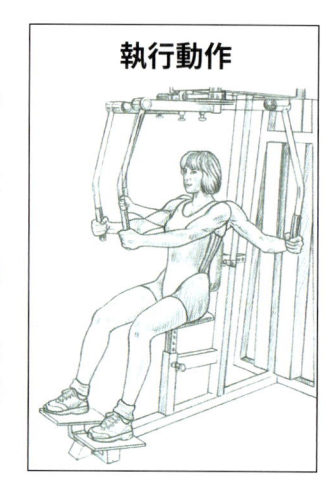

上斜槓鈴推舉　2

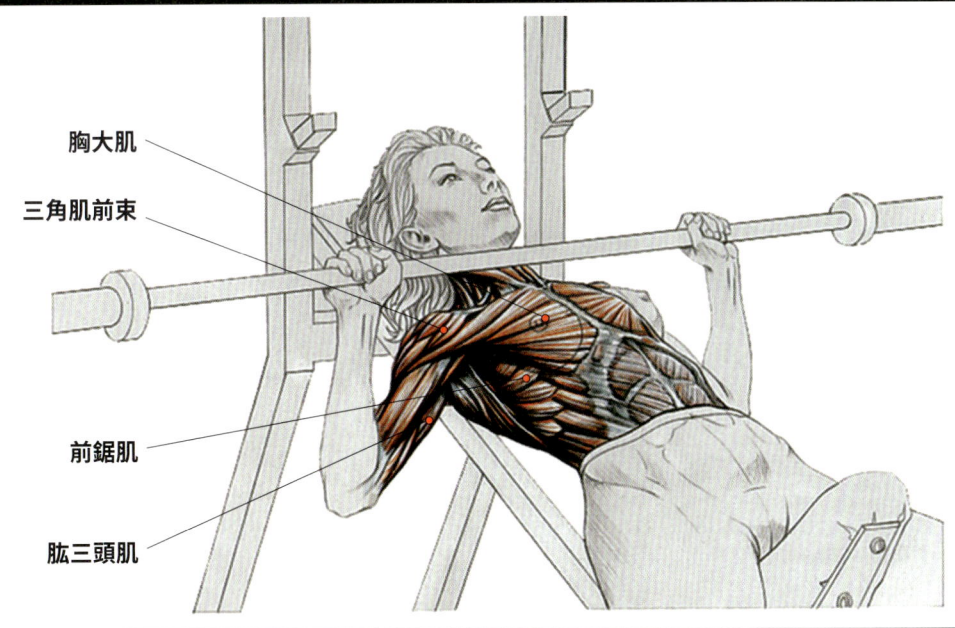

胸大肌
三角肌前束
前鋸肌
肱三頭肌

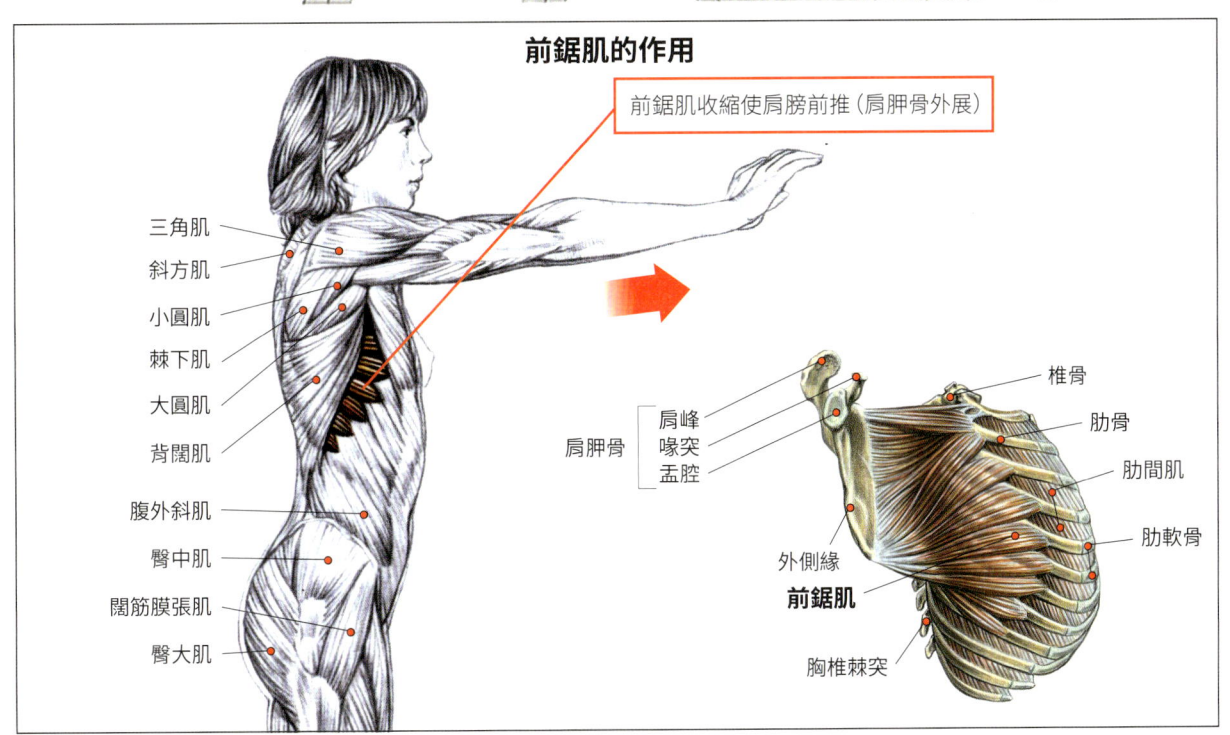

前鋸肌的作用

前鋸肌收縮使肩膀前推（肩胛骨外展）

三角肌
斜方肌
小圓肌
棘下肌
大圓肌
背闊肌
腹外斜肌
臀中肌
闊筋膜張肌
臀大肌

肩胛骨 { 肩峰 喙突 盂腔 }
外側緣
前鋸肌

椎骨
肋骨
肋間肌
肋軟骨
胸椎棘突

坐在傾斜角度約 45 至 60 度的臥推椅上，雙手正握槓鈴，握距略寬於肩。吸氣，將槓鈴下降至胸骨上緣。胸肌發力推起槓鈴到手肘微彎（不要鎖死），動作結束時吐氣。

此動作主要訓練到胸大肌（特別是鎖骨部）、深層的胸小肌、三角肌前束、肱三頭肌與前鋸肌。

重點提醒

如果在舉起槓鈴時手臂會不自主晃動，可以改用只能垂直方向移動的史密斯架進行。

上半身伸展

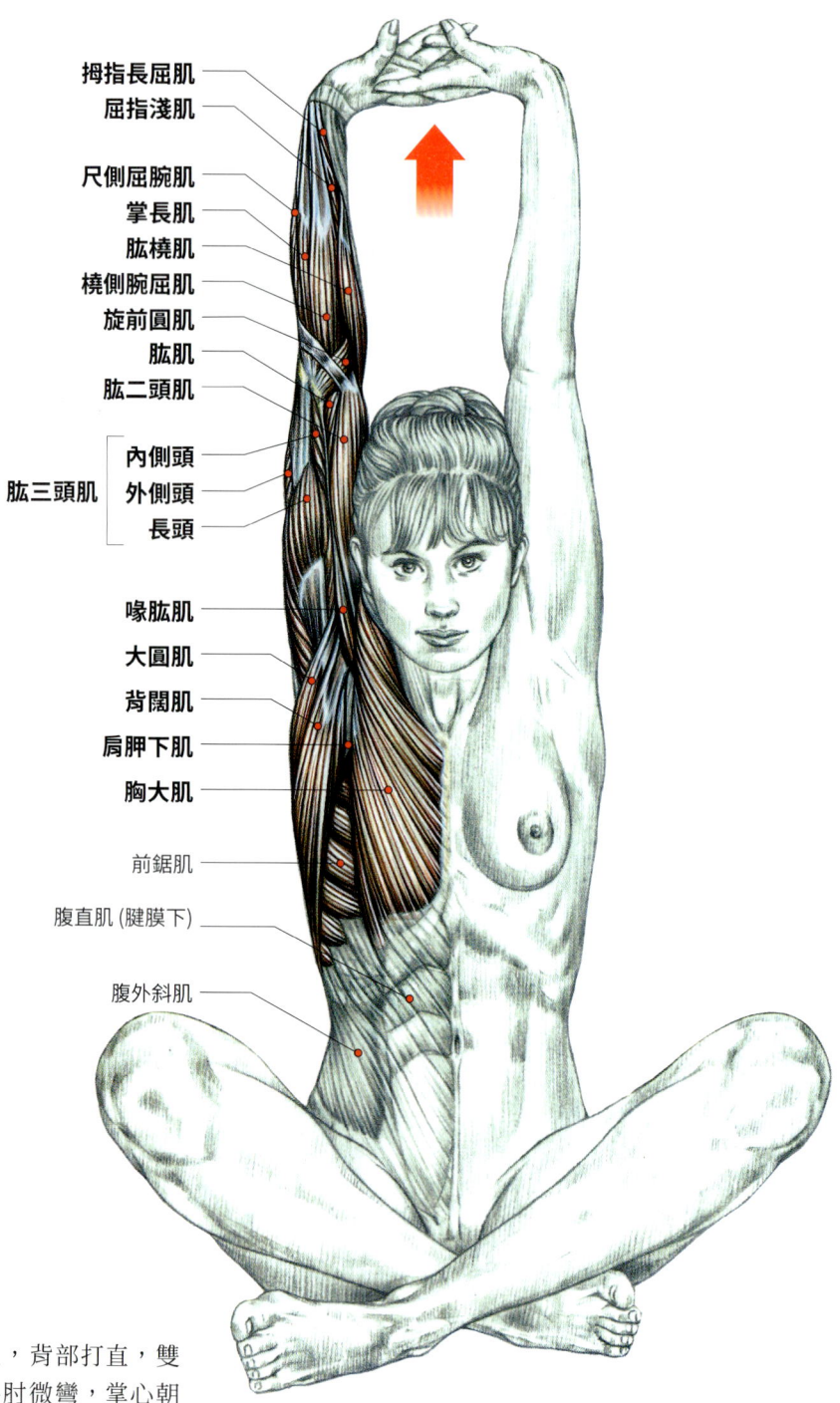

拇指長屈肌
屈指淺肌
尺側屈腕肌
掌長肌
肱橈肌
橈側腕屈肌
旋前圓肌
肱肌
肱二頭肌
肱三頭肌 — 內側頭 / 外側頭 / 長頭
喙肱肌
大圓肌
背闊肌
肩胛下肌
胸大肌
前鋸肌
腹直肌(腱膜下)
腹外斜肌

屁股坐在地板上，背部打直，雙手過頭交握，手肘微彎，掌心朝上。吸氣，手臂慢慢往上伸展到頂點，帶動胸肌上提伸展。同時收緊腹部，讓背部保持挺直。維持此姿勢約 20 秒，深呼吸幾次，然後吐氣時放鬆手臂。

這個伸展可拉伸腰部、手臂、肩膀和胸部的肌肉，幫助改善體態，舒緩緊繃感，並增加脊椎靈活度，減少久坐的不適。適合每天做來放鬆上半身。

變化式
- 此伸展動作也可以站立進行。
- 若讓上半身側彎，可更明顯伸展到前鋸肌與對側的腹外斜肌。

胸大肌伸展

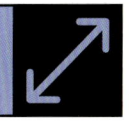

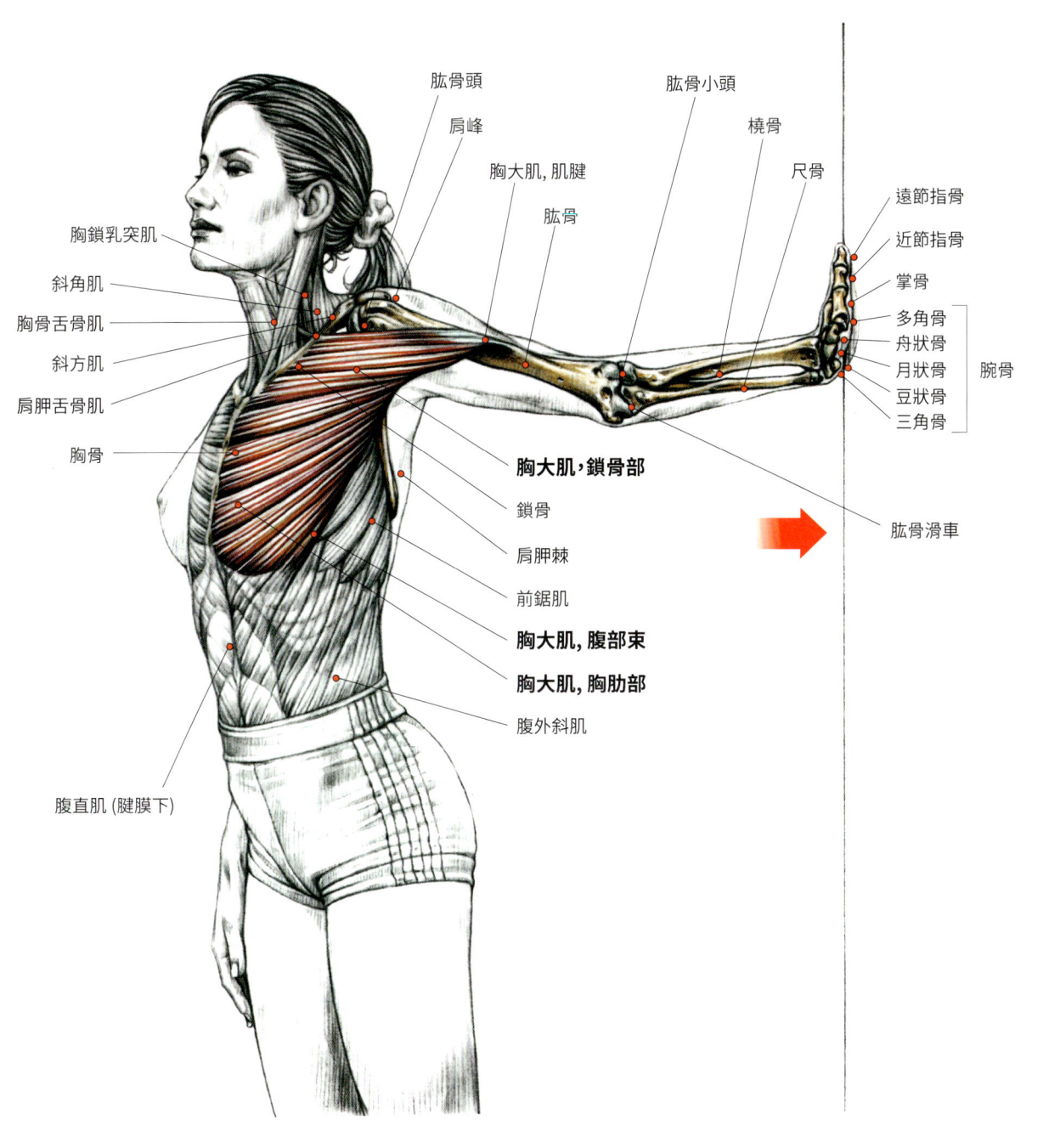

解剖標示：
- 肱骨頭
- 肩峰
- 胸大肌‚肌腱
- 肱骨
- 肱骨小頭
- 橈骨
- 尺骨
- 遠節指骨
- 近節指骨
- 掌骨
- 多角骨
- 舟狀骨
- 月狀骨
- 豆狀骨
- 三角骨
- 腕骨
- 胸鎖乳突肌
- 斜角肌
- 胸骨舌骨肌
- 斜方肌
- 肩胛舌骨肌
- 胸骨
- 胸大肌，鎖骨部
- 鎖骨
- 肩胛棘
- 前鋸肌
- 胸大肌，腹部束
- 胸大肌，胸肋部
- 腹外斜肌
- 肱骨滑車
- 腹直肌(腱膜下)

站姿，一隻手臂平行於地面伸直抓住訓練架（或門框等固定物）做為支撐。慢慢將上半身朝支撐手的反向轉動，感受胸部伸展的感覺。保持此姿勢數秒，然後回到起始位置。

主要伸展到的肌群包括胸大肌、三角肌前束與肱二頭肌。

變化式

可將手抓在不同高度（如較高、水平、較低）來伸展胸大肌的不同部位，以達到更全面的放鬆效果。

肩膀與胸部肌群訓練 | 171

3 槓鈴寬握直立划船

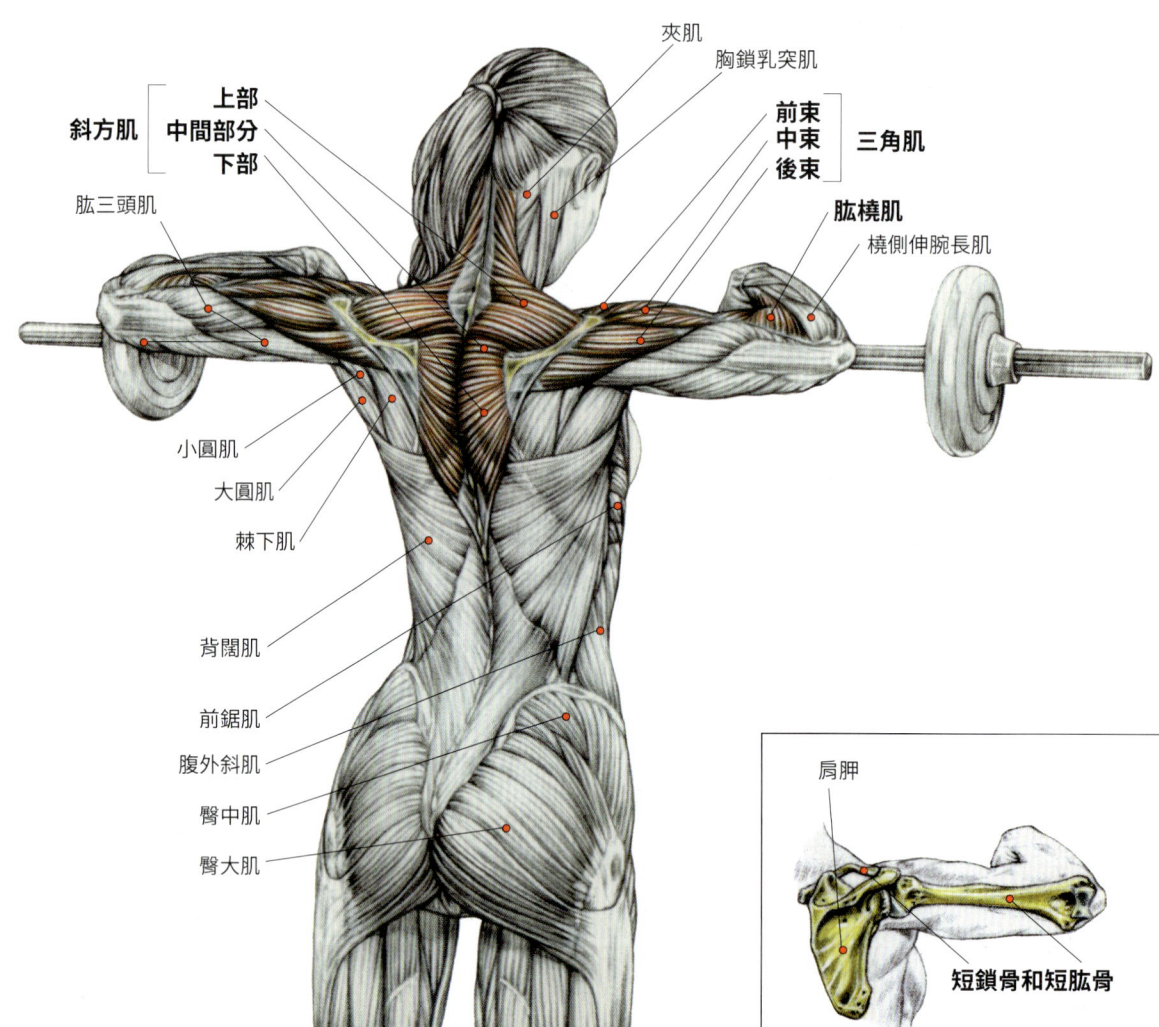

解剖標示（圖示標註）：
- 夾肌
- 胸鎖乳突肌
- 斜方肌（上部、中間部分、下部）
- 三角肌（前束、中束、後束）
- 肱三頭肌
- 肱橈肌
- 橈側伸腕長肌
- 小圓肌
- 大圓肌
- 棘下肌
- 背闊肌
- 前鋸肌
- 腹外斜肌
- 臀中肌
- 臀大肌

骨骼圖示：
- 肩胛
- 短鎖骨和短肱骨
- 長鎖骨和長肱骨
- 肩胛

站姿，雙腳打開，背部保持挺直，雙手正握槓鈴，自然垂放於大腿前側，握距略寬於肩。吸氣，沿著身體垂直上拉槓鈴到接近下巴高度，同時手肘也抬高。接著控制槓鈴緩緩下降，避免動作過快或產生晃動。動作結束時吐氣。

主要訓練到的肌群包括三角肌、斜方肌、肱二頭肌與前臂肌群。而臀肌、薦腰肌群及腹肌則負責穩定身體。

重點提醒

有些人用直槓做直立划船時會覺得手腕卡卡的，可改用 EZ 槓（W 形槓）替代。

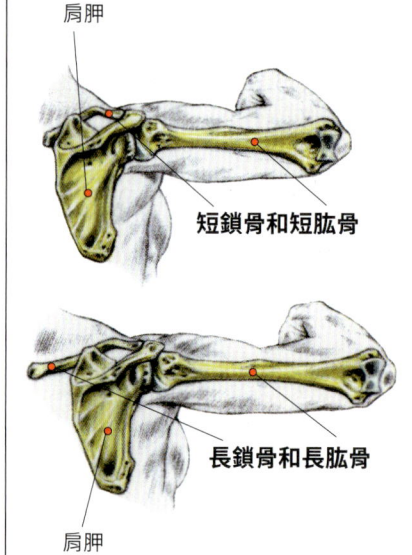

骨骼的形狀與長度對個體承受負荷的能力有極大的影響。在直立划船動作中，肱骨越長、鎖骨越寬，會越難提升負重能力。因此，最適合進行大重量直立划船的體型特徵是短鎖骨與短肱骨。

啞鈴側平舉 4

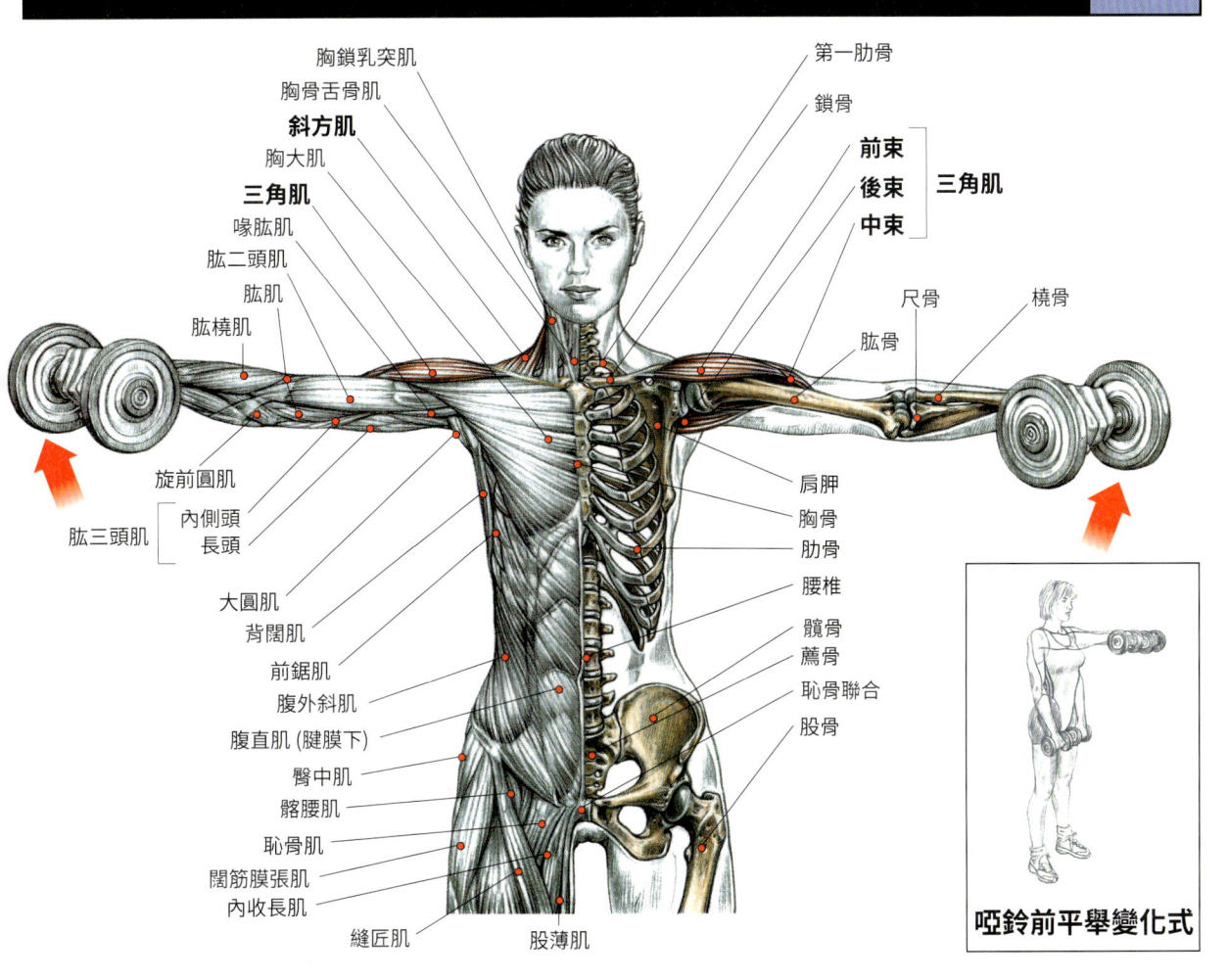

解剖標註（人體正面圖）：
- 胸鎖乳突肌
- 胸骨舌骨肌
- 斜方肌
- 胸大肌
- 三角肌
- 喙肱肌
- 肱二頭肌
- 肱肌
- 肱橈肌
- 旋前圓肌
- 肱三頭肌（內側頭、長頭）
- 大圓肌
- 背闊肌
- 前鋸肌
- 腹外斜肌
- 腹直肌（腱膜下）
- 臀中肌
- 髂腰肌
- 恥骨肌
- 闊筋膜張肌
- 內收長肌
- 縫匠肌
- 股薄肌
- 第一肋骨
- 鎖骨
- 三角肌（前束、後束、中束）
- 尺骨
- 橈骨
- 肱骨
- 肩胛
- 胸骨
- 肋骨
- 腰椎
- 髖骨
- 薦骨
- 恥骨聯合
- 股骨

啞鈴前平舉變化式

棘上肌的作用

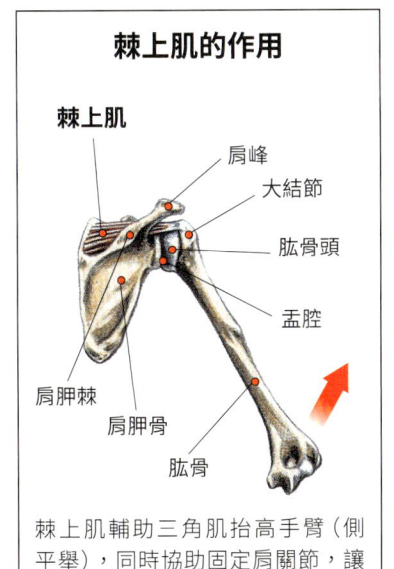

- 棘上肌
- 肩峰
- 大結節
- 肱骨頭
- 盂腔
- 肩胛棘
- 肩胛骨
- 肱骨

棘上肌輔助三角肌抬高手臂（側平舉），同時協助固定肩關節，讓肱骨頭穩穩卡在肩胛骨的關節窩（盂腔）裡。

站姿，雙腳打開，背部保持挺直，雙手各持一個啞鈴，手臂自然下垂於身體兩側。動作開始將手臂抬至約與肩高，手肘略微彎曲。接著控制下降回到起始位置，重複動作。

此動作主要訓練到三角肌（特別是中束），以及負責肩部穩定的棘上肌。若手臂抬高超過肩高，斜方肌上部會接管動作，使得對三角肌的刺激減少。

三角肌中束由多束羽狀肌纖維組成，負責承受重量與精細控制手臂動作，因此可適當變化起始位置以做到全面刺激。例如：雙手從身後開始側平舉、雙手於身側開始側平舉、雙手於身前先平舉到一半再轉側平舉。

由於每個人的體型不同（如鎖骨長度、肩峰結構、三角肌的肱骨附著點位置等），應調整最適合自己的訓練角度。

此動作建議以輕到中等重量進行 12 至 20 次的長組數訓練，並變換平舉角度。可在每次舉起至肩高時，保持幾秒等長收縮，以增加強度與肌肉張力。避免聳肩，應專注於三角肌發力，而非利用斜方肌代償。

重點提醒

平舉過肩可能會引發肩關節夾擠風險。若肩關節活動度較差或有肩傷者也應避免舉高，以減少肩膀旋轉肌群的壓力。

肩膀與胸部肌群訓練 | 173

三角肌前束伸展

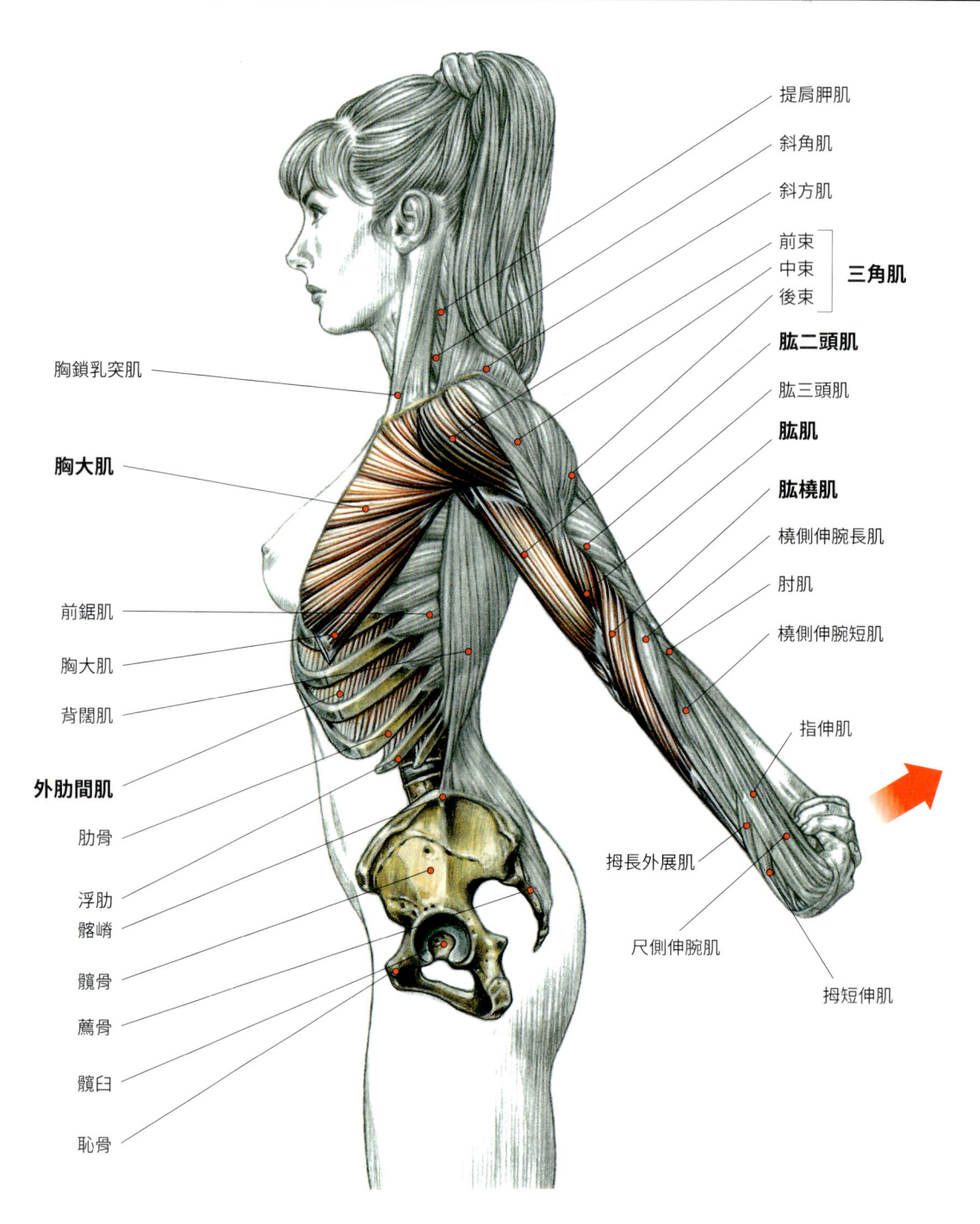

標註（左側，由上到下）	標註（右側，由上到下）
胸鎖乳突肌	提肩胛肌
胸大肌	斜角肌
前鋸肌	斜方肌
胸大肌	三角肌（前束、中束、後束）
背闊肌	肱二頭肌
外肋間肌	肱三頭肌
肋骨	肱肌
浮肋	肱橈肌
髂嵴	橈側伸腕長肌
髖骨	肘肌
薦骨	橈側伸腕短肌
髖臼	指伸肌
恥骨	拇長外展肌
	尺側伸腕肌
	拇短伸肌

站姿，雙腳與肩同寬，雙手在身後伸直交握。將手臂往後推，盡可能拉開胸部，然後雙手緩緩上舉，同時抬高胸口且下巴微收。保持此姿勢約 10 秒，感受胸部、手臂與肩膀的伸展。此動作適合經常進行推舉訓練或長時間使用電腦導致肩膀前傾的人。

主要伸展的肌群包括三角肌前束、胸大肌與肱二頭肌。此外也會作用到肱肌、肱橈肌與手腕伸肌群。

三角肌後束伸展

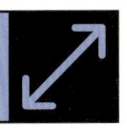

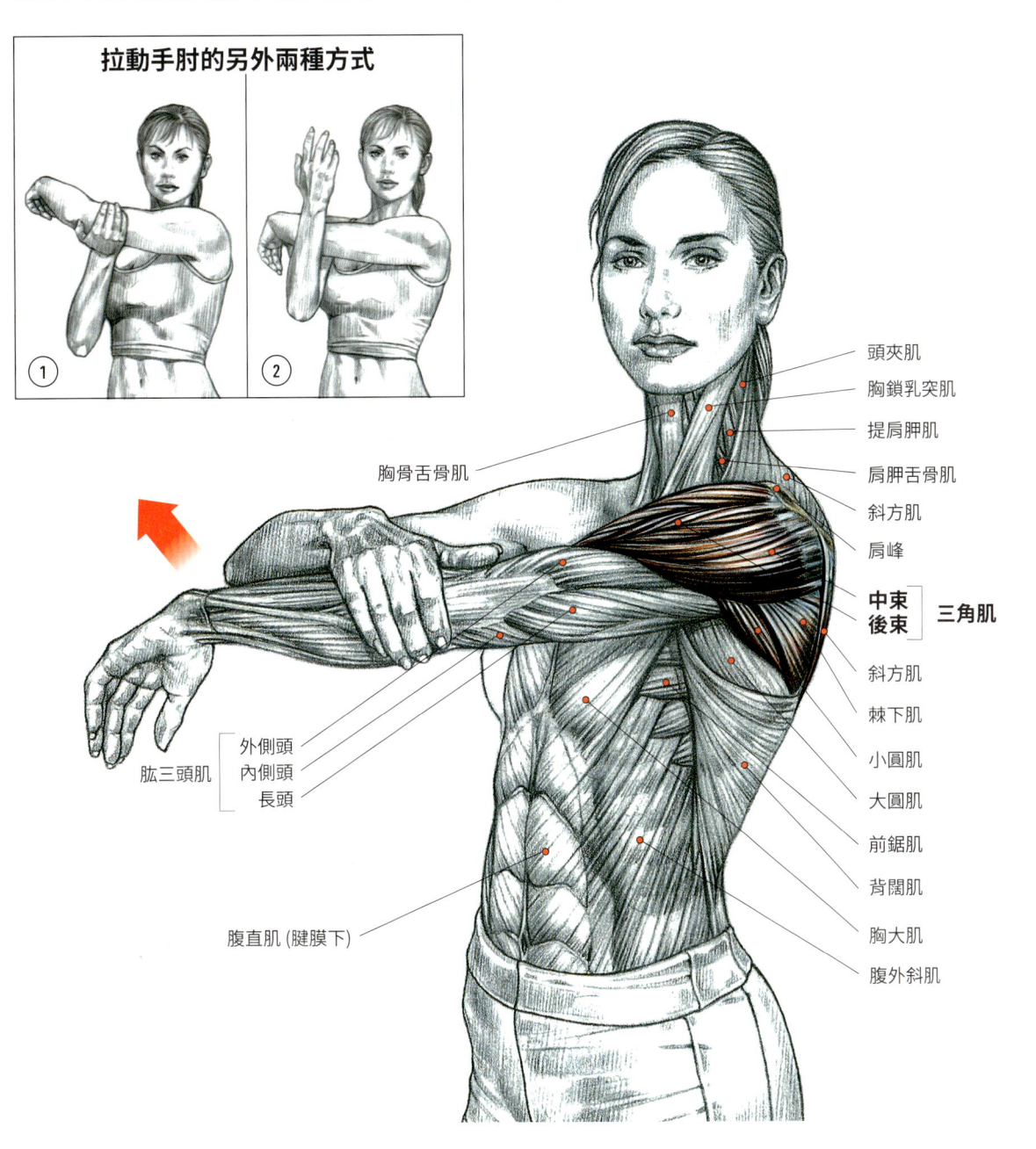

拉動手肘的另外兩種方式

① ②

胸骨舌骨肌

肱三頭肌
- 外側頭
- 內側頭
- 長頭

腹直肌 (腱膜下)

頭夾肌
胸鎖乳突肌
提肩胛肌
肩胛舌骨肌
斜方肌
肩峰

中束
後束 } 三角肌

斜方肌
棘下肌
小圓肌
大圓肌
前鋸肌
背闊肌
胸大肌
腹外斜肌

站姿,將伸展手抬至肩高伸直。用另一隻手由上方抓住伸展手的手肘後側,輕輕將其拉向對側肩膀。保持姿勢 10 至 20 秒,專注於感受伸展手的肩部肌肉伸展。

主要伸展到的肌群包括三角肌後束、三角肌中束、小圓肌與棘下肌。斜方肌中下部與大菱形肌也會稍微作用到。

小圓肌與棘下肌是肱骨的外旋肌,這兩塊小肌肉經常因緊繃或疲勞而產生攣縮,可能導致肩關節不平衡。如果這些肌肉過度緊繃,可能導致肱二頭肌長頭肌腱在肱骨結節溝內過度摩擦,進而引發炎症與疼痛。

變化式

對側手臂也可以改由下方抓住手肘或用前臂壓住手肘,以增加伸展的穩定性與控制度。

肩膀與胸部肌群訓練

6 手臂肌群訓練

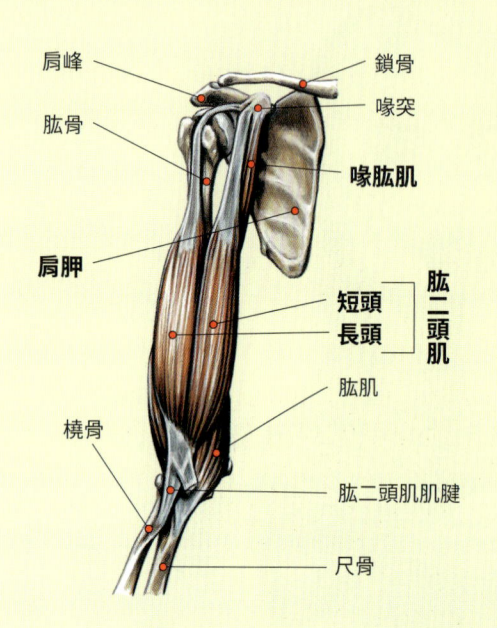

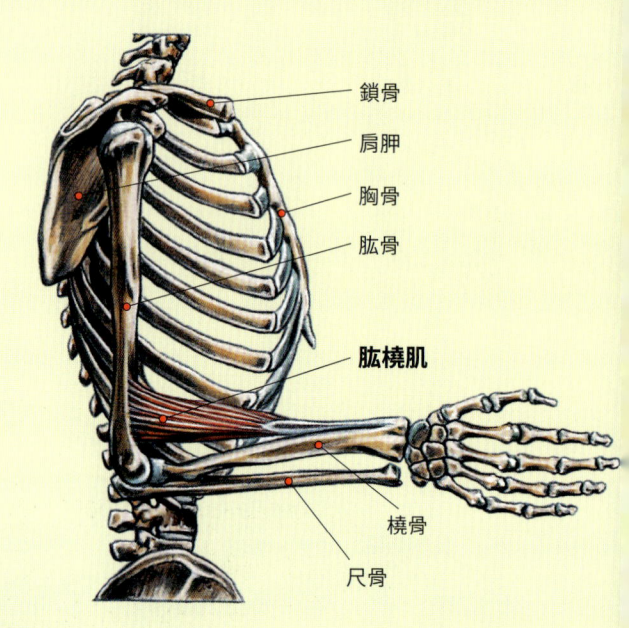

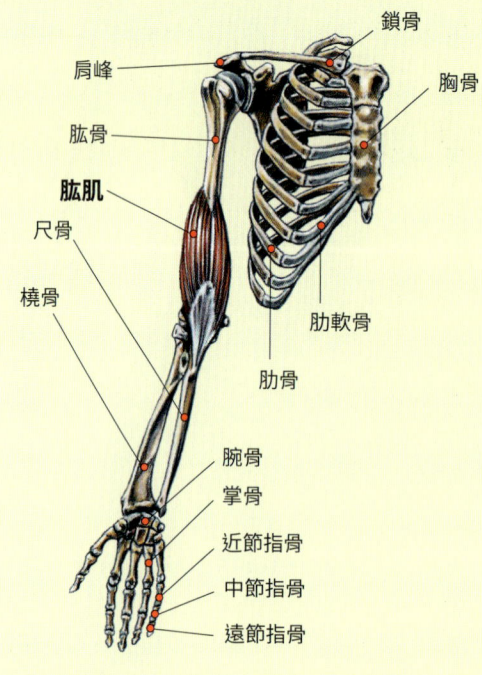

1. 啞鈴彎舉 178
2. 啞鈴肱三頭肌屈伸 179
3. 槓鈴彎舉 180
4. 肱三頭肌滑輪夏拉 181
5. 低位滑輪肱三頭肌屈伸 182
☑ 手腕伸展 183
☑ 肱三頭肌伸展 184

1 啞鈴彎舉

**啞鈴彎舉的三種握法
站姿、坐姿皆相同**

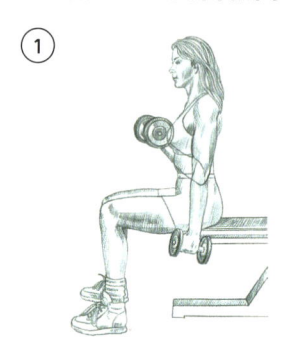

① 掌心相對，舉起時轉為掌心朝上
主要鍛鍊肱二頭肌與肱肌

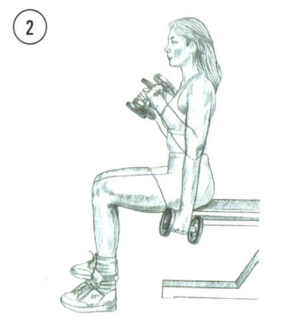

② 掌心相對，舉起時直上直下
集中鍛鍊肱橈肌

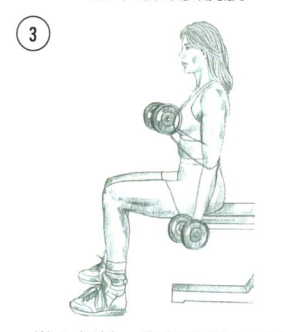

③ 掌心朝前，舉起時掌心朝上
集中鍛鍊肱二頭肌

肌肉解剖標示：
- 三角肌（前束、後束、中束）
- 胸大肌, 鎖骨部
- 肱二頭肌
- 斜方肌
- 小圓肌
- 大圓肌
- 背闊肌
- 肱三頭肌（外側頭、長頭、內側頭）
- 肱肌
- 肱橈肌

骨骼圖：
- 肱骨
- 尺骨
- 橈骨

1. 掌心朝前或朝上（手臂旋後）：反握啞鈴
2. 掌心朝後或朝下（手臂旋前）：正握啞鈴

站姿，雙手各握一個啞鈴，掌心相對自然垂放身體兩側。吸氣，先進行單臂彎舉（也可雙臂同時進行），手肘始終貼近身體，在舉起的過程中旋轉手腕使拇趾朝外。在最高點保持等長收縮 1 至 2 秒，然後緩緩下降，但不要完全打直手臂，維持手臂肌肉的張力。動作結束時吐氣，再用另一側手臂重複動作。

此動作主要鍛鍊到肱二頭肌、肱肌前部及肱橈肌。

啞鈴肱三頭肌屈伸　2

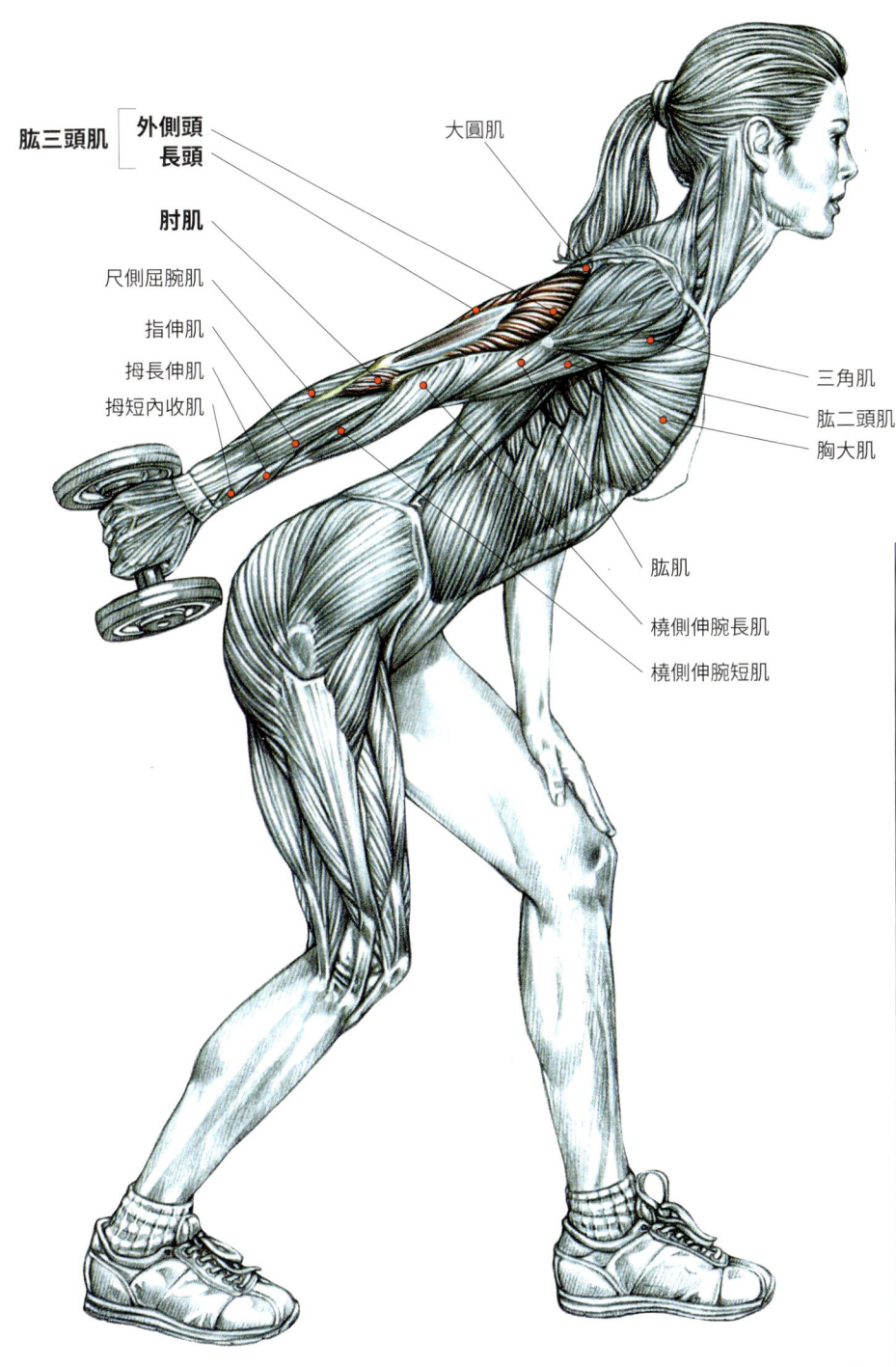

肱三頭肌 [外側頭
　　　　　 長頭

肘肌
尺側屈腕肌
指伸肌
拇長伸肌
拇短內收肌

大圓肌

三角肌
肱二頭肌
胸大肌

肱肌
橈側伸腕長肌
橈側伸腕短肌

上臂後側是脂肪容易堆積的區域

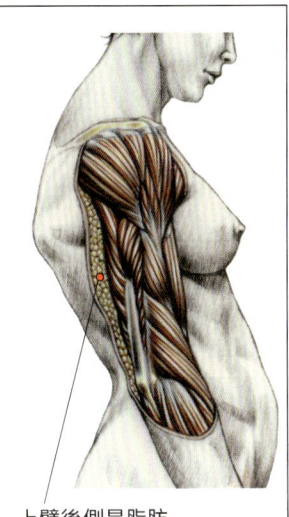

上臂後方內側區域通常覆蓋著較厚的脂肪層，女性特別明顯。此處的脂肪堆積除了能量儲存的功能外，還能保護此區域內的神經與動脈，這些重要組織分布於手臂內側與上部。若脂肪過多下垂，會形成所謂的「掰掰袖」。

雖然控制飲食是減少脂肪最好的方法，但透過長組數的肱三頭肌訓練，也有助於消耗手臂後側的脂肪。

站姿，一腿向前跨出一步，雙腿微彎，身體前傾且保持背部挺直，一隻手握住啞鈴，上臂貼住軀幹向後抬高，手肘彎曲使前臂與上臂呈 90 度角。吸氣，前臂向後伸展到與上臂呈一直線，感受肱三頭肌收縮。動作結束時吐氣，回到前臂與上臂呈 90 度角。此動作對刺激手臂肱三頭肌非常有效。若要獲得更好的效果，可採長組數訓練。

手臂肌群訓練 179

3 槓鈴彎舉

肌肉標示（左側骨骼）：
- 肩胛棘
- 肱二頭肌（短頭、長頭）
- 肱肌
- 肱二頭肌肌腱
- 髖骨
- 尺骨
- 橈骨

肌肉標示（右側肌肉）：
- 斜方肌
- 胸大肌
- 三角肌
- 肱二頭肌（短頭、長頭）
- 肱三頭肌外側頭
- 肱肌
- 旋前圓肌
- 肱橈肌
- 肱二頭肌（腱膜下）
- 橈側伸腕長肌
- 橈側腕屈肌
- 橈側伸腕短肌
- 尺側屈腕肌
- 掌長肌
- 拇長屈肌

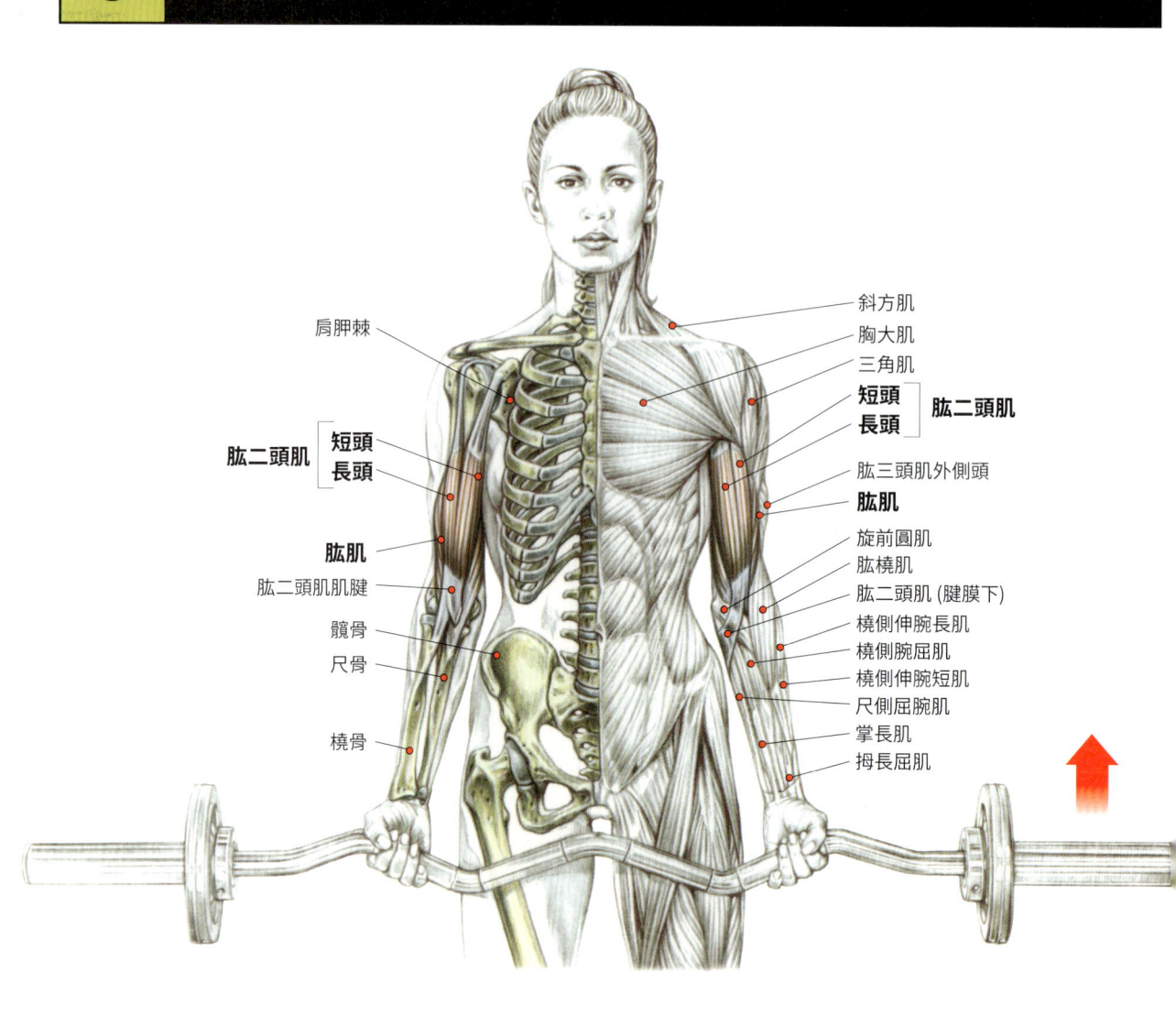

站姿，保持背部挺直，雙手反握（掌心朝前）EZ 槓（也可使用直槓）。吸氣，上臂盡可能不動，屈肘彎起前臂至最高點，同時透過臀肌、腹肌及脊椎肌群的等長收縮來穩定軀幹，避免身體前後擺動。動作結束時吐氣。

此動作主要鍛鍊到肱二頭肌、肱肌，也刺激到肱橈肌、旋前圓肌，以及手腕與手指的屈肌群。

變化式

在彎舉至最高點時抬高手肘，可加強收縮肱二頭肌，並刺激三角肌前束。此外，為了避免借力身體擺動的慣性舉起槓鈴，可讓背部靠牆操作，使肩胛骨不離開牆面，可確保動作正確防止代償。

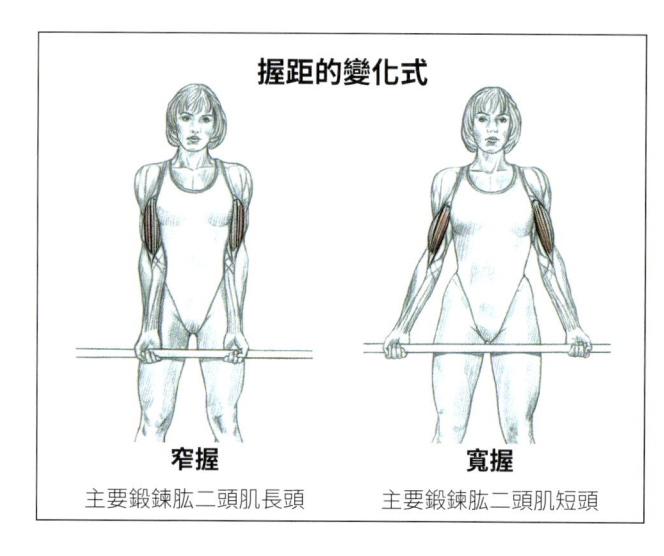

握距的變化式

窄握	寬握
主要鍛鍊肱二頭肌長頭	主要鍛鍊肱二頭肌短頭

肱三頭肌滑輪下拉　　4

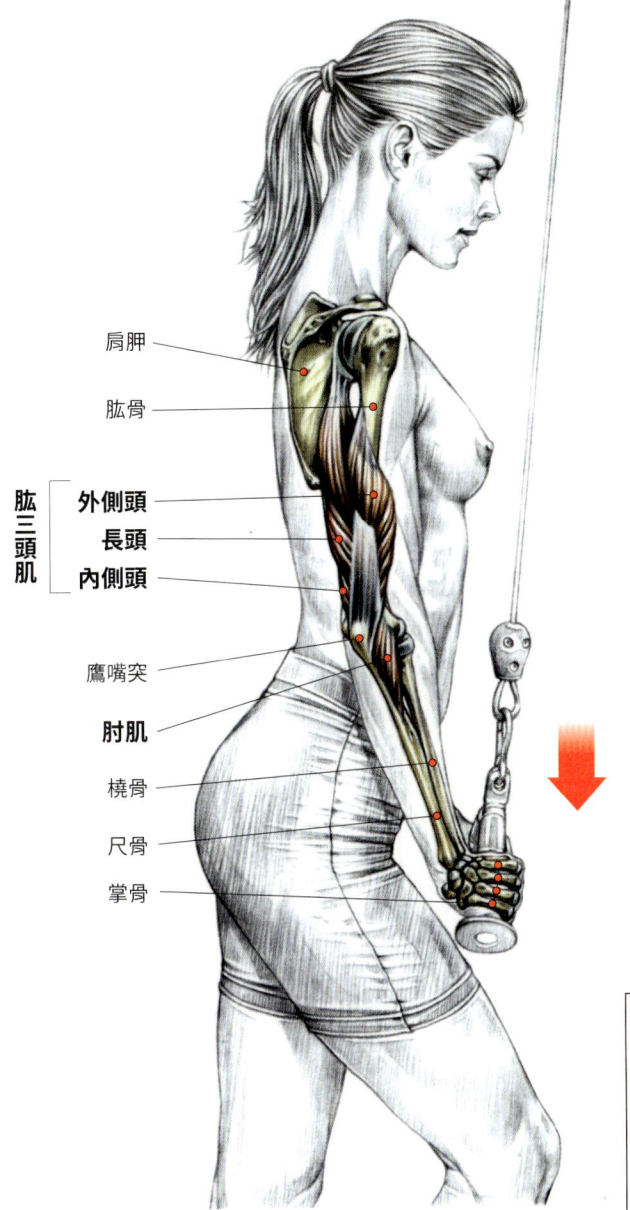

肩胛
肱骨

肱三頭肌 { **外側頭** / **長頭** / **內側頭** }

鷹嘴突
肘肌
橈骨
尺骨
掌骨

坐式滑輪機變化式

站姿，面向滑輪機，雙手握住 V 形握把（也可用直槓握把），上臂緊貼身體。吸氣，伸展前臂將滑索下拉，手肘不要外張。伸展結束時吐氣，然後回到起始位置。

此單關節動作主要鍛鍊到肱三頭肌和肘肌。

當使用較重的重量時，身體可稍微前傾以增加穩定性。此動作容易執行，適合初學者建立足夠的肱三頭肌力量，建議採長組數訓練。

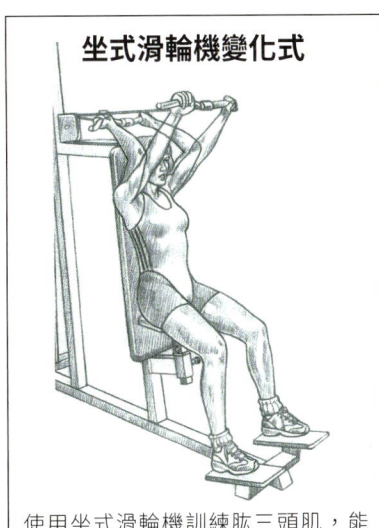

使用坐式滑輪機訓練肱三頭肌，能夠更專注刺激三頭肌長頭，提高訓練效果。

手臂肌群訓練

5 低位滑輪肱三頭肌屈伸

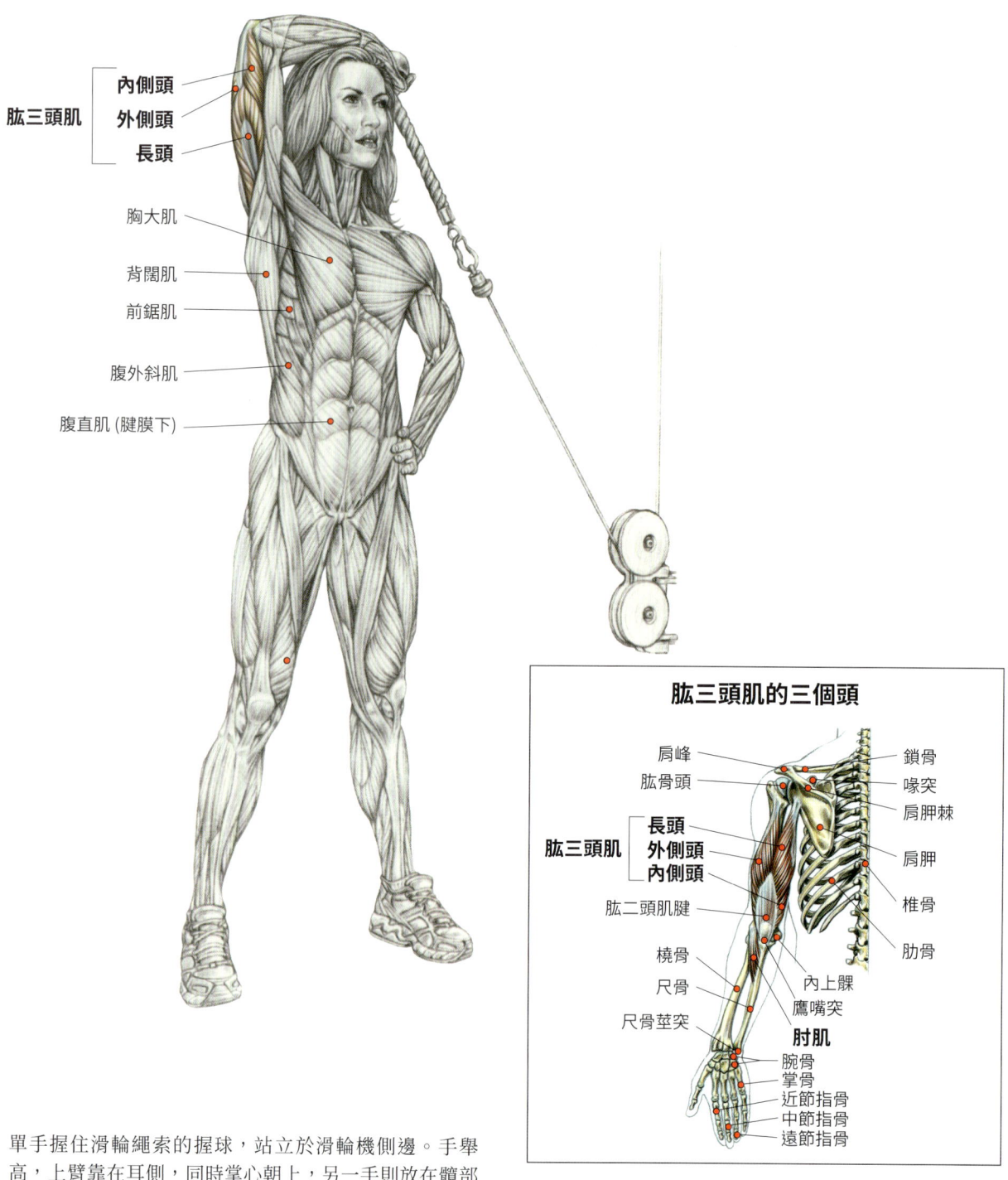

肱三頭肌
- 內側頭
- 外側頭
- 長頭

胸大肌
背闊肌
前鋸肌
腹外斜肌
腹直肌(腱膜下)

肱三頭肌的三個頭

肩峰
肱骨頭
鎖骨
喙突
肩胛棘

肱三頭肌
- 長頭
- 外側頭
- 內側頭

肩胛
椎骨
肋骨

肱二頭肌腱
橈骨
尺骨
內上髁
鷹嘴突
肘肌
尺骨莖突
腕骨
掌骨
近節指骨
中節指骨
遠節指骨

單手握住滑輪繩索的握球，站立於滑輪機側邊。手舉高，上臂靠在耳側，同時掌心朝上，另一手則放在髖部增加穩定性。吸氣，朝正上方伸直前臂，感受肱三頭肌收縮，在伸展結束時吐氣，然後回到起始位置。每組結束後，轉身換另一手進行。

此動作可訓練到單側手臂的肱三頭肌。

重點提醒

執行時保持正確站姿，避免身體擺動借力。選擇的重量要適當才能確保動作品質。此外，需控制動作速度以提高訓練效果。

手腕伸展

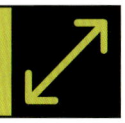

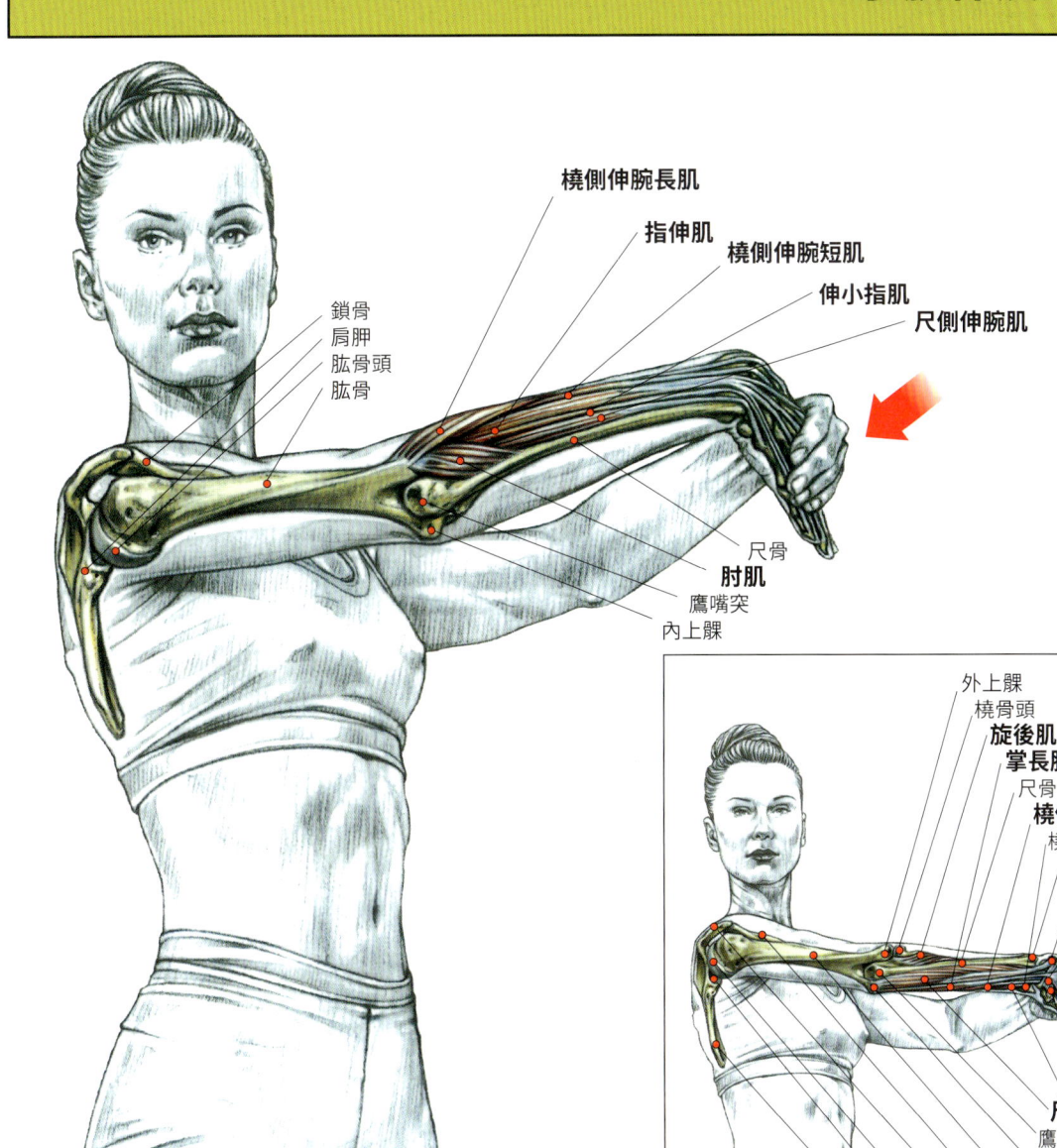

手腕伸肌伸展

將一隻手臂向前伸直,手肘微彎,掌心朝內。然後另一隻手輕輕抓住伸直手臂的手掌,將手掌向下、向內施加壓力使手腕彎屈,同時將手肘打直。在感覺到前臂伸肌群被拉伸時,保持此姿勢約 15 至 30 秒,然後放鬆,換另一手進行。

主要伸展的肌肉包括橈側伸腕長肌、橈側伸腕短肌、指伸肌、小指伸肌、尺側伸腕肌與肘肌。

動作應緩緩進行,避免過度用力,以防肌肉或肌腱受傷。在伸展過程中保持正常呼吸,不要屏息。若感到不適,則應適可而止。

手腕屈肌伸展

將一隻手臂向前伸直,掌心朝外。用另一隻手握住該手的手掌,緩緩將手背拉向自己,同時將手掌向外推。此動作主要伸展的肌肉包括掌長肌、橈側屈腕肌、尺側屈腕肌、屈指淺肌與屈指深肌。

手臂肌群訓練

肱三頭肌伸展

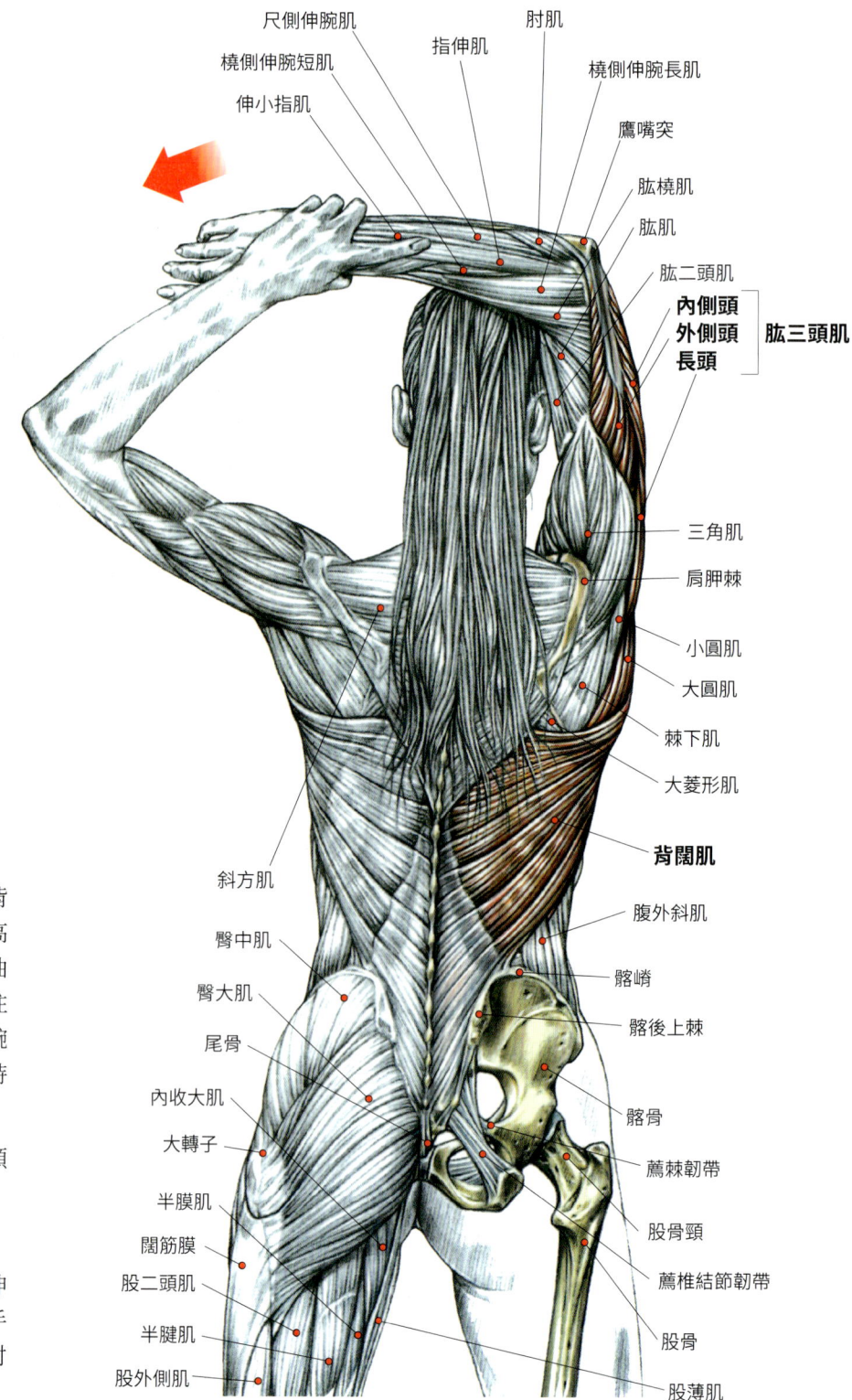

站姿或坐姿皆可。保持背部挺直，一側手臂垂直高舉貼近頭部，肘關節彎曲約 90 度。用另一隻手握住該手的手腕，緩緩將手腕往頭的後下方拉動。保持伸展幾秒鐘，並深呼吸。

此動作主要伸展到肱三頭肌、大圓肌及背闊肌。

變化式

若要加強肱三頭肌的伸展，可將另一手握住該手的手肘位置，緩緩將手肘朝頭的後方拉動。

圖示標註：
尺側伸腕肌、橈側伸腕短肌、伸小指肌、指伸肌、肘肌、橈側伸腕長肌、鷹嘴突、肱橈肌、肱肌、肱二頭肌、**內側頭**、**外側頭**、**長頭**（**肱三頭肌**）、三角肌、肩胛棘、小圓肌、大圓肌、棘下肌、大菱形肌、**背闊肌**、腹外斜肌、髂嵴、髂後上棘、髂骨、薦棘韌帶、股骨頸、薦椎結節韌帶、股骨、股薄肌、股外側肌、半腱肌、股二頭肌、闊筋膜、半膜肌、大轉子、內收大肌、尾骨、臀大肌、臀中肌、斜方肌

184　手臂肌群訓練

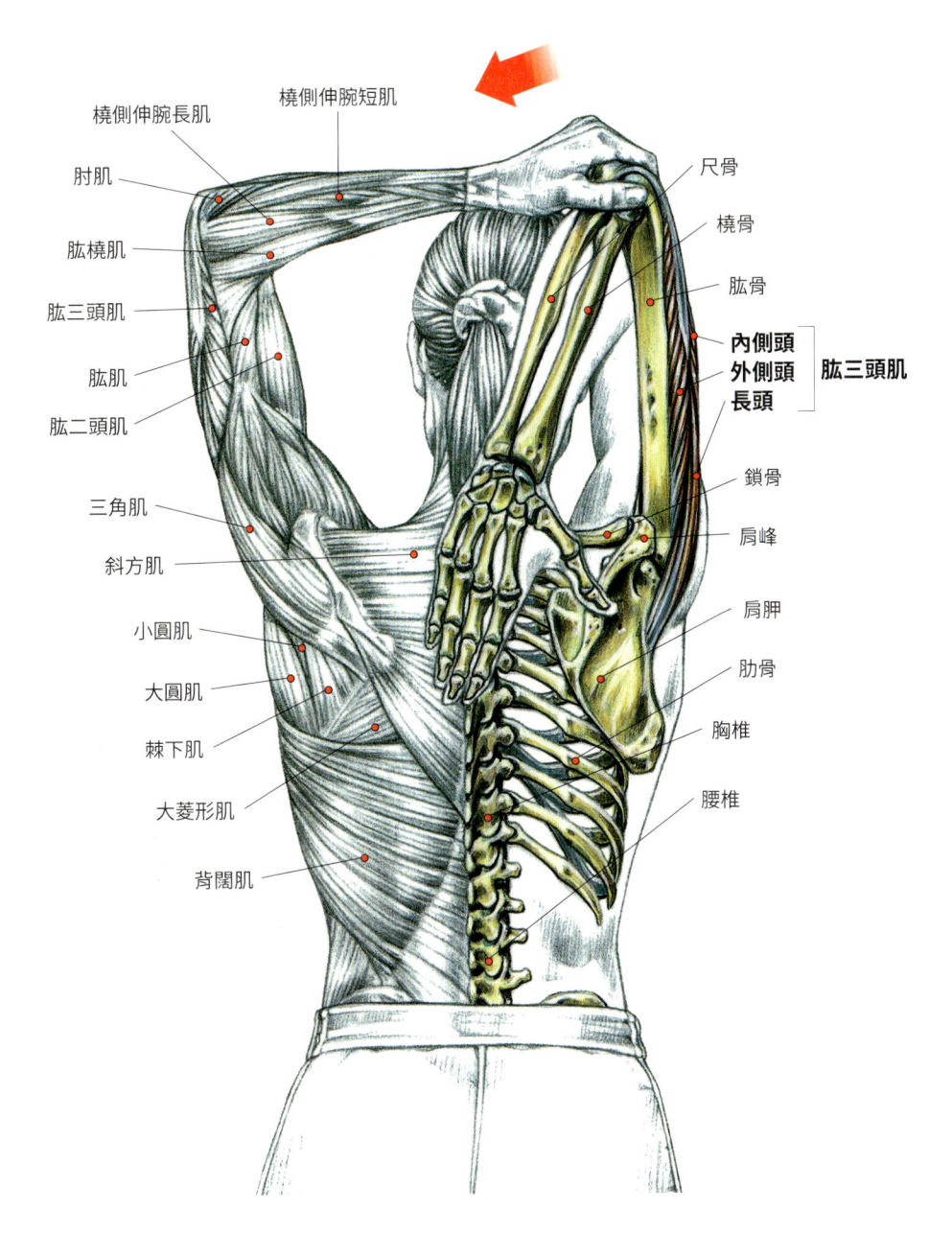

站姿或坐姿皆可。保持背部挺直，單側手臂上舉垂直貼近頭部，前臂向下彎曲，手掌觸碰上背。用另一隻手由上方握住該手手肘，緩緩朝下壓。

此動作可伸展到大圓肌、肱三頭肌（主要為長頭），並刺激到局部的背闊肌。

重點提醒

此訓練動作可預防肱三頭肌在高負荷訓練時發生肌肉撕裂傷，也可做為訓練結束後伸展用。

變化式

若關節活動度不夠，手臂下彎程度有限，另外一隻手也可以改為由頭後反手握住手掌往頭後拉。若要加強伸展效果，可將抬起的手臂貼牆，再執行此動作。

正面骨骼示意圖

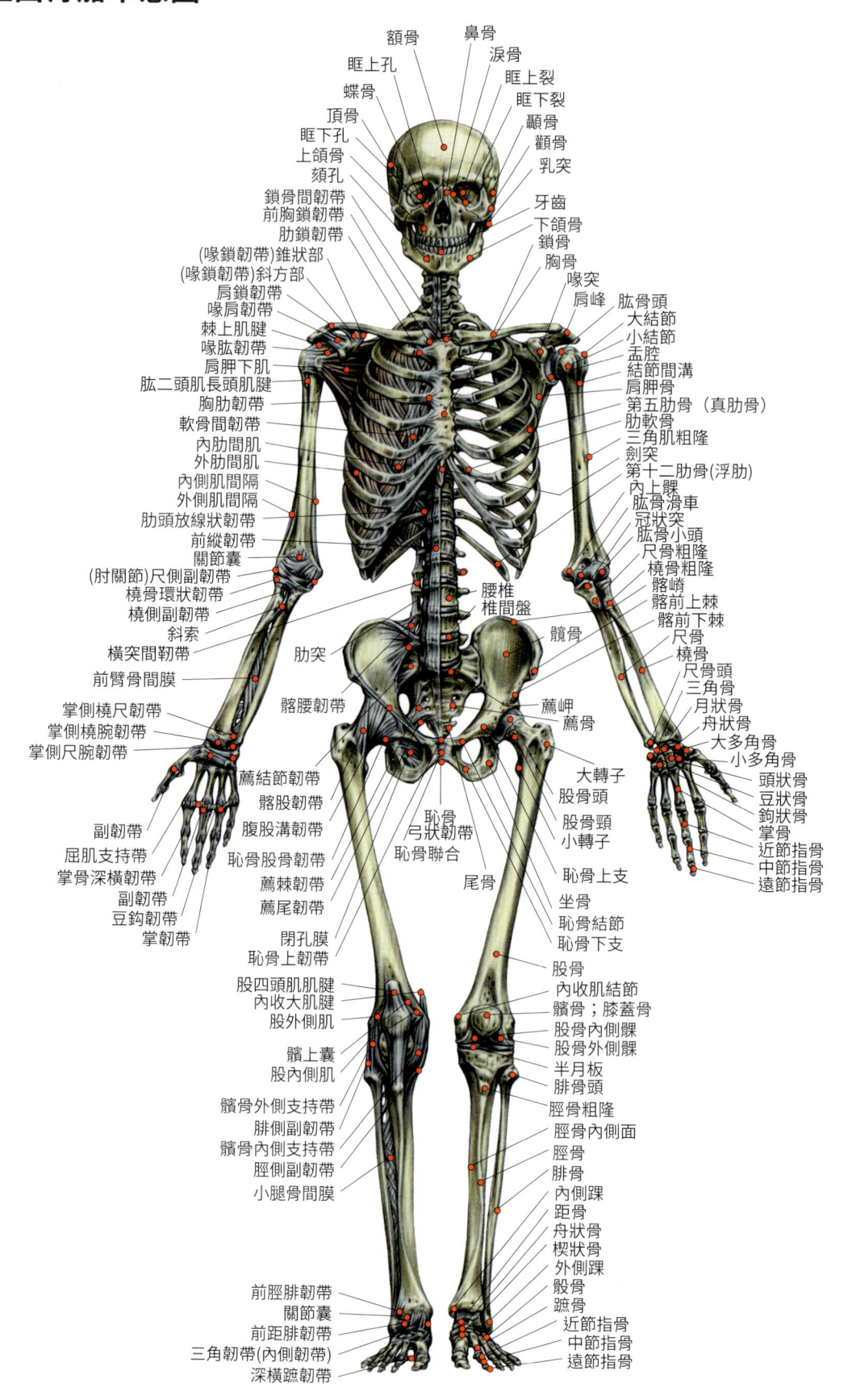

額骨
鼻骨
眶上孔
淚骨
蝶骨
眶上裂
頂骨
眶下裂
眶下孔
顳骨
上頜骨
顴骨
頦孔
乳突
鎖骨間韌帶
牙齒
前胸鎖韌帶
下頜骨
肋鎖韌帶
鎖骨
(喙鎖韌帶)錐狀部
胸骨
(喙鎖韌帶)斜方部
喙突
肩鎖韌帶
肩峰
喙肩韌帶
肱骨頭
棘上肌腱
大結節
喙肱韌帶
小結節
肩胛下肌
盂腔
肱二頭肌長頭肌腱
結節間溝
胸肋韌帶
肩胛骨
軟骨間韌帶
第五肋骨(真肋骨)
內肋間肌
肋軟骨
外肋間肌
三角肌粗隆
內側肌間隔
劍突
外側肌間隔
第十二肋骨(浮肋)
肋頭放線狀韌帶
內上髁
前縱韌帶
肱骨滑車
關節囊
冠狀突
(肘關節)尺側副韌帶
肱骨小頭
橈骨環狀韌帶
尺骨粗隆
橈側副韌帶
橈骨粗隆
斜索
髂嵴
橫突間韌帶
髂前上棘
前臂骨間膜
腰椎
髂前下棘
椎間盤
尺骨
掌側橈尺韌帶
橈骨
掌側橈腕韌帶
尺骨頭
掌側尺腕韌帶
肋突
三角骨
髖骨
月狀骨
髂腰韌帶
舟狀骨
薦岬
大多角骨
薦骨
小多角骨
薦結節韌帶
頭狀骨
副韌帶
髂股韌帶
豆狀骨
屈肌支持帶
腹股溝韌帶
大轉子
鉤狀骨
掌骨深橫韌帶
恥骨股骨韌帶
股骨頭
掌骨
副韌帶
薦棘韌帶
恥骨
股骨頸
近節指骨
豆鉤韌帶
薦尾韌帶
弓狀韌帶
小轉子
中節指骨
掌韌帶
閉孔膜
恥骨聯合
遠節指骨
恥骨上韌帶
尾骨
恥骨上支
股四頭肌肌腱
坐骨
內收大肌腱
恥骨結節
股外側肌
恥骨下支
股骨
髕上囊
內收肌結節
股內側肌
髕骨；膝蓋骨
股骨內側髁
股骨外側髁
髕骨外側支持帶
半月板
腓側副韌帶
腓骨頭
髕骨內側支持帶
脛骨粗隆
脛側副韌帶
脛骨內側面
小腿骨間膜
脛骨
腓骨
內側踝
距骨
舟狀骨
楔狀骨
外側踝
前脛腓韌帶
骰骨
關節囊
蹠骨
前距腓韌帶
近節指骨
三角韌帶(內側韌帶)
中節指骨
深橫蹠韌帶
遠節指骨

背面骨骼示意圖

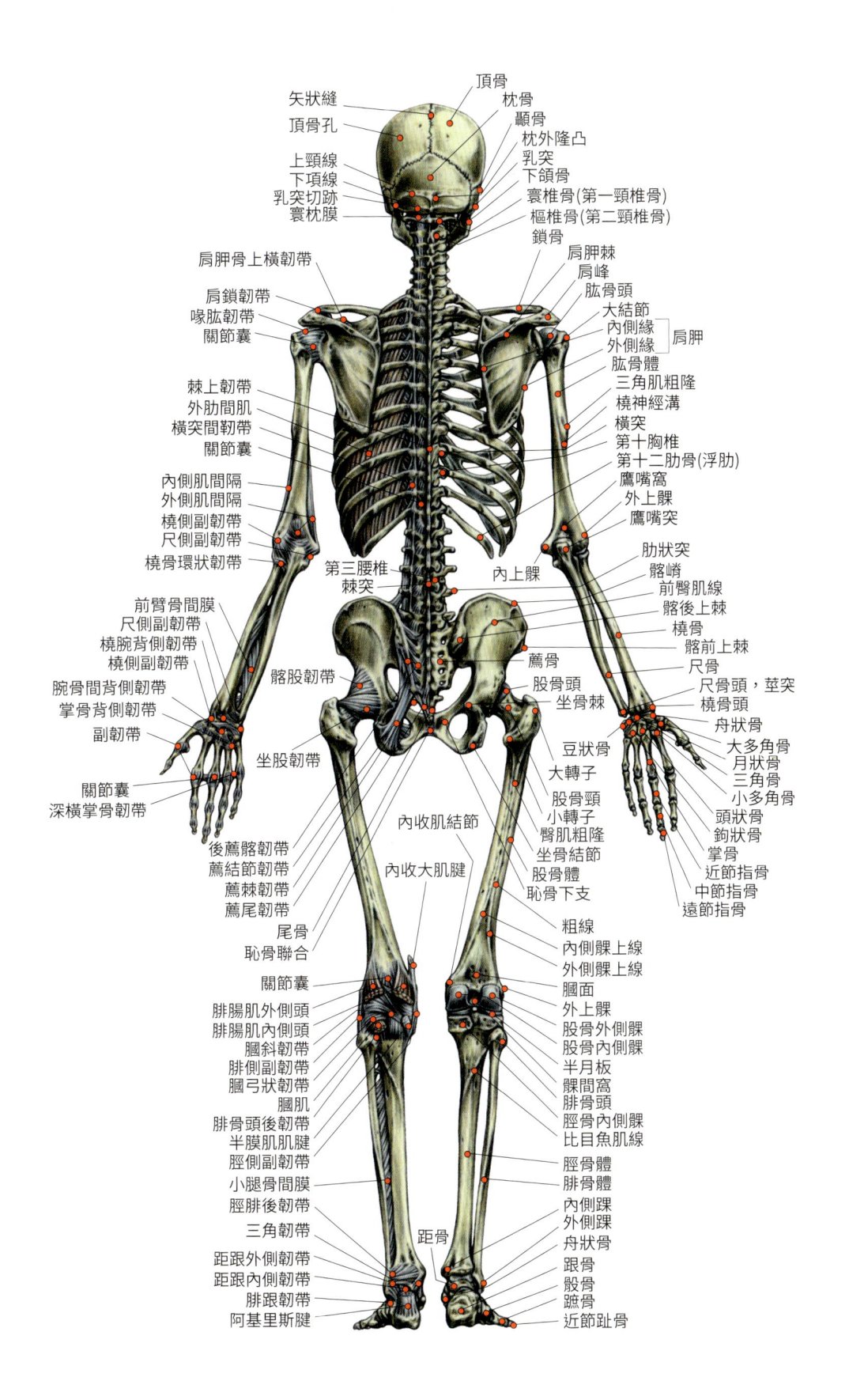

- 矢狀縫
- 頂骨孔
- 上頸線
- 下項線
- 乳突切跡
- 寰枕膜
- 頂骨
- 枕骨
- 顳骨
- 枕外隆凸
- 乳突
- 下頜骨
- 寰椎骨(第一頸椎骨)
- 樞椎骨(第二頸椎骨)
- 鎖骨
- 肩胛骨上橫韌帶
- 肩鎖韌帶
- 喙肱韌帶
- 關節囊
- 肩胛棘
- 肩峰
- 肱骨頭
- 大結節
- 內側緣
- 外側緣 } 肩胛
- 肱骨體
- 三角肌粗隆
- 橈神經溝
- 橫突
- 第十胸椎
- 第十二肋骨(浮肋)
- 鷹嘴窩
- 外上髁
- 鷹嘴突
- 棘上韌帶
- 外肋間肌
- 橫突間韌帶
- 關節囊
- 內側肌間隔
- 外側肌間隔
- 橈側副韌帶
- 尺側副韌帶
- 橈骨環狀韌帶
- 第三腰椎
- 棘突
- 內上髁
- 肋狀突
- 髂嵴
- 前臀肌線
- 髂後上棘
- 橈骨
- 髂前上棘
- 尺骨
- 尺骨頭，莖突
- 橈骨頭
- 舟狀骨
- 大多角骨
- 月狀骨
- 三角骨
- 小多角骨
- 頭狀骨
- 鉤狀骨
- 掌骨
- 近節指骨
- 中節指骨
- 遠節指骨
- 前臂骨間膜
- 尺側副韌帶
- 橈腕背側韌帶
- 橈側副韌帶
- 腕骨間背側韌帶
- 掌骨背側韌帶
- 副韌帶
- 關節囊
- 深橫掌骨韌帶
- 髂股韌帶
- 薦骨
- 股骨頭
- 坐骨棘
- 豆狀骨
- 大轉子
- 股骨頸
- 小轉子
- 臀肌粗隆
- 坐骨結節
- 股骨體
- 恥骨下支
- 粗線
- 內側髁上線
- 外側髁上線
- 膕面
- 外上髁
- 股骨外側髁
- 股骨內側髁
- 半月板
- 髁間窩
- 腓骨頭
- 脛骨內側髁
- 比目魚肌線
- 脛骨體
- 腓骨體
- 內側踝
- 外側踝
- 舟狀骨
- 跟骨
- 骰骨
- 蹠骨
- 近節趾骨
- 坐股韌帶
- 後薦髂韌帶
- 薦結節韌帶
- 薦棘韌帶
- 薦尾韌帶
- 尾骨
- 恥骨聯合
- 關節囊
- 腓腸肌外側頭
- 腓腸肌內側頭
- 膕斜韌帶
- 腓側副韌帶
- 膕弓狀韌帶
- 膕肌
- 腓骨頭後韌帶
- 半膜肌肌腱
- 脛側副韌帶
- 小腿骨間膜
- 脛腓後韌帶
- 三角韌帶
- 距跟外側韌帶
- 距跟內側韌帶
- 腓跟韌帶
- 阿基里斯腱
- 內收肌結節
- 內收大肌腱
- 距骨

187

- FB 官方粉絲專頁：旗標知識講堂

- 旗標「線上購買」專區：您不用出門就可選購旗標書！

- 如您對本書內容有不明瞭或建議改進之處，請連上旗標網站，點選首頁的 聯絡我們 專區。

  若需線上即時詢問問題，可點選旗標官方粉絲專頁留言詢問，小編客服隨時待命，盡速回覆。

  若是寄信聯絡旗標客服 email，我們收到您的訊息後，將由專業客服人員為您解答。

  我們所提供的售後服務範圍僅限於書籍本身或內容表達不清楚的地方，至於軟硬體的問題，請直接連絡廠商。

學生團體	訂購專線：(02)2396-3257 轉 362
	傳真專線：(02)2321-2545
經銷商	服務專線：(02)2396-3257 轉 331
	將派專人拜訪
	傳真專線：(02)2321-2545

國家圖書館出版品預行編目資料

女子肌力訓練解剖精解：專業解剖插圖 × 女性專屬訓練指南 / Frédéric Delavier 作, 施威銘研究室 譯
臺北市：旗標科技股份有限公司, 2025.04　面；　公分
譯自：Guide des mouvements de musculation pour la femme
ISBN 978-986-312-830-4 (平裝)
1.CST: 健身運動 2.CST: 體能訓練 3.CST: 肌肉 4.CST: 女性
411.711　　　　　　　　　　　　　114003303

作　　者 / Frédéric Delavier
插　　畫 / Frédéric Delavier
翻譯著作人 / 旗標科技股份有限公司
發　行　所 / 旗標科技股份有限公司
台北市杭州南路一段15-1號19樓
電　　話 / (02)2396-3257(代表號)
傳　　真 / (02)2321-2545
劃撥帳號 / 1332727-9
帳　　戶 / 旗標科技股份有限公司
監　　督 / 陳彥發
執行企劃 / 孫立德
執行編輯 / 孫立德
美術編輯 / 陳慧如
封面設計 / 陳慧如
校　　對 / 孫立德

新台幣售價：580 元
西元 2025 年 4 月初版
行政院新聞局核准登記-局版台業字第 4512 號
ISBN 978-986-312-830-4

Originally published in French by Éditions Vigot, Paris, France under the title: Guide des mouvements de musculation pour la femme 1st edition © Éditions Vigot 2023.

Copyright © 2025 Flag Technology Co., Ltd.
All right reserved.

本著作未經授權不得將全部或局部內容以任何形式重製、轉載、變更、散佈或以其他任何形式、基於任何目的加以利用。

本書內容中所提及的公司名稱及產品名稱及引用之商標或網頁，均為其所屬公司所有，特此聲明。